AF330344

TRAITÉ DE MÉDECINE OPÉRATOIRE ET DE THÉRAPEUTIQUE CHIRURGICALE

PUBLIÉ SOUS LA DIRECTION DE :

Henri HARTMANN
Professeur à la Faculté
Membre de la Société de chirurgie
Chirurgien de l'Hôpital Bichat

Paul BERGER
Professeur à la Faculté de Médecine
Membre de l'Académie de Médecine
Chirurgien de l'Hôpital Beaujon

Paul LECÈNE
Professeur agrégé à la Faculté
Sous-dir. des travaux de médecine opératoire
Chirurgien des Hôpitaux

GYNÉCOLOGIE

OPÉRATOIRE

PAR

Henri HARTMANN

Professeur de Médecine opératoire à la Faculté de Médecine

Avec 422 figures dans le texte dont 80 en couleur.

PARIS

G. STEINHEIL, ÉDITEUR

2, RUE CASIMIR-DELAVIGNE, 2

1911

GYNÉCOLOGIE

OPÉRATOIRE

4° Te 36
112

DU MÊME AUTEUR

CHIRURGIE DES ORGANES GÉNITO-URINAIRES
DE L'HOMME

1 volume avec 412 figures. — Prix : 15 francs.

PARIS, G. STEINHEIL, Éditeur.

Copyright by Georges Steinheil, 1910.

TRAITÉ DE MÉDECINE OPÉRATOIRE ET DE THÉRAPEUTIQUE CHIRURGICALE

PUBLIÉ SOUS LA DIRECTION DE :

Henri HARTMANN
Professeur à la Faculté
Membre de la Société de chirurgie
Chirurgien de l'Hôpital Bichat

Paul BERGER
Professeur à la Faculté de Médecine
Membre de l'Académie de Médecine
Chirurgien de l'Hôpital Beaujon

Paul LECÈNE
Professeur agrégé à la Faculté
Sous-dir. des travaux de médecine opératoire
Chirurgien des Hôpitaux

GYNÉCOLOGIE OPÉRATOIRE

PAR

Henri HARTMANN

Professeur de Médecine opératoire à la Faculté de Médecine

Avec 422 figures dans le texte dont 80 en couleur.

PARIS

G. STEINHEIL, ÉDITEUR

2, RUE CASIMIR-DELAVIGNE, 2

1911

PRÉFACE

BIBLIOTHÈQUE NATIONALE — IMPRIMÉS

De nombreux traités de gynécologie ont été publiés ; aucun auteur cependant, en France tout au moins, ne s'est attaché d'une manière spéciale à la thérapeutique, dont l'importance est capitale pour le médecin. Nous avons cherché à combler cette lacune et à exposer, aussi complètement que nous l'avons pu, le traitement des maladies de l'appareil génito-urinaire de la femme.

Dans ce volume, résumé du cours que nous avons fait à la Faculté, la technique opératoire occupe la plus grande place. Passant rapidement sur les opérations rarement pratiquées, que nous avons fait composer en petit texte, nous nous sommes longuement étendu sur les procédés de choix, multipliant le nombre des figures, montrant par un dessin chaque temps de l'opération, nous attachant à exposer, en même temps que le manuel opératoire, les soins préliminaires et le traitement consécutif.

A propos des résultats et des indications de chaque opération, nous avons, toutes les fois que l'occasion s'en présentait, cherché à préciser l'influence réciproque des opérations sur les grossesses ultérieures et de la grossesse sur les opérations, ces considérations ayant leur importance dans la détermination du choix du procédé à employer.

Désirant donner un exposé complet de la thérapeutique gynécologique, nous ne nous sommes pas borné à une simple médecine opératoire, et nous avons montré les ressources que l'on possède en dehors des interventions sanglantes. De là les chapitres généraux sur le traitement des métrites, des annexites, des déviations utérines, etc., ceux sur la petite gynécologie, les cures hydrominérales, la kinésihérapie, l'électrothérapie. On pourra constater, en les lisant, que l'on est aujourd'hui un peu revenu de l'abus des traitements purement opératoires.

En terminant cette courte préface, je tiens à adresser mes remerciements à M. le docteur Zimmern, professeur agrégé, qui a bien voulu, avec sa compétence spéciale, rédiger le chapitre de l'électrothérapie ; à MM. Dartigues, J.-L. Faure, Proust et Segond, qui ont mis à ma disposition un certain nombre de dessins, enfin à M. Warisse, dont j'ai largement mis la patience et le talent à contribution pour la partie iconographique de cet ouvrage.

HARTMANN.

PREMIÈRE PARTIE

MOYENS DE DIAGNOSTIC ET DE TRAITEMENT EMPLOYÉS EN GYNÉCOLOGIE

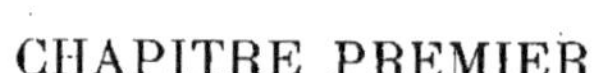

CHAPITRE PREMIER

L'EXAMEN CLINIQUE EN GYNÉCOLOGIE

Sommaire : Interrogatoire. — Examen physique : 1º de l'abdomen ; 2º du vagin ; 3º examen après anesthésie, en position latérale gauche, en position debout, en position génu-pectorale ; hystéroscopie.

Avant de procéder à l'examen direct des parties malades, il est bon de laisser la *femme exposer les motifs de sa visite*. Pendant qu'elle le fait, on a le loisir, tout en l'écoutant, de la regarder, de recueillir quelques notions importantes sur son *état général*, sur son embonpoint ou son émaciation, sur la *couleur de sa peau et de ses muqueuses*, ce qui permet déjà de reconnaître le teint jaune verdâtre des chlorotiques, se plaignant d'aménorrhée, la pâleur extrême des anémiées par des pertes sanguines abondantes, le teint pâle et terne avec aspect terreux, fatigue des traits des leucorrhéiques (facies utérin), la teinte jaune paille des cancéreuses, le facies amaigri, dit ovarien, des kystes, contrastant avec le volume du ventre, le facies blafard, plombé des septicémiques, etc.

Il ne faut toutefois pas s'attarder trop longtemps à écouter ces explications préalables, qui sont ordinairement longues, quelque peu confuses, et qui portent souvent sur des détails oiseux, alors qu'ils ne renseignent pas sur des points d'une importance capitale. Elles donnent une idée de l'allure générale de la maladie et de la manière d'être de la femme ; mais elles ne conduisent généralement pas au diagnostic.

Aussi est-il nécessaire de procéder rapidement à un interrogatoire méthodique et de ne pas laisser la malade s'égarer dans des digressions sans intérêt.

§ 1. — **Interrogatoire.**

Il y a avantage à conduire l'interrogatoire suivant un ordre déterminé.

1° **Règles**. — Les premières questions doivent porter sur *l'état des règles* :

Quelques malades viennent consulter pour une absence de règles, une *aménorrhée*. Chez une jeune fille, qui a dépassé l'âge moyen de la menstruation, il ne faut pas se hâter de conclure à l'existence d'une affection locale. Chez des chlorotiques et chez des lymphatiques, les règles n'apparaissent que tard ; quelques mois de patience et un traitement général approprié jugent la question. Si l'aménorrhée persiste, il faut penser à une affection locale, une absence des ovaires et de l'utérus ou une imperforation génitale, cas où à un moment donné survient l'ensemble du molimen menstruel (coliques, douleurs de reins, pesanteur abdominale). A une époque plus avancée de l'existence, alors qu'antérieurement les règles se sont montrées normalement, l'aménorrhée peut être symptomatique d'un état général grave ou d'une cachexie (affections fébriles aiguës, albuminurie, diabète, tuberculose, etc.) ; elle peut aussi ne reconnaître qu'une cause nerveuse et s'observe alors le plus souvent soit immédiatement après le mariage, soit à un âge plus avancé, s'accompagnant alors quelquefois de tympanite ou de polysarcie abdominale, ce qui fait facilement penser à une grossesse et peut compromettre la réputation d'un médecin qui n'a pas su reconnaître une de ces fausses grossesses dites grossesses nerveuses.

Il importe tout d'abord d'être fixé sur la date des dernières règles. Il est en effet une préoccupation qui doit hanter l'esprit du gynécologue, c'est la possibilité d'une grossesse chez la malade qui vient le consulter. Sur ce terrain, on doit craindre de se heurter à l'ignorance et plus souvent encore à la mauvaise foi de l'intéressée ; telle femme vient demander une consultation gynécologique qui n'a au fond d'autre but que de provoquer un examen intempestif, pouvant déterminer l'avortement espéré.

Il est bon de ne pas se borner à faire préciser la date des dernières règles ; il faut recueillir des *renseignements sur les deux dernières époques*, car il ne suffit pas d'être fixé sur la date de la dernière menstruation, pour avoir toute certitude sur la non-interruption de la fonction menstruelle. Il se peut que ce que la malade appelle ses dernières règles ne soit en réalité qu'une métrorrhagie symptomatique d'un avortement déjà consommé ou menaçant encore de se faire. En s'informant des avant-dernières règles, on se met à l'abri de toute erreur de ce genre.

Ce point capital éclairci, on doit étudier la menstruation à toutes les époques de la vie de la malade. A quel âge sont apparues les premières règles? Se sont-elles établies sans difficultés et sans douleurs? Comment la fonction menstruelle s'est-elle comportée depuis? La malade souffre-t-elle au moment de ses règles? Et si elle souffre, les douleurs surviennent-elles avant l'écoulement menstruel? Si la réponse est affirmative, il faut soupçonner une lésion ovarienne probable. La malade souffre-t-elle au contraire quand l'écoulement menstruel s'est déjà établi, il faut penser à un obstacle s'opposant à l'issue du sang hors de la cavité utérine : sténose du col congénitale ou acquise, déviation utérine, le plus souvent une antéflexion. Si, dans ce dernier cas, la malade raconte qu'après un accouchement, elle est restée six mois, un an, deux ans sans souffrir, l'existence d'un obstacle mécanique à l'issue du sang, plus particulièrement une antéflexion utérine, est presque certaine.

Après cette enquête sur les phénomènes douloureux qui peuvent précéder ou accompagner les règles, il faut s'enquérir de leur abondance et de leur durée. Comme cette abondance et cette durée varient suivant les femmes, il est bon non seulement de demander ce qui se passe actuellement mais encore ce qui se passait autrefois, et de comparer ce qui est avec ce qui a été. Il est alors facile d'apprécier s'il y a véritablement exagération de l'écoulement menstruel, s'il y a *ménorrhagie*, comme on dit.

Y a-t-il des pertes sanguines dans l'intervalle des époques menstruelles, des *métrorrhagies*? Les pertes sont-elles discrètes et intermittentes? S'agit-il d'un simple suintement sanguin? Sont-elles au contraire très marquées et continues et la malade est-elle constamment dans le sang? Comme il y a quelquefois exagération dans les réponses, on cherchera à déterminer approximativement la quantité de sang perdu en demandant le nombre de serviettes que mouille la malade dans la journée.

On complète l'étude des pertes sanguines en s'informant des caractères de l'écoulement hémorragique.

La femme perd-elle du sang fluide? des caillots? La perte s'est-elle accompagnée de l'expulsion de membranes, de *peaux*, comme disent les malades, ou même de débris fœtaux? Toutes ces questions ont leur importance; elles permettent souvent, avant tout examen local, de faire le diagnostic : avortement (femme jeune, perte avec caillots après un retard); fibrome mural (ménorrhagie chez une femme plus âgée) ou polypeux (métrorrhagie continue), cancer (femme ayant dépassé la ménopause et voyant apparaître un écoulement sanguin), etc.

2° **Écoulements vaginaux.** — Y a-t-il des « pertes blanches »? Et si

celles-ci existent, s'agit-il d'un écoulement récent? Remonte-t-il au contraire
à plusieurs mois? Est-il survenu en apparence sans cause, ou la malade
peut-elle lui assigner elle-même une étiologie et la rattacher à un événe-
ment déterminé de sa vie génitale, avortement, accouchement, etc.? Quels
en sont les caractères? Est-ce un écoulement épais, filant, visqueux, inodore
(catarrhe cervical), un écoulement purulent d'odeur acide (vaginite simple,
flueurs blanches des anémiques), un écoulement séreux, parfois légèrement
rosé, d'odeur infecte (cancer)?

3° **Grossesses**. — La malade est-elle vierge (au sens gynécologique du
mot, s'entend)? A-t-elle eu des enfants? Combien? Sont-ils venus à terme
ou avant terme? De quelle façon se sont passés le ou les accouchements?
Ont-ils été laborieux? Une intervention a-t-elle été nécessaire? Le périnée
a-t-il été déchiré? La délivrance a-t-elle été régulière et complète? Les
suites de couches ont-elles été compliquées d'accidents (fièvre, vomissements, ballonnement du ventre, etc.). Y a-t-il eu des avortements? Quelles
ont été les suites?

4° **Douleurs**. — Bien qu'extrêmement variable dans son intensité, la douleur fait rarement défaut [1]. Occupe-t-elle la partie inférieure de l'abdomen
et est elle médiane ou latérale? S'agit-il au contraire de douleurs lombaires,
crurales, ou encore de coccygodynie? Quelles sont les caractères de ces
douleurs? Y a-t-il des douleurs véritables ou simplement une sensation de
fatigue, de pesanteur, ou encore des coliques utérines, des douleurs expul-
sives, que la malade, qui a été mère, compare toujours aux douleurs de la
parturition.

Les conditions dans lesquelles se produisent les douleurs ont une importance toute spéciale. Nous avons vu la signification des douleurs qui accompagnent ou qui précèdent les règles, nous n'y reviendrons pas. Pour les
autres douleurs, il faut s'enquérir de l'influence du repos et de la fatigue.
Si la femme est soulagée par le séjour au lit et ne souffre que quand elle
marche, il s'agit d'une métrite. Si elle souffre même au repos au lit, il y a
probablement des lésions annexielles. Les conditions de production du
symptôme douleur sont donc importantes à préciser.

Le *prurit*, vulvaire ou anal, constitue une dernière variété du symptôme
douleur; il peut être dû à une cause extérieure (eczéma, diabète, parasites),
à l'action irritante d'un écoulement leucorrhéique, ou même simplement à
une cause nerveuse.

---

[1] Il ne faut pas oublier dans l'étude des douleurs du côté de l'appareil génital que
l'hystérie peut en être la cause. Il faut donc en rechercher les signes (nervosisme, insomnie, mastodynie, névralgies intercostales, etc.), tout en se rappelant qu'hystérie et
affection génitale peuvent coexister, l'affection génitale entretenant ou exagérant les
symptômes généraux de nervosisme.

Ayant ainsi précisé les différents symptômes fonctionnels que présente la malade du côté de son appareil génital, il faut, pour compléter l'examen, rechercher l'état des autres appareils.

5° **Symptômes extra-utérins.** — Les *troubles urinaires* sont fréquents ; ils peuvent même dominer la scène clinique et faire croire à une lésion essentielle de la vessie, alors qu'il s'agit seulement de troubles symptomatiques d'une lésion génitale. Il suffit, il est vrai, de préciser avec soin les caractères des symptômes observés pour les rattacher à leur véritable cause. Si les douleurs apparaissent surtout lorsque la malade est debout et s'exagèrent lorsqu'elle est fatiguée et si les urines sont claires, sans dépôt, on peut affirmer qu'il n'y a pas de cystite, et qu'il s'agit simplement de troubles vésicaux réflexes, de cystisme, relevant d'une affection génitale que l'examen physique permettra de découvrir et de préciser. Il faut savoir cependant que l'association d'une affection vésicale et d'une affection génitale est fréquente, soit que le même agent ait exercé son action sur l'appareil urinaire et sur l'appareil génital, soit qu'à la suite d'une affection génitale la vessie ait été infectée à travers ses parois, ou qu'elle soit simplement tiraillée par des adhérences extérieures consécutives à une pelvipéritonite, etc.

L'importance des *symptômes rectaux* est moins considérable. La constipation, et même souvent l'entérocolite qui la suit, est la compagne habituelle des lésions d'ordre gynécologique. Elle va de pair avec les troubles gastriques. Ceux-ci font rarement défaut et les relations depuis longtemps connues entre les *troubles dyspeptiques* et les lésions génitales sont d'une constatation journalière. Des vomissements et des migraines sont même assez souvent observés. Chez beaucoup de femmes, il y a, du reste, association de lésions portant sur divers appareils, affection génitale, flaccidité de la paroi abdominale, entéroptose, etc.

Dans ces derniers temps, on a attaché une certaine importance à la recherche d'un ensemble de symptômes qui caractériseraient un défaut de sécrétion interne de l'ovaire et que Jayle donne comme caractéristiques de ce qu'il appelle l'*insuffisance ovarienne*. En même temps que des troubles menstruels, aménorrhée et dysménorrhée, il existe, dans de pareils cas, un ensemble de symptômes vaso-moteurs, nerveux et trophiques, bouffées de chaleur, affaiblissement de la mémoire, modifications du caractère, qui devient irritable, signes de neurasthénie et d'asthénie neuro-musculaire, adipose ou, plus rarement, amaigrissement.

§ 2. — **Examen physique**.

Il peut, au premier abord, sembler inutile et même quelque peu ridicule
d'affirmer la nécessité de cet examen physique. Cependant, des exemples
journaliers démontrent que ce n'est point là une recommandation superflue
et que ce précepte d'élémentaire bon sens est trop souvent oublié.

Son omission expose à de grossières erreurs, dont il serait facile de multiplier les exemples. Une jeune fille se présente avec une tumeur abdominale; on passe en revue toutes les tumeurs possibles, la grossesse exceptée?
Comment songer à cette dernière chez une jeune fille, amenée par sa mère,
n'ayant même jamais été réglée. Des considérations de tout ordre s'accumulent pour démontrer l'invraisemblance d'une telle hypothèse. Peu importe. L'examen direct montre que, quelque invraisemblable qu'eût pu
paraître l'hypothèse d'une grossesse, elle n'en était pas moins la vraie. Voici
un autre cas : Une jeune fille qui n'a pas encore été réglée souffre d'accidents
bizarres dont la cause échappe et pour lesquels elle a suivi les traitements
les plus variés. L'examen direct montre l'existence d'une imperforation de
l'hymen, d'un hématocolpos et donne la clef de tous les accidents observés.
Il y a des exemples plus curieux encore de l'utilité de cet examen direct.

Mundé cite le cas de deux jumelles, traitées depuis de longs mois pour
une aménorrhée persistante; il fait l'examen local et découvre que ce sont
en réalité deux hommes hypospades, dont le sexe avait été jusqu'alors
méconnu faute d'un examen suffisant. On n'hésitera donc pas à pratiquer
cet examen direct toutes les fois que les symptômes observés attireront
l'attention sur l'appareil génital.

Examen de l'abdomen. — Pour faire l'examen de l'abdomen, la malade
est couchée sur un lit ou sur une table d'examen, les jambes allongées, les
membres supérieurs reposant à plat le long du corps; on lui recommande
de respirer tranquillement et de se laisser aller de manière à relâcher les
muscles de la paroi abdominale, chose souvent beaucoup plus difficile à
obtenir qu'on ne pourrait le croire au premier abord.

Avant de commencer cet examen, on a eu soin de s'assurer de la vacuité
du rectum et surtout de la vessie. On a à sa portée un crayon dermogra-
phique, qui permettra de *fixer*, séance tenante, *les résultats de l'examen en
dessinant sur les téguments* les contours de la tumeur dont les différents modes
d'exploration auront permis d'apprécier les limites. Ce tracé n'a pas seulement l'avantage de résumer pour l'observateur les résultats de l'examen
physique; il peut parfois faciliter le diagnostic, en donnant une représenta-
tion graphique des plus expressives et des plus significatives, que les

temps successifs et en quelque sorte morcelés de l'exploration n'auraient pas permis de dégager aussi bien.

Ces précautions prises, on découvre l'abdomen.

INSPECTION. — La simple *inspection* permet de constater les modifications des téguments (varices veineuses ou lymphatiques, pigmentation, vergetures, etc.), l'existence d'une augmentation générale du ventre ou d'une saillie limitée. Dans ce dernier cas, on précise le siège de la tuméfaction, on note si elle est médiane ou latérale, régulière ou bosselée, si elle se déplace ou non sous l'influence des mouvements respiratoires. La forme du ventre suffit quelquefois à elle seule pour évoquer l'idée de certaines maladies : un abdomen en forme d'ovoïde aplati avec élargissement des flancs fait penser à l'ascite; un ventre bosselé, très saillant en avant, à un fibrome; un ventre énorme retombant sur les cuisses, à un kyste de l'ovaire, etc.

PERCUSSION. — Par la *percussion*, on fixe la forme de la zone de matité, recherchant si cette forme n'est pas modifiée par les changements de position de la malade. On peut ainsi arriver, par ce seul mode d'exploration, à préciser certains diagnostics et à différencier, par exemple, une ascite d'un kyste de l'ovaire.

PALPATION. — C'est la *palpation* qui fournit, dans la plupart des cas, les renseignements les plus complets. Cette palpation doit être faite doucement, non avec l'extrémité des doigts, mais avec toute la face palmaire de la main [1] posée à plat sur la paroi abdominale qu'on déprime lentement, engageant la malade à respirer tranquillement et gagnant du terrain à chaque expiration. Avec de la patience, on arrive presque toujours à triompher ainsi de la contraction musculaire qu'opposent à la main du chirurgien les malades pusillanimes et nerveuses [2]. En revanche, on reste désarmé devant l'épaisse couche de graisse qui double certaines parois et rend la palpation aussi difficile dans son exécution qu'incertaine dans ses résultats.

Le plus souvent, il est facile de constater par le palper la présence d'une tumeur, mais, quelquefois, on peut avoir des hésitations sur son siège exact par rapport aux différents plans de la paroi abdominale.

Les éventrations se reconnaissent facilement à la saillie qu'elles forment lorsqu'on fait contracter les muscles droits, à leur réductibilité totale ou partielle, à la dépressibilité qui existe entre les droits écartés.

Lorsqu'il existe une tumeur vraie, il est encore facile de déterminer sa situation pariétale ou intra-abdominale par une petite manœuvre extrêmement simple :

---

[1] Il est bon que la main soit chaude; outre qu'une impression désagréable est causée par l'application d'une main froide sur la peau du ventre, cette application peut déterminer des contractions de défense de la paroi qui gênent l'exploration.

[2] Il faut se méfier de certaines contractures localisées qui donnent faussement la sensation de tumeur.

La malade étant allongée, il suffit de la prier de s'asseoir, pendant que l'on palpe la tumeur. Si la contraction des muscles abdominaux, provoquée par ce mouvement, rend la tumeur plus saillante et si celle-ci conserve sa mobilité en avant du plan musculaire contracté, il s'agit d'une tumeur pariétale prémusculaire. Si, tout en restant saillante et nettement perceptible, la tumeur est immobilisée par la contraction musculaire, on a affaire à une tumeur pariétale intra-musculaire.

Enfin, si les muscles contractés masquent la tumeur et la dérobent à l'exploration, c'est qu'il s'agit d'une tumeur intra-abdominale.

La tumeur ainsi localisée, il faut préciser sa forme, sa mobilité, sa consistance. Est-elle molle ou dure ? fluctuante ou non ?

Parfois, la palpation donne des sensations d'une signification toute particulière ; telle la crépitation caractéristique des frottements péritonéaux. Si la tumeur durcit sous la main, on peut affirmer qu'il s'agit d'un utérus gravide. Dans d'autres cas, on a la sensation d'une masse dure, mobile, venant frapper les parois, semblant flotter dans une cavité, en d'autres termes, on a la sensation du ballottement. C'est là encore, le plus souvent, un symptôme obstétrical qui répond aux mouvements d'un fœtus flottant dans le liquide amniotique. Certaines tumeurs, baignant dans le liquide d'une ascite, peuvent donner une sensation analogue.

AUSCULTATION. — *L'auscultation* n'a qu'une médiocre importance en gynécologie. Elle importe surtout pour le diagnostic de la grossesse, et point n'est besoin d'insister ici sur la signification pathognomonique qu'a pour ce diagnostic la constatation des bruits du cœur fœtal. Le souffle utérin a beaucoup moins d'intérêt, car, s'il se rencontre au cours de la gravidité, il est également de constatation banale dans les cas de tumeurs volumineuses, particulièrement dans les cas de fibromes.

Examen génital proprement dit. — La malade est placée dans le décu-

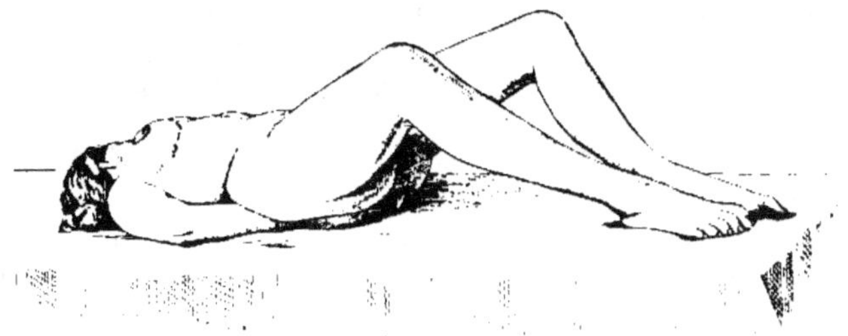

Fig. 1. — Malade en position dorsale.

bitus dorsal, les jambes fléchies sur les cuisses, celles-ci fléchies sur le bassin et placées en abduction légère. Il est bon que la malade place les poings fermés au-dessous d'elle pour soulever légèrement le bassin (fig. 1).

INSPECTION. — On commencera par l'*examen de la vulve*. Après avoir noté l'aspect de la face cutanée des grandes lèvres, on écarte celles-ci et l'on examine successivement les autres parties de la vulve (petites lèvres, clitoris, vestibule, orifice uréthral, hymen ou caroncules myrtiformes). On précise l'état de la fourchette qui peut être le siège d'une déchirure, et, avant de poursuivre l'examen, on prie la malade de pousser, ce qui détermine quelquefois la formation d'une saillie, d'une colpocèle antérieure ou postérieure, qui n'existait pas avant l'effort.

TOUCHER VAGINAL. — Après cette inspection de la région vulvaire, on passe au *toucher vaginal*. Il faut, au préalable, se désinfecter les mains, puis introduire méthodiquement le doigt vaseliné dans le vagin, l'appuyer d'abord sur le périnée et l'amener progressivement en avant jusqu'à ce qu'il rencontre la fourchette ; il suffit alors de déprimer légèrement celle-ci pour pénétrer, à coup sûr, dans le vagin.

Chemin faisant, le doigt explore les parois du vagin, notant l'état de la muqueuse, l'existence des ulcérations ou des orifices fistuleux qui s'y trouvent, la saillie des tumeurs qui refoulent la paroi vaginale et enfin la présence de corps étrangers. Continuant à enfoncer doucement le doigt, le chirurgien finit par rencontrer le col. Si inexpérimenté qu'il soit, il le reconnaît aisément à sa forme arrondie, à sa consistance ferme que l'on compare d'ordinaire à celle du lobule du nez, à l'orifice qu'il présente à sa partie centrale.

L'état des culs-de-sac vaginaux qui l'entourent doit tout d'abord attirer l'attention. Leur profondeur augmentée est un indice de prolapsus. Normalement, le cul-de-sac postérieur est plus profond que l'antérieur. Sa profondeur ne doit pas toutefois être excessive, ce serait l'indice d'une malformation ou d'une fausse route maritale. La souplesse de ces culs-de-sac, leur effacement par une tumeur juxta-utérine sont, dès ce moment, fixés ; en cas de tumeur, on ne tarde pas à en préciser les caractères, que l'on appréciera beaucoup mieux tout à l'heure par le palper et le toucher combinés.

Ces quelques notions rapidement acquises sur l'état des culs-de-sac vaginaux, le chirurgien revient à l'examen du col.

Quelle en est la situation ? Est-il rapproché de la vulve, ce qui indique un utérus prolabé ? Est-il porté en masse en avant contre la symphyse ou en arrière vers la concavité sacrée ? Quelle est sa direction, celle de son orifice ? Regarde-t-il comme normalement en bas et en arrière ? Cet orifice est-il arrondi comme chez une nullipare ou punctiforme au bout d'un col long et conique ? Est-ce, au contraire, l'orifice en fente transversale de la femme qui a eu des enfants ? Est-il rétréci ou dilaté et, dans ce dernier cas, livre-t-il passage à un polype, à une végétation épithéliomateuse intra-cervicale, à des débris placentaires ou simplement à la muqueuse cervicale en ectropion ? Présente-t-il enfin des déchirures et, s'il y a des déchirures commissurales, celles-ci se continuent-elles vers le cul-de-sac latéral par des indurations cicatricielles ? L'examen du col est terminé par l'appréciation de son volume, de sa consistance, des irrégularités que peut présenter sa surface. Cet examen, beaucoup plus rapide à faire qu'à décrire, permet de recueillir des renseignements plus complets que ceux qu'aurait donnés une inspection même prolongée à travers un spéculum.

Mais, quelque précieux que soient les renseignements fournis par le toucher, ils sont peu de chose à côté de ceux que donne ce mode d'exploration lorsqu'on le combine à la palpation abdominale.

Palper bimanuel. — Le *toucher* et le *palper combinés* constituent le plus précieux des modes d'exploration gynécologique. Il ne s'agit pas là d'une méthode nouvelle d'examen ; bien que, tous les jours en Allemagne, on attribue à Schultze le mérite d'avoir inventé, il y a quelque vingt ans, ce mode d'exploration, nous savons en France qu'il est de date beaucoup plus ancienne et que, préconisé par Puzos dès le début de ce siècle, vulgarisé ensuite par Velpeau et par Courty, il a toujours été employé par les gynécologues français.

Pour pratiquer ce **palper bimanuel**, il faut se servir de la face palmaire des doigts et non du bord radial de l'index. Un doigt ou mieux deux, si le vagin est large, sont introduits et maintenus au contact du col. La main extérieure, posée à plat au niveau de l'hypogastre, déprime progressivement la paroi abdominale, pendant que la malade respire lentement et sans contracter ses muscles. Il est bon pour cela de lui parler, de gagner sa confiance. Si le vagin est profond, il faut soulever légèrement la région sacrée en priant la malade de glisser les poings au-dessous, et presser fortement le périnée contre lequel appuie la commissure interdigitale, l'index dans le vagin, le médius dans le pli interfessier, le pouce incliné vers le pli de l'aine. On arrive ainsi à allonger le doigt de 4 à 6 centimètres. La main hypogastrique s'efforce d'accrocher le fond de l'utérus et de saisir le corps utérin que cherchent à soutenir les doigts vaginaux ramenés dans le cul-de-sac antérieur où doit se trouver l'utérus qui, normalement, est en antéflexion (fig. 2). Si cette manœuvre ne permet pas de découvrir le corps utérin, c'est qu'il n'est point à sa place normale ; il est alors vraisemblablement rétrodévié ; on le trouvera en portant les doigts vaginaux dans le cul-de-sac postérieur.

L'utérus saisi, il est facile, par le palper combiné. d'apprécier sa mobilité dans les différents sens, n'oubliant pas que si la fixation de l'utérus indique, à coup sûr, un état pathologique, un excès de mobilité peut inversement devenir à lui seul une source d'accidents.

Après avoir ainsi établi la situation de l'utérus et sa mobilité, le palper combiné permet d'apprécier sa consistance et son volume, que l'on exprime soit en le comparant au volume qu'a l'utérus gravide à une période donnée de la gestation, soit en indiquant la distance qui sépare le fond de l'organe du bord supérieur de la symphyse.

Le palper bimanuel permet encore d'explorer les ligaments larges et les

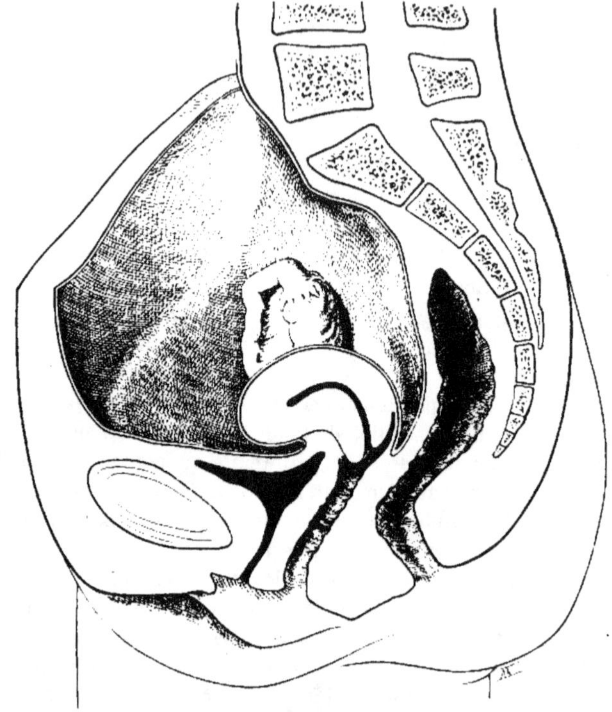

Fig. 2. — Coupe du bassin montrant la saillie du col dans le vagin, la profondeur du cul-de-sac postérieur plus grande que celle de l'antérieur, l'antéflexion normale de l'utérus.

annexes. Pour cela, il suffit de placer le doigt vaginal dans un des culs-de-sac latéraux et de déprimer la paroi abdominale au-dessus de l'arcade de Fallope du côté correspondant, cherchant à saisir les annexes entre la main extérieure et les doigts vaginaux.

Pour atteindre plus facilement les annexes droites, il est bon de faire le toucher avec la main droite, pour les annexes gauches avec la main gauche, de manière à toujours tourner la face palmaire de la main du côté que l'on palpe.

A moins de difficultés spéciales tenant, par exemple, à l'embonpoint de la malade, on peut ainsi palper même des annexes saines et en apprécier le volume, la consistance et la mobilité.

Toutes ces manœuvres du palper bimanuel deviennent plus faciles lorsque l'on place la malade en *position élevée du bassin*, position que nous avons adoptée systématiquement pour tous nos examens gynécologiques et que nous obtenons à l'aide d'une table à renversement extrêmement simple (fig. 3 et 4).

Les intestins tombent vers le diaphragme ; la cavité pelvienne se vide, l'utérus et ses annexes, retenus par leurs attaches au plancher pelvien, restent seuls en place et, dégagés des intestins qui les entourent normalement, se laissent palper avec la plus grande facilité. Cette position élevée du bassin

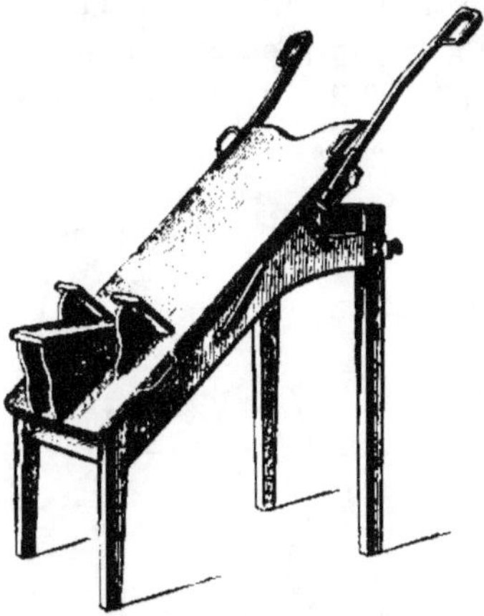

Fig. 3. — Table à renversement, avec épaulières, dont nous nous servons pour les examens en position élevée du bassin.

à 45° d'inclinaison, a encore l'avantage de faire sortir de l'excavation

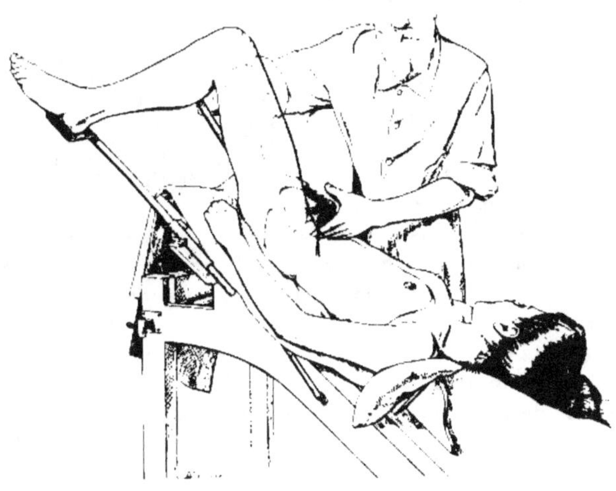

Fig. 4. — Palper bimanuel en position élevée du bassin.

des tumeurs qui y sont tombées (rate mobile, uronéphrose dans un rein mobile), toute tumeur née dans la partie supérieure de l'abdomen et tombée dans l'excavation revenant à son lieu d'origine, lorsqu'on élève le bassin (fig. 5). On comprend tous les avantages que l'on peut retirer d'un pareil mode d'examen au point de vue du diagnostic.

Toucher rectal. — Le *toucher rectal* se pratique suivant les règles habituelles. Après avoir comblé la rainure unguéale avec du savon, ou. mieux après avoir recouvert l'index d'un protecteur en caoutchouc ou en baudruche, on vaseline largement l'anus de la malade et le doigt explorateur. On introduit celui-ci d'abord en haut et en avant, puis en haut et en arrière et l'on touche ainsi à travers la paroi rectale le col et le corps utérins. Dans des cas pathologiques, on constate la voussure formée vers le rectum par des collections du cul-de-sac rectoutérin. Enfin, le toucher rectal permet de palper les racines du sciatique.

C'est un mode d'examen qui convient particulièrement chez les vierges ; en cas de nécessité, il est toutefois le plus souvent possible, même chez elles, de faire le toucher vaginal sans amener la défloration ; il suffit d'introduire le doigt extrêmement doucement sans faire écarter les jambes.

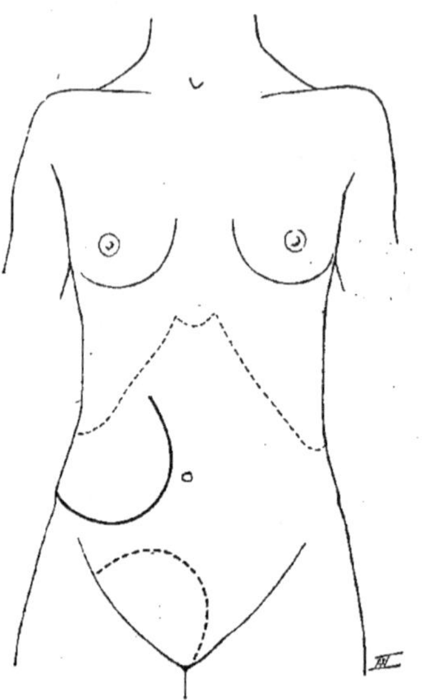

Fig. 5. — Uronéphrose tombée dans le pelvis. (La ligne pointillée marque le contour de la tumeur telle qu'elle se présentait au moment de l'examen ; le trait plein la position qu'elle prenait lorsqu'on plaçait la malade en position élevée du bassin.)

Exceptionnellement, pour apprécier des altérations de la cloison rectovaginale, il y a lieu de combiner le toucher rectal avec le vaginal.

Examen avec le spéculum. — Le spéculum est loin de donner des résultats aussi complets que le palper bimanuel. Avec un peu d'exercice, ce dernier permet de dire tout ce que montrera le spéculum et comme, de plus, il donne une série de notions que le spéculum est incapable de donner, il lui est très supérieur comme mode d'examen. Aussi, le rôle du spéculum, encore regardé comme très grand il y a vingt ans, est-il aujourd'hui très restreint comme moyen d'exploration. Il est, du reste, contre-indiqué lorsqu'il existe un obstacle à son introduction (hymen, inflammation aiguë, rétrécissement), lors de vaginisme, enfin lorsqu'il existe une plaie récente du vagin ou de la vulve dont le spéculum pourrait amener la désunion.

Les modèles de spéculums sont nombreux[1]; pratiquement, on peut les classer en trois groupes : les spéculums bivalves, dont le spéculum de Cusco

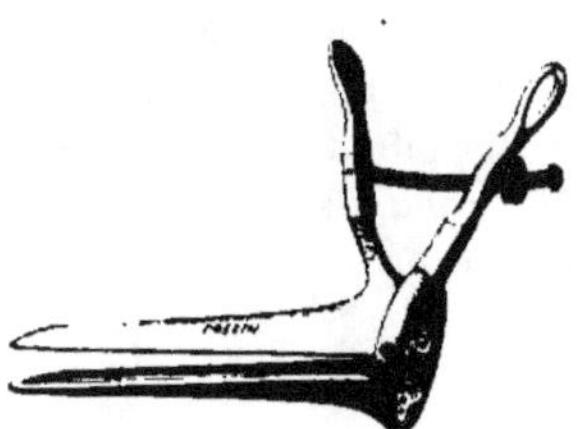

Fig. 6. — Spéculum bivalve de Cusco.

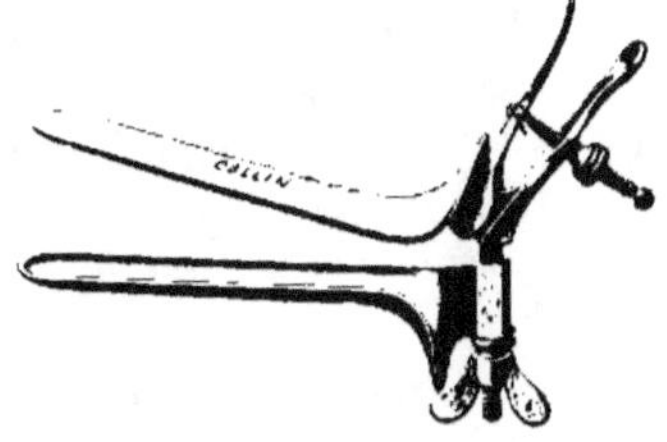

Fig. 7. — Spéculum bivalve à double mouvement de Jayle.

est le type ; le spéculum cylindrique, dont le spéculum de Fergusson constitue le modèle le plus employé, le spéculum univalve dont le type le plus répandu est la valve de Sims composée de deux valves d'inégales dimensions montées sur un même manche.

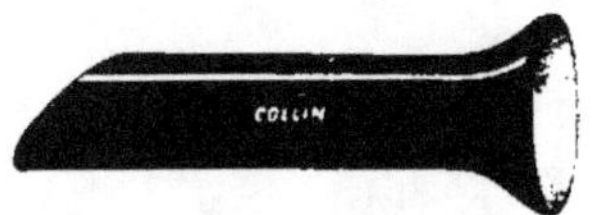

Fig. 8. — Spéculum cylindrique de Fergusson.

Il nous paraît inutile de décrire ici ces spéculums qui sont entre toutes les mains. (Voyez fig. 6, 7, 8 et 9.)

D'une manière générale, les spéculums à valves ont un point fixe au niveau de l'anneau vulvaire, où se trouve la vis ou le levier chargé de déterminer l'écartement des valves qui peuvent ainsi déplisser le fond du vagin sans distendre son entrée.

Les spéculums cylindriques, en caoutchouc durci, en celluloïde, en verre ou en métal, ont une extrémité en pavillon évasé et une autre en bec de flûte, ce qui facilite l'introduction et ce qui permet de mieux embrasser le col, vu la profondeur plus grande du cul-de-sac postérieur.

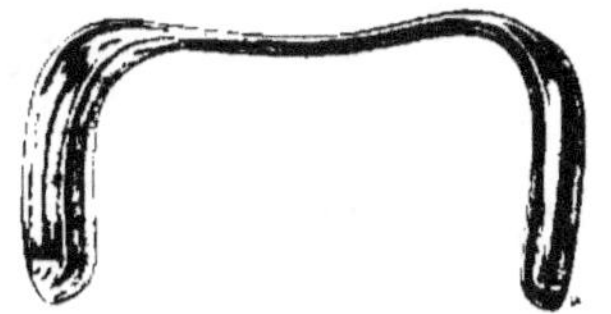

Fig. 9. — Valve de Sims.

Pour introduire le *spéculum bivalve*, il faut, avec deux doigts de la main gauche, écarter les lèvres puis, avec la main droite, saisir le spéculum préalablement vaseliné et l'introduire de façon à ce que son bec soit parallèle au grand axe de la vulve. On lui fait franchir l'orifice vulvaire en déprimant fortement la fourchette, évitant ainsi de heurter la région vestibulaire; puis, la valve franchie, on imprime au spéculum un mouvement de rotation d'un

---

[1] Nous ne décrivons pas ici tous les modèles de spéculums. Ceux que la question intéresse trouveront dans un article de JAYLE (*Presse médicale*, 10 février 1904, p. 89) l'histoire du spéculum, depuis Albucasis jusqu'à nos jours.

quart de cercle qui place ses valves dans un plan horizontal et on l'enfonce progressivement dans le vagin. Dans la majorité des cas, lorsque la vulve est assez large, il nous semble plus simple de déprimer fortement avec deux doigts de la main gauche la fourchette et d'introduire directement le spéculum dans le vagin. On se gardera d'enfoncer le spéculum au hasard, comme le font trop souvent les débutants, mais *on le conduira dans la direction qu'a assignée le toucher, qui doit toujors avoir été préalablement pratiqué.*

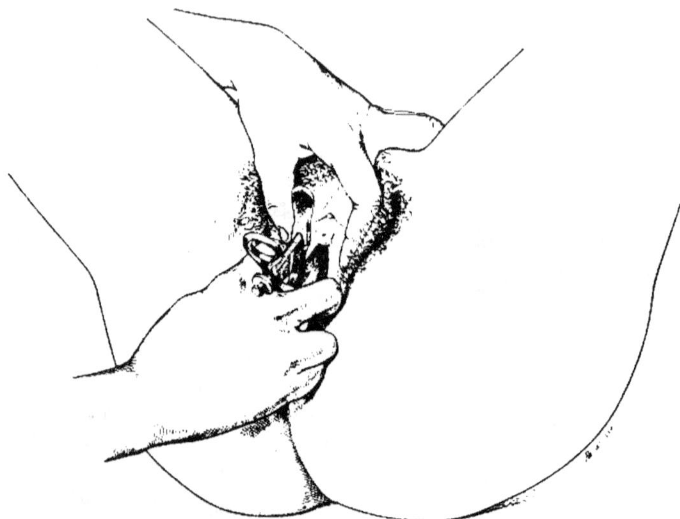

Fig. 10. — Introduction du spéculum bivalve. (Le spéculum est engagé obliquement pour franchir l'orifice vulvaire, il sera ramené à l'horizontale une fois engagé dans le vagin.)

On peut faciliter cette recherche du col en maintenant au centre de l'ouverture du spéculum le milieu de la rosace que forment les plis de la muqueuse vaginale, progressivement déplissée par l'introduction de l'instrument. Le col découvert, on le charge, suivant l'expression consacrée, entre les deux valves et on complète l'ouverture du spéculum jusqu'au degré jugé nécessaire, en faisant courir le curseur sur le pas de vis qui réunit les deux valves. Il faut éviter d'exagérer cette ouverture du spéculum ou tout au moins savoir qu'elle peut provoquer une éversion artificielle du col qu'il faut se garder de prendre pour un état pathologique.

Pour enlever le spéculum, on commence par diminuer l'écartement des valves, sans cependant les fermer, de manière à éviter de pincer la muqueuse et à examiner les parois vaginales à mesure qu'elles se déroulent lentement sur son extrémité. On retire le spéculum en lui faisant exécuter un mouvement de rotation inverse de celui qu'on lui a imprimé pour l'introduire.

Pour mettre en place le *spéculum cylindrique*, il est nécessaire de déprimer fortement la fourchette, d'engager la pointe du bec en bas, évitant d'accrocher en haut la partie inférieure de l'urèthre ; on enfonce le spéculum dans la direction du col, en le faisant progresser par de petits mouvements de rotation. Le col découvert, on le charge en ayant soin d'orienter le spéculum de telle sorte que la partie saillante du bec de flûte, que représente son extrémité libre, réponde au cul-de-sac postérieur.

Lorsque l'on emploie le *spéculum univalve*, on l'insinue dans l'orifice vulvaire, en exerçant avec la partie convexe de la valve une légère pression sur la commissure postérieure ; puis, restant au contact de la cloison recto-vaginale, on pousse peu à peu l'instrument jusqu'à ce qu'une légère résistance indique qu'on a atteint le fond du vagin. Il suffit alors d'abaisser fortement la main, déprimant la fourchette et de faire basculer en même temps l'instrument de manière à exercer une pression plus forte sur le fond que sur l'entrée du vagin, pour dilater au maximum le cul-de-sac postérieur et voir le col utérin. Comme, à chaque inspiration, la paroi vaginale antérieure peut gêner la vue, il faut la relever soit avec un doigt, soit avec une petite valve, soit avec un instrument spécial, le dépresseur de Sims.

<h2 style="text-align:center">§ 3. — Appendice.</h2>

Dans quelques cas l'examen gynécologique peut se compliquer à cause de la nécessité dans laquelle se trouve le chirurgien d'employer une technique spéciale.

Anesthésie. — Le vaginisme, une contracture rebelle des muscles de la paroi abdominale, l'existence de lésions très douloureuses peuvent justifier l'emploi de l'anesthésie ; de même certaines manœuvres d'exploration qui pourraient être douloureuses. Hegar y avait fréquemment recours. Il saisissait le col avec une pince, l'attirait vers l'entrée du vagin, le faisait maintenir par un aide, et l'utérus étant ainsi abaissé, il étudiait la mobilité des tumeurs et leurs relations avec l'utérus.

Nous croyons qu'en utilisant le palper bimanuel et la position élevée du bassin, on peut se passer de toutes ces manœuvres compliquées et de l'anesthésie, d'autant que celle-ci a par elle-même une certaine gravité et qu'elle supprime tous les renseignements tirés de la constatation des états douloureux.

Position latérale gauche. — L'examen dans le décubitus latéro-abdominal gauche était autrefois très employé par les gynécologues américains. La femme est couchée sur le côté gauche sur un plan assez résistant. La tête est supportée par un coussin. Le thorax repose sur le plan de la table d'examen, le bras gauche pendant hors de la table. Les deux jambes sont fléchies, la droite amenée par-dessus la gauche et le bassin incliné vers la table de manière à faciliter la mobilisation de son contenu vers la paroi abdominale antérieure, ce qui permet au vagin de se distendre immédiatement dès que l'air y etre.

On se sert, pour faire l'examen, d'un spéculum univalve (valve de Sims). Soulevant

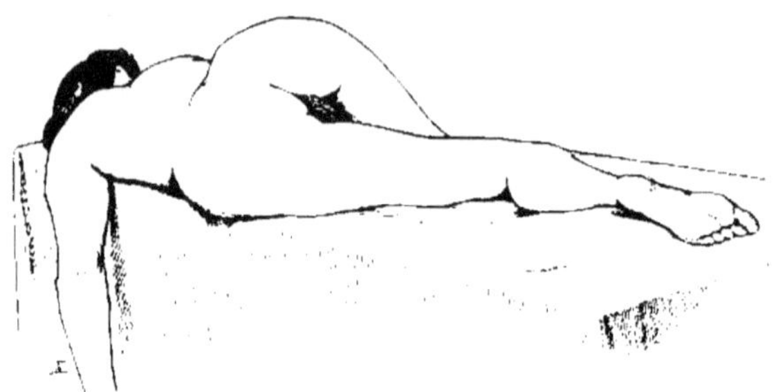

Fig. 11. — Position latérale gauche.

la grande lèvre de la main gauche, on introduit dans le vagin la valve, sa concavité regardant en bas. Dès que l'entrée est franchie, on retourne l'instrument pour mettre la concavité de la valve en avant, puis on l'enfonce en l'appuyant constamment contre la paroi postérieure du vagin. Une fois la valve en place, un aide, avec la main droite, tire sur elle en arrière dans une direction croisant un peu la fesse supérieure pendant qu'avec la main gauche il relève la fesse et la grande lèvre supérieure.

Cette position permet de bien examiner le vagin. Toutefois, lorsqu'il y a dans le pelvis des exsudats inflammatoires, l'utérus reste en place et le vagin se distend mal. C'est un mode d'examen assez peu employé en France.

Position debout. — La malade est adossée à un mur ou à un meuble ; le chirurgien, après avoir mis le genou gauche à terre, appuyant le coude sur le genou droit demi-fléchi, pratique le toucher.

Ce mode d'examen est indiqué dans le cas spécial où on veut se rendre compte du degré d'un prolapsus, et notamment de l'efficacité d'un pessaire pour maintenir la réduction de ce prolapsus ; elle permet aussi de constater le ballottement fœtal.

Position génu-pectorale. — Dans la position génu-pectorale, très employée en Amérique, la malade est agenouillée sur une table, le tronc fortement incliné en bas et en avant, la tête tournée sur un des côtés, au contact de la table, les seins aussi rapprochés de cette dernière que possible. Dans cette position, le contenu du bassin tombe vers la paroi abdominale antérieure comme dans la position latérale, plus encore que dans cette dernière ; aussi dès qu'on entr'ouvre le vagin, ce que l'on fait en introduisant une simple valve, qui soulève la fourchette, l'air s'y précipite et le dilate permettant ainsi au regard d'en explorer facilement les parois ; c'est la meilleure position pour l'examen d'un vagin de vierge.

Il suffit, la malade étant dans la position génu-pectorale, d'introduire à traver-

l'orifice hyménéal un tube pourvu d'un mandrin, de 8 à 15 millimètres de diamètre ;
une fois le tube entré, on retire le mandrin ; le vagin, déplissé à la suite de l'entrée de

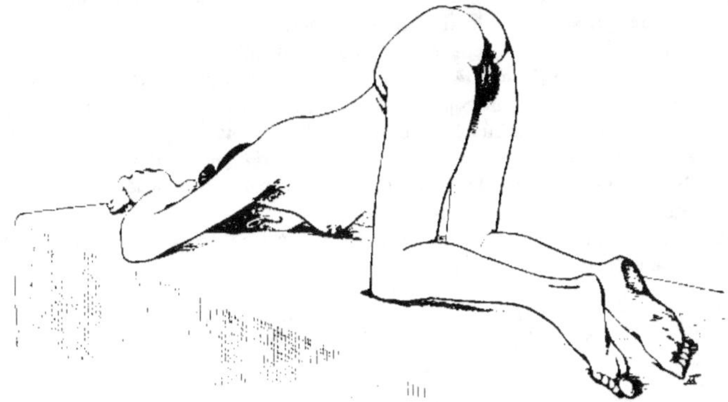

Fig. 12. — Position génu-pectorale.

l'air, peut être facilement examiné dans toutes ses parties pourvu que l'on ait un éclai-
rage suffisant.

Hystéroscopie. — L'hystéroscopie ou endoscopie utérine a été surtout préco-

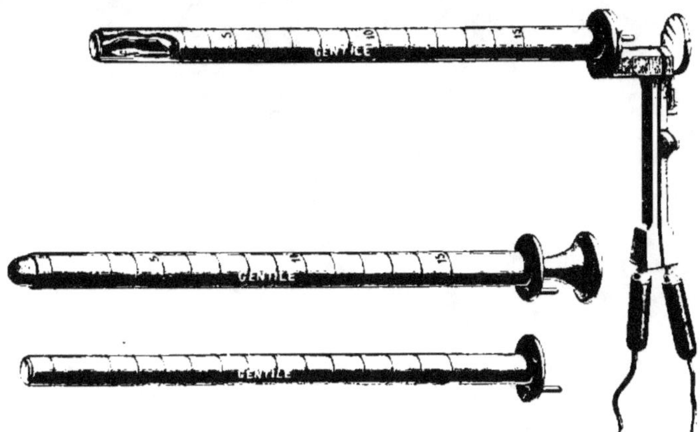

Fig. 13, 14 et 15. — Hystéroscope de David.
En haut, l'instrument complet monté ; au-dessous, le tube externe avec son mandrin,
puis le tube interne.

nisée en France par Duplay et Clado qui se servaient d'un tube et d'un photophore ou
appareil producteur de lumière. David[1], qui a récemment repris l'étude de cette ques-

<hr>

[1] PROUTHIRE. Z..., *Contribution à l'étude de l'hystéroscopie*. Th. de Paris, 1898-1899,
n° 69. — BUTTNER, *Cent. Bl. f. Gyn.*, Leipzig, 1898, n° 22, p. 580. — DAVID, *Annales de
Gyn. et d'Obstet.*, Paris, sept. 1908, p. 513.

tion se sert, d'un tube avec lumière interne, comparable à l'uréthroscope de Valentine, mais fermé à son extrémité par une glace de manière à éviter l'arrivée au contact de la lampe du sang qui suinte de la muqueuse utérine.

L'utérus est préalablement dilaté, puis abaissé. On introduit le tube pourvu de son mandrin jusqu'au fond de la cavité utérine, puis on retire le mandrin qu'on remplace par le tube interne pourvu d'une glace à son extrémité. Une fois la lampe mise en place, il n'y a plus qu'à examiner la face interne de l'utérus, ce qu'on fait en regardant le fond d'abord, puis le reste de la cavité, retirant peu à peu l'instrument, en lui faisant exécuter des mouvements de circumduction qui permettent à la lumière du tube de faire, pour ainsi dire, le tour de la cavité utérine.

Jusqu'ici, ce mode d'examen ne s'est guère vulgarisé; personnellement nous n'y avons jamais eu recours.

CHAPITRE II

PETITE GYNÉCOLOGIE

§ 1. — Injections vaginales.

La simplicité du traitement des affections utéro-vaginales par les injections a fait que, de tous temps, cette méthode de traitement a été d'un usage courant. Pendant longtemps on a cherché, dans leur action mécanique et dans celle des substances qu'elles contiennent, l'explication de l'influence incontestable qu'elles exercent dans certains cas. On sait aujourd'hui qu'à côté de ces actions, mécanique et médicamenteuse, il y a une grande part à faire à leur action purement thermique.

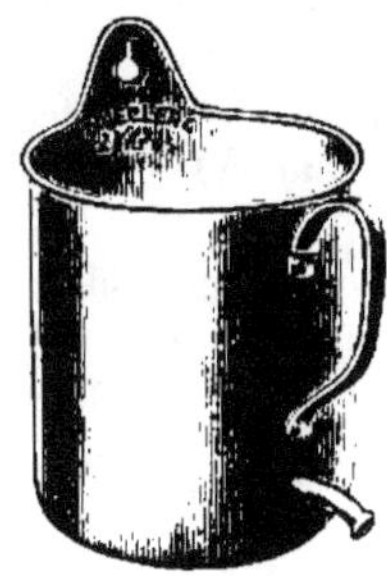

Fig. 16. — Bock pour injections vaginales.

Instrumentation. — On se sert couramment aujourd'hui de l'appareil vulgairement connu sous le nom de *bock*. Il se compose essentiellement d'un récipient dont la contenance est de 1 à 2 litres, portant à sa partie inférieure un embout sur lequel peut se fixer un tuyau de caoutchouc, long de 2 mètres environ, ayant 1 centimètre de diamètre.

Les bocks cylindro-coniques à embout inférieur sont délaissés, leur forme impliquant une suspension permanente qui peut être gênante dans certains cas. Le modèle presque exclusivement employé est le bock demi-cylindrique, pourvu d'une ouverture latérale avec embout. Ce bock, le plus souvent émaillé, peut s'accrocher au mur, contre lequel il s'applique par sa surface plane, ou être posé par son fond sur un meuble ou bien encore être tenu à la main par une anse.

On a construit aussi des appareils pouvant servir en voyage, le vide-bou-

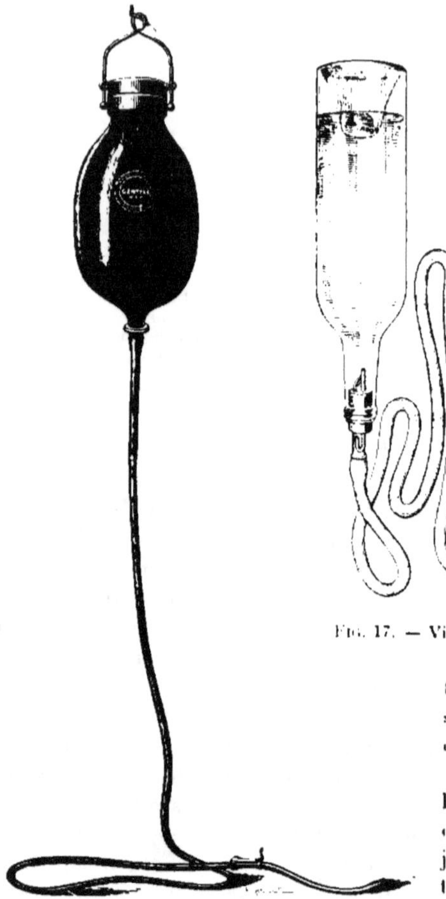

Fig. 17. — Vide-bouteille de Budin.

Fig. 18. — Sac de caoutchouc pour injections vaginales.

teille de Budin, l'injecteur-siphon, la poche en caoutchouc de Doléris, etc.

Inutile de décrire le vide-bouteille de Budin et le sac de caoutchouc de Doléris. L'injecteur-siphon est un simple tube de caoutchouc recourbé en crosse à une de ses extrémités par une légère armature métallique qui maintient sa fixité. Cette crosse se pose sur le bord d'un récipient quelconque. Sur le trajet du tube se trouve un dispositif qui permet à la fois d'amorcer le siphon et de régler ou même d'arrêter complètement l'écoulement du liquide.

Comme canule, on se sert le plus généralement de canules en verre, légèrement renflées à leur extrémité, pourvues d'orifices latéraux et sans

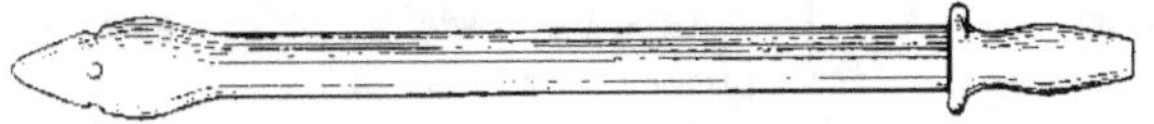

Fig. 19. — Canule vaginale en verre.

orifice terminal, de manière à éviter la projection directe de liquides dans la cavité du col utérin.

Technique. — On pourrait croire qu'il suffit de prescrire à une femme de prendre des injections sans lui faire aucune recommandation, il n'en est rien, et la pratique courante pour beaucoup de femmes de faire des injections sans cause et sans soins peut être plus nuisible qu'utile. Une injection peut être l'occasion de l'introduction dans le vagin, le col et jusque dans l'utérus, d'agents septiques contre lesquels ces organes sont naturellement protégés. Un premier point est donc de ne se servir que d'un *matériel* instrumental strictement *propre*, de se laver les mains et d'éviter que tube et canule se contaminent par des contacts septiques.

La *position de la malade* a une importance capitale et doit toujours être précisée avec soin par le médecin.

Non avertie, la femme prend presque toujours son injection debout, à cheval sur un bidet, ou accroupie au-dessus d'un bassin. Dans ces conditions, la cavité vaginale, effacée par la pression abdominale, ne laisse que très incomplètement pénétrer l'injection, l'effet topique sur le col utérin devient, de ce fait, des plus illusoires.

Toute injection doit être prise la malade étant couchée au-dessus d'un bassin de forme approprié, ce qui a l'avantage d'élever le siège et d'amener

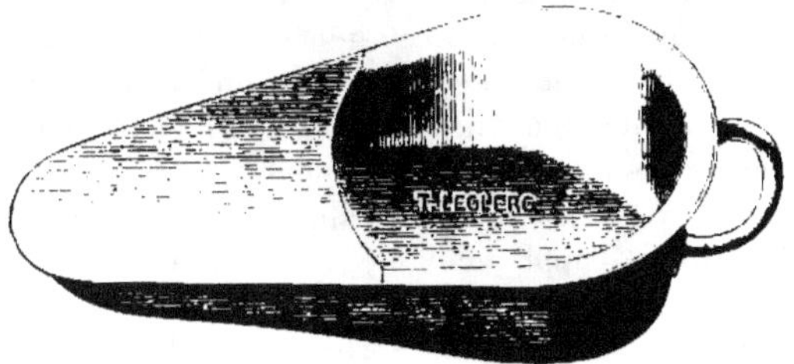

Fig. 20. — Bassin pour injections vaginales.

la béance du vagin. Celui-ci, déplissé, est alors largement irrigué par l'injection; une certaine quantité de liquide reste dans sa cavité, formant ainsi une sorte de bain prolongé, ce qui ne peut présenter que des avantages.

Le bock est placé à 5o centimètres au-dessus du plan du lit, accroché à un clou ou posé sur un meuble voisin. Prenant la canule à sa base, pour ne pas en salir le bout avec les doigts, on ouvre le robinet et on laisse couler un peu d'eau, de manière à purger le tube de l'air qu'il peut contenir et à éviter d'injecter la première eau qui est froide.

La canule est alors engagée dans le vagin, dirigée en arrière d'abord. On ouvre à demi le robinet pour que le liquide coule lentement et l'on imprime doucement des mouvements de circumduction à la canule de manière qu'elle nettoie successivement les culs-de-sac postérieur, latéraux et antérieur. Si l'orifice vaginal se contracte et retient le liquide injecté, on déprime légèrement avec la canule la fourchette de manière à assurer la béance de la vulve.

L'injection terminée, on fait rester la malade allongée pendant un quart d'heure environ, ou, si elle se lève immédiatement, on la fait tousser, pousser

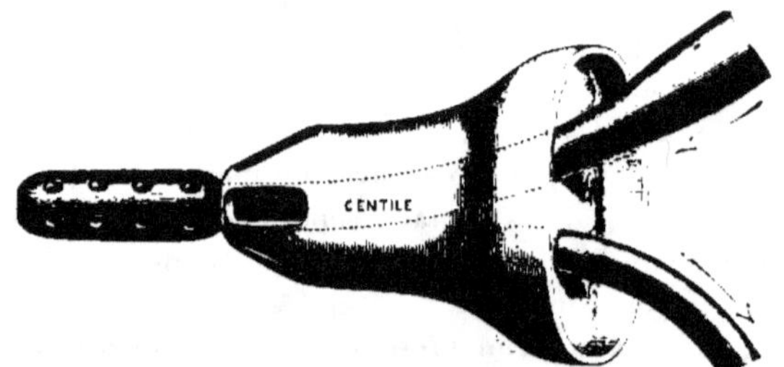

Fig. 21. — Canule à double courant pour irrigations vaginales chaudes.

un peu, de manière à assurer l'évacuation du liquide qui, resté dans le vagin, s'écoulerait ensuite, mouillant la chemise de la malade. On essuie les parties génitales externes avec un linge propre ou du coton hydrophile. On place la canule dans un récipient rempli de sublimé à 1 p. 1.000, on replie le caoutchouc dans l'intérieur du bock qu'on enveloppe dans une serviette.

La *quantité* de liquide injecté a, en général, peu d'importance, 1 litre, 1 litre et demi. La *température* doit être celle du corps. Dans beaucoup de cas cependant il y a intérêt à faire prendre des injections très chaudes, à 48°, 5o°. Certaines femmes se plaignent alors de ce que l'eau chaude, bien tolérée au fond du vagin, les brûle en ressortant; il y a lieu alors de prendre certaines précautions, d'appliquer une éponge imbibée d'eau froide ou de la vaseline sur le périnée. Si ces moyens sont insuffisants, on a recours à une canule spéciale, adaptée à une sorte de bouchon qui ne laisse sortir le liquide qu'à travers un tube descendant jusque dans un bassin, de manière à éviter tout contact avec les parties extérieures de la vulve et le périnée.

On se sert surtout de ces canules à double courant lorsqu'on veut faire passer de grandes quantités d'eau chaude : à Luxeuil on va jusqu'à 60 à 80 litres, faisant une irrigation vaginale chaude pendant un quart d'heure.

La *nature* du liquide employé ne nous arrêtera pas et ce n'est qu'à titre historique que nous rappellerons l'antique division des injections en astringentes, altérantes, émollientes et narcotiques.

Souvent on se borne à l'emploi d'un liquide aseptique tel que l'eau bouillie.

L'acide borique, qui est devenu d'un usage si courant que les épiciers et les magasins de nouveauté en vendent, n'a, pour ainsi dire, pas d'effet.

On a conseillé le sublimé [1] à 1 p. 2 ou 4.000, le sulfate de cuivre à 5 p. 1.000 l'alun à 30 p. 1.000, la liqueur de Labarraque à 25 p. 1.000, la teinture d'iode, 1 à 2 cuillerées à café par litre, le lysol, 1 à 2 cuillerées à café par litre, l'aniodol à 1 p. 100, dont on met une grande cuillerée à soupe dans un litre d'eau, une solution de formaldéhyde à 1 p. 10.000.

Le permanganate de potasse à 1 p. 4.000 et l'eau oxygénée à 3 ou 4 volumes sont très employés.

Les injections astringentes ont leur utilité; les décoctions de camomille, de feuilles de noyer ou d'écorce de chêne répondent à leurs indications ; ces décoctions ont l'avantage d'obliger la malade à faire bouillir l'eau dont elle se sert. On peut utiliser aussi l'agent propre des astringents, le tannin, dont on prendra 3 grammes pour un litre d'eau bouillie.

Comme injections alcalines, nous mentionnerons l'eau bouillie additionnée de 10 grammes de bicarbonate de soude par litre.

Indications et contre-indications. — Les injections, dites de *propreté*, sont inutiles; faites après le coït, elles sont souvent une cause de stérilité ; pendant la grossesse, chez les personnes bien portantes, elles sont nuisibles parce qu'elles diminuent le pouvoir bactéricide des sécrétions vaginales. mis en lumière par les travaux de Döderlein, de Krönig et d'autres; de plus, elles peuvent, bien qu'exceptionnellement, être une cause d'avortement. Il y a donc lieu non pas de conseiller, mais de restreindre ces injections de propreté, qui ne conservent leur indication que chez les femmes portant un pessaire. Chez celles-ci, les injections doivent être continuées même pendant la période menstruelle, prenant alors simplement la précaution de les faire sous basse pression et très exactement tièdes, de manière à ne pas provoquer de contractions utérines. Il faut de plus, en pareils cas, éviter l'emploi de substances médicamenteuses, qui, se déposant sur le pessaire, pourraient le rendre rugueux et par suite irritant pour le vagin.

A titre *thérapeutique*, les injections trouvent de nombreuses indications, comme nous le verrons plus loin, dans le traitement des vaginites, des métrites et même de certaines inflammations chroniques péri-utérines. Les injections chaudes, vu leur action vaso-constrictive, sont indiquées dans

---

[1] Le plus simple est de faire faire des paquets de sublimé additionné d'un peu d'acide tartrique pour faciliter la dissolution et d'un colorant destiné à empêcher des erreurs (sublimé 0,50, acide tartrique 1 gramme, carmin d'indigo, q. s.).

toutes les hémorragies, métrorragies ou ménorragies. Il y a cependant lieu
de s'en défier dans les suppurations pelviennes à évolution aiguë et dans les
cas d'exsudats péri-utérins récents, car elles peuvent alors déterminer une
aggravation des douleurs et des troubles préexistants.

§ 2. — Applications médicamenteuses vaginales.

Les applications médicamenteuses intra-vaginales sont ordinairement
faites après application du spéculum, soit sous forme de *badigeonnages*,
(solution de nitrate d'argent, teinture d'iode, etc.), soit sous forme d'*insufflation* (iodoforme, alun, etc.), soit à l'aide d'un *tampon*.

Pour ce dernier mode d'application, de beaucoup le plus employé, on
prend un tampon d'ouate hydrophile noué avec un fil solide et suffisamment long pour que son extrémité pende entre les lèvres de la vulve, de
manière à ce que la malade puisse, en tirant sur lui, retirer le tampon, sans
avoir besoin de recourir à l'aide d'un médecin.

Le tampon, préalablement stérilisé, peut servir à appliquer des médicaments en solution, en pommade ou simplement en poudre. Il est bon, lorsqu'on imprègne le tampon avec une solution, de l'exprimer, de manière
que le liquide en excès ne coule pas à l'extérieur. Les topiques les plus
variés peuvent être employés pour ces pansements vaginaux. Il en est
un qui mérite une mention spéciale, c'est la glycérine. Introduite dans la
thérapeutique gynécologique par Marion Sims, elle a fait rapidement for-
tune, ce qui tient à ce qu'elle possède une action réelle. Très avide d'eau,
elle provoque l'émission d'un flux aqueux assez abondant, déterminant
ainsi une sorte d'émission séro-muqueuse et, grâce à ses propriétés hydragogues, constitue un des meilleurs topiques vaginaux. On l'emploie pure
ou associée à d'autres agents médicamenteux (iodoforme 1 p. 10, ichthyol
1 p. 20, résorcine 1 p. 10, acide lactique 1 p. 30, etc.).

Pour permettre aux malades d'introduire elles-mêmes le topique médicamenteux, on conseille quelquefois l'emploi d'*ovules* solides, à base de glycérine, qui fondent dans l'intérieur de la cavité vaginale.

Guinard a préconisé le *carbure de calcium* dans les cas de cancer du col inopérable.
Les parties étant nettoyées, on enfonce rapidement un fragment de carbure de calcium
dans l'orifice du col et l'on tamponne immédiatement avec de la gaze iodoformée. Au
bout de deux à trois jours, on enlève le pansement. On renouvelle les applications de
carbure de calcium suivant les besoins. Cette méthode ne semble guère avoir trouvé
d'adeptes [1].

[1] Livet, *De l'emploi du carbure de calcium en chirurgie*. Th. de Paris, 1895-1896,
n° 403.

§ 3. — **Tamponnement du vagin**.

Le tamponnement du vagin a des indications multiples:

1º Application d'un topique sur le col ou sur un point de la muqueuse vaginale.

2º Maintien, à l'intérieur de l'utérus, d'un crayon médicamenteux, d'une tige de laminaire ou d'un drain ;

3º Maintien d'un utérus qui tend à se prolaber ou de la réduction d'une déviation utérine obtenue par des manœuvres manuelles ;

4º Arrêt d'une hémorragie utérine ;

5º Moyen résolutif de certains états inflammatoires.

Dans les deux premiers cas le tamponnement ne présente rien de particulier et se pratique comme le simple *pansement vaginal*, que nous avons décrit à propos des applications médicamenteuses.

Il n'en est pas de même lorsque le *tamponnement* a' pour but d'arrêter une hémorragie utérine. Il doit alors être pratiqué suivant certaines règles, si l'on veut qu'il soit efficace. Ces règles sont identiques à celles que l'on doit observer lorsque l'on veut maintenir en place un utérus qui tend à descendre, exercer sur lui une action stimulante ou encore aider à la résorption d'exsudats péri-utérins. Ce tamponnement résolutif a été préconisé aux États-Unis par Taliafero et est souvent décrit sous le nom de *columnisation du vagin* [1].

L'action de ce moyen est-elle aussi étendue qu'on a bien voulu le dire?

Nous n'oserions l'affirmer, mais comme c'est un mode de traitement incontestablement anodin, on peut l'essayer chez les malades, à utérus gros, un peu douloureux, ayant moins de la salpingite vraie que de ces restes d'exsudats péritonéaux qu'on a désignés sous le nom de Douglassite, lésions en général insuffisantes pour justifier une opération d'exérèse, mais déterminant néanmoins un état pénible.

Cette columnisation du vagin se pratique de la façon suivante : On commence par placer, dans le cul-de-sac postérieur, un gros tampon ; on continue en plaçant successivement des tampons moins volumineux dans le cul-de-sac antérieur et dans les culs-de-sac latéraux. Tous ces tampons doivent combler les culs-de-sac et affleurer l'orifice du col. Ils doivent être très serrés pour remplir le rôle d'agent de compression qui leur est dévolu. Leur mise en place constitue le temps le plus important de la columnisation; on achève celle-ci en remplissant entièrement le vagin par un tamponnement ordinaire modérément serré. On se sert, pour columniser le vagin, de tampons d'ouate ou de gaze, glycérinés et iodoformés.

Restreinte, au cas que nous avons spécifiés et appliquée avec méthode,

[1] Quincieu, *De la columnisation du vagin*. Th. de Lyon, 1895.

la columnisation peut donner de bons résultats et telle malade, atteinte de rétroflexion et ne pouvant plus supporter de pessaire, pourra le reprendre après l'intérim plus ou moins long qu'aura rempli un tamponnement méthodique du vagin.

§ 4. — Cathétérisme de l'utérus.

Instrumentation. — Le cathétérisme de l'utérus ou hystérométrie peut se pratiquer soit avec de simples bougies uréthrales, soit avec des instruments spéciaux, dits hystéromètres. Les *bougies uréthrales* en gomme seront du n° 8 au n° 12 ou au-dessus. Les *hystéromètres* peuvent être rigides

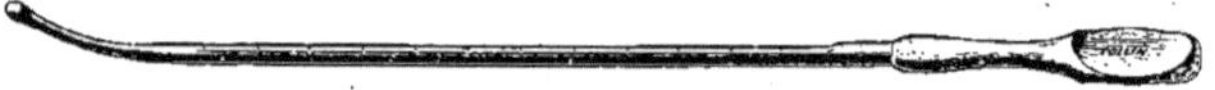

FIG. 22. — Hystéromètre malléable et sans curseur.

ou mieux malléables; leur tige, longue de 15 centimètres environ, est terminée à son extrémité libre par un renflement olivaire et lisse, supporté par un col légèrement rétréci; le corps de la tige aplatie porte sur sa face antérieure une graduation par centimètres.

Le curseur, que portent la plupart des hystéromètres, nous semble inutile. Il complique l'instrument, le rend moins facile à nettoyer et ne présente aucune utilité.

Technique. — L'emploi de l'hystéromètre doit toujours être précédé de l'examen par le palper et le toucher combinés. Cet examen, en déterminant la situation du corps de l'utérus, indique la direction qu'il convient de donner à l'instrument pour faciliter son introduction.

L'hystéromètre peut être introduit soit sur le doigt, soit à travers un spéculum. Son introduction doit être faite avec une grande légèreté de main. Ordinairement à une profondeur de 2 cm. 5 environ, on rencontre une résistance qui correspond à l'isthme ; ce point franchi, l'instrument progresse facilement jusqu'au fond de l'utérus qui, normalement à peine sensible, peut être douloureux dans les états inflammatoires.

Repérant à ce moment avec une pince à pansement le point de la bougie ou de l'hystéromètre qui affleure l'orifice externe du col, on peut, après avoir retiré ensemble sonde et pince, fixer la longueur de tige entrée dans l'utérus et par là même la profondeur de la cavité utérine.

Quel que soit le manuel opératoire employé, il importe d'observer certaines précautions. Asepsie absolue des mains et de la sonde ; examen bimanuel préalable, indiquant d'avance, dans la mesure du possible, la situation probable de l'utérus ; douceur extrême dans les manœuvres.

Tout état inflammatoire aigu du vagin ou du col doit faire rejeter ce mode d'examen.

Inutile d'ajouter que le plus léger soupçon de grossesse constitue une contre-indication absolue au cathétérisme utérin.

En observant ces précautions, on se mettra à l'abri des *accidents* trop souvent signalés : douleurs, coliques, avortement, perforations, accidents septiques.

Indications. — L'hystérométrie peut être employée : pour déterminer la *situation* de l'utérus, pour rechercher l'*existence de certaines lésions* de la cavité utérine (rétrécissements, tumeurs…, etc.), et enfin pour mesurer la *profondeur* de cette cavité; il est utile de l'introduire préalablement lorsque l'on veut faire la dilatation avec des laminaires, de manière à savoir dans quelle direction et jusqu'à quelle profondeur il faut engager celles-ci. Cette profondeur, qui est normalement de 5 centimètres à 5 cm. 5 chez les nullipares, de 6 à 6 cm. 5 chez les multipares, peut atteindre 8 centimètres dans les métrites, 8 à 10 dans la subinvolution puerpérale, 15 à 20 dans les fibromes.

Seul l'hystéromètre métallique peut donner des renseignements certains sur la *direction* de l'utérus. D'une manière générale, cette direction peut, il est vrai, être fixée par le toucher et le palper combinés ; mais il est des cas où l'on peut hésiter et où le cathétérisme utérin intervient pour faciliter le diagnostic, tel celui d'un fibrome de la paroi antérieure de l'utérus simulant une antéflexion de l'organe (fig. 23 et 24).

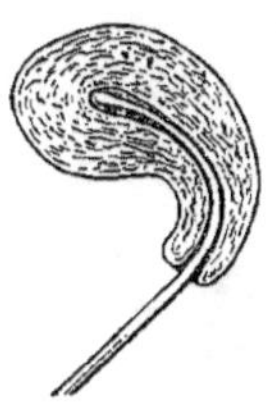

L'hystéromètre permet encore de constater l'existence d'un rétrécissement, d'une *oblitération partielle* ou totale de la cavité utérine, celle d'*une tumeur* intra-utérine, un polype fibreux, par exemple.

Fig. 23. — Antéflexion utérine.

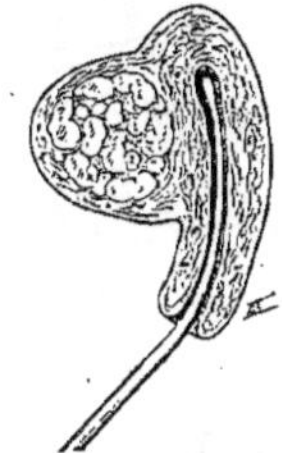

Fig. 24. - Fibrome de la paroi antérieure donnant au toucher une sensation qui rappelle celle de l'antéflexion (v. fig. 23) ; l'hystéromètre fait le diagnostic.

Les renseignements que fournit, dans le dernier cas, le cathétérisme, sont toutefois obscurs et incomplets et seul le toucher intra-utérin peut donner des indications précises.

On a encore utilisé l'hystéromètre pour *réduire des déplacements* utérins, retournant l'instrument dans la cavité, pour agir avec sa partie convexe qui fournit un point d'appui inoffensif ; c'est un procédé qui n'est plus guère employé.

En somme, les indications de l'hystérométrie, autrefois regardées comme étendues, semblent actuellement très restreintes et son emploi beaucoup moins utile qu'on ne le croyait il y a une quarantaine d'années [1].

§ 5. — Dilatation utérine

On distingue deux variétés de dilatation utérine :
La *dilatation rapide* et la *dilatation lente*.

1° DILATATION RAPIDE.

Instrumentation. — La dilatation rapide s'exécute soit avec des dilata-

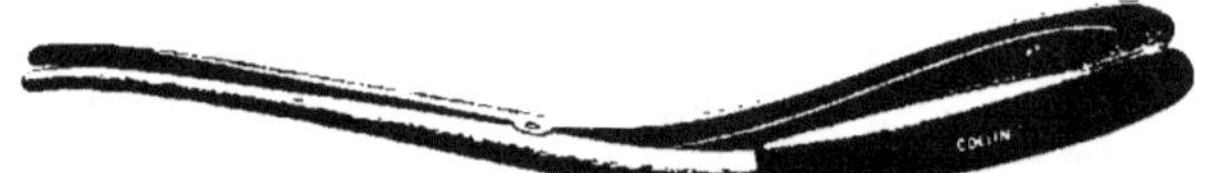

Fig. 25. — Dilatateur à deux branches.

teurs, soit avec des bougies graduées.

Les modèles de *dilatateurs utérins* sont des plus variés. Ils sont à deux ou

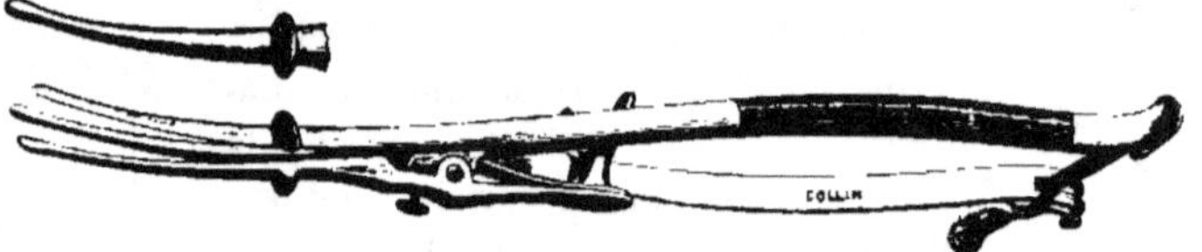

Fig. 26. — Dilatateur à trois branches.

trois branches ; dans quelques modèles ces branches présentent à leur face

Fig. 27. — Dilatateur avec empreintes sur sa face externe.

externe des empreintes qui les empêchent de glisser et d'être repoussés par l'élasticité du muscle utérin.

[1] Nous sommes bien loin de l'opinion d'Huguier qui terminait son ouvrage en disant : « L'hystérométrie perfectionnée sera un jour, pour le diagnostic des affections de l'appareil utéro-ovarique, ce que sont la percussion et l'auscultation pour les maladies de la poitrine et du cœur. » Huguier P.-C., *De l'hystérométrie et du cathétérisme utérin*, Paris, 1865.

A la divulsion du col, qu'on obtient avec ces dilatateurs, beaucoup de gynécologues préfèrent la dilatation immédiate progressive, obtenue par le

FIG. 28. — Bougie de Hegar.

passage successif d'une série de *bougies cylindriques*, dont le type le plus répandu est la bougie d'Hegar. Ces bougies en gomme durcie ou mieux en métal, ont une longueur de 12 à 14 centimètres sans compter la poignée. Pour diminuer l'arsenal instrumental, nous conseillons d'employer des bou-

FIG. 29. — Bougie double de Hegar.

gies doubles, réunies par leur base, chacune servant de manche à tour de rôle (fig. 29). Le diamètre de la bougie n° 1 est de 2 millimètres ; il augmente de 1 millimètre par bougie.

Collin a récemment fabriqué des bougies cylindro-coniques, dont l'intro-

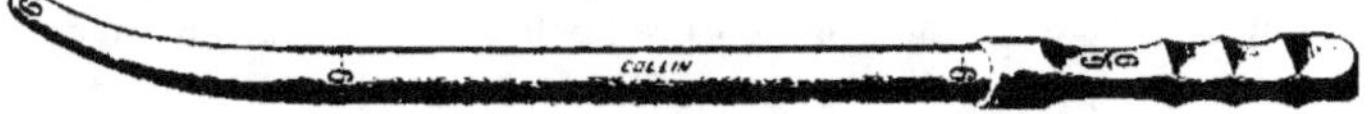

FIG. 30. — Bougie cylindro-conique de Collin.

duction est plus facile que celle des bougies d'Hegar.

Que l'on emploie un dilatateur ou des bougies, il faut encore se munir, pour faire la dilatation, d'une *pince* pour fixer le col et d'un *hystéromètre*.

Technique. — La malade a l'intestin débarrassé la veille par un laxatif ou un lavement; elle est placée dans la position dorso-sacrée; le vagin est lavé, savonné, irrigué avec une solution antiseptique, du sublimé à 1 p. 2.000, par exemple.

Comme l'opération est de courte durée, on peut le plus souvent se contenter du chlorure d'éthyle, ne recourant au chloroforme ou à l'éther que si l'on n'obtient pas un relâchement suffisant.

Chez les vierges, il faut insinuer l'index doucement pour éviter la déchirure de l'hymen. Lorsque l'on a atteint le col, on glisse sur le doigt la pince à traction, on retire le doigt et l'on amène doucement le col à la vulve; quand l'orifice hyménéal est petit, on glisse la pince dans le vagin en la guidant avec un doigt placé dans le rectum. Chez la femme mariée, le col est saisi après que l'on a déprimé avec une valve de Sims la paroi postérieure du vagin.

Le col amené à la vulve, on commence par déterminer avec un hystéromètre la direction du canal utérin, la connaissance préalable de cette direction facilitant beaucoup l'introduction du dilatateur.

On engage alors doucement celui-ci dans le col ; si l'on éprouve au niveau de son orifice interne une légère résistance, il ne faut pas insister, il faut ramener un peu l'instrument à soi, puis le réengager jusqu'à ce que l'on trouve une direction où il pénètre sans effort. Il est toujours dangereux de pousser avec force un dilatateur, car on s'expose à perforer la paroi postérieure d'un utérus antéfléchi.

Le dilatateur introduit, on dilate le canal cervical dans un sens, puis on tourne un peu l'instrument pour dilater un autre endroit et ainsi de suite, jusqu'à ce qu'on ait dilaté toute la circonférence.

On prend alors un dilatateur plus grand et l'on continue la dilatation jusqu'à ce qu'elle ait atteint 1 centimètre de diamètre. Une dilatation plus forte expose à la dilacération du canal cervical.

Avec les bougies, on opère d'une manière analogue et l'on doit observer les mêmes précautions. La bougie, bien lubrifiée, est prise à pleine main et introduite lentement, sans forcer, à l'aide de légers mouvements de rotation, lorsque la bougie est pressée par les parois utérines. L'orifice interne résiste souvent et ne cède qu'à une pression graduelle devant l'instrument, dont on modifie plus ou moins la direction pour en faciliter l'introduction, évitant à tout prix les pressions brusques, qui pourraient aboutir à la perforation de l'utérus.

Chaque bougie est laissée en place un instant, puis remplacée par le numéro qui vient immédiatement au-dessus. Il importe de suivre la série sans chercher à gagner du temps en sautant des numéros.

Lorsqu'une bougie refuse d'entrer, on remet en place, pendant quelques secondes, le numéro précédent. Le tissu s'assouplit et telle bougie, qui n'avait pu passer quelques instants auparavant, passe avec facilité si l'on a eu la patience d'attendre.

2° DILATATION LENTE.

Instrumentation. — La dilatation lente, autrefois obtenue par l'accumulation progressive de petits tampons d'ouate iodoformée retenus par des ficelles ou par l'introduction de cônes taillés dans de l'éponge préparée, est pratiquée aujourd'hui avec des tiges de *laminaires*, que l'on trouve dans le commerce toutes préparées.

Ces laminaires sont ordinairement conservées dans l'éther iodoformé, ce qui a le double avantage de les mettre plus sûrement à l'abri de l'influence

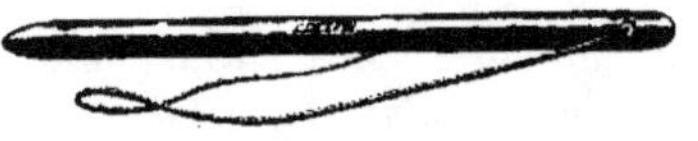

Fig. 31. — Laminaire préparée.

hygrométrique de l'air et de les imprégner lentement d'une substance antiseptique. Il est indispensable d'avoir toute une série de tiges de calibres différents. On conserve parfois un grand nombre de laminaires dans un même bocal. Cette pratique a l'inconvénient de rendre parfois difficile la découverte et la prise de la laminaire du calibre indiqué et d'exposer tout le bocal à être infecté par une pince incomplètement aseptisée.

Aussi les fabricants se sont-ils ingéniés à préparer des laminaires stérilisées à sec dans des tubes scellés, contenant en même temps de la vaseline destinée à lubrifier la tige avant son introduction.

Un *spéculum*, une *pince à traction*, une *pince porte-laminaire* et des *tampons* sont encore nécessaires.

Technique. — Lorsqu'on pratique la *dilatation lente*, il faut, comme pour la dilatation rapide, commencer par déterminer la position de l'utérus par le toucher et le palper combinés, ou même en se servant de l'hystéromètre. La laminaire, qu'on plonge dans une solution chaude de sublimé si elle est trop rigide, reçoit et garde l'inflexion, commandée par les résultats de cette

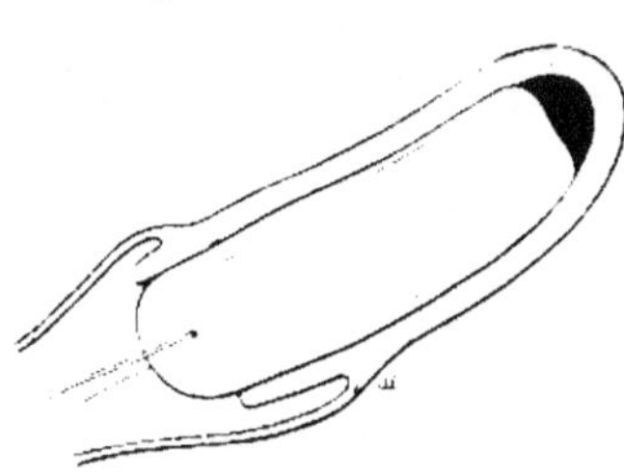

Fig. 32. — La laminaire, bien engagée dans la cavité utérine, débordant par en bas l'orifice du col, a régulièrement dilaté le col et le corps.

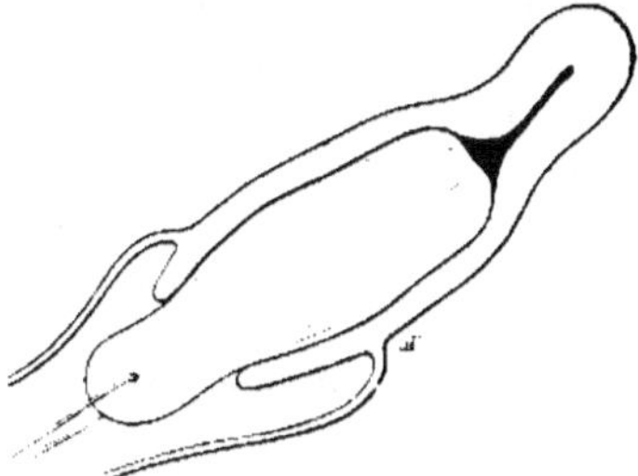

Fig. 33. — La laminaire, insuffisamment enfoncée, n'a dilaté qu'une cavité cervicale de grandes dimensions.

exploration préalable. Ceci fait, le spéculum mis en place, la laminaire, saisie avec une pince à pansement vaginal, est doucement introduite dans la cavité utérine. L'extrémité de la laminaire doit largement dépasser l'orifice interne du col; c'est là chose facile et il faut de la bonne volonté pour se déclarer satisfait lorsqu'une tige de laminaire a pénétré de 3 ou 4 centimètres à peine dans l'utérus.

C'est cependant là une faute fréquemment commise par les débutants, surtout lorsqu'ils appliquent la dilatation à des cas de métrite avec agrandissement de la cavité cervicale.

La laminaire pénètre à une certaine profondeur, butte contre l'orifice profond, l'opérateur croit à un utérus petit et se contente de dilater la portion cervicale. C'est pourquoi il est toujours bon de préciser, au préalable, la profondeur de la cavité utérine, par le cathétérisme avec une bougie molle. La laminaire mise en place, on applique un ou deux tampons vaginaux pour la maintenir. Bien entendu, le séjour absolu au lit est de rigueur.

L'introduction de la laminaire est d'ordinaire facile, lorsqu'on a choisi la tige du calibre voulu et surtout lorsqu'on a adapté sa courbe à celle de l'utérus.

En revanche, son ablation peut parfois présenter des difficultés. Celles-ci tiennent ordinairement à ce que l'on a trop enfoncé la laminaire. Son extrémité étant devenue invisible, au lieu de la saisir directement pour l'extraire, on tire sur le fil qui, seul, paraît dans le vagin; le fil se casse et la laminaire demeure emprisonnée dans l'utérus. La situation peut même se compliquer davantage. C'est ainsi qu'on peut voir, dans des cas d'utérus fortement antéfléchis, une laminaire trop enfoncée venir perforer par son extrémité inférieure la lèvre postérieure du col qui presse sur elle et apparaître dans le cul-de-sac postérieur du vagin. Un débridement du col peut alors devenir nécessaire pour procéder à l'extraction.

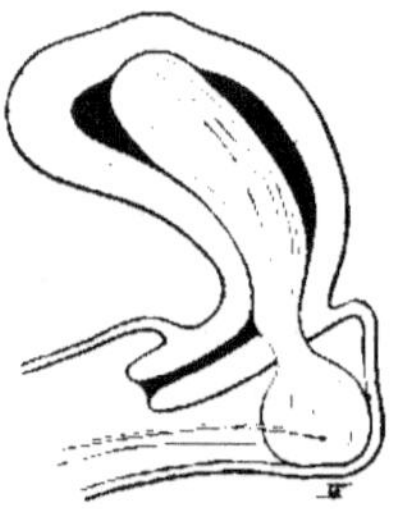

Assez fréquemment, *on combine la dilatation lente et la dilatation rapide*. Ayant préalablement obtenu, avec une ou deux laminaires successives, une dilatation relative et un ramollissement du tissu utérin, on termine par l'introduction d'une série de bougies, de manière à obtenir un passage assez grand pour permettre l'introduction du doigt.

Fig. 34. — La laminaire trop enfoncée dans un utérus antéfléchi, a, en se dilatant, perforé la lèvre postérieure du col.

Indications. — Bien que la dilatation rapide soit considérée comme le procédé de choix par les gynécologues américains, nous croyons que, dans la plupart des cas, c'est à la dilatation lente qu'il faut donner la préférence.

Elle expose moins que la dilatation brusque aux déchirures et aux perforations de l'utérus, et, de plus, présente certains avantages positifs.

La dilatation fournie par les laminaires est beaucoup plus durable que celle obtenue par les dilatateurs ou les bougies. De plus, elle paraît exercer une action tonique importante sur l'utérus qu'elle ramollit et assouplit. La dilatation rapide doit être réservée aux cas où l'agrandissement de la cavité utérine a besoin d'être obtenu d'urgence ; elle peut être employée aussi pour parfaire une dilatation lentement obtenue par les laminaires.

La dilatation utérine peut être exécutée dans un but purement *diagnostic* pour permettre le toucher intra-utérin ou exceptionnellement l'endoscopie utérine. On l'utilise surtout dans un but *thérapeutique*. Elle peut alors former, dans certains cas, la base du traitement. C'est ainsi que la dilatation peut être appliquée au traitement des rétrécissements du col, de la dysménorrhée utérine, de la stérilité. Le plus souvent, elle n'est que le temps préliminaire, mais indispensable, d'une autre opération (curettage, ablation d'un polype, etc.).

§ 6. — **Médication intra-utérine.**

Sous le nom générique de médication intra-utérine, nous réunirons : les lavages de l'utérus ; les applications de bougies médicamenteuses ; les cautérisations intra-utérines ; les injections ; le drainage de l'utérus ; la vaporisation.

1° Lavages intra-utérins.

Les lavages intra-utérins permettent de faire passer dans l'utérus un grand courant de liquide qui, en dehors de son action antiseptique, variable suivant la quantité et la nature de l'agent employé, a une action mécanique sur le contenu de sa cavité (débris placentaires, produits de sécrétion).

Ils peuvent être pratiqués : 1° dans l'état puerpéral ; 2° en dehors de l'état puerpéral.

a) *Lavages intra-utérins dans l'état puerpéral.*

Instrumentation. — Un bock, une pince à traction, une canule. Immédiatement après l'accouchement, quand le col est encore très ouvert, on peut

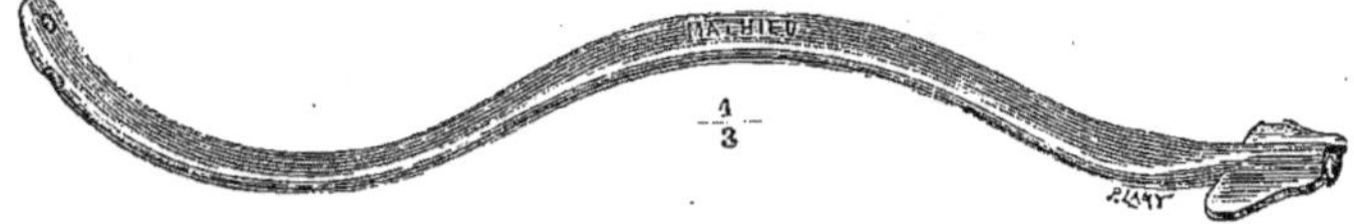

Fig. 35. — Sonde de Pinard.

se servir de la canule vaginale ou de la sonde de Pinard en verre ; plus tard, il faut une canule spéciale, dont on trouve dans le commerce des modèles variés. Toutes doivent remplir une double indication :

1° Être légèrement recourbées près de leur extrémité, pour pouvoir s'engager facilement dans l'utérus normalement un peu antéfléchi ;

2° Assurer à la fois une arrivée et une évacuation faciles du liquide, être, en un mot, une sonde à double courant.

En France, les modèles les plus employés sont ceux de Budin et de Doléris. La sonde de Budin est très simple ; elle a la forme d'une gouttière creu-

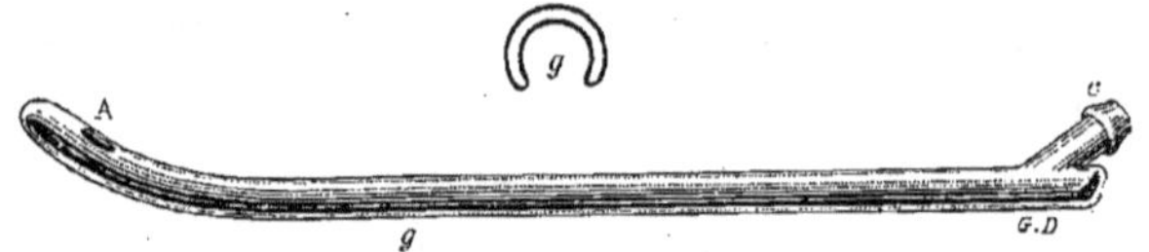

FIG. 36. — Sonde de Budin.

sée, dans l'épaisseur de sa paroi, d'une cavité, sorte de canal qui sert de conduit d'arrivée au liquide, la gouttière servant à son évacuation.

La sonde de Doléris est formée de deux branches dont chacune contient un conduit pour l'arrivée du liquide. Elle est introduite fermée ; une fois

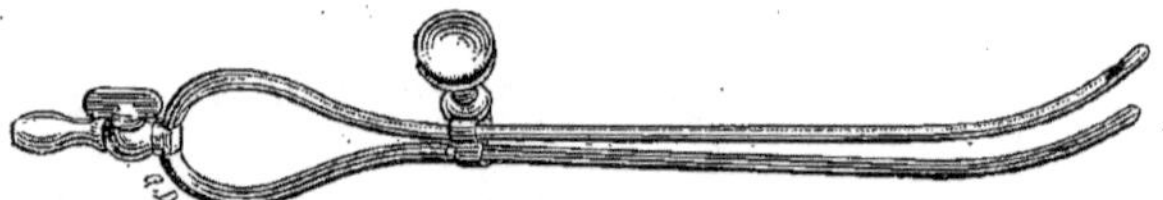

FIG. 37. — Sonde de Doléris.

qu'elle est en place, il suffit de manœuvrer un pas de vis pour déterminer un écartement des branches qui ouvre le col et crée une large voie d'évacuation au liquide.

Lorsque l'utérus est de petites dimensions, nous nous servons encore as-

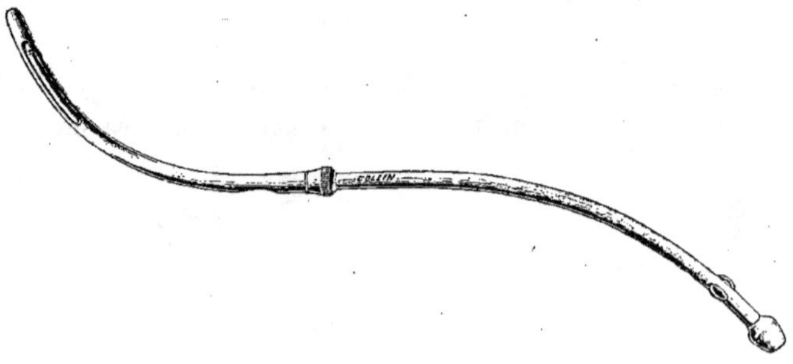

FIG. 38. — Sonde de Bozemann.

sez volontiers de la sonde de Bozemann décrite dans les livres allemands sous le nom de sonde de Fritsch. Elle se compose de deux tubes enchâssés, le plus petit, intérieur, servant à l'arrivée du liquide, l'extérieur, enveloppant, à son évacuation.

Technique. — La sonde peut être introduite à travers le spéculum, après

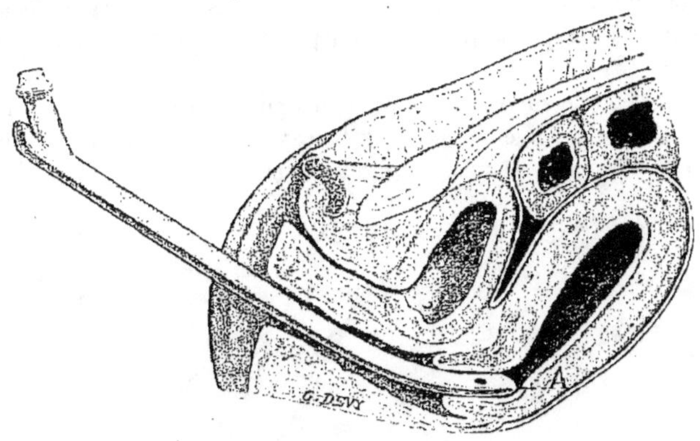

Fig. 39. — La sonde est engagée dans le col, elle butte en A par suite de l'antéflexion de l'utérus.

abaissement et fixation du col, ou encore sur le doigt. L'important est de se rappeler que, normalement, l'utérus est antéfléchi et que si l'on pousse

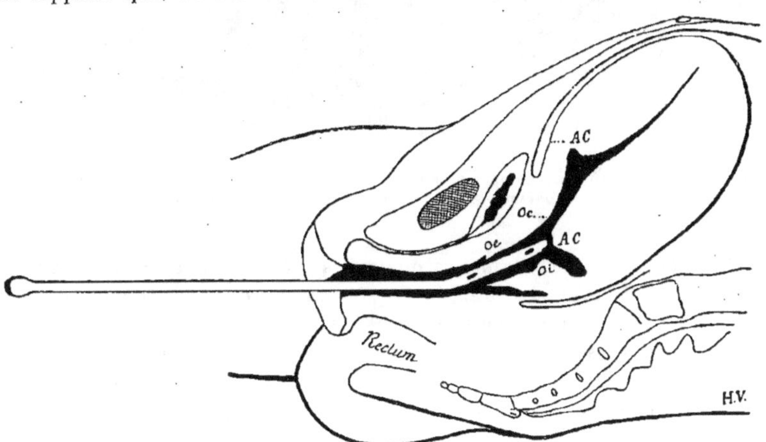

Fig. 40. — (Varnier.) Les deux tiers supérieurs de l'utérus se sont seuls contractés, la sonde butte en AC contre le pseudo-sphincter correspondant à la partie inférieure de la zone contractée.

la sonde directement après l'avoir engagée dans le col, on risque de perforer la paroi postérieure (fig. 39). Il faut se rappeler aussi qu'après l'accouchement et la délivrance, l'utérus se rétracte d'une manière inégale ; tandis que ses deux tiers supérieurs reviennent complètement sur eux-mêmes, formant le globe si bien connu des accoucheurs, le segment inférieur et le col restent souvent amincis et mous; il est dès lors facile de ne conduire la canule que dans cette partie, ne lavant pas les deux tiers supérieurs de l'organe (fig. 40).

Il y a donc lieu de suivre certaines règles pour l'introduction de l'instrument. Une fois la sonde engagée dans la cavité du col, on doit redresser l'utérus avec la main gauche appliquée sur l'hypogastre et abaisser le

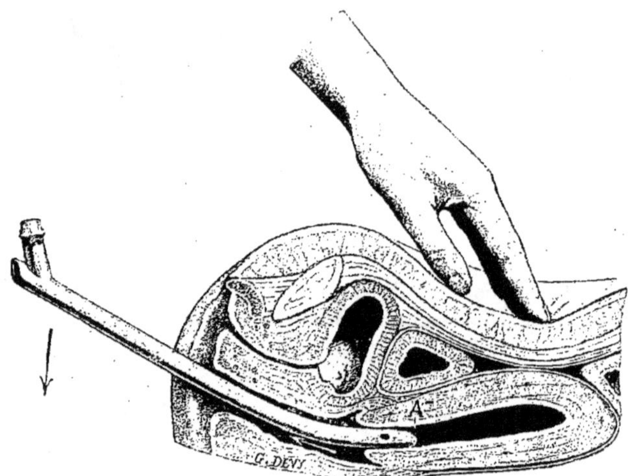

FIG. 41. — La main abdominale a réduit l'anteflexion. Pour faire pénétrer la sonde on va abaisser le pavillon dans le sens de la flèche.

pavillon de la sonde avec la main droite qui fait pénétrer doucement l'instrument dans la cavité utérine (fig. 41). Si la sonde est arrêtée par une contraction utérine, on appuie avec le doigt sur le pseudo-sphincter que crée cette dernière, puis on glisse doucement la sonde qui file alors jusqu'au fond (fig. 42).

Une faible pression, 3o à 4o centimètres de hauteur, suffit pour faire couler le liquide et n'expose pas, comme une forte pression, à sa pénétration dans les sinus utérins. On fait, en général, passer de 2 à 4 litres dans l'utérus ; on termine par une injection vaginale. L'injection est répétée 2 ou 3 fois par 24 heures.

L'introduction de la canule peut présenter quelques difficultés :

1° Col très mou que l'on ne distingue pas des parois du vagin. Introduire plusieurs doigts ;

2° Col fermé : passer quelques bougies d'Hegar ;
3° Utérus coudé, ou dévié, l'abaisser avec la pince.

Pinard et Varnier ont utilisé, dans certains cas, l'*irrigation continue* géné-

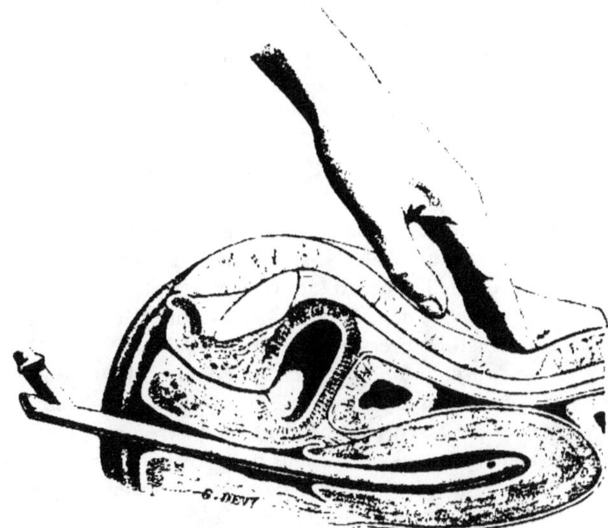

Fig. 42. — La sonde a pénétré dans l'utérus.

ralement abandonnée aujourd'hui mais qui cependant nous a rendu des

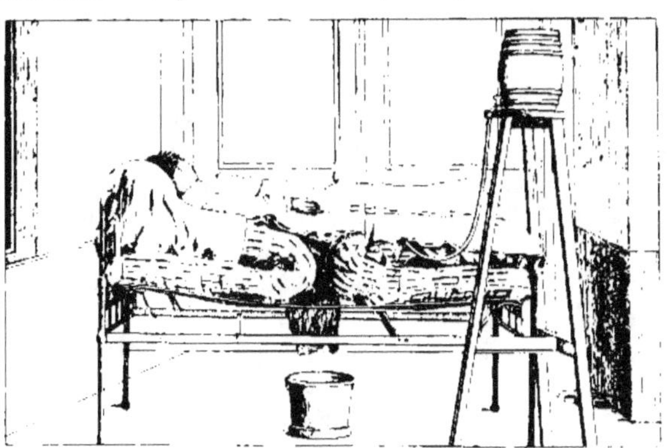

Fig. 43. — Disposition du lit et installation de la malade pour l'irrigation continue.
(Pinard et Varnier.)

services, en particulier dans certaines formes rares d'endométrite puerpérale
pseudo-membraneuse. Pour la pratiquer, on place sur un lit à sommier

métallique deux matelas repliés sur eux-mêmes et laissant entre eux un interstice au milieu du lit. Chaque matelas est recouvert d'un toile imperméable dont les extrémités libres viennent tomber dans le vide situé entre les deux matelas et dirigent le liquide dans un récipient situé au-dessous du lit.

Le réservoir, barillet de verre ou tonnelet en faïence, d'une contenance de 20 litres environ, est placé à 50 centimètres environ au-dessus du lit et relié par un tube de caoutchouc au pavillon de la sonde (fig. 43).

Accidents. — Une série d'accidents peuvent survenir au cours d'une irrigation intra-utérine :

1° *Perforation de l'utérus*. — Soit au niveau du segment inférieur, lorsqu'on a cherché à forcer un obstacle, soit au niveau du fond lorsque l'utérus est très infecté ou qu'il a perdu toute tonicité ;

2° *Pénétration du liquide dans le péritoine*. — Pour l'éviter, il faut ne jamais utiliser que de faibles pressions ;

3° *Introduction de liquide ou d'air dans les veines*. — Il est prudent de ne pas faire d'injections toxiques lors d'inertie utérine, mais il nous semble exagéré de craindre l'eau oxygénée pendant les quatre à cinq jours qui suivent immédiatement l'accouchement, sous prétexte que les sinus ne sont pas définitivement fermés et que des bulles gazeuses pourraient y entrer;

4° *Accidents nerveux*. — Les accidents nerveux (frissons, dyspnée, angoisse avec anxiété précordiale, syncope, convulsions, etc.) sont encore mal expliqués. Lorsqu'ils surviennent, il faut aussitôt retirer la canule, mettre la malade la tête basse et faire le traitement du choc.

Secondairement, on a signalé des *accidents d'intoxication*, dus à la résorption de l'antiseptique employé.

Indications et contre-indications. — Les injections intra-utérines reconnaissent *deux indications* principales : l'hémorragie et l'infection.

Contre l'*hémorragie*, il faut, après curage manuel ou digital de l'utérus, faire une injection de 3 à 5 litres d'eau stérilisée à 48°. Cette injection détermine une rétraction hémostatique de l'utérus.

Contre l'*infection*, caractérisée par de la fièvre, de la rétention ou de la fétidité des lochies, on fait des irrigations intra-utérines avec de l'eau iodée (1 à 2 cuillerées à café de teinture d'iode pour 1 litre), du permanganate de potasse (1 p. 1.000), de l'eau chlorée (3 cuillerées de liqueur de Labarraque par litre), de l'eau oxygénée à 5 volumes.

Les injections intra-utérines sont *contre-indiquées* lors de rupture ou de perforation de l'utérus, avérée ou même simplement soupçonnée, lorsqu'une injection antérieure a déterminé la production d'accidents nerveux.

b) Lavages intra-utérins en dehors de l'état puerpéral.

Ces lavages sont le plus souvent pratiqués après dilatation préalable. On peut alors se servir d'une sonde uréthrale en caoutchouc rouge et d'un bock.

Lorsque l'utérus n'a pas été préalablement dilaté, il y a lieu de recourir à des instruments spéciaux, au dilatateur-injecteur d'Aug. Reverdin ou à celui de Jayle, qui a la forme d'une pince fine, dont une branche est creuse, dont l'autre, très amincie et creusée en gouttière, est destinée à recevoir la

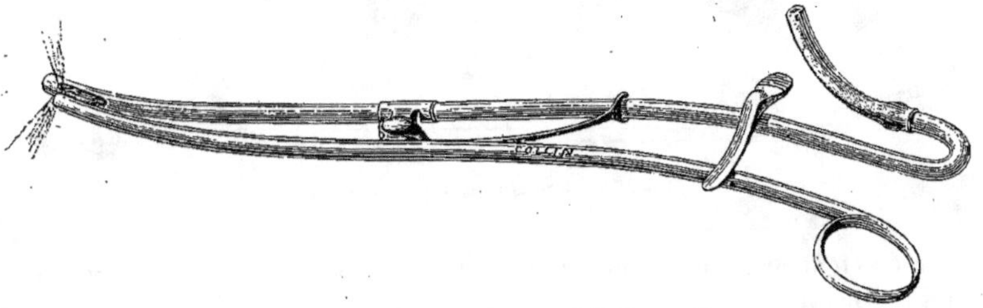

FIG. 44. — Dilatateur-laveur d'A. Reverdin.

première quand la pince est fermée. Comme les branches de la sonde en s'écartant s'appliquent sur les parois droite et gauche de l'utérus qui, dès lors, ne sont pas irriguées, il est bon d'avoir un second modèle de sonde dont les branches s'ouvrent perpendiculairement au sens de celles de la précédente.

De cette façon, en employant alternativement l'une et l'autre sonde, on est assuré que la cavité utérine est parfaitement irriguée dans toutes ses parties.

Les liquides les plus divers ont été employés (permanganate de potasse, 1 p. 2.000 ; biiodure de mercure ou sublimé, 1 p. 4.000 ; nitrate d'argent, 1 p. 200 ; chlorure de zinc, 1 p. 200 ; lysol, 1 p. 200, etc.).

L'important est de veiller à ce que le liquide injecté puisse ressortir facilement.

On a signalé, à la suite de ces lavages, des accidents analogues à ceux observés dans l'état puerpéral, mais ils sont beaucoup plus rares.

2° INJECTIONS INTRA-UTÉRINES.

Les injections intra-utérines ont été préconisées par beaucoup de gynécologues dans le traitement des métrites.

On a eu recours aux liquides les plus divers : nitrate d'argent, 5 à 25 p. 100 ; protargol, 5 à 25 p. 100 ; chlorure de zinc, 5 à 50 p. 100 ; sulfate de cuivre, 5 à 10 p. 100 ; perchlorure de fer, 50 p. 100 ; teinture d'iode, 10 à 20 p. 100 ; ichtyol pur ou à parties égales avec de la glycérine, etc.

Il faut ne faire ces injections qu'avec un col bien ouvert, dilaté et n'introduire que peu de liquide à la fois.

Pour les pratiquer, on se sert couramment en Allemagne de la seringue

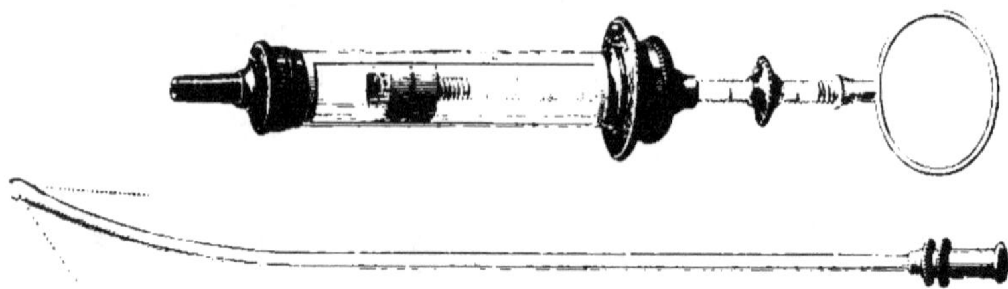

Fig. 45. — Seringue de Braun.

de Braun en caoutchouc durci ; on peut aussi utiliser la seringue à instillations de Guyon.

Lorsque l'on emploie un liquide caustique, il y a lieu de placer, préalablement à l'injection, un tampon d'ouate en arrière du col pour protéger le vagin.

Ces injections intra-utérines ne sont pas absolument innocentes : Menge a réuni 30 cas de morts à la suite de l'emploi de la seringue de Braun. On a vu la mort survenir dans le cabinet du médecin ou même dans la rue, alors que la malade retournait chez elle. On comprend le retentissement de pareils accidents survenant à la suite d'un traitement considéré par la famille et son entourage comme absolument anodin.

Ces accidents seraient le plus souvent le résultat de la pénétration du liquide injecté dans les trompes et dans le péritoine, pénétration dont la possibilité a été démontrée expérimentalement par Döderlein, Zweifel et Menge [1]. Il y a donc lieu d'abandonner la méthode des injections.

3° APPLICATIONS DE TOPIQUES ET DE CAUSTIQUES DANS LA CAVITÉ UTÉRINE.

Bougies médicamenteuses. — Les bougies médicamenteuses ou crayons, qu'on introduit dans la cavité utérine, sont constituées par une pâte ferme à

---

[1] Döderlein, avant de pratiquer des hystérectomies vaginales, a fait une série d'injections avec des matières colorantes, et a constaté la présence immédiate du liquide dans les trompes et dans le péritoine. On a objecté que cette pénétration était liée aux manœuvres exercées sur l'utérus au cours de l'opération. Mais Zweifel et Menge ont constaté qu'on pouvait observer les mêmes faits dans des cœliotomies abdominales et voir le liquide apparaître au niveau du pavillon des trompes sans que l'utérus ait été touché.

la température ordinaire et susceptible de se ramollir à l'intérieur du corps, c'est dans cette pâte qu'est incorporée la substance active.

Un des crayons les plus employés est le crayon iodoformé :

Iodoforme en poudre. . . 20 grammes
Gomme arabique . . . . .
Glycérine . . . . . . } ââ 2 ―
Amidon . . . .

pour 10 crayons.

On utilise aussi assez fréquemment des crayons à l'ichtyol.

Crayons caustiques. — Un des crayons caustiques les plus employés a été le *crayon de Dumontpallier en pâte de Canquoin* (chlorure de zinc 1, farine de seigle 2). Le crayon pèse 1 gramme et est entouré d'étain dans la portion qui correspond à l'orifice interne du col. On l'introduit dans l'utérus où on le laisse à demeure. Dans le mois qui suit la cautérisation, il est très important de faire des sondages fréquents avec un cathéter à extrémité olivaire pour éviter la production d'atrésies. De nombreux accidents (sténoses, oblitérations avec aménorrhée et hématométrie, dysménorrhée, maladies des annexes) ont fait abandonner à peu près complètement l'emploi de ces crayons, qui ont joui, pendant un temps, d'une vogue imméritée.

Il en est de même des *crayons de nitrate d'argent* introduits et laissés à demeure dans l'utérus, des *crayons de sublimé* (sublimé 1, poudre de talc 0,50, gomme adragante 0,30, eau et glycérine Q. S.).

Tous ces caustiques, dont on ne peut doser l'action, doivent être abandonnés.

Il n'en est pas de même des *crayons Filhos* appliqués au traitement des métrites cervicales. L'usage de ces crayons (pâte de Vienne solidifiée et coulée dans des tubes de plomb) a été récemment vulgarisé par L.-G. Richelot.

Un mince tampon d'ouate hydrophile est placé dans le cul-de-sac postérieur; on taille le tube de plomb avec un canif et l'on fait saillir le caustique d'un demi-centimètre. Avec une pince saisissant le bout fermé du tube, on appuie et l'on maintient le caustique assez longtemps sur chaque partie du col, attendant que la muqueuse attaquée noircisse et devienne sanguinolente, le promenant sur tous les points, l'arrêtant davantage là où la lésion est le plus accentuée, l'entrant à fond dans la cavité cervicale. De temps en temps, on essuie l'extrémité du caustique, on enlève la bouillie qui recouvre le col et l'on continue jusqu'au moment où l'eschare noire est partout bien formée.

L'opération dure de trois à cinq minutes. Un tampon iodoformé est placé sur le col.

La cautérisation est peu ou pas douloureuse; en tous cas elle cesse de l'être dès la troisième ou quatrième application. La malade peut retourner, chez elle, mais elle doit rester au repos toute la journée, étendue s'il est possible. Dès le lendemain elle ôte le tampon et fait chaque jour une ou deux injections d'eau bouillie.

On renouvelle les cautérisations tous les 5 à 7 jours, attendant cependant toujours que l'eschare soit complètement détachée.

Le nombre des cautérisations varie de 8 à 12. A ce moment, entre deux séances, la plaie s'est complètement cicatrisée, le volume du col est réduit et sa forme est satisfaisante.

Porte-caustiques. — De nombreux modèles de porte-caustiques ont été imaginés. Il nous semble que le mieux est de se servir d'une tige métallique terminée par un style flexible autour duquel est enroulé un ressort à boudin.

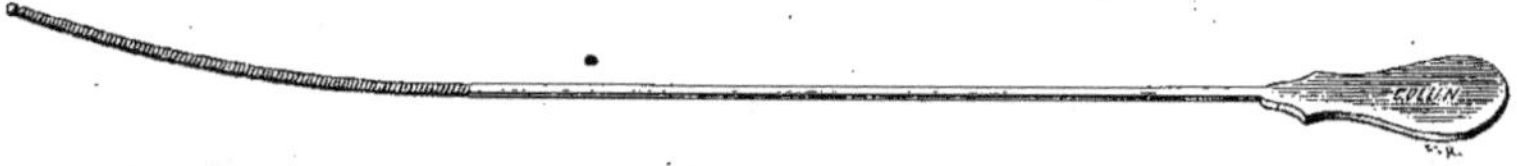

FIG. 46. — Porte-caustique à extrémité flexible.

Grâce à sa flexibilité, l'extrémité de ce porte-caustique peut suivre les déviations du canal utérin et arriver facilement jusqu'à son fond, sans qu'on ait à pratiquer une dilatation préalable.

Autour de cette tige on enroule une mince lanière d'ouate qu'on a soin de ne prendre que d'un seul morceau afin de pouvoir sûrement la retirer tout entière. A l'extrémité supérieure on dispose l'ouate en une sorte de houppe, de manière à ce que le liquide caustique, exprimé par pression contre le fond de l'utérus, puisse refluer et revenir le long de la muqueuse. L'ouate enroulée sur la tige doit descendre assez bas pour qu'elle reste au-dessous de la portion vaginale du col, ce qui permet de la saisir avec une pince en même temps que la tige porte-caustique et de l'enlever sûrement et complètement.

On peut appliquer ainsi le chlorure de zinc à 5o p. 100, le nitrate d'argent à 5o p. 100, la teinture d'iode, le perchlorure de fer liquide, la formaline à 25 p. 100, etc.

Il faut, pour chaque cautérisation, passer, deux ou trois fois, le porte-caustique, lui faisant exécuter quelques mouvements très doux de propulsion et de circumduction. Comme pansement, on met un tampon iodoformé devant le col. Il est bon de ne pas répéter trop souvent les cautérisations et de les espacer de 8 à 1o jours.

§ 7. — **Drainage de l'utérus.**

La pose d'un drain dans la cavité utérine a pour but de la maintenir béante et de faciliter l'écoulement des produits de sécrétion à l'extérieur.

On a utilisé dans ce but des drains de verre percés de petits trous (Fehling), des tiges métalliques cannelées (Lefour), des drains métalliques

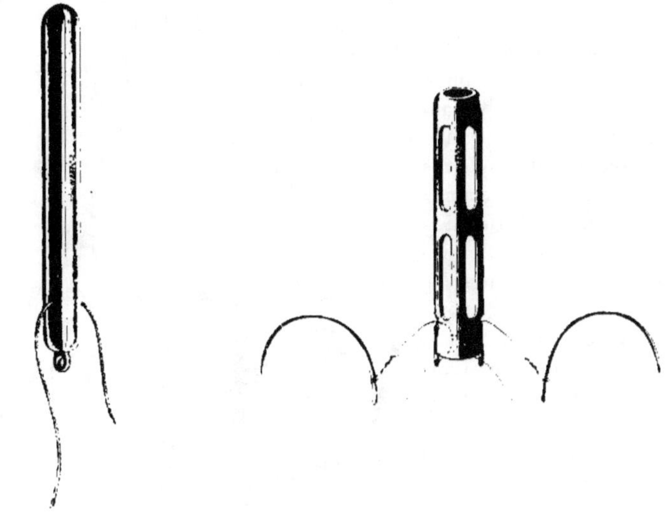

Fig. 17. — Tige cannelée de Lefour.   Fig. 18. — Drain de Petit.

Petit, etc. La fixation de ces appareils de drainage est assurée le plus souvent à l'aide de soies ou de crins passés à travers les lèvres du col.

Ces procédés de drainage permanent sont contre-indiqués toutes les fois qu'il existe le moindre état inflammatoire du côté des annexes. Ils ne nous paraissent guère présenter d'indications et nous n'y avons pas recours. Nous n'utilisons le drainage qu'après les interventions intra-utérines et nous servons alors du vulgaire drain de caoutchouc, que nous maintenons en place avec un tampon iodoformé placé au-devant de l'orifice du col.

§ 8. — **Atmokausis.**

Sous le nom d'*atmokausis* (ἀτμός vapeur), on désigne un mode spécial de cautérisation physique dans lequel l'agent cautérisant n'est autre que de la vapeur d'eau.

Utilisée d'abord en Russie par Sneguiref, l'atmokausis a été surtout employée en Allemagne, où elle a fait l'objet de nombreux travaux, parmi lesquels il faut citer en première ligne ceux de Pincus et de Dührsen [1].

Instrumentation. — Sneguireff se servait simplement d'un récipient, source et réservoir de vapeur, d'un tube de caoutchouc, d'un tube métallique ordinaire. Dührsen introduit dans l'utérus deux tubes concentriques, dont l'externe doit être en substance mauvaise conductrice de la chaleur, de manière à éviter la brûlure du col.

L'appareil le plus souvent employé est celui de Pincus. Le générateur de vapeur est une petite chaudière éprouvée pour une pression de 2 atmosphères et demie; sa contenance est de 600 centimètres cubes; sa forme est cylindrique. Sur le couvercle se trouvent :

1° Un thermomètre vissé, pouvant indiquer des températures jusqu'au-dessus de 120°;

2° Une soupape de sûreté laissant échapper la vapeur à partir de 115°;

3° Un tube de métal s'élevant à une certaine hauteur de manière à éviter la projection d'eau dans le tube de caoutchouc qui le continue. Ce dernier

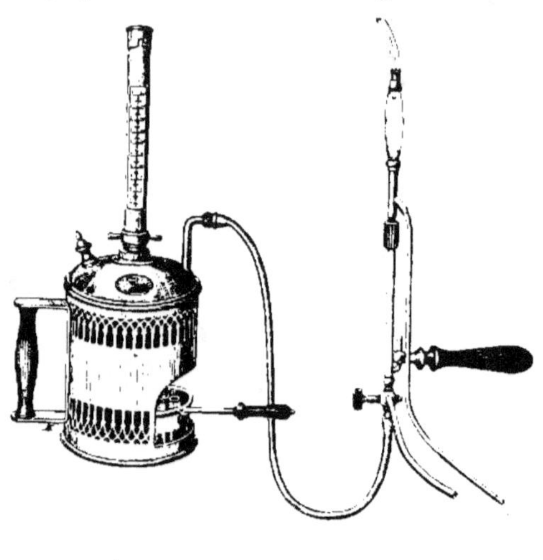

Fig. 49. — Appareil de Pincus.

d'une force toute spéciale est encore renforcé par une chemise tissée et se continue par un ajutage à vis avec le tube de vapeur. Il est long de 75 centimètres à 1 mètre et se termine par un robinet à triple effet qui ferme la chaudière, permet à la vapeur de s'échapper au-dehors ou la fait pénétrer dans la sonde utérine.

Celle-ci se compose de deux tubes emboîtés l'un dans l'autre. L'interne est pourvu d'orifices sur une étendue de 3 centimètres à partir de son extrémité et amène la vapeur. Le tube externe, fermé du côté de sa convexité, est percé en avant de trois fenêtres allongées et ramène la vapeur à l'exté-

[1] Consulter L. Pincus, *Atmokausis und Zestokausis*, 2e édit., Wiesbaden, 1906.

rieur. Sur le bout de la sonde utérine on met des becs de formes variées suivant la longueur et la courbe de l'utérus.

Une chemise isolante protège le col.

Technique. — L'atmokausis ne nécessite pas l'anesthésie; il faut simplement que le canal cervical ait été préalablement dilaté par une laminaire ou par l'introduction de bougies d'Hegar.

Après avoir placé un spéculum, on saisit le col avec une pince et l'on introduit dans sa cavité le cathéter. Il faut le conduire tout d'abord jusqu'au fond de l'utérus, puis le ramener un peu à soi de manière que son extrémité soit libre. On laisse alors pénétrer la vapeur.

Quand on ne veut obtenir qu'une destruction superficielle de la muqueuse, ce qui est le cas lorsqu'il s'agit de femmes en période d'activité sexuelle, Pincus conseille de faire passer un jet de vapeur à 115° pendant un temps très court, 5 à 15 secondes.

Après la ménopause, quand on veut détruire toute la muqueuse, on peut n'employer que de la vapeur à 105°, mais il faut alors la faire passer pendant un temps plus long, 2 à 3 minutes.

Il s'écoule immédiatement un liquide foncé qui rappelle le bouillon fort. Dans les jours qui suivent, la partie nécrosée se détache et sort en même temps qu'il se produit un écoulement séro-sanguin. Il n'est pas rare de voir une élévation de température comme dans la rétention des lochies après l'accouchement. Aussi est-il bon, dès la première poussée fébrile, de faire un lavage intra-utérin avec une sonde à double courant.

La régénération de la muqueuse se fait comme après un curettage si des îlots de muqueuse ont persisté.

Accidents. — On a signalé à la suite de la vaporisation intra-utérine une série d'accidents, les uns immédiats, les autres consécutifs.

Les *accidents immédiats* sont des brûlures du vagin, de la vulve et de la surface externe du col. On risque moins de les produire avec l'appareil de Pincus qu'avec celui de Dührsen, qui n'a pas de tube de caoutchouc pour l'évacuation de la vapeur et laisse celle-ci sortir à côté de la sonde à travers le canal cervical.

Les *accidents tardifs* sont le rétrécissement du col, l'oblitération totale ou partielle de la cavité utérine, la mort par perforation de l'utérus [1], des poussées inflammatoires du côté d'annexes malades.

---

[1] Dans un cas de van der Velde et Treub, on s'était servi de l'appareil de Pincus; la vapeur, à une température de 105°, avait passé pendant une minute. La péritonite mortelle survint à la suite d'une perforation du fond de l'organe. Il y avait nécrose totale de la muqueuse et même, en certains points, de la partie superficielle de la musculaire.

Indications. — L'atmokaüsis a été employée dans le traitement des métrites hémorragiques, des métrites puerpérales septiques, des fibromes, des hémorragies de la ménopause. On y a eu aussi recours pour amener une régression de l'utérus dans l'involution incomplète, pour guérir des blennorragies subaiguës, etc. Pincus la préconise pour désinfecter les rétentions placentaires.

Il y a là une exagération manifeste des indications de la méthode; il est certain en particulier qu'en présence d'une rétention placentaire ou d'une endométrite déciduale hémorragique, l'indication est de vider l'utérus.

L'atmokausis nous semble, du reste, présenter le grand inconvénient d'être une méthode aveugle, dont l'action est difficilement dosée[1]; Döderlein et Krönig lui reprochent très justement de ne pas agir d'une manière uniforme sur toute la cavité utérine; leurs recherches ont montré que tandis qu'au niveau du point correspondant à l'ouverture du tube de vapeur on a une eschare profonde, la muqueuse est, dans d'autres endroits, macroscopiquement et microscopiquement intacte. C'est, croyons-nous, une méthode qui ne peut vivre que des contre-indications des autres traitements intra-utérins. Döderlein et Krönig pensent qu'on est en droit de l'essayer dans les endométrites hémorragiques que le curettage n'a pas guéries, dans les hémorragies de la leucémie où les grandes interventions sont dangereuses, dans celles des diabétiques, des hémophiles, de la maladie de Werlhof, où il y a contre-indication à l'anesthésie, dans les hémorragies de la ménopause lorsqu'il y a certitude de l'absence de néoplasme.

Cestokausis. — Sous le nom de *Cestokausis*, Pincus a décrit un procédé de cautérisation par la chaleur sèche. L'instrument est introduit dans l'utérus et chauffé seulement à son intérieur par une circulation de vapeur qui n'arrive pas au contact des tissus utérins.

Il l'emploie dans la dysménorrhée, l'involution incomplète de l'utérus.

Les faits publiés sont encore trop peu nombreux pour que nous puissions formuler une opinion sur ce mode de traitement.

§ 9. — **Méthode de Bier.**

La production de l'hyperémie locale, qui constitue la caractéristique de la méthode de Bier pour le traitement des lésions inflammatoires, est obtenue

---

[1] Flatau a fait une série d'expériences sur des utérus fraîchement enlevés; il a constaté :

1° Que la température indiquée par un thermomètre enfoncé à travers la paroi utérine jusque dans sa cavité varie entre 70° et 80° quand le thermomètre du générateur marque 105° à 110°;

2° Que les résultats sont extrêmement variables, la muqueuse étant tantôt à peine

au niveau des membres par trois moyens, l'application au-dessus de la partie malade d'un lien constricteur, l'action de la chaleur, celle de l'aspiration.

Les deux derniers procédés ont été appliqués aux lésions utérines, en particulier aux états inflammatoires du col utérin.

Pour produire l'action thermique, J. Rudolph[1] a imaginé un appareil en forme de trompette coudée. Le pavillon en métal est ajusté sur un tube en bois dont le sépare une pièce intermédiaire en amiante (fig. 50).

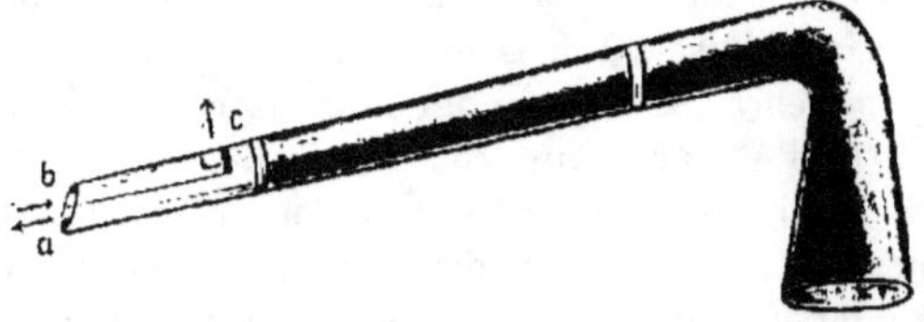

Fig. 50. — Appareil de Rudolph pour injections d'air chaud.

La partie terminale en bois est divisée par une cloison en deux chambres. L'air chaud arrive sur le col par la cavité inférieure en *a*, puis, refluant dans la chambre supérieure en *b*, sort par un orifice spécial *c*.

Quand on veut employer la ventouse, le mieux est de se servir, comme

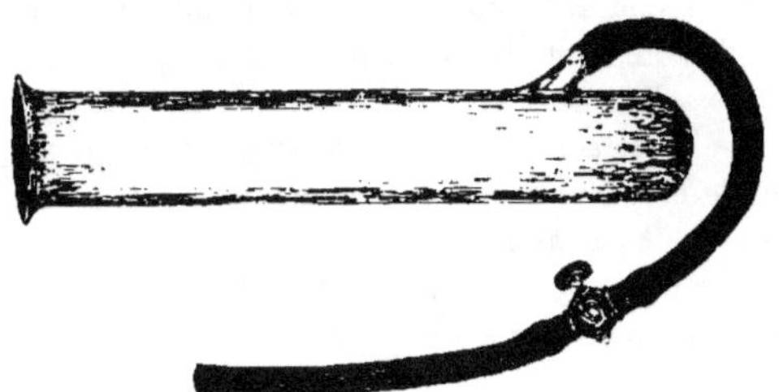

Fig. 51. — Ventouse d'Eversmann.

Eversmann[2], d'un cylindre de verre, s'adaptant sur le col, fermé à son extrémité et pourvu latéralement d'une tubulure sur laquelle s'ajuste un tube de caoutchouc relié à une pompe à air.

touchée, tantôt entièrement détruite, l'intensité de la cautérisation dépendant beaucoup moins de la durée de la vaporisation que des dimensions de la cavité utérine, de la variété anatomique de la métrite, du contenu variable (présence ou absence de sang de la cavité utérine. FLATAU, *Monatschr. f. Geb. u. Gyn.*, 1899, t. II, p. 337.

BUMM J., Die Bier'sche Stauung in der gynäkologischen Praxis. *Zentr.-Bl. f. Gyn.*, Leipzig, 1905, p. 1185.

EVERSMANN J.), *Ibidem*, p. 1167.

§ 10. — **Pessaires**.

On appelle pessaires des instruments destinés à maintenir l'utérus dans sa situation naturelle.

Historique. — Dans les temps anciens les pessaires n'ont été employés que pour remédier à la chute de l'utérus. Aux pommes, aux oranges que certaines femmes s'introduisaient dans le vagin pour empêcher la matrice de descendre, on commença dès le moyen âge à substituer des appareils appropriés, et dans le livre d'A. Paré nous trouvons la description de pessaires ainsi que leur mode d'emploi. Ce n'est toutefois que depuis l'étude des déviations utérines que les modèles de pessaires se sont multipliés au point que Neugebauer a pu en réunir 400 de formes différentes. Depuis la grande extension prise par la gynécologie opératoire, les pessaires ont été à peu près complètement délaissés; quelques gynécologues, Küstner en Allemagne, Bantock en Angleterre ont cependant, dans ces dernières années, protesté contre cet abandon peut-être un peu trop absolu. En pratique les médecins ne conseillent guère en France l'emploi des pessaires, ou s'ils le font, ils se contentent de dire à la malade d'aller acheter un anneau chez un fabricant. Celle-ci, lorsqu'on lui conseille une petite intervention opératoire, va, du reste, quelquefois directement chez le marchand d'appareils, qui lui fournit un pessaire dont les dimensions ne sont le plus souvent pas convenables, dont l'application est défectueuse, dont la surveillance n'est pas exercée. Il est évident que le médecin a tort de se désintéresser de ces questions et que, tout en ne donnant pas aux pessaires l'importance qu'on leur attachait autrefois, il ne devrait pas abandonner à la collaboration d'une malade et d'un fabricant le traitement par les pessaires, qui s'exerce trop souvent en dehors de lui.

Les divers types de pessaires. — On peut distinguer trois grandes classes de pessaires :

1° Les *pessaires vagino-abdominaux*, qui, appliqués dans le vagin, sont fixés à un soutien extérieur, prenant point d'appui sur l'abdomen.

2° Les *pessaires vaginaux*, qui sont entièrement inclus dans la cavité vaginale ;

3° Les *pessaires intra-utérins*, qui pénètrent dans la cavité utérine.

Nous ne parlerons pas des derniers, qui nous semblent devoir être abandonnés à cause des accidents qu'ils sont susceptibles de déterminer.

PESSAIRES VAGINO-ABDOMINAUX

Ces pessaires, appelés quelquefois *hystérophores*, sont, comme ce dernier nom l'indique, destinés à supporter l'utérus, dans les cas de chute de cet organe.

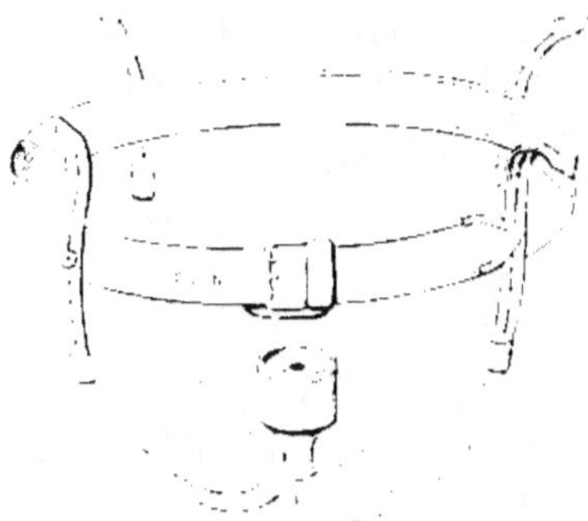

Fig. 52. — Pessaire de Borgnet.

Ils sont constitués par une pelote, un anneau, une sorte de cupule comme celle d'un bilboquet, qui supporte le col utérin et qui est relié à la ceinture abdominale de diverses façons (fig. 52).

PESSAIRES VAGINAUX

Leur variété est considérable. Parmi les plus employés, nous citerons le pessaire de Dumontpallier, ceux de Thomas, de Hodge, de Smith, enfin ceux de Schültze, qui a fait une étude approfondie des déviations utérines

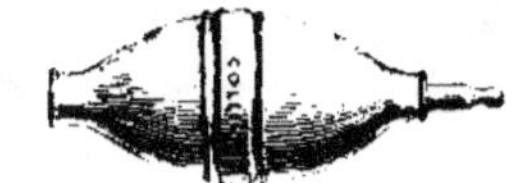

Fig. 53. — Poire à insufflation.

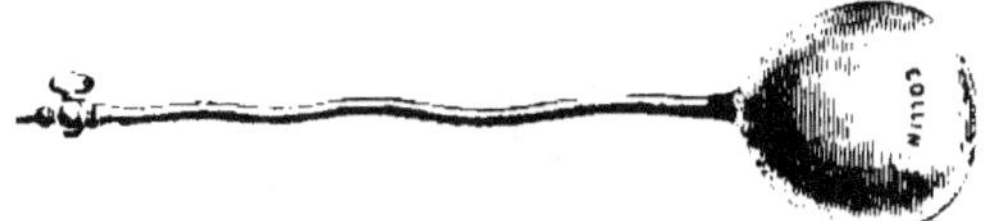

Fig. 54. — Pessaire à air de Gariel.

et de leur traitement. Les malades emploient encore quelquefois, le plus souvent à l'insu de leur médecin, le pessaire à air de Gariel, sphère de caoutchouc qu'on gonfle une fois mis en place avec une poire à insufflation. Ce pessaire, comme tous ceux de caoutchouc mou, a l'inconvénient de s'altérer facilement (fig. 53 et 54).

Pessaire de Dumontpallier. — Il se compose d'une sorte de ressort de montre recouvert d'une enveloppe de caoutchouc (fig. 55).

Pessaire de Hodge. — Le pessaire de Hodge a la forme d'un rectangle à angles mousses et présente une double courbure (fig. 56 et 57).

Pessaire de Gaillard Thomas. — C'est un pessaire de Hodge dont l'arc postérieur est notablement épaissi (fig. 58 et 59).

Pessaire de Albert Smith. — C'est un pessaire de Hodge dont la partie inférieure est un peu rétrécie. (fig. 60 et 61).

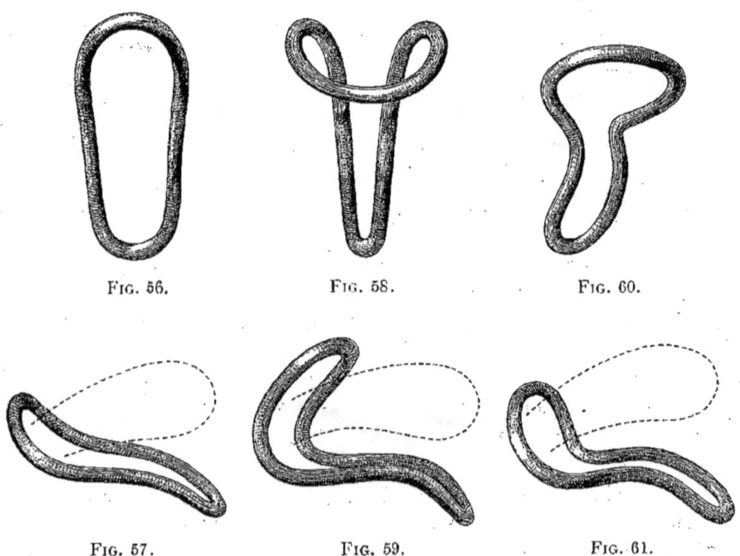

Fig. 55. — Pessaire de Dumontpallier.

Ces trois variétés de pessaire agissent indirectement sur le col par la tension des parties voisines.

Fig. 56.   Fig. 58.   Fig. 60.

Fig. 57.   Fig. 59.   Fig. 61.

Pessaire en 8 de Schultze. — La boucle supérieure du pessaire en 8 est plus petite que l'autre ; elle embrasse le col sans l'étrangler, tandis que la boucle inférieure, proportionnée à la capacité du vagin, est maintenue par l'orifice vulvaire qui empêche sa projection en avant. Ce pessaire a une action directe sur l'utérus ; saisissant le col, il le refoule en arrière (fig. 62 et 63).

Pessaire en traîneau de Schultze. — Le pessaire en traîneau présente une
partie postérieure moins large qui embrasse le col, tandis que la partie éva-

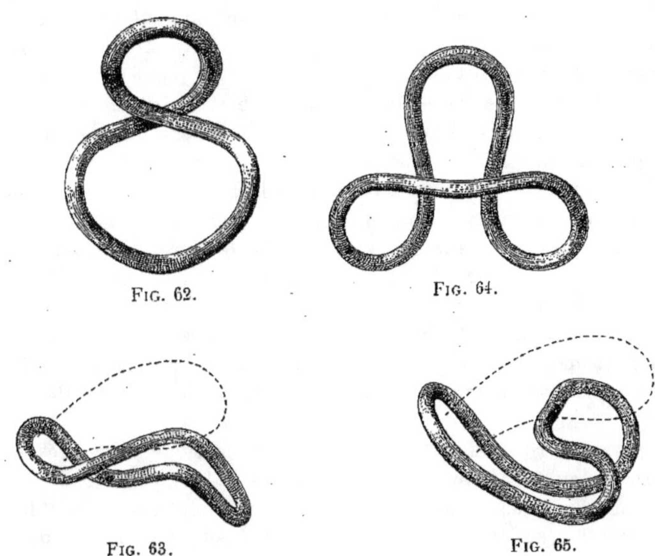

FIG. 62.   FIG. 64.

FIG. 63.   FIG. 65.

sée entre en rapport en avant avec le cul-de-sac antérieur du vagin
(fig. 64 et 65).

Ces différents modèles de pessaires sont généralement fabriqués d'avance
et en caoutchouc durci. Mieux vaut modeler le pessaire suivant la forme du
vagin. C'est ce que faisait Marion Sims, qui confectionnait les siens avec
des anneaux faits avec un alliage d'étain et de plomb. Schultze leur préfère
les anneaux de celluloïd qui se ramollissent facilement dans l'eau chaude
et conservent ensuite la forme qu'on leur donne. Ils sont légers, lisses, et
leur poli ne s'altère pas au contact des sécrétions vaginales.

Mode d'introduction et soins à donner. — Quel que soit le pessaire que
l'on veut appliquer, il faut commencer par remettre en place l'utérus. Le
pessaire. choisi assez grand pour arriver au contact des parois vaginales, pas
trop volumineux, de manière à ne pas trop les distendre, on le trempe dans
l'eau chaude, on l'enduit de vaseline et on l'introduit.

Cette introduction est des plus simples lorsqu'on emploie le pessaire de
Dumontpallier. Il suffit de le plier entre le pouce et l'index, d'introduire sa
partie supérieure dans le cul-de-sac postérieur du vagin, puis de l'abandonner à lui-même en repoussant sa partie antérieure. Le pessaire se trouve alors

au fond du vagin, entourant comme une couronne le col utérin. S'il ne se met pas spontanément en bonne position, on l'y place facilement avec le doigt.

Distendant les culs-de-sac vaginaux, ce pessaire immobilise l'utérus et le maintient en bonne direction, il empêche aussi le vagin de s'invaginer et arrête ainsi les prolapsus dans leur descente.

Pour que son action soit efficace, il faut que la distension du vagin soit suffisante ; aussi, est-il nécessaire de choisir un anneau dont les dimensions soient proportionnées à celles de ce conduit.

Pour introduire le pessaire de Hodge, on le présente suivant un plan antéro-postérieur, qui correspond au plus grand diamètre de la vulve. L'anneau vulvaire franchi, on fait opérer un quart de tour à l'instrument et l'on porte sa boucle profonde dans le cul-de-sac postérieur. Le bord inférieur du pessaire doit rester un peu au-dessus du méat urinaire.

La pression abdominale tend à refouler le pessaire dans un plan horizontal ; dans ces conditions, son extrémité postérieure s'abaissant tend la paroi postérieure du vagin, ce qui attire le col en arrière et fait basculer le corps en avant.

Ces pessaires rigides, tout en ayant des dimensions suffisantes, ne doivent pas distendre à l'excès la paroi vaginale ; il faut, pour qu'ils ne déterminent pas d'accidents, que l'on puisse passer le doigt entre eux et le vagin.

Une fois le pessaire mis en place, il est nécessaire de s'assurer qu'il tient bien dans la position debout.

Il faut ensuite faire faire à la malade divers mouvements, lui ordonner de se pencher en avant et en arrière, de s'accroupir, puis s'assurer que le pessaire ne s'est pas déplacé.

Au bout de quelques jours, on réexamine la malade, de manière à être certain que le pessaire tient bien et qu'il ne détermine aucune sensation douloureuse ni pénible. Le pessaire ne doit manifester sa présence que par le soulagement qu'il apporte.

Aussi, comme la patiente ne le sent pas, il faut toujours la prévenir de la présence du pessaire, de manière à ce qu'elle n'en ignore pas l'existence et qu'elle ne le laisse pas indéfiniment en place, au risque de déterminer des ulcérations et même des perforations de cavités voisines.

Des lavages quotidiens avec de l'eau bouillie, additionnée, en cas de besoin, d'un peu d'acide phénique, de lysol, de permanganate de potasse, sont utiles pour maintenir le pessaire propre et empêcher le sperme, les sécrétions cervicales de s'accumuler sur lui.

Le pessaire de Dumontpallier peut être enlevé chaque jour, lavé et remis par la malade, mais il n'en est pas de même des autres variétés de pessaires qui doivent être introduits par le médecin.

La plupart n'empêchent pas le coït ; leur présence reste même ignorée de l'époux non prévenu.

La durée pendant laquelle on peut laisser un pessaire en place dépend beaucoup de la substance dont il est fait. Les pessaires en caoutchouc non durci s'altèrent, en général, assez vite.

D'une manière générale, il est bon de retirer de temps en temps, tous les mois ou tous les deux mois, le pessaire et d'examiner le vagin, des érosions de la muqueuse pouvant survenir sans que la malade ait éprouvé la moindre sensation douloureuse.

Accidents. — Une série d'accidents peuvent être observés, depuis la simple incrustation calcaire du pessaire jusqu'à la formation de fistules vésico ou recto-vaginales, en passant par les inflammations et les ulcérations du vagin. On a signalé aussi des poussées inflammatoires péri-utérines, des rétrécissements empêchant l'ablation du pessaire, etc. [1].

Tous ces accidents sont facilement évités si l'on prend les précautions que nous avons indiquées plus haut.

Nous rappellerons que nous rejetons d'une manière absolue les pessaires avec tige intra-utérine ; les pessaires à ailettes, du type de celui de Zwank, encore très employés en Allemagne, n'ont heureusement pas pénétré en France ; ils sont très fréquemment le point de départ d'ulcérations parce que les malades ne les retirent pas la nuit comme elles devraient le faire et que la pression continue de l'extrémité des ailettes lèse rapidement la muqueuse.

Les pessaires en caoutchouc non durci s'incrustent avec la plus grande facilité; aussi est-il indiqué, pour éviter les accidents, de les retirer et de les laver très souvent.

Pour les autres pessaires, si la pression qu'ils exercent sur la paroi vaginale n'est pas trop considérable et si des soins de propreté suffisants sont pris, on n'observe guère d'accidents.

Indications. — En principe, il faut opérer tous les *prolapsus* s'il n'y a pas de contre-indications tirées de l'état général (diabète, obésité, affections cardio-pulmonaires) ; en pratique, bon nombre de vieilles femmes auxquelles on a conseillé une intervention abandonnent leur médecin et vont directement chez le marchand d'appareils acheter un pessaire à soutien extérieur, qui leur procure le soulagement désiré. Il suffit de causer un moment avec un fabricant pour savoir la quantité d'appareils qu'il vend en dehors de toute prescription médicale et apprendre ainsi le nombre de femmes qui se soignent indépendamment de leur médecin.

---

[1] Neugebauer a réuni 364 cas d'accidents déterminés par les pessaires, 42 fistules vésico-vaginales, 37 recto-vaginales, 13 à la fois recto et vésico-vaginales, 2 uretéro-vaginales, 1 urctéro-vésico-vaginale, 3 perforations de l'urèthre, 1 perforation de l'intestin grêle, 4 perforations du cul-de-sac de Douglas, 11 pénétrations de pessaires vaginaux dans l'utérus.

Lorsqu'on ne se trouve pas en présence d'une chute totale de l'utérus justiciable du port d'un de ces pessaires vagino-abdominaux, on peut soulager les malades en leur appliquant un pessaire qui soutient l'utérus et le redresse en même temps, car il est le plus souvent rétrodévié en même temps que prolabé. Le pessaire de Schultze en traîneau est alors considéré comme l'instrument de choix.

Lors de troubles déterminés par une *rétrodéviation*, le pessaire peut aussi rendre des services s'il n'existe pas de phénomènes inflammatoires concomitants, si le périnée est suffisant pour assurer sa stabilité, si le vagin n'a pas subi les altérations de la sénilité, rigidité et atrophie qui l'exposent à l'ulcération, forme conique qui ne permet pas l'application de l'instrument.

En dehors de ces cas, le port d'un pessaire, approprié et bien appliqué, peut non seulement redresser la déviation mais amener la guérison, au dire de Küstner et d'autres qui ont étudié avec soin la question. Les moyens de fixité de l'organe se consolident peu à peu et finalement l'utérus se maintient de lui-même en bonne position. Les succès obtenus actuellement par nos procédés opératoires donnant une cure rapide nécessaire à la femme qui doit gagner sa vie, ne doivent pas faire délaisser complètement le traitement orthopédique chez les malades que leur genre de vie place dans de bonnes conditions.

En règle générale, il faut, dit Küstner, que le pessaire soit porté de quelques mois à plusieurs années, il faut le maintenir en place jusqu'à ce que l'utérus reste de lui-même en position normale. S'il survient une grossesse, il faut retirer le pessaire au cinquième mois.

Le pessaire de Hodge ou celui de Smith suffit dans un grand nombre de cas ; lorsqu'il existe un relâchement marqué du cul-de-sac postérieur celui de Thomas est préférable.

En principe, le pessaire de Schultze est le meilleur parce qu'on peut le modifier suivant les cas, que notamment quand le col n'est pas dans le plan sagittal, on peut éviter de le tirailler en faisant un 8 un peu oblique ; mais cet avantage est en même temps un inconvénient, parce qu'il est plus difficile à modeler et qu'il ne peut être appliqué que par des mains habiles.

§ 11. — Curage et curettage de l'utérus.

Le curage de l'utérus a pour but de débarrasser sa cavité de produits pathologiques, d'enlever en partie ou en totalité la muqueuse qui la tapisse.

Historique. — Introduit dans la pratique par Récamier en 1846, il a été ensuite abandonné puis a été remis en honneur dans le traitement des tumeurs malignes par Simon en 1872, dans celui des endométrites par Hegar, Kaltenbach, Olshausen en Allemagne, par Doléris en France. Cette renaissance du curettage a, pendant quelques années, été suivie d'un véritable abus dans son emploi. Aujourd'hui, on a, à juste titre, restreint ses indications, qui, néanmoins, restent encore très étendues.

Technique. — Si rien ne presse, il est bon de choisir son moment, de n'opérer que 5 à 6 jours après les règles et de soumettre la malade à un traitement préparatoire, bain, évacuation de l'intestin, dilatation préalable de l'utérus.

Cette dernière a l'avantage de créer un large canal qui permet une manœuvre facile de la curette et qui assure une voie d'écoulement aux sécrétions intra-utérines ; elle diminue les anfractuosités du canal cervical, nivelle tout et rend plus efficace l'action des instruments.

Un curettage, exécuté sans dilatation préalable, est souvent incomplet et constitue une mauvaise opération. En dehors de la puerpéralité, nous conseillons la dilatation lente de préférence à la dilatation rapide. On pourra cependant utiliser les dilatateurs utérins ou les bougies pour parfaire une dilatation commencée avec les laminaires.

La dilatation lente a l'avantage d'assouplir l'utérus, de mettre à l'abri des déchirures du col qui suivent quelquefois la dilatation rapide lorsqu'on veut obtenir un élargissement assez grand, ce que nous conseillons. De plus une cavité, dilatée par la méthode lente, revient beaucoup moins vite sur elle-même qu'une cavité extemporanément agrandie au moment de l'opération, ce qui, à notre avis, constitue encore un avantage.

Anesthésie. — Bien qu'on puisse à la rigueur pratiquer un curettage sans endormir la malade, l'opération est assez douloureuse pour justifier l'emploi de l'anesthésie.

Outre qu'elle supprime la douleur, l'anesthésie générale permet l'abaissement du col et amène un relâchement de la paroi abdominale qui peut être utile au cours de l'opération.

Dans les curettages obstétricaux, plus particulièrement lorsque la malade est très affaiblie par des hémorragies répétées ou par une infection intense, l'anesthésie est contre-indiquée. On peut cependant, si l'on se trouve en présence d'un sujet pusillanime, faire faire quelques inhalations de chlorure d'éthyle.

Opération. — La malade est placée en position dorso-sacrée. Le siège est amené sur le bord de la table, les pieds placés dans les supports, les cuisses relevées en flexion et en abduction (fig. 66).

On procède alors au nettoyage de la région. Il est inutile de raser le pénis ;

on rasera seulement les grandes lèvres. La vulve sera ensuite savonnée ainsi que le vagin. On terminera par une large irrigation de ces parties.

Le chirurgien s'assied en face de la vulve, ayant à sa droite les instruments, à sa gauche un aide prêt à tenir un écarteur ou à manier le laveur.

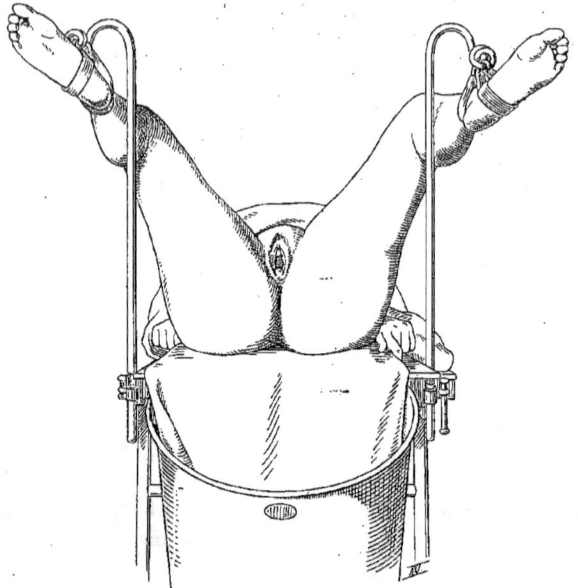

Fig. 66. — Malade en position pour le curettage.

Après avoir découvert le col, en déprimant avec une valve la paroi vaginale postérieure, le chirurgien enlève la laminaire, puis saisit le col avec une pince à traction. On place la pince sur la lèvre postérieure, qu'il faut saisir largement à 1 ou 2 centimètres de son bord libre, sous

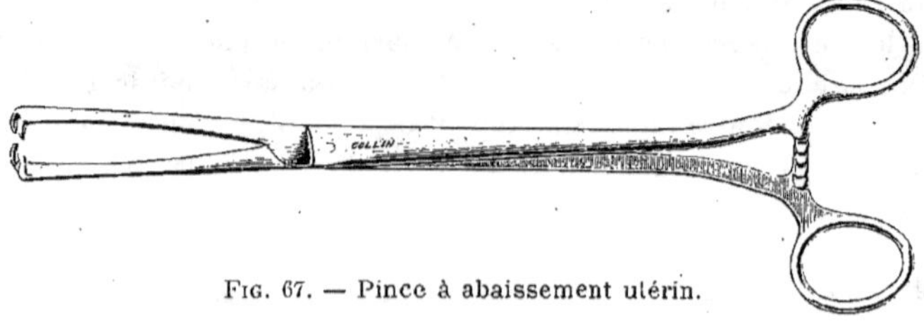

Fig. 67. — Pince à abaissement utérin.

peine de la déchirer. Nous rejetons l'emploi des pinces tire-balle qui déchirent le col avec la plus grande facilité et des pinces pourvues de mors s'enchevêtrant, car ceux-ci forment à l'intérieur de la cavité cervicale une saillie gênante. Le col saisi est abaissé doucement, progressivement, jusqu'à la vulve. Une seconde pince est placée sur la lèvre antérieure ; la valve postérieure est retirée.

Cet abaissement du col a l'avantage de redresser le canal utérin, de faciliter l'introduction des instruments et de supprimer les déplacements oscillatoires de l'organe au cours des manœuvres du curettage. Avec l'hystéromètre on vérifie la direction et la profondeur de la cavité utérine. Si la dilatation est insuffisante, on la complète à l'aide de bougies d'Hegar. On peut alors procéder au curettage.

Il existe un grand nombre de modèles de curettes. On se servira surtout

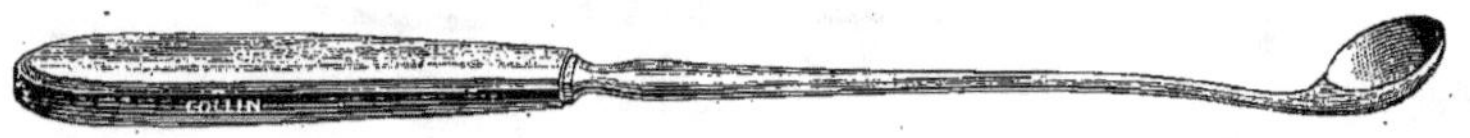

Fig. 68. — Curette utérine.

de curettes modérément tranchantes. Il est bon d'en avoir deux ou trois numéros de calibres différents. Pour fouiller les cornes utérines, on emploiera avec avantage une petite curette à boucle.

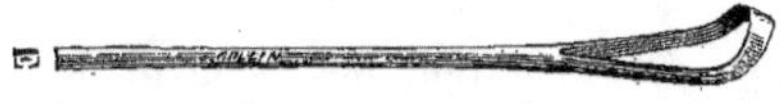

Fig. 69. — Curette à boucle.

Pour être efficace, le curettage doit être méthodiquement exécuté. On doit commencer par enfoncer lentement la curette et lui faire prendre contact avec le fond de la cavité utérine. On curette ensuite chacune des parois de la cavité en allant de haut en bas. L'instrument ramène tout d'abord des tissus mous, débris de muqueuse enflammée ; il doit être promené plusieurs fois sur une même paroi, jusqu'à ce que l'opérateur ait la sensation spéciale décrite sous le nom de cri utérin, sensation en réalité plus tactile qu'auditive. Il est bon de soutenir la paroi que l'on curette à l'aide de l'index gauche profondément introduit dans le cul de sac vaginal correspondant à la paroi que l'on gratte.

La curette doit être ramenée à chaque coup jusqu'à l'orifice externe du col, de manière à entraîner hors de la cavité utérine les caillots et les débris de la muqueuse.

De temps en temps, on lave la curette à l'eau stérilisée ou avec une solution antiseptique pour la débarrasser des détritus qui remplissent sa cavité.

C'est au niveau du col où les cryptes épithéliales sont plus profondes et les lésions ordinairement plus prononcées que le curettage doit être plus particulièrement énergique. On devra également gratter avec soin les angles de la cavité utérine, avec une curette plus petite, une curette à boucle par exemple.

Le plus souvent l'utérus se contracte pendant le curettage ; exceptionnellement sa cavité s'agrandit, la curette ne sent plus la résistance qu'elle éprouvait un instant auparavant, on craint une perforation utérine. Il faut immédiatement retirer l'instrument, presser à travers la paroi abdominale le globe utérin que l'on perçoit nettement; il en sort une certaine quantité de sang, l'organe se contracte de nouveau et l'on peut reprendre le curettage.

Nous avons l'habitude de le terminer avec une curette allongée à irriga-

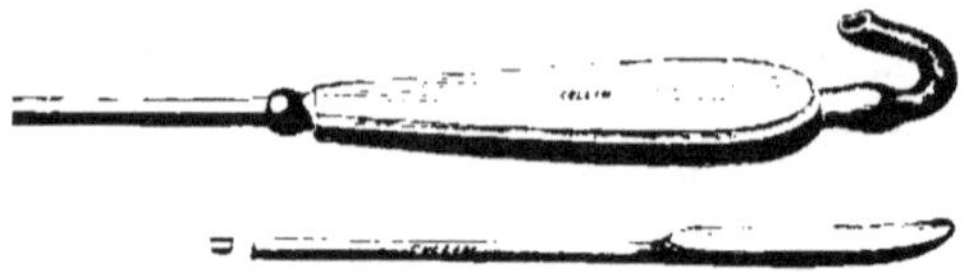

Fig. 70. — Curette à irrigation.

tion, qui débarrasse la cavité des débris qu'elle peut encore contenir en même temps qu'elle parfait le nettoyage des angles.

Après le lavage, il est bon de cautériser la cavité utérine, soit avec de la glycérine créosotée créosote 1 : glycérine 2 à 5, soit avec une solution de chlorure de zinc (1 p. 10).

Doléris a fait construire pour ce temps de l'opération des écouvillons spéciaux. Nous nous servons d'une simple pince à pansements vaginaux, autour des mors de laquelle nous enroulons une lanière d'ouate hydrophile. Après l'avoir imprégnée de liquide caustique, nous frictionnons successive-

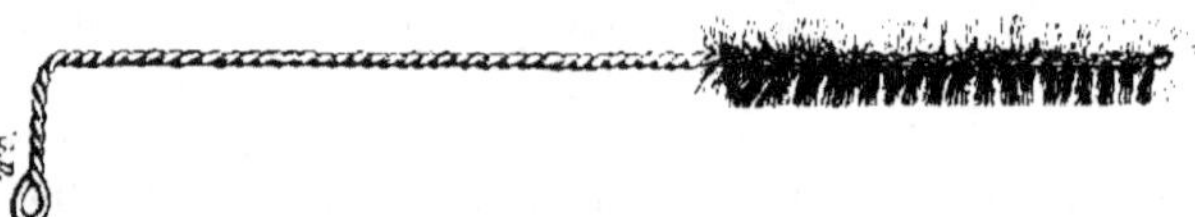

Fig. 71. — Écouvillon de Doléris.

ment les parois de l'utérus, faisant exécuter à l'instrument des mouvements de bas en haut et des mouvements autour de son axe. Il faut que la lanière d'ouate descende suffisamment sur la pince pour ne pas disparaître en totalité dans la cavité utérine, l'oubli de cette précaution exposant à l'accrochage de l'ouate au-dessus du col lorsqu'on ramène la pince à soi. Pendant cette cautérisation, on aura pris soin de placer dans le cul-de-sac postérieur un tampon d'ouate, pour recueillir l'excès de caustique qui pourrait s'écouler et brûler le vagin.

On termine en drainant la cavité utérine. A la lanière de gaze généralement employée comme moyen de drainage, nous préférons un simple drain de caoutchouc. La gaze, une fois imbibée par les produits de sécrétion, risque de faire tampon et de provoquer des accidents de rétention, si elle n'a pas été partout appliquée en contact exact avec les parois de l'utérus. On peut aussi se contenter de placer un crayon d'iodoforme dans la cavité.

L'opération terminée, le vagin est tamponné mollement avec de la gaze iodoformée.

Traitement consécutif. — Sauf incident, tel qu'élévation de température, le pansement n'est renouvelé que le 3e jour. Si cependant il se fait un suintement notable à travers le tampon vaginal, on change plus tôt ce dernier. On enlève le tamponnement, on fait une grande irrigation vaginale, on place dans la cavité utérine un drain plus petit et l'on bourre mollement le vagin de gaze iodoformée. Au deuxième pansement (ordinairement le 6e jour) on supprime le drainage utérin. Vers le 9e jour on peut également cesser le tamponnement vaginal, on donne alors une fois par jour une grande injection vaginale. — La malade doit être purgée le 3e jour.

Le séjour au lit sera en général d'une dizaine de jours ; il peut être prolongé jusqu'à 3 semaines dans les cas où il existe une involution imparfaite de l'utérus et où pour des raisons spéciales on désire prolonger le décubitus. Il est bon d'interdire les rapports sexuels pendant un mois et demi environ.

Accidents. — Le curettage peut provoquer certains accidents ; les uns se produisent au cours de l'opération ; les autres sont une conséquence plus ou moins éloignée de celle-ci.

Perforation. — L'opérateur peut *perforer* l'utérus. Cet accident se produit surtout dans les cas où le curettage a lieu à une époque assez rapprochée de l'accouchement.

Il est le plus souvent sans danger, si l'opérateur s'arrête à temps et place immédiatement dans l'utérus un drain ou une mèche de gaze iodoformée.

On a cependant vu des opérateurs, continuant l'opération, arriver à créer de véritables brèches dans la paroi utérine. Dans un cas de Hoffmann, l'épiploon s'engagea dans la plaie et arriva jusqu'à l'orifice du col ; Hessert [1] dut ouvrir le ventre pour réséquer un segment d'intestin, que la curette avait déchirée ; plusieurs fois on a noté des suppurations du petit bassin [2].

Hémorragie. — Il est rare que l'écoulement de sang qu'accompagne tout curettage prenne des proportions inquiétantes. Lorsqu'au cours de l'opéraration il se produit une hémorragie sérieuse, celle-ci relève toujours d'un curettage trop superficiel et le meilleur moyen de le tarir est de terminer complètement l'abrasion de la muqueuse malade et saignante. Si cepen-

---

[1] HESSERT (WILLIAM), Accidental perforation of the uterus during curettage. A case with bowel injury and resection of four feet of small intestine. *Am. J. of Obstetr.*, Philad., 1905, t. I, p. 26.

[2] LENOIR (OLIVIER), *Perforations utérines dans les opérations pratiquées par la voie vaginale.* Th. de Paris, 1897-1898, n° 463. — RICHER, *Perforations utérines instrumentales.* Th. de Paris, 1906-1907, n° 442.

dant l'hémorragie persistait, on pratiquerait un tamponnement intra-utérin.

Les hémorragies secondaires, survenant quelques jours après l'opération, sont exceptionnelles et tiennent à l'infection de la cavité utérine.

Infection. — Les accidents infectieux résultent d'une faute de technique. Il appartient donc au chirurgien de les éviter.

Lorsqu'on constate, après un curettage, une légère ascension de température, celle-ci peut tenir seulement à un drainage défectueux, c'est ainsi qu'il est possible que la mèche de gaze, placée comme moyen de drainage, fasse tampon et s'oppose à l'issue des sécrétions intra-utérines. Il suffit alors de la remplacer par un drain, pour voir la température retomber à 37°.

Plus graves, les accidents infectieux peuvent tenir à une infection opératoire ou post-opératoire de la plaie créée par l'abrasion de la muqueuse. On luttera contre cette endométrite septique par de grands lavages intra-utérins répétés plusieurs fois par jour. Si les accidents persistent malgré les lavages, il ne faut pas hésiter à avoir recours à l'hystérectomie, avant que l'infection ne se soit généralisée.

Dans d'autres cas enfin, l'élévation de température tient à une poussée du côté des annexes. On se contente alors de prescrire le repos absolu, de la glace sur le ventre et de l'opium.

Stérilité. Rétrécissement et oblitération de la cavité utérine. — On a vu survenir après un curettage la stérilité. Celle-ci tient alors le plus souvent à une atrésie ou même à une oblitération partielle ou totale de la cavité utérine. Il est facile de comprendre la pathogénie de cet accident. On sait qu'après le curettage, la muqueuse utérine se régénère, très rapidement d'ailleurs, par la multiplication des éléments cellulaires qui tapissent le fond des cryptes de la muqueuse, ordinairement respectés par la curette. Si le curettage a été trop violent, ces nids cellulaires de régénération peuvent être détruits ; il se produit une cicatrice fibreuse et même une soudure complète des parois, d'où sténose ou oblitération. Celle-ci peut même s'étendre à la totalité de la cavité utérine. Ces rétrécissements ou ces oblitérations conduisent naturellement à la dysménorrhée et à la stérilité.

On pourra essayer de lutter contre eux par la dilatation lente progressive. Si le rétrécissement est bas situé, près de l'orifice externe du col, une opération plastique est indiquée [1]. — Dans les cas de rétrécissements étendus ou d'oblitération complète, lorsqu'il existe des accidents dysménorrhéiques très douloureux, l'hystérectomie peut devenir la seule ressource. Ce sont là des complications que nous n'avons jamais observées et qui ne peuvent survenir qu'à la suite d'un curettage brutal ayant intéressé le muscle utérin.

Ordinairement la muqueuse se régénère rapidement et se reforme avec sa

---

[1] Voir plus loin, *Opérations sur le col*.

structure habituelle. La première menstruation est simplement retardée, d'un mois environ.

La grossesse peut survenir et évoluer normalement.

Échecs. — Les échecs du curettage tiennent le plus souvent à une faute de technique, à une asepsie insuffisante, à ce que l'indication a été mal posée, à ce qu'il existait une cervicite, une métrite suppurée, une annexite, à ce qu'il s'est fait une réinfection post-opératoire, à la suite de pansements insuffisants ou d'une reprise trop rapide des rapports.

Si on en restreint l'emploi aux cas où il est réellement indiqué, et nous verrons plus loin ses indications, on n'observera des échecs que dans des cas tout à fait exceptionnels.

Indications. — Le curettage peut être indiqué :

1° Dans l'état puerpéral ;

2° En dehors de l'état puerpéral.

1° DANS L'ÉTAT PUERPÉRAL. — Une première indication du curage dans l'état puerpéral est l'*évacuation de parties retenues*, de fragments de délivre restés dans la cavité utérine. Lorsqu'il y a *hémorragie abondante*, cette évacuation doit être faite immédiatement après la sortie du fœtus ; en l'absence d'accidents, on peut attendre 24, 36 heures pour voir si l'évacuation ne se fera pas spontanément.

D'une manière générale, le doigt est préférable aux instruments, une curette peut gratter un placenta sans l'entamer et le laisser en totalité dans la cavité utérine. Le doigt, au contraire, sent ce qu'il fait, ce qu'il a à détacher, où se trouve le plan de clivage. Il n'y a pas de discussion à soulever lorsqu'il reste de grosses masses placentaires dans la cavité utérine ; c'est au *curage digital* qu'il faut recourir.

Pour le pratiquer il faut que le col ne soit pas fermé, et que l'on puisse exercer à travers la paroi abdominale les contre-pressions nécessaires à un bon toucher intra-utérin.

En général on se trouve amené à combiner le doigt et la curette, se ser-

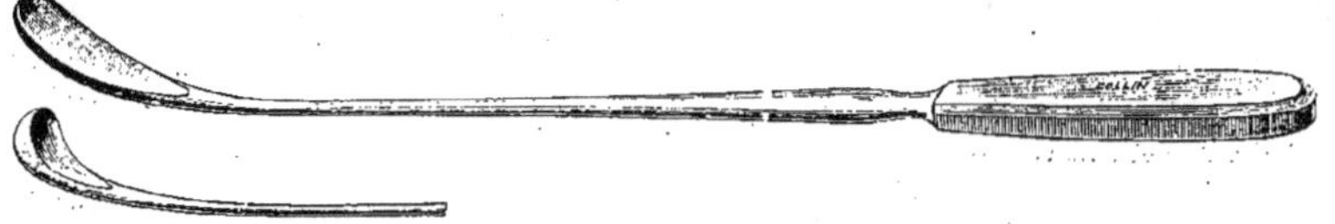

FIG. 72. — Curette large pour curettage puerpéral.

vant alors de curettes larges et mousses et les manœuvrant avec grande légèreté. Les pinces, dites à faux-germes, sont moins utiles et plus dangereuses.

Lorsque le toucher fait constater que tout le placenta est enlevé, faut-il curetter le reste de la cavité? La question est discutée. On a dit que la curette détruisait la muqueuse et même la musculeuse, qu'elle ouvrait des vaisseaux déjà thrombosés et préparait une voie à l'infection, qu'elle supprimait une caduque utile à la réédification de la muqueuse.

Il semble, au contraire, que les rétentions déciduales favorisent l'infection, les hémorragies, le développement secondaire de métrites, de polypes et qu'un curettage de la cavité utérine, fait après évacuation des gros débris avec le doigt, bien loin de présenter des inconvénients, n'offre que des avantages.

Lorsqu'on se trouve en présence d'un avortement de six semaines à deux mois, c'est à la curétte seule qu'en général on a recours.

La deuxième indication du curettage pendant l'état puerpéral est le *développement d'accidents infectieux*. On a objecté à l'emploi de la curette : Le danger de perforer une paroi utérine ramollie, de détacher un thrombus et de déterminer une hémorragie profuse, l'impossibilité d'enlever tous les tissus infectés, le risque de généraliser l'infection en faisant pénétrer des germes dans les vaisseaux ouverts et en détruisant la zone de défense qui limite l'infection bactérienne.

Il y a, dans ces objections, une part de vérité. Certainement, dans les infections graves, la paroi utérine est souvent ramollie, particulièrement au niveau de la zone d'insertion placentaire ; mais en se servant d'une curette large, en palpant à travers la paroi abdominale antérieure la face externe de l'utérus pendant qu'on manœuvre l'instrument dans son intérieur, on évitera ces perforations. L'hémorragie ne nous a jamais paru présenter de proportions inquiétantes et s'est toujours arrêtée à la suite d'une irrigation d'eau chaude. Reste la dernière objection, le risque de déterminer une généralisation de l'infection. Il est certain que l'on a fréquemment, le soir d'une intervention dans un utérus septique, une ascension de température, mais celle-ci retombe au bout de quelques heures et l'état de la malade se trouve meilleur. La curette, tout en ne débarrassant pas la cavité utérine de la totalité des germes septiques qu'elle contient, en évacue une grande quantité, la débarrasse de tissus mortifiés, farcis de microbes, et par là même diminue le nombre des agents infectieux contenus dans l'utérus, supprimant en même temps, tout au moins en partie, le milieu de culture où ils se développaient.

Nous restons partisan du curettage, tout en trouvant qu'il y a quelques années on en avait exagéré les indications. Il est certain que pendant une période on en a abusé et qu'on n'est pas autorisé à pratiquer le curettage à la première élévation de température qui suit l'accouchement. Il suffit souvent à ce moment de faire une grande irrigation antiseptique intra-utérine pour voir la fièvre disparaître. Si celle-ci persiste, surtout si l'on soupçonne la rétention de fragments du délivre, s'il y a des lochies septiques, il faut vider complètement l'utérus, le curetter.

Après le huitième jour, le curettage serait, au dire des accoucheurs, de Pinard en particulier [1], plus nuisible qu'utile, car à ce moment l'infection a dépassé les limites de l'utérus, et les interventions intra-utérines ne peuvent que déterminer une extension des germes septiques, une poussée de salpingite, une phlébite, etc.

Cette opinion nous semble un peu exagérée. Si l'on voit quelquefois des salpingites, des phlébites apparaître après un curettage pratiqué du 7e au 12e jour, cela tient peut-être à ce que la fièvre était en rapport avec le début du développement d'une de ces lésions, méconnue au moment du curettage, apparente quelques jours plus tard. De ce fait qu'on les voit évoluer secondairement il ne s'ensuit pas nécessairement qu'elles sont une conséquence de l'intervention.

Ce qui importe, avant de conclure au curettage, c'est de déterminer la cause de la fièvre; il est certain qu'une fois la première semaine écoulée, celle-ci est souvent en rapport avec une lésion extra-utérine, qu'il faut rechercher celle-ci ; mais si rien ne permet d'en soupçonner l'existence, si, au contraire, la présence d'un écoulement utérin fait penser à la putréfaction de quelque débris retenu, il n'y a pas d'hésitation à avoir; comme dans les premiers jours, la fièvre reconnaît une lésion intra-utérine et le curage conserve toute sa valeur. Il faut faire ensuite une irrigation antiseptique de la cavité utérine débarrassée de son contenu et y placer un drain pour assurer l'écoulement des liquides.

Il est bien évident que, lorsqu'il existe une toxémie profonde, une cellulite, une phlébite ou une péritonite manifeste, la discussion de l'indication du curettage ne se pose même pas.

Au contraire, quand, à la suite de l'opération, il y a eu une amélioration temporaire et que les accidents réapparaissent, on est autorisé à faire un nouveau curettage.

2° EN DEHORS DE L'ÉTAT PUERPÉRAL. — En dehors de l'état puerpéral, le curettage peut être pratiqué comme moyen d'exploration, comme traitement curatif, comme traitement palliatif.

A. *Curettage explorateur*. — Dans certains cas d'hémorragies utérines, de cause mal déterminée, lorsqu'en particulier on soupçonne la possibilité d'un épithélioma intra-utérin, il y a lieu de pratiquer, sans tarder, le curettage ; s'il s'agit de simples productions inflammatoires, ce sera le meilleur moyen d'obtenir la guérison; s'il s'agit d'un épithélioma, le diagnostic est fait assez tôt pour qu'on puisse espérer une cure radicale d'une opération d'exérèse.

---

[1] Voir la discussion de la *Société d'obstétrique, de gynécologie et de pédiatrie* d'avril et mai 1905, et aussi PASTURAUD, *le Curettage à la clinique Baudelocque*. Th. de Paris, 1905-1906, n° 38.

Toujours le curettage doit être fait complètement : dans le premier cas parce qu'il n'amènera la guérison que si toutes les parties malades de la muqueuse sont enlevées; dans le deuxième, parce qu'un cancer au début peut être localisé à une petite portion de la cavité et que, si le curettage n'est pas total, il peut passer inaperçu ; c'est dire que nous rejetons d'une manière absolue les curettages dits explorateurs, qui se bornent à ramener avec une curette, sans dilatation préalable, un petit fragment de muqueuse pour en faire l'examen microscopique.

B. *Curettage curateur*. — Le triomphe du curettage comme moyen de guérison, c'est l'endométrite chronique hémorragique. Le curettage peut encore rendre des services dans des hypertrophies glandulaires hémorragiques observées même chez des vierges et dans certains cas de stérilité; combiné à la dilatation, il est assez souvent suivi de conception. Cette indication du curettage semble généralement acceptée par les gynécologues américains. L'existence de lésions inflammatoires des annexes contre-indique le curettage, une intervention même minime du côté de la cavité utérine pouvant réveiller ces lésions et être le point de départ d'une poussée de pelvipéritonite.

C. *Curettage palliatif*. — Le curettage a été pratiqué assez fréquemment à titre palliatif pour combattre des hémorragies en rapport avec la présence de petits fibromes. Nous ne croyons pas devoir le conseiller dans ces cas. Outre qu'il ne procure, en général, qu'un soulagement momentané, il expose quelquefois à des accidents inflammatoires consécutifs : la cavité utérine déformée, mal drainée, souvent infectée, peut être le point de départ de ces accidents.

Au contraire, dans le cancer, soit du col, soit du corps, le curettage est des plus utiles lorsqu'il existe des hémorragies abondantes ou des écoulements fétides. Supprimant pour un temps les bourgeons cancéreux, il soulage réellement les malades.

Le premier coup de curette détermine quelquefois un écoulement sanguin abondant, il n'y a pas lieu de s'y arrêter, il faut rapidement continuer le curettage. Lorsque toutes les masses cancéreuses friables sont enlevées, l'hémorragie s'arrête d'elle-même. S'il existe des débris de col flottant sur la cavité, on les excise avec les ciseaux, pinçant et liant, s'il y a lieu, les vaisseaux saignants. Le curettage terminé, la cavité bien abstergée, on promène le thermo-cautère sur toutes ses parois, puis on tamponne avec de la gaze iodoformée qu'on enlève au bout de 3 ou 4 jours. On est quelquefois étonné de voir la manière dont les parties se réparent ; là, où on avait laissé au fond du vagin une cavité anfractueuse, irrégulière, on voit se reformer une sorte de col où rien ne fait soupçonner les lésions existant antérieurement. Les malades sont très soulagées, reprennent leurs couleurs, augmentent en poids et se croient momentanément guéries.

Malheureusement, la récidive survient au bout d'un temps variable et les écoulements sanguins ou autres reparaissent. On est alors autorisé à recommencer le curettage. On peut ainsi prolonger la vie des malades ou, tout au moins, rendre leur existence moins pénible.

Au cours de ces curettages on ouvrira quelquefois le cul-de-sac recto-utérin, dans les cas de cancers étendus. Cet accident n'a pas la gravité que l'on serait tenté de supposer a priori. Il suffit de placer au niveau de la perforation une mèche iodoformée pour voir la guérison se faire comme à l'ordinaire.

L'ouverture de la vessie elle-même, beaucoup plus rare du reste, se ferme en général spontanément et au bout d'un temps assez court. Il est bon néanmoins de s'abstenir de toute intervention lorsque l'examen aura fait constater une propagation à ce réservoir; l'abstention est encore plus de règle s'il y a propagation au rectum.

En terminant nous rappellerons que le curettage des cancers est encore indiqué comme premier temps d'une opération large d'exérèse, ainsi que nous le verrons plus loin lorsque nous étudierons les divers procédés d'hystérectomie.

CHAPITRE III

LES AGENTS PHYSIQUES EN GYNÉCOLOGIE

Sommaire : Électrothérapie (instrumentation, bases physiologiques, indications). Kinésithérapie. — Hydrothérapie. — Eaux minérales.

§ 1. — Électrothérapie [1].

Les ressources que l'électricité apporte à la thérapeutique gynécologique sont nombreuses et variées. Ce serait une erreur de croire cependant qu'il existe une thérapeutique gynécologique électrique concurrente de la thérapeutique médicale ou de la thérapeutique chirurgicale : l'électricité a sa place marquée à côté des autres agents utilisés dans le traitement des maladies des femmes. Elle a ses indications propres, et celles-ci s'appuient d'une part, sur une expérimentation déjà ancienne, d'autre part, sur les acquisitions plus récentes de l'électro-physiologie. Le développement de cette dernière science a considérablement réduit la part de l'empirisme en électrothérapie, et parmi les applications en gynécologie il n'en est guère qui ne puissent être étayées sur des données rationnelles et précises.

La plupart des affections n'exigent, pour leur traitement électrique, qu'une instrumentation fort simple, à la portée de tout praticien. Plus rares sont celles qui nécessitent un outillage plus compliqué, et qui constituent par suite l'apanage des spécialistes.

Instrumentation. — Bases physiologiques. — Avec une bonne batterie de piles, source de courant continu, le gynécologue est déjà en mesure de faire un très grand nombre d'applications. S'il dispose en outre d'une source

[1] Tout ce qui concerne l'électrothérapie a été rédigé par M. Zimmern, professeur agrégé de physique à la Faculté de médecine de Paris.

de courants de haute fréquence et d'une ampoule radiogène, il pourra les faire toutes. Mais ces derniers appareils sont plutôt la propriété d'électriciens de profession, et, d'ailleurs, ils sont difficilement transportables.

Une bonne batterie galvanique pour la production du *courant continu* doit comprendre une trentaine d'éléments. Le type le plus pratique est la pile au bisulfate de mercure, dont le débit est très suffisant et la longévité remarquable. Les appareils de ce genre sont toujours munis d'un système de graduation, qui permet d'amener l'intensité du courant à la valeur voulue, et d'un instrument de mesure, le milliampéremètre, la balance de l'électrothérapeute, comme on l'a appelé, qui permet de connaître à chaque instant l'intensité du courant appliqué au malade.

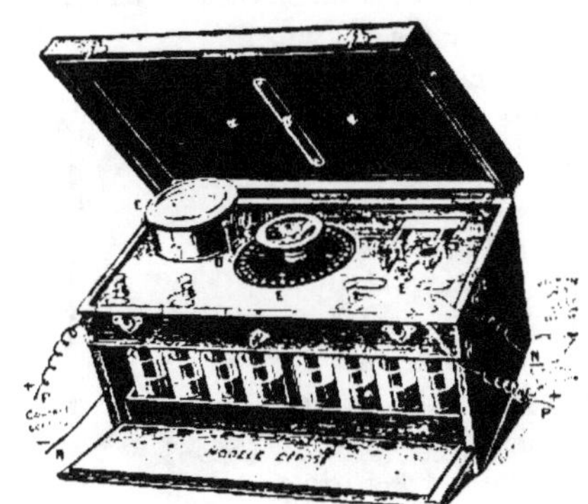

Fig. 73. — Batterie portative au bisulfate de mercure (modèle Lézy).

Deux bornes, l'une fixée au pôle cuivre (+) de la batterie, l'autre au pôle zinc (—), constituent les prises de courant. Deux fils mettent ces bornes en communication avec les instruments destinés à porter le courant aux tissus. Ces instruments portent le nom d'électrodes.

Les électrodes sont, les unes métalliques, les autres spongieuses. Ces dernières sont constituées par une plaque métallique recouverte de plusieurs doubles de gaze hydrophile, ou mieux de coton hydrophile tissé. Plongées dans l'eau du robinet attiédie, elles retiennent celle-ci dans les mailles de leur tissu. On les applique d'ordinaire au

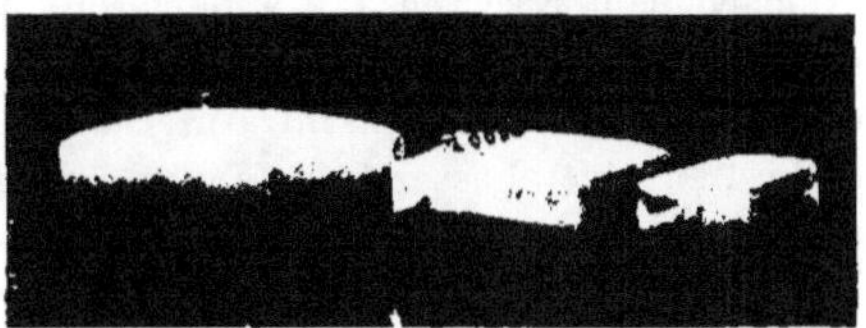

Fig. 74. — Électrodes spongieuses.

Fig. 75. — Électrode active

contact de la paroi abdominale. Comme elles ne sont le siège d'aucune action spéciale, comme elles sont simplement destinées à fermer le circuit électrique sur l'abdomen, on leur a donné le nom d'électrodes indifférentes, par opposition à la dénomination d'électrodes actives réservée à celles que l'on introduit en un point du canal génital.

Les électrodes actives sont en métal ou en charbon de cornue. Elles ont la forme de sondes, d'hystéromètres. Il en est en platine, en cuivre, en zinc, en nickel, en argent. Elles peuvent être fixées sur un manche conducteur que le médecin électricien tiendra à la main, et entourées d'une gaine isolante destinée, dans les interventions intra-utérines, à protéger les parois vaginales contre l'action du courant.

Les sondes en charbon ont la forme d'un petit roseau. Leur tige est seule isolante. De leurs deux extrémités, l'une, M, sert à l'insertion du fil conducteur ; l'autre, C, est destinée à porter le courant dans la cavité utérine.

D'autres fois, ces sondes en charbon sont utilisées non plus comme électrodes intra-utérines, mais comme électrodes vaginales. Dans ce cas, on les habille d'une triple enveloppe de coton hydrophile, que l'on imbibe ensuite, de manière à les transformer en électrodes spongieuses pour ne pas léser les parois du vagin par des effets caustiques. Elles sont ensuite introduites dans le cul-de-sac postérieur du vagin.

L'électrode habillée de coton hydrophile mouillé est exclusivement réservée aux applications vaginales. Les électrodes nues, par contre, sont employées pour les applications intra-cervicales ou intra-utérines.

Il est en général assez facile d'introduire l'hystéromètre, au moins dans le canal cervical, sans le secours de la vue. Le spéculum est d'ordinaire plus gênant qu'utile. A l'aide du médius et de l'index de la main gauche accolés, on réalise une gouttière dans laquelle on peut faire glisser l'instrument jusqu'à ce qu'il ait pénétré dans le canal cervical. Dans certains cas, la conformation ou la flexion de

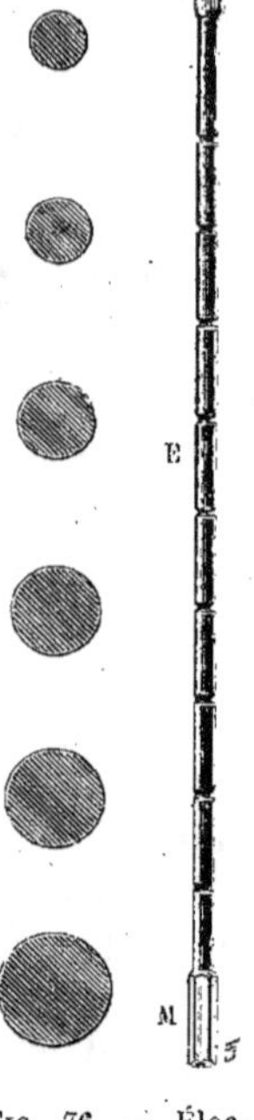

FIG. 76. — Électrode en charbon.

l'utérus empêchent sa pénétration plus avant, mais il est parfois possible, soit en déprimant le fond de l'utérus antéfléchi avec la main droite portée sur l'abdomen, soit en réclinant le col avec l'hystéromètre lui-même, d'introduire ce dernier jusqu'au fond de l'organe.

Ces manœuvres ne devront se faire, bien entendu, qu'avec patience et douceur, et il est inutile d'ajouter que l'asepsie parfaite des instruments et la plus minutieuse propreté des mains sont de rigueur.

Les propriétés physiologiques du courant continu qu'utilise la gynécologie sont ses *propriétés chimiques* et ses *propriétés motrices*.

a) Les actions *chimiques* ressortissent à l'étude de l'électrolyse. On sait qu'au point de vue de ces phénomènes, il est permis d'assimiler l'organisme à un électrolyte constitué par du chlorure de sodium, c'est-à-dire à une substance décomposable par le courant continu. La physico-chimie nous enseigne qu'une solution de chlorure de sodium contient, répartis dans le solvant, des fragments de molécules, appelés ions, et porteurs de **charges électriques**. Les charges sont les unes positives, les autres **négatives** et le nombre des ions + étant égal au nombre des ions —, ces charges se neutralisent, en sorte que la solution est électriquement neutre. Mais si l'on

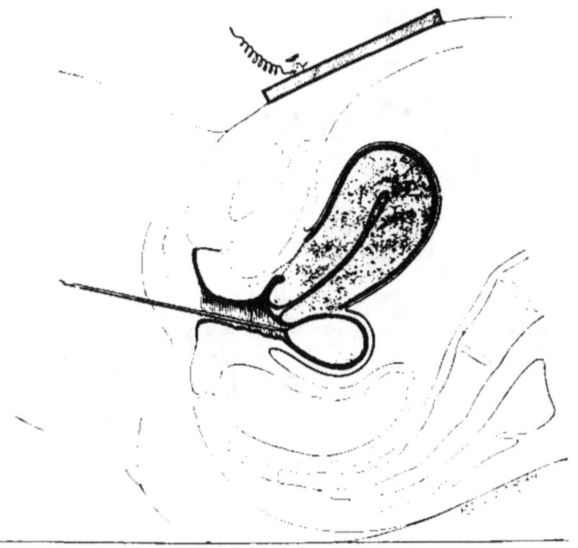

Fig. 77. — Application vaginale. L'électrode est dans le cul-de-sac postérieur.

établit dans une telle solution une différence de potentiel en y faisant passer un courant, les ions se déplacent, les ions + ou anions se rendent au pôle négatif, les ions — ou cathions au pôle positif. Au contact des pôles, les charges s'annulent et le fragment de molécule privé de sa charge électrique devient un atome libre. Au pôle positif se déposera donc dans l'électrolyte considéré l'atome Cl et au pôle négatif l'atome Na. Par réaction secondaire, ces atomes entreront en combinaison avec l'eau de l'électrolyte, pour donner en fin de compte au pôle positif, de l'acide chlorhydrique avec dégagement d'oxygène et au pôle négatif, de la soude avec dégagement d'hydrogène. Ces éléments, au fur et à mesure de leur production, exercent sur les tissus une action dite tertiaire, qui varie d'une part suivant la polarité (cautérisation acide au pôle +, cautérisation basique au pôle —), d'autre part, sui-

vant la concentration de l'acide ou de la base formé. A faible concentration, à faible dose de courant, se produiront des effets seulement modifica-
teurs ; à forte concentration, à forte dose, des effets caustiques.

Le pôle positif est surtout employé comme caustique acide pour modifier
la muqueuse utérine, mais son utilisation essentielle découle des propriétés
coagulantes attribuées aux acides. C'est du moins une théorie qui a eu
cours pendant longtemps, mais à laquelle on peut opposer le faible pouvoir
coagulant de l'acide chlorhydrique.

Il semble du reste que le pôle négatif donne cliniquement des effets

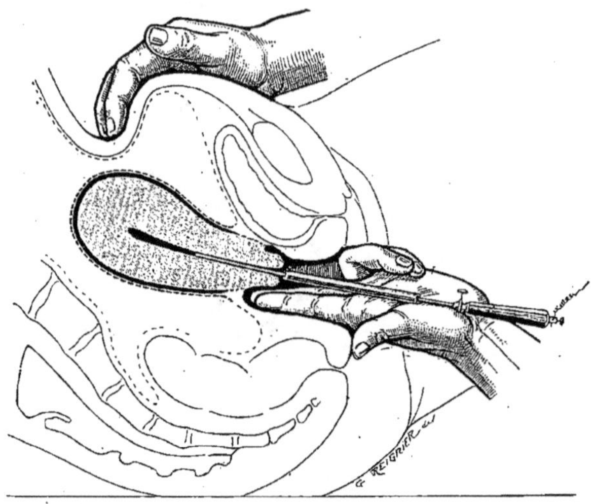

Fig. 78. — Application intra-utérine. La main droite déprime le fond de l'utérus
antéfléchi.

hémostatiques analogues, de sorte qu'il a fallu chercher une autre interpré-
tation pour expliquer l'arrêt des hémorragies utérines par le courant continu.

L'importance du pôle négatif découle de ce fait que, mis au contact de
tissus scléreux ou cicatriciels, il en modifie la consistance, par un processus
encore inconnu, mais indéniable et que l'on désigne couramment sous le
nom d'action *sclérolytique*. On peut mettre cette action en évidence de la
manière suivante : Coupons un œuf dur par la moitié ; posons-le par sa base
dans un cristallisoir empli d'une mince couche d'eau. Relions cette eau à
l'un des pôles de la pile, par une électrode métallique, et présentons à
l'extrémité pointue de l'œuf une tige métallique quelconque, en communication avec l'autre pôle de la pile, et tenue verticalement. Tant qu'aucun

courant ne passe, la tige reste au contact de la pointe de l'œuf. Si l'on relie
la tige au pôle positif et qu'on débite un courant de 5 à 10 milliampères,
les choses ne changent pas. Mais, si l'on relie maintenant la tige au pôle
négatif, on la voit s'enfoncer dans l'albumine et, entraînée par son poids,
transfixer l'œuf. C'est là une expérience de cours, destinée à montrer l'action
assouplissante, spécifique de la cathode. C'est sur cette propriété que
repose le traitement des rétrécissements des conduits de l'organisme par
l'électrolyse négative, rétrécissements de l'urètre, de l'œsophage, etc.

L'action des acides développés au niveau du pôle positif s'exerce sur les
tissus exclusivement quand on utilise comme électrodes des hystéromètres
en platine, en nickel, en charbon. Mais si l'on emploie des métaux comme
le cuivre, le zinc, l'argent, il y a simultanément attaque du métal par l'acide
chlorhydrique, et formation d'un sel métallique, un oxychlorure du métal
vraisemblablement. Celui-ci placé sur le trajet du courant se comporte alors
comme un électrolyte, c'est-à-dire que les ions s'y déplacent dans leur sens
respectif, que les ions positifs sont entraînés vers la cathode. Il en résulte
que le métal — ion positif — pénètre plus ou moins profondément dans les
tissus. Ce procédé, décrit autrefois sous le nom de *cataphorèse*, ou d'*électrolyse interstitielle*, porte aujourd'hui le nom d'*introduction électrolytique
d'ions métalliques*.

L'ion argent est un de ceux dont on a le plus vanté l'efficacité. Son
emploi en électrothérapie gynécologique a précédé de loin la thérapeutique
par l'agent colloïdal, le protargol, le collargol, etc.

L'ion zinc a été préconisé par Leduc, comme jouissant de précieuses propriétés coagulantes, et utilisable par conséquent dans les hémorragies utérines.

b) Actions *motrices*. On sait que la fermeture ou la rupture brusque du
courant continu provoque la contraction du muscle strié. Cette contraction
est alors vive, rapide comme l'éclair. Si l'on vient à fermer sur un muscle
un circuit parcouru par du courant continu, le muscle strié se contracte au
moment précis de la fermeture, tandis que le passage du courant à l'état
permanent est sans influence sur lui.

Il n'en est pas de même du muscle lisse. Une rupture ou une fermeture
brusque du courant continu est sans influence sur les éléments dépourvus
de substance fibrillaire. Le sarcoplasme n'est excitable que par une excitation de plus longue durée, c'est-à-dire par une onde étalée. Ceux qui ont la
pratique de l'électro-diagnostic savent fort bien que, tandis que le muscle
strié normal répond aux excitations brèves de fermeture et d'ouverture, le
muscle strié en état de dégénérescence exige une excitation prolongée. La
réponse musculaire est du reste, dans ce cas, une contraction lente et ver-
miculaire. C'est que, dans le processus de dégénérescence, le muscle strié
se comporte comme un muscle à sarcoplasme, un muscle lisse.

C'est l'onde étalée du courant continu qui convient à l'excitation de la fibre intestinale, et qu'on emploie dans le lavement électrique : c'est l'onde étalée du courant continu qui conviendra à l'excitation de la fibre lisse utérine, quand on se proposera de réveiller sa contractilité.

Ajoutons que l'excitabilité de la fibre lisse se poursuit plus ou moins longtemps après l'application, et, de même que pour l'intestin, elle se traduit par une augmentation du péristaltisme, de même, pour l'utérus, elle se traduira par un réveil de la fonction musculaire.

Telles sont les notions physiologiques essentielles sur lesquelles s'appuient les applications du courant continu en gynécologie.

Les *courants de haute fréquence* sont issus de la décharge des condensateurs. En général, on élève leur tension à l'aide d'un appareil appelé résonateur, à l'extrémité duquel on recueille soit une effluve, soit une étincelle. Des électrodes appropriées complètent cette installation. Appliqués sous forme d'effluves, les courants de haute fréquence déterminent des modifications dans la circulation locale. A ce titre, on les emploie comme décongestifs, ou encore pour activer la réparation des plaies. Notons que ces effets se doublent fréquemment d'une remarquable puissance analgésique.

L'étincelle a été récemment préconisée pour la cure du cancer, et la grande propagande faite autour de la fulguration nous dispense de définir cette méthode. Mais il faut bien savoir que l'étincelle électrique ne détruit ni ne sidère la cellule néoplasique et que tous les résultats heureux qu'on a présentés comme relevant de la fulguration peuvent être attribués en partie à l'exérèse simple, en partie à l'action cicatrisante, à l'action ouloplasique[1], comme nous l'avons appelée, de la haute fréquence.

Les *rayons X* ont quelques applications en gynécologie. On sait que ces rayons, invisibles, sont nés d'une transformation de l'énergie électrique par son passage dans un gaz raréfié. Leurs actions nocives sur le tégument, les radiodermites qu'ils provoquent ont été le point de départ de tentatives thérapeutiques nombreuses. Or, li résulte d'une expérimentation patiente, à laquelle ont contribué tous les radiologistes du monde, que le rayonnement de Röntgen possède une action spécifique, élective sur les éléments cellulaires du sang, de la rate, des organes génitaux, de la peau. Frappés par une dose suffisante de rayons, les éléments blancs du sang, les cellules blanches de la rate et de la moelle osseuse, les éléments cellulaires du testicule, spermatogonies et spermatocytes, les ovocytes, les épithéliums, sont détruits par nécrobiose et résorbés.

La sensibilité du tissu épithélial vis-à-vis du rayonnement de Röntgen a fait employer la radiothérapie dans le traitement des néoplasmes, où elle a donné quelques succès. Malheureusement, l'absorption très rapide des

[1] De οὐλή, cicatrice, et πλασσειν, former.

rayons par les couches superficielles limite leur action en profondeur, et l'on conçoit que la méthode perde de son efficacité dans la poursuite des néoplasmes profonds.

On a parlé à un moment de la stérilisation possible des femmes par les rayons X, et l'on a signalé cumme un danger social la liberté de la pratique de ces rayons. Il n'est pas douteux que le danger est réel, mais sa réalisation demande des connaissances techniques approfondies. L'apport de doses suffisantes à l'ovaire pour amener l'atrophie des corps jaunes exige, en effet, des artifices spéciaux pour corriger les effets dus à l'absorption des rayons par les tissus que traversent ceux-ci avant d'atteindre l'ovaire.

Indications. — En possession de ces notions de physique et de physiologie, nous pouvons aborder avec fruit l'étude des indications du traitement électrique. Nous étudierons en premier lieu les troubles fonctionnels, en second lieu les affections organiques de l'appareil génital.

TROUBLES FONCTIONNELS. — En applications vaginales, le courant continu a été employé avec succès dans les *aménorrhées* liées à un état d'infantilisme ou d'aplasie des organes génitaux. Une dizaine ou une vingtaine de séances bi-hebdomadaires amènent parfois une modification suffisante dans la nutrition des organes aplasiés, pour éveiller leur fonctionnement.

Les formes nerveuses de l'aménorrhée sont justiciables d'un traitement général dans lequel l'électricité trouve sa place sous la forme d'électricité statique. Bouilly, dans une de ses cliniques, a particulièrement insisté sur les services que l'électricité statique peut rendre pour favoriser la menstruation ou activer le retour des règles chez les jeunes filles lymphatiques, de souche névropathique, ou élevées dans des conditions d'hygiène défectueuses.

La *dysménorrhée* nerveuse peut être combattue par des procédés analogues assez souvent avec succès, mais c'est surtout dans sa forme obstructive par sténose ou atrésie du col que l'efficacité de l'électrisation est remarquable. Dans ce cas, c'est à l'action assouplissante du pôle négatif qu'il convient d'avoir recours. La sclérolyse électrique, par applications intracervicales du pôle négatif, sera faite de préférence avec des bougies d'Hegar. L'assouplissement progressif du tissu cervical rendra sa dilatation facile, et un col rigide, sclérosé par suite d'inflammation prolongée ou bridé par des cicatrices, pourra, au bout de quelques semaines, être transformé en un organe souple et extensible.

Il est de règle que, dès la première menstruation, les phénomènes douloureux liés à la sténose se montrent plus ou moins profondément atténués. L'effet s'accentue aux époques suivantes.

Par sa simplicité, sa facilité et son innocuité, ce procédé offre de sérieux avantages, tant sur les interventions visant la réfection autoplastique d'un orifice suffisant que sur la dilatation simple avec les bougies d'Hegar, qui n'agit que mécaniquement sans modifier la consistance des tissus.

Pour en terminer avec les indications de l'électricité dans les troubles fonctionnels, je signalerai l'étonnante rapidité avec laquelle la radiothérapie et l'effluve de haute fréquence, isolément ou combinées, font rétrocéder les *prurits* localisés, comme le prurit vulvaire.

LÉSIONS ORGANIQUES. — Lorsque Apostoli, en 1884, proposa le courant continu à haute intensité dans la cure du *fibrome*, la chirurgie gynécologique n'avait pas atteint la perfection à laquelle l'ont amenée les progrès de l'asepsie et de la technique opératoire. Les statistiques de l'époque témoignent des dangers de l'intervention chirurgicale ; il n'est donc pas surprenant qu'on ait pu accueillir avec faveur un mode de traitement, palliatif il est vrai, mais relativement inoffensif.

Aujourd'hui la méthode d'Apostoli est en grande partie tombée dans l'oubli. D'aucuns ont même été jusqu'à la discréditer pensant qu'elle visait à rivaliser avec le traitement chirurgical. Or c'est là un point de vue tout à fait inexact ; actuellement le traitement électrique des fibromes ne prétend qu'au rôle d'auxiliaire de la chirurgie pour les cas où l'intervention sanglante apparaîtrait impossible ou contre-indiquée. Le grand principe : « tout fibrome donnant lieu à des accidents, une fois reconnu, doit être enlevé », est aujourd'hui la seule ligne de conduite qui s'impose au praticien, et c'est seulement dans les cas où, pour une raison particulière, il ne pourra s'y soumettre qu'il devra songer à recourir aux ressources palliatives que lui offre le courant continu.

Le traitement électrique s'adresse aux cas inopérables (tuberculeuses, albuminuriques, cardiaques) : il sera utilisé dans les cas où le volume de la tumeur, ses adhérences étendues feront reculer devant l'intervention radicale. Parfois le voisinage de la ménopause pourra être une raison de différer l'intervention chirurgicale ; de même le désir d'une jeune femme de conserver la possibilité de devenir mère. Il y a lieu dans ces cas de faire tout au moins une tentative d'électrisation pour parer au symptôme le plus alarmant dans le cas particulier : l'hémorragie. Or ce n'est guère que sur les accidents de cet ordre que l'électricité nous donne prise.

Il y a cependant une circonstance qui contre-indique l'emploi de l'électricité et qu'il y a lieu de mettre immédiatement en évidence : c'est la présence autour de l'utérus fibromateux d'annexes malades (ovaro-salpingites aiguës ou purulentes). Il n'est pas besoin d'insister sur les dangers que l'électricité peut faire courir aux malades porteurs de lésions de ce genre.

Le manuel opératoire est, dans le traitement électrique du fibrome, assez délicat et demanderait de longs développements techniques. Les temps principaux sont l'introduction de la sonde de platine ou de charbon aussi avant que possible dans la cavité utérine, le passage du courant continu aux intensités de 50 à 150 milliampères, selon la dose tolérable, enfin l'extraction de l'hystéromètre. Chaque séance doit durer environ 8 à 10 minutes. A raison de deux séances par semaine, le traitement électrique d'un fibrome exige de deux à cinq mois.

Dans les cas où l'introduction de la sonde est impossible, comme dans ceux où l'on aura jugé nécessaire de tâter préalablement la susceptibilité de la malade, on remplacera les applications intra-utérines par la galvanisation vaginale.

On comprend difficilement a priori quelle peut être l'action de l'électricité sur le fibrome; mais il ne faut pas oublier que son efficacité est purement symptomatique, qu'elle ne modifie pas le volume de la tumeur, comme on l'a prétendu, qu'elle diminue simplement les phénomènes congestifs et peut ainsi réduire les œdèmes et atténuer les phénomènes douloureux, les tiraillements, la sensation de pesanteur ou de compression vésicale et qu'il n'y a en somme que le symptôme hémorragie dont elle soit susceptible d'amener parfois la disparition complète.

Quel est donc le processus d'où dépend cette action hémostatique?

Apostoli croyait à une action spécifique du pôle positif, action coagulante doublée d'une action caustique capable d'amener une oblitération mécanique par des escarres. Mais on s'explique difficilement qu'un instrument de petit calibre comme la sonde de platine ou de charbon puisse être capable de porter son action sur une surface aussi étendue que l'est la surface interne d'un utérus myomateux. Fredericq, auquel nous devons un important travail d'histologie sur les altérations engendrées par l'électrolyse, déclare du reste que l'action de l'instrument ne se révèle au microscope que sur des points à peine visibles.

Nous avons, dans notre thèse [1], proposé une théorie de l'action hémostatique du courant continu toute différente des précédentes et basée sur l'exrimentation physiologique. Les travaux sur la physiologie de l'utérus de Keiffer nous ont appris en effet que la musculature utérine pouvait être considérée comme un énorme épanouissement de la tunique musculaire des vaisseaux utéro-ovariens.

On sait du reste que la couche moyenne des fibres utérines renferme des lacs sanguins limités par un épithélium qui repose directement sur le muscle. Le rôle de la fibre musculaire au moment de la délivrance est d'ailleurs bien connu; il suffit de rappeler l'image classique du « millier de ligatures vivantes » qui viennent mettre un terme à l'hémorragie.

Or il n'est pas douteux que la fibre musculaire utérine, consécutivement au passage prolongé du courant continu, devient le siège de contractions péristaltiques très actives.

---

[1] A. ZIMMERN, *Hémorragies utérines. Leur traitement électrique. Action excito-motrice de l'électricité*. Paris, 1901. Baillière et Cie.

Le fait est prouvé par les coliques dont se plaignent les femmes après leur séance d'électrisation, par la facilité avec laquelle s'effectue la pédiculisation des fibromes sous-muqueux traités par l'électricité et la rapidité de leur expulsion. D'autre part, lorsqu'on pratique sur deux chiennes un curettage de la cavité utérine, et que, gardant l'une comme témoin, on électrise l'autre, et qu'on procède ensuite, au bout de quarante-huit heures, à l'hystérectomie, on trouve chez la chienne simplement curettée une abondante infiltration hémorragique inondant la muqueuse et la sous-muqueuse, tandis que chez la chienne curettée et électrisée les vaisseaux apparaissent vides de sang.

Il résulte de tous ces faits que par son action excito-motrice le courant continu agit sur la fibre musculaire utérine. Sans doute celle-ci se trouve-t-elle fréquemment inhibée dans son fonctionnement régulateur de la menstruation par la présence de l'épine que constitue le fibrome, ou se trouve-t-elle, en vertu de la loi de Stokes, réduite à l'atonie par les lésions inflammatoires de la muqueuse, qui coexistent si fréquemment avec le fibrome.

Le traitement des *métrites* représente un chapitre important de l'électrothérapie gynécologique.

Nous laisserons de côté les fausses métrites, les congestions de la ménopause, les métrites virginales, qui offrent au médecin électricien un champ d'action très étendu, mais que le cadre forcément restreint de cet exposé nous oblige à passer sous silence.

Nous ne nous occuperons que des métrites véritables.

Le courant continu, dans les métrites arrivées à la phase chronique, a donné des résultats suffisamment constants et durables pour qu'on puisse mettre cette méthode en parallèle avec les meilleurs des procédés de la petite gynécologie.

Deux méthodes sont ici en présence : l'électrolyse intra-utérine avec électrodes inattaquables par les acides et l'introduction électrolytique de certains ions, l'ancienne électrolyse interstitielle.

La technique est, à quelques points de détail près, analogue à celle que nous avons brièvement exposée ci-dessus à propos du fibrome. Les applications vaginales toutefois ne sont indiquées que dans certains cas de métrite hémorragique. Les contre-indications résultant de l'état des annexes restent valables. Enfin, au point de vue de l'intensité, on se maintient d'ordinaire aux environs de 5o, 8o milliampères tout en se limitant à des doses inférieures si la susceptibilité des malades l'exige. Une série de 4 à 20 séances, suivant la gravité des cas, permet le plus souvent d'obtenir la cessation des douleurs, des hémorragies et de la leucorrhée.

Apostoli pensait que le développement des acides au voisinage de l'électrode positive introduite dans la cavité utérine, produisait des modifications de structure importantes dans la muqueuse, et amenait même son remplacement par du tissu nouveau. De plus, l'action tonique exercée par le courant continu sur la fibre musculaire parut à Apostoli particulièrement apte à ramener la contractilité de la musculature utérine et à influencer ainsi heureusement la circulation de l'organe.

Cette action excito-motrice sur la fibre musculaire utérine, à laquelle nous avons attribué la prépondérance relativement au mécanisme des effets hémostatiques de l'électricité dans le fibrome, a peut-être également, au point de vue du mode d'action de l'électricité dans les métrites, une portée plus grande qu'on ne pourrait le croire au premier abord. Dans les endométrites, en effet, la musculature utérine est généralement touchée directement ou indirectement par le processus inflammatoire. Il devient ainsi fort probable que le retour de l'activité de la fibre musculaire utérine entraîne d'importantes modifications circulatoires dans l'organe, améliore par suite sa nutrition et favorise en définitive l'apport des matériaux nécessaires à la défense et à la réparation des éléments anatomiques de la muqueuse malade.

Comme il est difficile d'admettre que la cavité utérine tout entière puisse être influencée par les produits de l'électrolyse, même en tenant compte de la répétition des séances, comme il est probable que dans l'intervalle de celles-ci il subsiste sur l'endomètre des portions malades qui, ne guérissant pas, propagent ainsi à nouveau le mal aux parties déjà devenues saines, on s'explique aisément pourquoi la métrite du corps est aussi difficile et aussi longue à guérir.

Il n'en est pas de même pour les métrites cervicales. Ici, en effet, la sonde se trouve toujours enserrée par le col, et au bout d'un petit nombre, de séances, les effets polaires, complétés par les effets de diffusion, ont intéressé le canal cervical sur la presque totalité de la surface interne. Or on sait que les métrites, lorsqu'elles deviennent des métrites anciennes, ont tendance à se limiter au col, et comme, d'autre part, la généralité des métrites qui viennent au médecin électricien sont des métrites anciennes, on comprend ainsi le mode d'action de l'électricité dans les cas qui aboutissent à la guérison.

L'introduction électrolytique des ions au sein de la muqueuse utérine mérite d'être prise en considération, car, en dehors de l'électrolyse, il n'est aucun moyen thérapeutique permettant de faire pénétrer aussi sûrement une substance active au delà de la surface épithéliale.

L'électrolyse interstitielle de l'argent a eu pour promoteur en gynécologie Boisseau du Rocher. L'ion zinc a été récemment préconisé par Leduc, comme agent à la fois antiseptique et hémostatique. Nous citerons pour mémoire les tentatives faites avec des électrodes en cuivre (Gautier), en fer (Régnier), en aluminium (Debédat), procédés que la pratique n'a pas conservés. Les intensités auxquelles on a recours lorsqu'on utilise les électrodes attaquables sont d'ordinaire des intensités modérées. On conseille en général de ne pas dépasser 5o milliampères. Chaque séance peut avoir une durée de 6 à 10 minutes.

D'après ce qui précède, on voit que les procédés d'électrolyse dont nous disposons dans le traitement des métrites sont au nombre de quatre : l'électrolyse intra-utérine simple qui sera faite suivant les cas avec le pôle positif ou le pôle négatif comme pôle actif, et l'introduction électrolytique de l'ion argent ou de l'ion zinc. Recherchons maintenant dans quelles circonstances nous ferons appel à l'un ou à l'autre.

Il est de règle de s'adresser à l'électrolyse positive quand la métrite se complique de ménorrhagies ou de métrorrhagies. Ici, il s'agit, dans la majorité des cas, de métrites corporelles. Aussi, pour étaler l'action caustique sur la plus grande étendue possible de muqueuse utérine, utilisera-t-on de préférence les électrodes en charbon, en choisissant le numéro le plus gros qu'on pourra introduire sans difficulté.

L'usage de l'électrode de charbon se recommande surtout dans les vieilles métrites, les métrites fongueuses, où les pertes sont liées à l'existence de végétations développées à la surface de la muqueuse. En cas d'insuccès de l'électrolyse positive, il serait indiqué de tenter les applications de l'ion zinc.

Quand la métrite s'accompagne simplement de ménorrhagies, celles-ci sont souvent liées à l'atonie du muscle utérin, et il suffit alors de réveiller la tonicité de la musculature, pour voir s'atténuer l'écoulement sanguin. Quelques applications vaginales, n'utilisant que le pouvoir excito-moteur du courant, pourront alors suffire.

Les métrites, dont le symptôme dominant est la leucorrhée, sont plutôt justiciables de l'électrolyse de l'argent ou de l'électrolyse négative. L'électrolyse de l'argent semble avoir une efficacité toute spéciale dans les métrites d'origine gonococcique, à l'entrée ou au cours de la phase chronique. On obtiendra presque toujours dans ce cas des résultats très rapides. Ceux-ci sont à rapprocher des effets couramment observés après l'emploi des sels du même métal dans d'autres manifestations de l'infection gonococcique (conjonctivites, cystites, etc.). L'électrolyse de l'argent cesse toutefois d'être efficace lorsque la métrite gonoccocique est devenue assez ancienne.

Dans la plupart des métrites anciennes, cantonnées au col, chez les femmes qui perdent en blanc depuis des années, notamment dans les cas d'hypersécrétion irritative du col, consécutive à l'infection, l'électrolyse négative constitue un procédé de choix. Les résultats obtenus dans ce cas sont dus, sans doute, pour la plus grande part, à l'action caustique profondément modificatrice de l'électrolyse sur la muqueuse cervicale. Telles sont, esquissées à grands traits, les indications du traitement électrique dans les métrites chroniques.

On s'explique facilement, de par les effets physiologiques du courant, que la *subinvolution utérine* aseptique puisse être considérée comme justiciable de l'électricité. L'action spécifique du courant continu sur la fibre lisse utérine conduit même à ériger l'électrolyse au rang de traitement d'élection dans les troubles d'involution de l'organe consécutifs à l'accouchement ou à l'avortement sans complication d'infection.

Récemment, nous avons observé un cas de subinvolution partielle qui, au point de vue de la justification de la proposition précédente, nous a paru des plus instructifs. Il s'agissait d'une jeune femme qui, après un avortement provoqué, fut prise d'hémorragies extrêmement abondantes. La température était normale, mais la malade s'affaiblissait de jour en jour. Son chirurgien, gynécologue éminent, après avoir essayé des lavages, se décida à prendre la curette.

L'intervention ne donna pas le résultat attendu. On continua par le tamponnement, aidé de topiques astringents et de prises d'ergotine. L'hémorragie persistait toujours. Je vis la malade à ce moment. Son utérus au toucher me donna une impression de mollesse particulière, et, latéralement, dans la région de la corne droite, mon doigt contourna une sorte de dilatation ampullaire très dépressible. Dès la seconde séance d'électrolyse intra-utérine le flux hémorragique avait diminué de moitié; le toucher me permit de reconnaître encore la partie subinvoluée, mais notablement diminuée de volume.

A la sixième séance, c'est-à-dire environ dix jours après le traitement électrique, l'hémostase était totale et l'utérus avait repris sa forme normale.

J'ai tenu à rapporter cet exemple, car tous les cas de subinvolution traités par l'électricité se comportent d'une manière analogue.

Il reste maintenant à étudier les indications de l'électricité dans le traitement des *néoplasmes* des voies génitales. Malheureusement, les services qu'elle peut rendre dans ces cas n'ont qu'une valeur palliative et les espoirs que les deux nouvelles méthodes, la radiothérapie et la fulguration, ont fait naître, dans ces dernières années, ont été en grande partie déçus. Sans doute est-il possible à l'aide de localisateurs spéciaux, en forme de spéculum, d'irradier par le vagin un néoplasme cervical, sans doute est-il possible, grâce à des rayons extrêmement pénétrants et du procédé dit « feu croisé », d'attaquer un néoplasme utérin avec des doses de rayons notables, mais cette méthode, qui pourrait être efficace si elle était appliquée d'assez bonne heure, alors que la néoplasie est encore limitée, perd toute valeur curative devant les difficultés du diagnostic précoce. Il en est de même de la fulguration, c'est-à-dire du curage chirurgical suivi d'application prolongée de l'étincelle électrique sur la plaie résultante. Il n'y a pas d'exemple de guérison d'un seul néoplasme de l'utérus par l'étincelle électrique. Le seul bénéfice qu'on puisse inscrire à son actif réside peut-être dans la possibilité d'atténuer pour un temps tous les phénomènes douloureux et les écoulements fétides, et d'amener ainsi pour un temps les malheureuses femmes à ne plus être un objet de répulsion pour leur entourage. En revanche, et à condition d'être encore assez limités et superficiels, les épithéliomes de la vulve constituent de bons cas pour la radiothérapie et la fulguration.

§ 2. — Kinésithérapie.

La kinésithérapie, thérapeutique par le mouvement, a été appliquée en traitement des affections gynécologiques par Thure Brandt. Vulgarisée en Allemagne par Schultze et ses élèves, elle a été surtout étudiée en France par Stapfer[1], aux travaux duquel nous emprunterons la plus grande partie de ce qui suit.

En gynécologie, plus que pour toute autre maladie, le précepte fondamental de la kinésithérapie, qui est d'observer la plus grande douceur dans l'exécution des différentes manœuvres que comporte la méthode, doit être rigoureusement observé.

La malade ne doit qu'exceptionnellement souffrir pendant la séance; elle ne doit jamais souffrir après, mais doit, au contraire, éprouver immédiatement une sensation de bien-être.

La kinésithérapie gynécologique comprend deux ordres de manœuvres :

1° Les manœuvres de *massage* proprement dit;

2° L'exécution de *mouvements* déterminée.

Massages. — Les principales manœuvres de massage sont, d'après Stapfer, les suivantes :

1° *Friction circulaire.* — L'index gauche étant introduit dans le vagin[2] pour soutenir les organes et guider les mouvements de la main externe, on exécute avec la main droite des frictions en cercle, déprimant légèrement les viscères qu'on fait rouler sous les doigts.

2° *Vibration.* — Elle consiste en une trémulation rapide déterminée par la paume de la main placée à plat sur le bas-ventre.

3° *Pression.* — La friction circulaire s'accompagne d'un certain degré de pression. La pression redressante consiste à introduire quatre doigts de la main droite entre le pubis et la face antérieure de l'utérus, et à exercer une pression au fond du cul-de-sac péritonéal antérieur.

---

[1] STAPFER (H.), *Traité de Kinésithérapie gynécologique*, Paris, 1897. *La Kinésithérapie gynécologique,* Paris, 1899. — Consulter aussi JENTZER et BOURCART, *Gymnastique gynécologique et traitement manuel des maladies de l'utérus et de ses annexes*, Paris, 1891.

[2] Stapfer, après Brandt, insiste sur ce fait que, pour conserver à l'index toute sa longueur utile, il ne faut pas fléchir les trois derniers doigts dans la paume. Il faut les maintenir étendus, légèrement fléchis dans la seule articulation métacarpo-phalangienne, ce qui permet d'introduire l'index jusqu'à la garde, jusqu'au pli digito-palmaire médio-indexiel, qui butte contre le périnée. C'est du reste ainsi que nous pratiquons toujours le toucher vaginal (voir plus haut, p. 10).

4° *Élévation*. — Elle consiste à plonger les deux mains ouvertes, dans le cul-de-sac préutérin à travers la paroi abdominale, et à déprimer le cul-de-sac péritonéal et la paroi antérieure du vagin, de façon : 1° à faire reculer et remonter le col dans la concavité sacrée; 2° à antéverser le fond; 3° à soulever légèrement l'organe par une douce vibration.

5° *Effleurage*. — Se pratique par le rectum, sur les parois pelviennes, le périnée, les replis de Douglas, avec la pulpe de l'index gauche qui effleure les tissus sans plus de force qu'on n'en déploie pour écrire sur la buée d'une vitre.

6° *Malaxation*. — Est une manipulation extérieure pratiquée avec les deux mains qui saisissent le pannicule adipeux sous-cutané et y font des plis qu'on malaxe entre les pouces et les quatre autres doigts en étirant la peau.

Mouvements. — Les mouvements sont de trois ordres : 1° Les mouvements décongestionnant le pelvis; 2° les mouvements congestionnant; 3° les mouvements respiratoires.

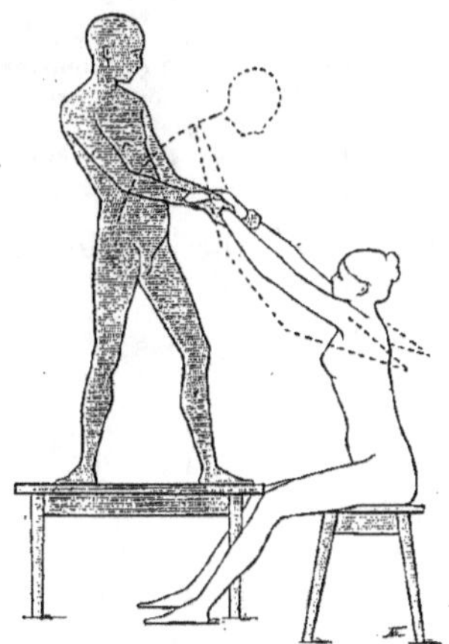

FIG. 79. — La malade est assise, inclinée en avant, les bras tendus en l'air dans la direction de l'inclinaison du tronc. Elle porte les coudes en arrière et en dehors, aussi loin que possible, le masseur résistant doucement puis ramenant sans résistance de la malade les membres supérieurs en extension.

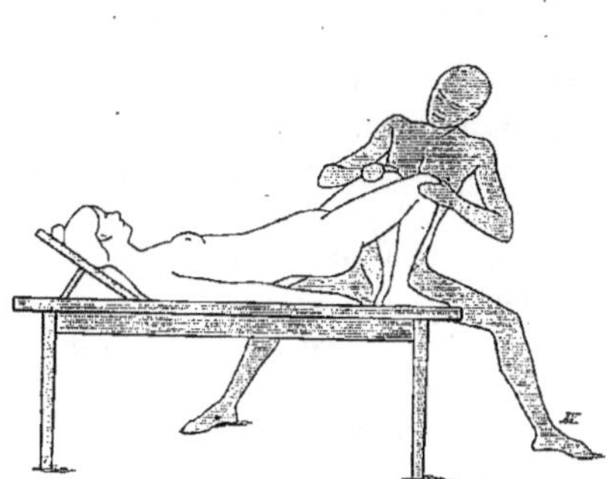

FIG. 80. — La malade est étendue, le siège légèrement soulevé, les jambes et les cuisses fléchies. Elle écarte les cuisses pendant que le masseur, avec la paume des mains appliquée sur la face externe des genoux, résiste au mouvement. Puis le masseur rapproche les genoux pendant que la malade résiste.

1° *Mouvements décongestionnant*. — Ce sont des mouvements de flexion et d'extension des bras agissant par l'intermédiaire de ceux-ci sur le tronc et des mouvements d'abduction des cuisses. Ces divers mouvements, auxquels s'oppose le médecin, sont exécutés activement par la malade (fig. 79 et 80).

2° *Mouvements congestionnant.* — Ce sont des mouvements passifs de cir-

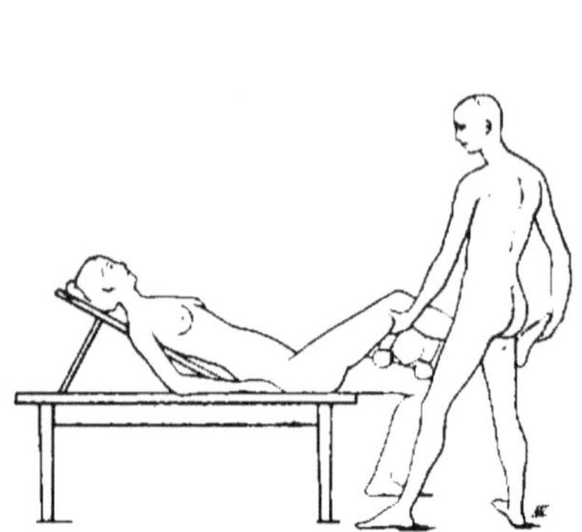

Fig. 81. — La malade est à demi couchée ; le masseur fléchit la cuisse et la jambe, puis imprime à la cuisse des mouvements de circumduction de dedans en dehors, la malade restant passive, l'autre cuisse étant fixée par un aide.

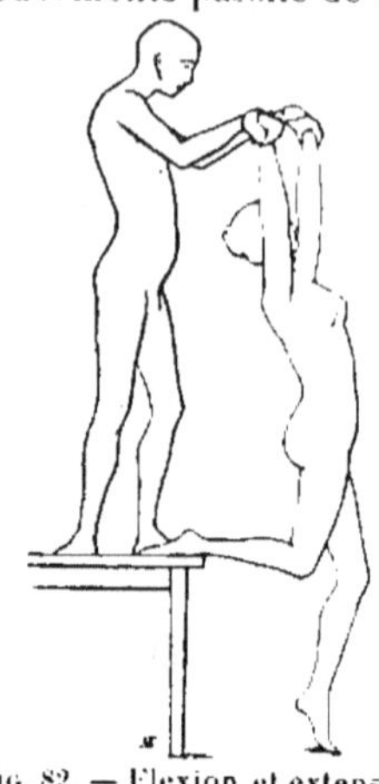

Fig. 82. — Flexion et extension du genou sur chaque pied alternativement, les bras étant élevés, l'autre pied en appui élevé en arrière.

cumduction fémorale et des mouvements d'extension et de flexion d'un des membres inférieurs supportant le poids du corps, les premiers faisant obstacle momentanément à la circulation périphérique, les derniers amenant une tension de la paroi abdominale qui comprime les viscères (fig. 81 et 82).

3° *Mouvements respiratoires.* — Le médecin, placé en arrière, tire en haut les épaules et les bras pendant que la malade inspire profondément. Puis le médecin laisse descendre les épaules pendant l'expiration (fig. 83). Ces mouvements respiratoires sont importants, en ce qu'ils activent les combustions, agrandissent le champ respiratoire et, par la mise en jeu du diaphragme, mettent en jeu l'élasticité des appareils suspenseurs et des vaisseaux abdomino-pelviens.

En pratique on combine, dans la même séance, massage et mouvement.

La femme, sans ôter ses vêtements, dénoue et relâche les cordons de ses jupes et dégrafe le corset, de manière à débarrasser de toute entrave la respiration qui doit être régulière et ample pendant les mouvements gymnastiques et pendant le massage.

Si nous prenons, comme cas type, le cas le plus commun celui de vieux

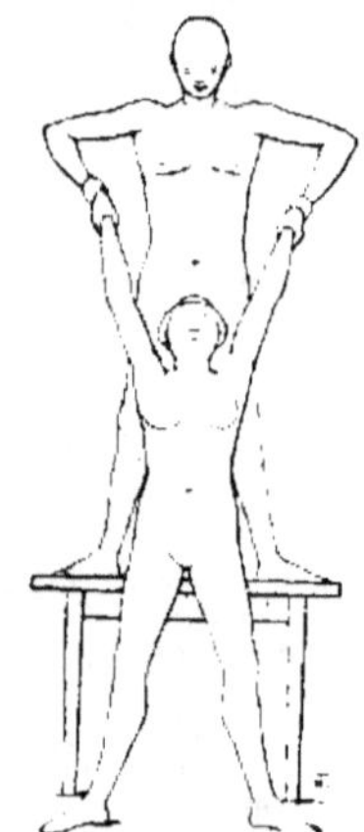

Fig. 83. — Le masseur soulève la poitrine en attirant les épaules en haut et en arrière pendant que la malade inspire.

exsudats, la séance doit commencer par des mouvements décongestionnant. Puis la malade étant étendue sur une chaise longue, les cuisses fléchies sur le bassin, les jambes fléchies sur les cuisses, le masseur exécute des frictions demi-circulaires et des vibrations autour de l'utérus et des annexes qu'il évite de comprimer.

Ce massage, qui ne doit pas durer cinq minutes, est suivi de nouveau de mouvements décongestionnant. On termine par un exercice passif respiratoire suivi d'une vibration rapide exécutée avec la paume de la main le long de la colonne vertébrale.

Les séances sont répétées tous les jours, même pendant les règles.

L'action de ces diverses manœuvres est double. Localement elles rendent aux moyens de fixité de l'utérus leur élasticité ; elles libèrent les organes en relâchant les adhérences ; elles amènent la résorption des produits plastiques ; elles activent la nutrition des viscères.

Elles relèvent de plus l'état général en activant la circu'ation sanguine et en diminuant la constipation ; pour quelques auteurs elles augmenteraient la tonicité du muscle cardiaque en provoquant des réflexes cardio-vasculaires à point de départ abdomino-pelvien.

Indications et contre-indication. — Les indications de la kinésithérapie semblent assez restreintes. Elle nous paraît devoir être réservée aux femmes portant de vieux reliquats d'inflammations péri-utérines depuis longtemps refroidies, surtout s'il existe en même temps un certain degré de ptose viscérale (léger prolapsus utérin, entéroptose ou rein mobile). Dans ces cas, le peu de gravité des lésions, leur multiplicité, l'atonie des tissus, contre-indiquent toute intervention chirurgicale ; de plus il s'agit de femmes souvent névropathes, chez lesquelles le bénéfice opératoire reste toujours assez illusoire et qui auront peut-être au contraire beaucoup à gagner aux manœuvres kinésithérapiques auxquelles on pourra associer l'hydrothérapie.

De même chez certaines femmes, souffrant du ventre, constipées, à circulation intestinale insuffisante, le massage, combiné à des exercices gymnastiques qui mettent en jeu les muscles de la paroi abdominale, est utile.

Au contraire il faut proscrire le massage lorsqu'on se trouve en présence de lésions inflammatoires encore mal éteintes, dont il pourrait provoquer le réveil ; dans les cas d'épanchement sanguin récent ou de collections suppurées péri-utérines, il peut provoquer les pires désastres et doit être interdit.

Sismothérapie [1]. — La sismothérapie, qui consiste à imprimer des vibrations rapides, régulières, de peu d'amplitude et durant un temps restreint, a été étudiée par Jayle.

---

[1] JAYLE et DE LACROIX DE LAVALLETTE, La sismothérapie mécanique en gynécologie. *Revue de Gynécologie*, Paris, 1899, p. 645. — BOUCART, Trait. des affections de l'utérus et de ses annexes par les vibrations mécaniques rapides. *Ann. de Gynéc.*, Paris, 1895, t. I, p. 476.

A l'aide d'un moteur électrique et d'un flexible on imprime à de petits appareils de formes variées, dits concuteurs un mouvement vibratoire.

Il semble qu'on ait là un moyen de combattre l'atonie gastro-intestinale, et, en particulier chez certaines femmes nerveuses, ou neuro-arthritiques, à petites lésions, des douleurs contre lesquelles nos moyens thérapeutiques habituels restent sans action.

§ 3. — Traitements hydrothérapiques.

Nous avons déjà eu l'occasion, en exposant les moyens généraux de traitement mis à notre disposition par la petite gynécologie, d'étudier les *injections vaginales*. D'une manière générale, c'est à l'eau chaude qu'on s'adresse le plus souvent ; l'eau tiède en irrigations prolongées et sous basse pression peut cependant être utilisée à titre calmant.

Reclus s'est fait l'apôtre de l'*irrigation rectale chaude* pour combattre la congestion des organes pelviens.

Les *douches*, générales ou locales, rendent des services, de même les *enveloppements humides chauds du ventre*. Les compresses d'eau froide ont été aussi préconisées ; lorsqu'on veut en obtenir un effet sédatif on les imbibe d'eaux-mères chlorurées magnésiennes (Salies, Biarritz) ; lorsqu'on désire un effet excitant, d'eaux-mères de Salins-du-Jura ou de Kreuznach. Dans les phlegmasies très aiguës on se trouve bien de l'application en permanence d'un *sac de glace* sur le ventre.

Il nous semble inutile de développer ces divers points qui ne présentent rien de particulier à la gynécologie.

Disons cependant que la combinaison de bains avec irrigations vaginales chaudes, prolongées et de douches générales, chaudes ou écossaises, en même temps que des douches locales périgastriques, rend de grands services pour aider à la résorption de vieux exsudats et diminuer les accidents pénibles dont se plaignent un certain nombre de femmes atteintes de dysménorrhée avec règles profuses, pertes blanches, utérus globuleux, ovaires scléro-kystiques ou de métrites douloureuses chroniques, ensemble symptomatique que, faute de mieux, Richelot a décrit sous le nom de sclérose utérine neuro-arthritique, dénomination peut-être erronée mais qui permet néanmoins de réunir pratiquement dans un même groupe une série de femmes pour lesquelles les traitements opératoires généralement conseillés ne sont que de peu d'utilité [1].

---

[1] RICHELOT (L.-G.), Sur le traitement médical des affections pelviennes. *La Gynécologie*, Paris, mai 1909, p. 193.

§ 4. — Cures hydrominérales.

Un peu trop négligées par un certain nombre de gynécologues, qui n'en-
visagent dans le traitement des maladies des femmes que le côté opératoire,
les cures hydrominérales constituent un utile adjuvant de nos moyens thérapeutiques ordinaires.

Bien qu'actuellement encore la médecine hydrologique ne repose pas sur
des bases scientifiques bien établies, les données acquises par l'empirisme
permettent de donner des indications utiles aux malades.

PRINCIPALES EAUX EMPLOYÉES EN GYNÉCOLOGIE

A. Robin et Dalché [1] ont bien exposé l'action des divers groupes d'eaux
minérales auxquelles peut avoir recours le gynécologue. Aussi leur emprun-
terons-nous la plus grande partie de ce qui suit.

Eaux chlorurées sodiques. — Les eaux chlorurées sodiques peuvent être
divisées en faibles (Bourbon-Lancy, Bourbon-l'Archambault, Saint-Nectaire, la Motte-les-Bains, Bourbonne, Santenay, etc., en France ; Baden-Ba-
den, Wiesbaden, Kissingen, etc., à l'étranger), moyennes (Balaruc, Salies en
Haute-Garonne, Salins-du-Jura, etc., en France ; Kreuznach, Hombourg,
Nauheim, Bex, etc., à l'étranger) et fortes (Salies-de-Béarn, Briscous-Biarritz, La Mouillère, etc., en France ; Rheinfelden, à l'étranger).

Elles provoquent du côté des organes pelviens un mouvement fluxion-
naire, caractérisé par un réveil des phénomènes douloureux, une augmentation des sécrétions, et stimulent la vitalité des organes. Activant la circulation, ces eaux amènent la résorption des vieux exsudats.

En additionnant des eaux-mères à des bains faiblement salés, on rédui-
rait les réactions générales et locales pour atteindre parallèlement les propriétés résolutives du bain salé sur l'état local [2].

Eaux sulfureuses. — Les eaux sulfureuses ont, d'une manière générale,
une action excito-motrice et hémostatique sur l'utérus. Il existe toutefois
des différences entre les diverses sources sulfureuses. Tandis que certaines

---

[1] ALBERT ROBIN et PAUL DALCHÉ, *Traitem. médical des maladies des femmes*, Paris,
1902.

[2] L'eau-mère est le liquide sirupeux et jaunâtre qui reste après l'évaporation des eaux
chlorurées, desquelles on a retiré le sel marin du commerce ; ce sont en somme des
eaux chlorurées concentrées, dans lesquelles la proportion relative de chlorure de
sodium est très diminuée. L'action sédative des eaux-mères serait surtout marquée
pour les eaux de Salies-de-Béarn et de Briscous-Biarritz qui sont très riches en chlorure
de magnésium, alors que les eaux de Nauheim, de Kreuznach renferment surtout du
chlorure de calcium et que celles de Rheinfelden ne contiennent guère que du chlorure de sodium.

sont nettement excito-motrices (Cauterets, Luchon, etc.), d'autres exercent une action sédative sur le système nerveux (Saint-Sauveur, Saint-Honoré).

Eaux faiblement minéralisées. — Ces eaux possèdent en général des propriétés sédatives ; Néris semble convenir surtout aux utérines nerveuses qui y sont soumises à un traitement par des bains prolongés ; Luxeuil, à celles qui ont de vieux reliquats d'inflammation utérine et péri-utérine comme à celles qui se plaignent d'un complexus symptomatique multiple, nervosisme, pertes blanches, anémie, constipation. Le traitement y consiste en bains plus ou moins prolongés combinés avec des irrigations vaginales chaudes, en douches ascendantes, en douches lombaires et hypogastriques.

Bains de boue. — Les bains de boue (Dax, Saint-Amand, Franzensbad, Marienbad, Battaglia, etc.) activeraient la subinvolution de l'utérus.

D'autres eaux, bien que ne semblant avoir aucune action directe sur l'utérus, peuvent être utiles en modifiant les états généraux ou certaines lésions de voisinage qui empêchent la guérison de la maladie génitale, les bicarbonatées sodiques (Vichy, Vals, etc.) chez les femmes présentant des accidents herpétiques ou gastro-intestinaux, les bicarbonatées mixtes et les bicarbonatées chlorurées (Royat, Ems, Saint-Nectaire) chez les anémiques et les arthritiques les eaux du type de Châtel-Guyon chez les constipées ayant de la pléthore intestinale, les eaux ferrugineuses (Forges, Bussang, Spa etc.), chez les chlorotiques à moins qu'il ne s'agisse d'une utérine nerveuse et éréthique, les eaux arsenicales (La Bourboule) chez les lymphatiques. Les bains d'acide carbonique (Royat, Saint-Nectaire) sont certainement congestifs et peuvent rendre des services dans l'aménorrhée.

INDICATION THÉRAPEUTIQUE DES EAUX MINÉRALES

L'*aménorrhée*, liée à la chlorose, est justiciable des eaux ferrugineuses ; si le terrain est lymphatique les eaux salines sont utiles ; s'il y a en même temps de la leucorrhée, les eaux sulfureuses sont indiquées. L'aménorrhée des obèses sera traitée tout d'abord par une cure de réduction (Brides, Châtel-Guyon, Marienbad), celle de cause nerveuse par des eaux chlorurées sodiques tempérées par des additions d'eaux-mères ou par des eaux sédatives (Néris, Luxeuil, etc.). Aux cas de subinvolution utérine conviennent les eaux sulfureuses (Cauterets, Saint-Sauveur), les bains de boue.

La *dysménorrhée* reconnaît les mêmes indications.

Les *métrorragies congestives de la puberté* se trouveront bien d'une saison dans une station chlorurée sodique, à la condition de commencer, surtout chez les jeunes filles très nerveuses, par des bains de faible concentration mitigés même par une quantité appropriée d'eaux-mères. Les *métrorragies de la ménopause* iront à Bourbon-Lancy si elles sont liées à une hypertension artérielle, à Châtel-Guyon, à Brides, à Saint-Gervais s'il y a pléthore abdominale.

Les *métrites catarrhales* sont justiciables des eaux sulfureuses et, lorsqu'elles coïncident avec des manifestations lymphatiques, des eaux chlorurées sodiques fortes. Aux états génitaux douloureux chroniques, aux vieux reliquats inflammatoires conviennent les eaux indifférentes ou peu minéralisées.

L'action des eaux chlorurées sodiques sur les *fibromes* est indéniable; leur emploi est néanmoins contre-indiqué dans les cas accompagnés de troubles cardiaques, de surcharge graisseuse du cœur.

Contre la *stérilité*, on a préconisé les eaux les plus diverses, le résultat obtenu tenant peut-être autant à la bonne hygiène observée qu'à l'action spéciale des eaux.

D'une manière générale, du reste, *une hygiène et un régime bien entendus sont de puissants adjuvants de toute cure hydrominérale.*

DEUXIÈME PARTIE

TECHNIQUE DES OPÉRATIONS PRATIQUÉES SUR LA VULVE, LE VAGIN, L'UTÉRUS ET LES ANNEXES

CHAPITRE PREMIER

CHIRURGIE DE LA VULVE

Sommaire : Notions anatomiques. — Traitement des lésions traumatiques (plaies, contusions). — Traitement des lésions inflammatoires (superficielles, profondes), du kraurosis et de la leucoplasie, du prurit vulvaire. — Opérations sur la vulve, la rétrécissant (infibulation, épisiorraphie, nymphorraphie), l'agrandissant (traitement de l'agglutination des lèvres, des rétrécissements, débridement vulvo-vaginal). — Opérations d'exérèse, ablation du clitoris, de lésions inflammatoires, de tumeurs (bénignes et malignes). — Traitement du vaginisme.

§ 1. — Notions anatomiques.

La vulve se présente sous l'aspect d'une fente médiane antéro-postérieure, bordée à droite et à gauche par deux bourrelets saillants, les grandes lèvres. Lorsqu'on écarte ces dernières on voit deux replis plus petits, les petites lèvres qui en avant se dédoublent pour embrasser le clitoris enfin dans l'intervalle de celles-ci l'orifice vaginal avec l'hymen ou ses débris et l'orifice uréthral.

On décrit sous le nom de fourchette la commissure postérieure de la vulve, sous celui de vestibule la petite région triangulaire délimitée en avant par le clitoris, latéralement par les petites lèvres, en arrière par le méat uréthral. En avant de la fourchette, la séparant de l'entrée du vagin, on voit une petite dépression, la fosse naviculaire.

Profondément la vulve est séparée des régions plus profondes par le diaphragme uro-génital, perforé par l'urèthre et par le vagin, contenant, dans son épaisseur, le muscle transverse profond et, tout contre les branches ischio-pubiennes, l'artère honteuse interne avec les veines et le nerf qui l'accompagnent.

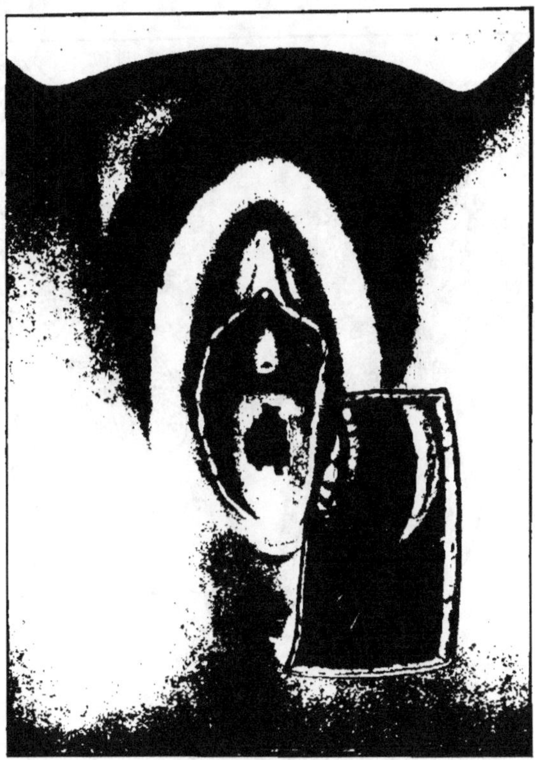

Fig. 81. — Vulve de vierge. Sur la partie disséquée, on voit les rapports de la glande de Bartholin avec le bulbe et les muscles qui recouvrent sa face externe.

Dans l'épaisseur de la partie postérieure des grandes lèvres se trouvent les glandes vulvo-vaginales ou de Bartholin, dont le canal excréteur vient s'ouvrir dans le sillon qui sépare les petites lèvres de l'hymen, à l'union du tiers postérieur avec les deux tiers antérieurs de ce sillon.

En dehors et en avant des glandes vulvo-vaginales se trouve le bulbe de la vulve, appelé à tort bulbe du vagin, car il se trouve au-dessous du diaphragme uro-génital. Ce bulbe de la vulve, en forme de sangsue gorgée de sang, à petite extrémité antérieure, est lui-même recouvert par le muscle bulbo-caverneux ou constricteur de la vulve.

Dans la masse graisseuse qui constitue la plus grande partie de la grande lèvre, on trouve des tractus fibreux, terminaison du ligament rond, et quelquefois un prolongement péritonéal connu sous le nom de canal de Nück.

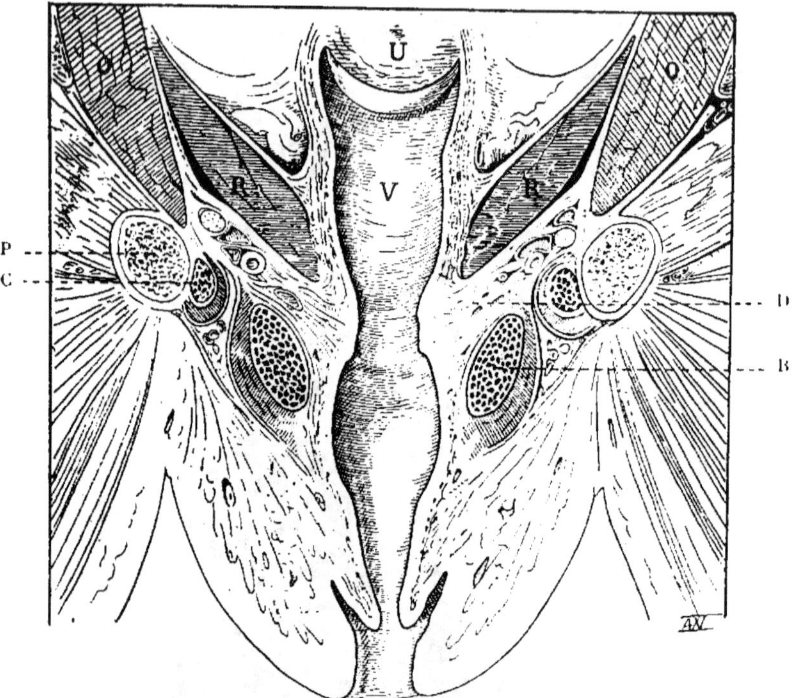

Fig. 85. — Coupe verticale et transversale du bassin (d'après Farabeuf).

Le diaphragme uro-génital D avec les vaisseaux et nerfs qu'il contient est blanc. Au-dessus de lui, les organes profonds V, vagin. U, utérus. R, releveur. O, obturateur interne. Au-dessous de lui, la vulve, C, corps caverneux du clitoris. B, bulbe de la vulve. En P, on voit la coupe du pubis.

Les vaisseaux des grandes lèvres, surtout les veines, sont très nombreux. Les artères viennent de la honteuse interne, qui donne deux branches collatérales, la périnéale superficielle qui se ramifie dans le tissu cellulaire sous-cutané, la périnéale profonde ou bulbeuse qui va au bulbe de la vulve, et deux branches terminales l'artère caverneuse au corps caverneux du clitoris, la dorsale du clitoris au revêtement de celui-ci.

Les veines répondent plus ou moins aux artères; elles s'anastomosent avec le plexus de Santorini et avec des branches de la saphène interne. Elles se dilatent souvent pendant la grossesse.

Les lymphatiques vont aux ganglions inguinaux.

Les nerfs viennent du honteux interne.

§ 2. — Traitement des lésions traumatiques de la vulve.

1° Traitement des plaies de la vulve.

En principe *toute plaie de la vulve doit être réunie*, la réunion immédiate ayant dans cette région un triple but :

1° Faire l'hémostase, des plaies même petites peuvent être le point de départ d'hémorragies dangereuses [1].

2° Empêcher les infections secondaires, faciles dans une région dont l'asepsie est presque impossible à réaliser d'une manière permanente.

3° Éviter, dans l'avenir, la production de cicatrices vicieuses, qui pourraient déformer ou rétrécir l'orifice vulvaire.

On ne peut toutefois pas appliquer la réunion à tous les cas de plaie de la vulve; elle est contre-indiquée lors de plaie infectée; elle est quelquefois impossible à cause des dimensions extrêmes de la plaie. Il importe alors de surveiller de très près la cicatrisation.

Les *brûlures de la vulve et les pertes de substance consécutives à certaines ulcérations aiguës de la région* (noma, pustules varioliques confluentes...,etc.) réclament une attention toute spéciale. Très souvent des greffes ou des autoplasties secondaires sont indiquées pour atténuer dans la mesure du possible les fâcheux effets cosmétiques et fonctionnels du travail de réparation.

2° Traitement des contusions de la vulve.

Les contusions de la vulve, survenant pendant la puerpéralité ou en dehors de celle-ci, sont intéressantes au point de vue thérapeutique, lorsqu'elles aboutissent à la production d'un hématome.

Ces *hématomes vulvaires*, souvent décrits à tort sous le nom de thrombus du vagin, sont le résultat d'une déchirure du bulbe de la vulve, dont le sang s'épanche dans la grande lèvre [2].

---

[1] En particulier pendant la grossesse. NAHMACHER a publié l'histoire d'une femme chez laquelle la rupture d'une varice vulvaire, dans le dernier mois de la grossesse, amena la mort par hémorragie en une heure (*Berlin. klin. Woch.*, 1890, p. 968). — HYDE a, de même, vu la mort survenir en quarante minutes à la suite de la rupture d'une varice consécutive à une chute (*Transactions of the obstetr. society*, London, t. XI.).

[2] Le bulbe est situé au-dessous de l'aponévrose moyenne, c'est un organe de la vulve et non du vagin (Voir fig. 85).

Si l'hématome est peu volumineux, on se borne à assurer l'asepsie des téguments, importante, si ceux-ci présentent des excoriations afin d'éviter l'infection de l'épanchement sanguin sous-jacent qui pourrait survenir à la suite de la pénétration de microbes à leur niveau.

Lorsque l'hématome est volumineux, il faut l'inciser largement, évacuer les caillots, faire l'hémostase et terminer par la suture du foyer, veillant à ce que les fils encerclent toute la cavité, qui contenait le sang, afin d'éviter la formation de cavités virtuelles où pourraient se faire de nouveaux épanchements.

Lorsque les parois du foyer semblent trop contuses et que le résultat de la réunion est douteux, on se contente de tamponner la cavité à la gaze iodoformée.

Quand l'hématome est infecté, quel que soit son volume, il faut faire une incision longue et précoce.

Dans tous les cas, l'incision est pratiquée sur le point le plus saillant de la tuméfaction et parallèlement à l'axe de la grande lèvre.

§ 3. — **Traitement des lésions inflammatoires.**

Les lésions inflammatoires peuvent être *superficielles* ou *profondes*.

1° LÉSIONS INFLAMMATOIRES SUPERFICIELLES.

Certaines lésions inflammatoires superficielles, les *kystes sébacés enflammés*, les *furoncles*, ne présentent rien de particulier et doivent être traitées comme dans toute autre région.

L'*érythème* n'est pas rare chez les diabétiques, les obèses et chez certaines femmes dont la peau s'irrite facilement au contact d'un écoulement leucorrhéique. Des injections vaginales alcalines et l'application locale de poudres inertes en ont généralement raison.

L'*intertrigo*, si fréquent au voisinage de la vulve chez les femmes grasses, sera traité par les bains de siège, les lavages avec une solution de sublimé à 1 p. 2.000 et par l'application de poudres isolantes (oxyde de zinc, talc, etc.).

L'*herpès* ne réclame aucun traitement spécial; quelques lavages avec de l'eau blanche, des applications de poudre de talc et, si une ulcération persiste, des badigeonnages avec une solution de nitrate d'argent à 1 p. 30, suffisent.

L'*eczéma* sera traité par les moyens habituels, tout en n'oubliant pas qu'il peut être entretenu par un écoulement vaginal ou le diabète. Contre l'*éry-

thrasma, qui occupe le plus souvent le pli génito-crural, on fait au début des badigeonnages avec de la teinture d'iode, puis quand la desquamation se produit, des applications de poudre de talc additionnée d'un peu d'acide salicylique, 2 p. 100.

Les *vulvites*, au contraire, réclament un traitement spécial, variant suivant les cas :

Dans la *vulvite sébacée*, caractérisée par une hypersécrétion de matière sébacée formant une sorte de lame membraneuse à la face interne des grandes lèvres, sur les petites et autour du clitoris, et laissant au-dessous d'elle, lorsqu'on enlève par frottement la couche de sebum, une muqueuse plus rouge qu'à l'état normal, on prescrira des bains, des soins de propreté minutieuse, des lotions savonneuses ou alcalines.

Dans la *vulvite muqueuse,* où il y a hypersécrétion muqueuse, où la femme dit qu'elle se mouille, on conseillera les lotions froides, astringentes (eau blanche, solution d'alun, de sulfate de zinc) et l'application de poudres inertes.

La vulvite compliquée de vaginite reconnaît comme traitement celui de la vaginite.

Il y a toutefois une forme de vulvo-vaginite qui doit nous arrêter, la *vulvo-vaginite de l'enfance*. Il est aujourd'hui établi que cette vulvo-vaginite des petites filles est une affection à gonocoques, due à une inoculation.

Son traitement doit être tout d'abord prophylactique. Il faut traiter les écoulements de la mère, l'avertir des dangers de contagion pour son enfant par le linge, par une éponge commune; il faut dans les salles d'hôpital éviter de se servir du même thermomètre pour prendre la température vaginale d'une série d'enfants. On a vu des épidémies de vulvites ne pas reconnaître d'autre cause.

Le traitement curatif consiste en un lavage vulvo-vaginal fait le matin par le médecin avec une petite canule, une sonde rouge uréthrale et une solution de permanganate de potasse à 1 p. 1.000; on recommandera à la mère de bien laver le soir les parties extérieures avec une solution de sublimé à 1 p. 10.000 et dans l'intervalle des lavages de maintenir les lèvres un peu écartées en plaçant entre elles un petit tampon d'ouate antiseptique (à l'acide borique, au salol, etc.).

A ce traitement local il est bon d'associer un traitement général (iodure de fer, bains sulfureux).

Certaines de ces vulvo-vaginites s'accompagnent du développement de bourgeons fongueux autour de l'orifice uréthral, bourgeons qui peuvent être le point de départ d'hémorragies et faire croire à des attentats criminels, à une apparition prématurée des règles. Quelques attouchements avec une solution de nitrate d'argent (à 1 p. 100) suffisent pour les faire disparaître.

2° TRAITEMENT DES LÉSIONS INFLAMMATOIRES PROFONDES.

Les *abcès lymphangitiques* des grandes lèvres doivent être traités par l'incision directe comme dans toute autre région, de même les abcès développés autour d'un corps étranger, les hématomes suppurés, etc.

Les seules lésions inflammatoires profondes de la vulve intéressantes sont les *inflammations de la glande vulvo-vaginale ou bartholinites.*

Lorsqu'une collection purulente existe, que celle-ci soit limitée à la glande ou qu'elle se soit étendue à toute la grande lèvre, le traitement est le même : Incision plus ou moins longue, parallèle au grand axe de la lèvre et sur sa face interne. Comme cette incision a grande tendance à se fermer spontanément, avant que la cavité de l'abcès ait eu le temps de s'oblitérer ou de se combler, on a quelquefois conseillé de tamponner la cavité ou même d'exciser une ellipse de muqueuse pour empêcher sa cicatrisation trop rapide.

Malgré les précautions prises, il est fréquent de voir des fistules persister, des abcès à répétition survenir, c'est qu'il persiste des portions de glande malade qui entretiennent la suppuration. Aussi, pour obtenir une guérison radicale, est-on obligé de pratiquer l'ablation complète de la glande.

Cette extirpation de la glande ne doit pas être faite au moment d'une poussée inflammatoire aiguë ; il faut attendre 8 à 10 jours, après l'incision de l'abcès. L'extirpation immédiate ne peut être conseillée que dans les cas chroniques ou dans les bartholinites au début, alors qu'il n'y a qu'un simple noyau induré avec point central ramolli, en un mot, lorsque les lésions inflammatoires sont primitivement ou secondairement limitées à la glande.

Cette extirpation doit être faite suivant des règles analogues à celles que nous donnerons plus loin pour l'ablation des kystes vulvo-vaginaux [1].

Elle est indiquée même au cours de la grossesse, le foyer suppuré, à moitié éteint, de ces bartholinites chroniques pouvant être une cause d'infection au moment de l'accouchement et les dangers d'avortement consécutifs à l'opération n'étant pas aussi grands qu'on le croyait autrefois.

Lorsqu'une bartholinite n'a pas été méthodiquement traitée, une *fistule* peut persister. Pour les fistules simples, l'incision suivie de l'excision du trajet et de la glande suffit. Pour les fistules s'ouvrant sur la face interne de la vulve et au périnée, plus encore pour celles qui vont aboutir dans le canal anal, la petite opération, que nous venons de décrire, est insuffisante : Il faut sectionner complètement le périnée jusqu'au niveau du trajet fistuleux que l'on excise, puis procéder à la reconstitution du corps périnéal par un des procédés que nous décrirons plus loin [2], la cicatrisation spontanée

[1] Voir plus haut, p. 103.
[2] Voir *Périnéorraphie.*

pouvant se faire d'une manière irrégulière et laissant toujours un périnée insuffisant.

3° TRAITEMENT DU KRAUROSIS ET DE LA LEUCOPLASIE.

La *leucoplasie*, caractérisée par le développement de plaques blanches, ne nécessite qu'un traitement très simple. Il suffit d'éviter toute cause d'irritation et de faire des injections alcalines. Seules les plaques leucoplasiques, qui s'épaississent, sont justiciables d'une opération d'exérèse, car on doit toujours craindre, en pareil cas, le développement secondaire d'un cancer.

Le *kraurosis* (κραυρωσις, rétraction), caractérisé par la rétraction atrophique de la peau, relève, dans la majorité des cas, d'un traitement purement médical (propreté minutieuse de la région, traitement des écoulements vaginaux concomitants, injections et ablutions adoucissantes, alcalines, etc.). Le traitement chirurgical convient aux cas compliqués de plaques leucoplasiques persistantes ou de dyspareunie [1].

4° TRAITEMENT DU PRURIT VULVAIRE.

Comme pour tous les prurits il y a lieu de rechercher et de *traiter la cause*. Celle-ci est quelquefois très nette : pediculi, vers intestinaux, malpropreté, écoulements vaginaux; ces derniers peuvent être peu abondants ; pour mettre leur rôle en évidence, il suffit de placer un tampon dans le vagin; les démangeaisons disparaissent tant que le tampon est en place.

Le diabète peut être souvent incriminé, qu'il y ait là le résultat d'une action hématogène ou que le prurit soit simplement le résultat d'une irritation locale par l'urine.

On n'admettra le prurit essentiel que dans le cas où les investigations les mieux dirigées n'auront permis de trouver aucune cause à l'affection.

Les injections avec de l'eau bouillie très chaude, des ovules vaginaux contenant un peu de chlorhydrate de cocaïne (0,02 à 0,03 centigr.), des badigeonnages avec une solution de nitrate d'argent à 1 p. 20, etc., procurent aux malades un réel soulagement.

Quant au *traitement réel* du prurit, il a été diversement compris suivant l'idée qu'on se faisait de la nature exacte de la maladie. Sänger et Kelly, qui croient à une dermato-névrite, conseillent l'excision des plaques, siège du prurit. Ruge, qui ne voit dans le prurit vulvaire qu'une maladie parasitaire, préconise un traitement plus simple : Il lave, savonne et nettoie à fond le col, le vagin et la vulve, puis il applique sur cette dernière de la vaseline phéniquée (3 à 4 p. 100). Il recommence le nettoyage au bout de

[1] JAYLE, le Kraurosis vulvæ. *Rev. de gyn. et de chir. abdom.*, Paris, 1906, p. 633.

quelques jours et arrive ainsi à obtenir rapidement une guérison complète. Hirst et Tavel conseillent des résections nerveuses dans les cas invétérés.

§ 4. — **Opérations sur la vulve.**

Quelques-unes des opérations pratiquées sur la vulve n'ont que peu d'importance et ne nous arrêteront pas :

Les *adhérences du capuchon du clitoris*, qui peuvent s'accompagner de rétention de smegma, de véritables concrétions et par suite d'irritation, de masturbation, seront décollées avec une petite sonde mousse après rétraction du capuchon vers le pubis et application de cocaïne locale. Quand la libération est terminée, on enduit le clitoris rouge et dénudé de vaseline et l'on recommande à la mère de ramener tous les jours le capuchon du clitoris en arrière, vaselinant chaque fois les parties, de manière à empêcher la reproduction des adhérences [1].

L'*ablation des petites lèvres*, pratiquée par certaines peuplades, les Maures par exemple, suivant un rituel analogue à celui de la circoncision des Israélites, ne trouve que rarement son indication dans le cas de développement par trop exagéré.

D'une manière générale, les opérations, que l'on peut exécuter sur la vulve, peuvent être réparties en trois groupes :

1° Les opérations ayant pour but de rétrécir ou de fermer l'orifice vulvaire ;

2° Les opérations ayant pour but d'agrandir cet orifice ;

3° Les opérations d'exérèse.

1° Opérations rétrécissant ou fermant la vulve.

Les opérations ayant pour but le rétrécissement ou l'occlusion de l'orifice vulvaire sont au nombre de trois : l'infibulation, l'épisiorraphie, la nymphorraphie. A vrai dire, ces trois opérations appartiennent plutôt au domaine de la chirurgie rétrospective.

Cela est vrai surtout de l'*infibulation* [2] qui consiste à réunir les grandes lèvres par un anneau métallique. Fréquemment pratiquée au moyen âge, cette coutume existerait encore en Éthiopie, où il serait, paraît-il, de règle de coudre avec un fil d'amiante les grandes lèvres chez les fillettes de 1 an à 18 mois. Au moment du mariage, la mère du fiancé examine la jeune fille et

---

[1] BACON, Adhesion of the female prepuce, *Americ. gyn. and obstet. Journ.*, N.-Y, 1898 t. I, p. 278. — KELLY, *Operative gynecology*, New-York, 1898.

[2] DEBRAND, *Des rétrécissements du conduit vulvo-vaginal*. Th. de Paris, 1884.

ne consent au mariage qu'après avoir constaté l'intégrité de la fibule qui est incisée en grande pompe.

Dans l'*épisiorraphie*[1] on enlève les petites lèvres, puis on avive la face interne des grandes et on suture les surfaces avivées. La *nymphorraphie*[2] est une opération du même ordre, dans laquelle l'avivement et la suture portent sur les petites lèvres. Employées dans quelques cas de fistules vésico-vaginales rebelles, ces deux opérations constituent un déplorable pis-aller et ne sont que très exceptionnellement indiquées, le vagin transformé en diverticule de la vessie devenant le plus souvent le siège de calculs qui obligent à ouvrir secondairement ce qu'on a fermé.

2° OPÉRATIONS AGRANDISSANT L'ORIFICE VULVAIRE.

Traitement de l'agglutination des lèvres. — La plus simple de ces opérations est celle qui consiste à séparer d'un coup de sonde cannelée *les lèvres agglutinées*, soit par suite d'une lésion congénitale, soit par suite d'une inflammation ayant amené la chute de l'épithélium et secondairement l'agglutination des grandes lèvres en bas, des petites en haut[3].

Traitement des rétrécissements cicatriciels. — Les rétrécissements cicatriciels peuvent être traités par la dilatation simple. Mais celle-ci ne donne, on le conçoit, que des résultats temporaires. On peut en dire autant de la simple section des brides cicatricielles. La guérison définitive ne peut être obtenue que par une opération réalisant l'ablation du tissu de cicatrice et comblant la perte de substance par une autoplastie immédiate.

Débridement vulvo-vaginal. — Préconisé en Allemagne par Dührssen, en France par Chaput, le débridement vulvo-vaginal consiste dans une longue incision postéro-latérale[4]. L'incision peut être faite de dehors en dedans ou par transfixion. Du côté de la peau elle est représentée par une ligne qui commence en haut à 2 centimètres environ de la fourchette, se dirige en bas et en dehors vers l'ischion et s'arrête après un parcours de 4 à 5 centimètres ; profondément elle se prolonge en haut dans le vagin à 5 centimètres du bord de la vulve dans le même plan que l'incision cutanée.

Quelques pinces ayant assuré l'hémostase, le chirurgien pratique l'inter-

---

[1] De επισειον, lèvre.
[2] De nymphes, petites lèvres.
[3] SANGER, Conglutinatio labiorum. *Centr.-Bl. f. Gyn.*, Leipzig, 1891, n° 50. — ROSS (J.-W), Conglutinatio labiorum. *Centr.-Bl. f. Gyn.*, 1892, p. 284.
[4] CHAPUT, Du rétrécissement vulvo-vaginal. *Congrès français de chirurgie*, 1892, p. 618. — MALLET (H.), *Du débridement de la vulve comme opération préliminaire dans les interventions sur l'utérus, le vagin et la vessie.* Th. de Paris, 1891-1892.

vention que doit permettre cette voie préliminaire d'accès, puis il termine par la suture.

Lorsqu'il veut reconstituer les parties dans l'état antérieur, il commence par placer à l'union du segment périnéal et du segment vaginal, suivant le petit axe du losange de débridement un fil solide (fil d'argent ou soie), qui passe au-dessous des surfaces cruentées de manière à supprimer toute cavité virtuelle, puis il suture au catgut la muqueuse vaginale, au crin la partie externe.

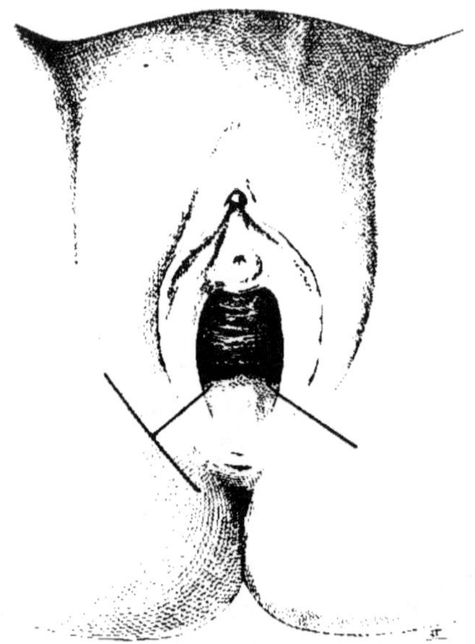

Fig. 86. — Débridement vulvo-vaginal. Sur le côté gauche, débridement simple ; sur le droit, débridement combiné à une périnéotomie latérale.

Dans les cas où il existe un rétrécissement cicatriciel de la région vulvo-vaginale, comme le fait s'observe dans certaines fistules vésico-vaginales, on se trouve bien de laisser, après avoir lié les vaisseaux, la plaie se cicatriser à plat, ou bien on la suture dans un sens perpendiculaire à celui de la plaie pratiquée, commençant par placer un premier fil suivant le grand axe du losange, de la muqueuse vaginale à la peau, suturant ensuite à droite et à gauche le reste de la plaie, en réunissant toujours la muqueuse vaginale à la peau. De cette manière on obtient, comme nous l'avons fait plusieurs fois, la guérison du rétrécissement vulvo-vaginal après avoir utilisé le débridement comme voie préliminaire d'accès.

A côté du débridement vulvo-vaginal, nous devons mentionner le procédé, employé par Michaux, de *périnéotomie latérale combinée* au débridement vulvo-vaginal[1]. Michaux fait une incision ischio-rectale de 10 centimètres, parallèle au sillon interfessier et à un gros travers de doigt au-dessus de ce sillon; cette incision commence en arrière à peu près au niveau de l'anus et finit en avant au croisement de la grande lèvre et de la branche ischio-pubienne. Elle est creusée en profondeur jusqu'à atteindre la face externe du vagin, qu'on incise, prolongeant, si l'on veut, l'incision jusqu'à la vulve et arrivant ainsi par cette voie à faire un débridement vulvo-vaginal.

Les *indications du débridement vulvo-vaginal* nous paraissent des plus restreintes. Comme temps préalable d'une hystérectomie vaginale, on peut nettement le rejeter. Si le volume de la tumeur ou les dimensions exiguës du vagin rendent impossible l'ablation de l'utérus par la voie vaginale, il est beaucoup plus simple d'avoir recours à l'hystérectomie abdominale ou de morceler la tumeur. Le débridement vulvo-vaginal mérite cependant d'être conservé dans certains cas de dystocie périnéale, dans certaines opérations sur l'utérus chez les vierges, pour l'ablation de quelques tumeurs du vagin, enfin pour le traitement de certaines fistules vésico-vaginales d'accès difficile, surtout lorsqu'elles sont hautes et compliquées de rétrécissement cicatriciel du vagin.

3° Opérations d'exérèse.

Nous étudierons successivement les exérèses pour lésions inflammatoires et les exérèses pour néoplasmes. Au préalable nous dirons simplement un mot de l'ablation du clitoris sain ou simplement malformé, car les indications de cette ablation sont tout à fait spéciales.

Ablation du clitoris. — On a préconisé l'ablation du clitoris comme traitement de l'hystéro-épilepsie (Baker-Brown). Cette ablation n'a donné aucun résultat. On peut en dire autant de l'exérèse du clitoris dirigée contre la masturbation. Tout au plus est-on autorisé à intervenir dans ce cas si l'enfant présente un clitoris anormalement développé. Il se peut en effet que l'exagération de volume de l'organe en exposant celui-ci aux frottements soit pour quelque chose dans la genèse de la masturbation. En somme, l'unique indication de l'exérèse du clitoris sain est l'hypertrophie de cet organe, portée à un tel degré qu'il simule une verge masculine (variété de pseudo-hermaphrodisme connue sous le nom de gynandrie). Indépendamment de l'inconvénient que nous venons d'indiquer, cette hypertrophie peut

---

[1] MICHAUX, La voie ischio-rectale dans le traitement des fistules vésico-vaginales hautes. *Congrès français de chirurgie,* 1892, p. 718.

en effet être encore une cause de gêne dans l'accomplissement des fonctions
sexuelles.

L'indication de l'amputation du clitoris se présente encore dans le cas où
l'organe est le siège d'une dégénérescence carcinomateuse.

Le manuel opératoire de l'amputation clitoridienne est des plus simples.
On dissèque à la base du clitoris hypertrophié une collerette de muqueuse,

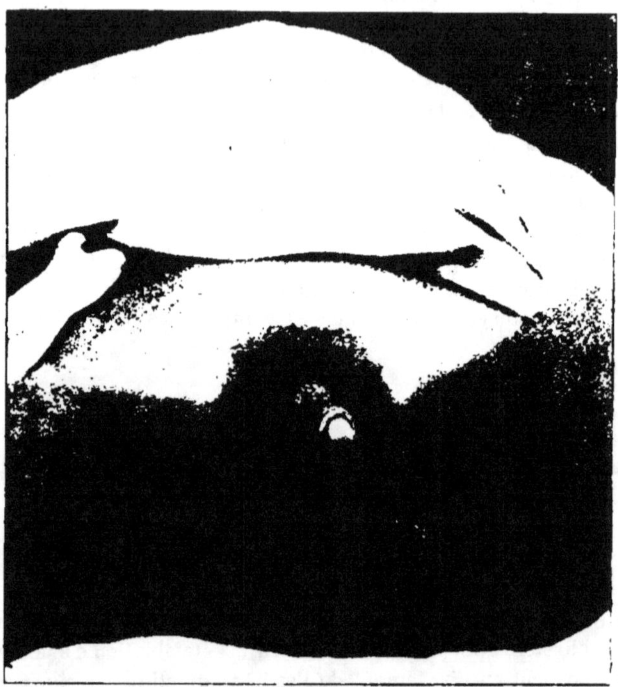

Fig. 87. — Hypertrophie du clitoris ayant nécessité l'ablation de l'organe.

puis on sectionne transversalement le cylindre érectile clitoridien ; cette section donne lieu à une légère hémorragie veineuse, que deux ou trois points
de catgut, comprenant l'enveloppe fibreuse du tissu caverneux, suffisent à
arrêter. La muqueuse est ensuite rabattue sur le petit moignon ainsi formé
et est suturée au crin.

Exérèses pour lésions inflammatoires. — Certaines maladies d'ordre
inflammatoire peuvent nécessiter des opérations d'exérèse.

C'est ainsi qu'un *chancre* de la vulve peut quelquefois laisser, à sa suite, un *noyaux scléreux*, persistant indéfiniment et devenant gênant, noyau dont il est indiqué de pratiquer l'excision. Celle-ci ne présente rien de particulier et doit être suivie d'une suture immédiate.

Le *lupus*, dont l'esthiomène (*ulcus rodens* des Allemands) ne constitue qu'une variété, doit être également traité par l'ablation suivie d'autoplastie[1]. On se comportera de même à l'égard des formes graves de *kraurosis*[2], et des *leucoplasies* avec épaississement des tissus[3].

L'éléphantiasis de la vulve est aussi justiciable de l'ablation. En pareil cas l'exérèse est quelquefois très étendue ; il est cependant exceptionnel qu'on soit gêné pour la réunion. En revanche il importe de soigner tout particulièrement l'hémostase, sous peine de voir se produire des hématomes, qui sont exposés à suppurer en raison de la difficulté que l'on éprouve à réaliser l'asepsie préopératoire des masses éléphantiasiques[4].

Ablation des néoplasmes de la vulve. — Au point de vue opératoire, on peut répartir les tumeurs de la région vulvaire en deux groupes : les *tumeurs bénignes* et les *tumeurs malignes*.

I. — TRAITEMENT DES TUMEURS BÉNIGNES.

Les tumeurs bénignes sont *cutanées* ou *sous-cutanées*.

1° *Tumeurs cutanées. Végétations.* — Les *végétations* sont les plus fréquentes des tumeurs cutanées. On peut essayer d'enrayer leur développement en traitant l'écoulement irritant qui les a provoquées et en les saupoudrant d'une poudre astringente, telle que la poudre d'alun. Ces moyens sont le plus souvent insuffisants et il faut avoir recours, pour guérir les végétations, à une petite intervention chirurgicale.

L'excision avec des ciseaux n'est nécessaire que pour les végétations volumineuses, présentant un pédicule épais et résistant. Pour les autres la curette tranchante suffit.

Il faut simplement veiller à ce que la peau que l'on racle avec la curette

---

[1] Voir plus loin l'exérèse des tumeurs malignes. Lorsque l'extirpation totale est impossible, on peut améliorer l'état local par des attouchements au fer rouge ou des applications d'acide lactique, de solutions concentrées de chlorure de zinc, etc.

[2] Sur 5 cas de kraurosis opérés par Martin, 4 fois on obtint une guérison définitive, dans un cas survint une récidive. Une exérèse large mettra à l'abri de cet accident. Consulter sur le kraurosis : ARNOUX, *Contribution à l'étude du kraurosis vulvæ*. Th. de Paris, 1898-1899, n° 621. JAYLE, *Revue de Gynécologie*, Paris, 1906, p. 633.

[3] PNIFFE DE MAGOUDEAU, *Contribution à l'étude de la leucokératose vulvo-vaginale*. Th. de Paris, 1896-1897, n° 362. — BEX, *Leucoplasies et cancroïdes de la muqueuse vulvo-vaginale*. Th. de Paris, 1887-1888.

[4] Il ne faut pas confondre l'éléphantiasis vrai de la vulve avec les pseudo-éléphantiasis, sortes d'œdèmes indurés qui accompagnent certaines lésions ulcéreuses, plus particulièrement les lésions syphilitiques et qui, disparaissant en même temps que la cause qui les a provoqués, ne sont nullement justiciables d'une intervention opératoire.

soit bien tendue, pour que l'on désinsère les végétations, sans érailler les téguments sur lesquels elles s'implantent.

Le curettage terminé, on touche légèrement les points d'implantation qui saignent avec le thermo-cautère maintenu au rouge sombre. Cette cautérisation superficielle a le double avantage d'arrêter le suintement sanguin et de prévenir les récidives.

Un peu de poudre d'iodoforme et l'application d'une feuille d'ouate suffisent pour obtenir la guérison, qui se fait sans laisser de cicatrice.

Cette ablation est si simple que nous croyons qu'il y a lieu de la pratiquer, même au cours de la grossesse, d'autant que la présence des végétations peut au moment de l'accouchement être une cause d'accidents [1].

Molluscum. — On doit réserver le nom de *molluscum de la vulve* aux fibromes cutanés de cette région. Ces tumeurs sont le plus souvent pédiculées. La simple section de leur pédicule avec ou sans ligature préalable peut amener la guérison. Mieux vaut cependant extirper leur base d'implantation et réunir la petite perte de substance ainsi créée par un ou deux points de suture. Exceptionnellement, comme dans un cas de Jalaguier, le molluscum se continue avec une production fibreuse sous-cutanée, qui peut s'étendre jusqu'au voisinage de l'ischion et obliger à une véritable dissection.

2° *Tumeurs sous-cutanées.* — Les tumeurs sous-cutanées sont liquides ou solides.

Les tumeurs liquides peuvent être limitées à la vulve ou s'étendre à une région voisine.

Les tumeurs étendues aux régions voisines sont des *kystes sacculaires* et des *kystes du diverticule péritonéal* ou canal de Nück [2]. L'ablation de cette catégorie de tumeurs est en tous points comparable à celle d'un sac herniaire. Il faut, après incision des tissus qui les recouvrent, ouvrir la cavité kystique, la vider de son contenu et extirper sa paroi, en ayant soin de rester au contact de son feuillet le plus interne de manière à éviter de se perdre dans des plans de clivage plus éloignés et à ne pas léser les vaisseaux ou les parties environnantes.

Parmi les tumeurs kystiques limitées à la vulve, il en est dont l'ablation ne présente rien de particulier, les *kystes simples* et les *kystes sébacés* par exemple. D'autres méritent, au contraire, de nous arrêter un instant, ce sont les *kystes de la glande de Bartholin.*

Pour les aborder, on fait sur toute la hauteur du kyste une incision suivant l'axe de la vulve, à la limite de la grande et de la petite lèvre. On arrive ainsi sur le kyste, que l'on dissèque, sans le perforer, restant à son contact direct, de manière à éviter en dedans la perforation du revêtement mu-

---

[1] LEFER (A.), *Contribution à l'étude des végétations chez les femmes enceintes.* Th. de Paris, 1898-1899, n° 492.
[2] WECHSELMANN, *Archiv f. klin. Chir.*, Berlin, 1890, t. XLIII, p. 578.

queux quelquefois très mince, qui double la paroi du kyste, en dehors la
lésion du bulbe de la vulve et de l'artère transverse du périnée. On termine
l'opération en liant les vaisseaux pour éviter la formation d'un hématome,
en plaçant quelques points perdus au catgut et en suturant les téguments.

Dans les cas où le kyste semble d'une extirpation totale difficile, on se
contente de l'ouvrir, on curette sa face interne, on la badigeonne avec une

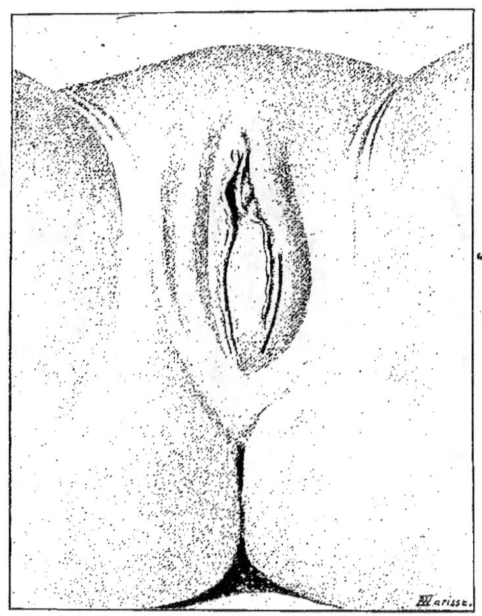

Fig. 88. — Incision pour aborder la glande de Bartholin.

solution de nitrate d'argent à 1 p. 5, de chlorure de zinc à 1 p. 10 et l'on tamponne avec une lanière de gaze iodoformée qu'on laisse en place jusqu'à ce
qu'elle baigne dans le pus, renouvelant alors le tamponnement chaque jour
de manière à maintenir la plaie béante jusqu'à ce qu'elle ait été comblée par
bourgeonnement.

Les tumeurs bénignes solides, limitées à la vulve (*lipomes*) ou étendues
aux régions voisines (*fibro-adénomes du ligament rond, myxo-fibromes péri-
neaux*), ne présentent pour leur ablation rien de particulier [1].

[1] Mauclaire, Molluscum pendulum de la vulve. *Annales de gynécologie*, Paris, 1893,
t. II, p. 409.

II. — TRAITEMENT DES TUMEURS MALIGNES.

Les *épithéliomas de la vulve* [1] doivent être enlevés au bistouri, en bloc avec les engorgements ganglionnaires qui les accompagnent. La perte de substance est comblée par un quelconque des procédés ordinaires d'autoplastie. Le seul point particulier est de surveiller la réfection de l'orifice urétral lorsque la tumeur occupe la région du méat, de manière à ce que la malade ne soit pas exposée à des accidents liés au rétrécissement secondaire du nouvel urètre (voir fig. 89, 90, 91.

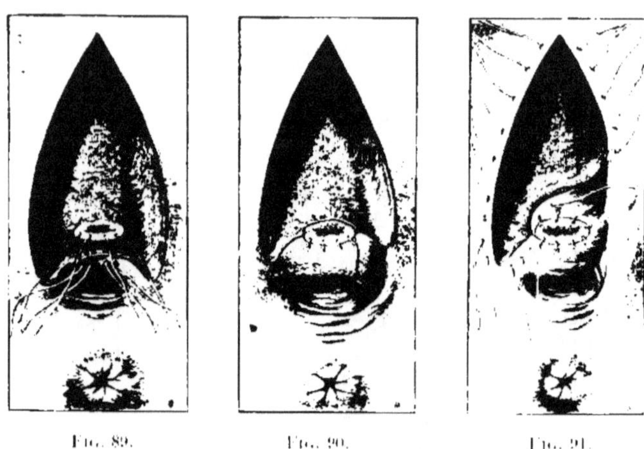

Fig. 89.   Fig. 90.   Fig. 91.

Réfection du méat et autoplastie après extirpation de la partie antérieure de la vulve d'après Kelly.

Quand l'épithélioma semble inextirpable, il faut se contenter d'un traitement palliatif, protégeant, avec une pommade (vaseline et oxyde de zinc au quart), les cuisses contre l'irritation locale que produit le contact d'un écoulement irritant venu de l'ulcération, lavant cette dernière avec des solutions antiseptiques, la poudrant d'iodoforme ou même, si elle saigne, si elle est couverte de bourgeons sphacélés, la curettant. Quelques chirurgiens ont conseillé, à l'exemple de Kraske, de faire suivre le curettage de l'ulcération du glissement au-dessus d'elle d'un lambeau cutané [2].

Très exceptionnellement on peut avoir à enlever une tumeur maligne plus profonde, un cancer de la glande de Bartholin [3].

[1] TELLIER, RICHARD. Ueber das Vulvakarzinom. *Zeitsch. f. Geb. u. Gyn.*, Stuttgart, 1907, t. LXI, p. 309.

[2] KRASKE. *Münchener med. Woch.*, 1889, p. 1.

[3] GIUSEPPE TROTTA. Un caso di carcinoma della glandola del Bartolini. *Archivio di Ostetricia e Ginecologia*, Napoli, 1900, t. VII, n. 4.

§ 5. — Traitement du vaginisme.

Le vaginisme est caractérisé par une contraction douloureuse réflexe de l'appareil musculaire sphinctérien de l'orifice vulvo-vaginal. Il frappe à la fois le sphincter de la vulve (muscle constricteur de la vulve) et le sphincter du vagin (fibres antérieures du releveur coccy-périnéal), ce qui fait que l'on a distingué un vaginisme inférieur et un supérieur.

On a proposé pour cette affection, sans gravité au point de vue de la vie mais néanmoins très pénible pour les malades qui en sont affectées, les traitements les plus bizarres.

Pour obtenir la fécondation, Gaillard Thomas conseillait de faire pratiquer le coït pendant l'anesthésie qui fait cesser la contracture ! D'autres ont fait la section des nerfs de la vulve. Tous ces traitements sont aujourd'hui abandonnés.

Le premier point à déterminer lorsqu'on se trouve en présence d'un cas de vaginisme, c'est d'en *préciser la cause*. S'il existe un polype urétral, une vaginite, une fissure, des excoriations douloureuses, une sensibilité locale exagérée à la suite d'un premier coït, le premier point sera d'interdire, pendant un temps, tout rapport sexuel et de traiter la lésion qui peut être le point de départ du réflexe constricteur. Comme le plus souvent il s'agit en même temps de femmes nerveuses, on prescrira avec avantage de grands bains tièdes prolongés, des irrigations tièdes, des antispasmodiques à l'intérieur, au besoin un traitement hydrothérapique. Le premier coït ne sera pratiqué qu'une fois toute sensibilité locale disparue et après application de vaseline cocaïnée.

Lomer a obtenu des guérisons par l'application de courants continus [1].

Nous avons toujours pu éviter les interventions opératoires que nous allons décrire et qui ont été en vogue pendant un temps.

1° Dilatation brusque sous anesthésie. — Elle se pratique très simplement avec le spéculum de Trélat.

2° Excision de l'hymen et débridement de l'entrée du vagin. — Marion Sims excisait l'hymen, dilatait avec deux doigts l'orifice vulvo-vaginal, puis faisait, à droite et à gauche de la colonne médiane postérieure du vagin, deux incisions qui se rejoignaient en bas et en arrière sur la ligne médiane du périnée, donnant ainsi une forme en Y à l'incision. Par ces incisions, il coupait partiellement le constricteur, puis dilatait fortement l'orifice. Pen-

---

[1] Lomer, *Centr.-Bl. f. Gyn.*, 1889, p. 870.

dant les jours suivants il laissait à demeure un dilatateur conique, quatre à cinq heures par jour.

3° **Opérations plastiques**. — De nombreux procédés ont été imaginés. Tous incisent la peau, mettent à nu le constricteur, coupent une partie de ses fibres et dilacèrent le reste, puis se terminent par la suture de l'incision cutanée.

Pozzi, après excision de l'hymen et dilatation forcée, avec les doigts, de l'orifice vulvaire, fait de chaque côté, suivant un diamètre oblique postérieur, une incision de 3 à 4 centimètres qui profondément dépasse l'hymen. Il entaille le constricteur, dissèque les lèvres de la plaie et la réunit perpen-

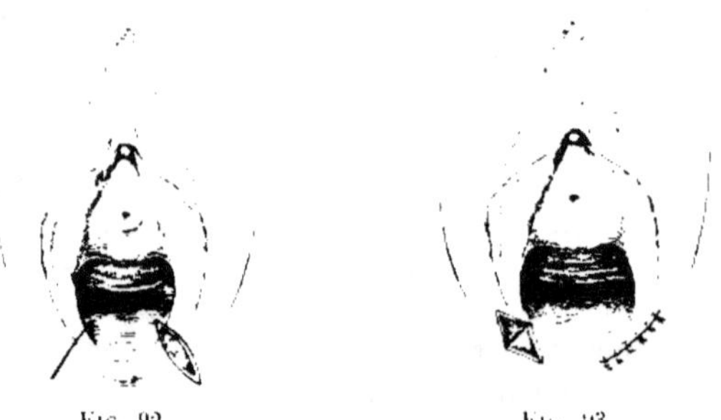

Fig. 92. Fig. 93.

Opération plastique contre le vaginisme.

Sur la fig. 92, on voit d'un côté le tracé de l'incision qui, profondément, dépasse l'hymen, de l'autre la plaie ouverte. Sur la fig. 93, les lèvres de la plaie disséquée, le constricteur entaillé, enfin l'opération terminée par la suture.

diculairement à sa direction primitive : on obtient ainsi, en même temps qu'un agrandissement de l'orifice vulvaire, une éversion de la muqueuse vaginale, ce qui soustrait aux frottements du coït la zone d'où partaient auparavant les actions réflexes [1].

4° **Résection du nerf honteux interne**. — Tavel conseille la technique suivante : au milieu de l'espace qui sépare la tubérosité de l'ischion de l'anus, il fait une incision, longue de 8 à 10 centimètres, dont la direction est sagittale et dont le milieu correspond à la ligne biischiatique.

[1] Veit sectionne les téguments et le constricteur de la vulve, par une incision radiée partie de l'orifice vulvaire. Puis il transforme son incision verticale en une incision transversale en réunissant la muqueuse vaginale à la peau.
Doyen incise transversalement la fourchette sur une largeur de 30 à 40 millimètres. Cette incision est faite soit d'un trait, au bistouri, soit en plusieurs fois avec des ciseaux droits. La lèvre antérieure de la plaie est alors saisie entre les mors d'une pince à anneaux et décollée des tissus sous-jacents, sur une profondeur de 30 millimètres environ. Le sphincter est ainsi mis à nu, puis incisé transversalement.

Après avoir sectionné la peau et le tissu graisseux sous-cutané, on va droit en dehors et en arrière contre la face interne de l'ischion. On ne risque pas de léser ainsi le nerf hémorrhoïdal inférieur qui se détache au niveau de l'épine sciatique. On suit le fascia qui recouvre l'obturateur interne et l'on sent les battements de l'artère honteuse interne. On fend le feuillet aponévrotique qui la recouvre, puis on isole les nerfs de l'artère et de ses veines satellites.

Il faut alors distinguer les diverses branches nerveuses les unes des autres de manière à conserver le rameau anal de la branche périnéale. Pour cela on fait glisser les filets nerveux sur une sonde, ce qui provoque des contractions dans les muscles correspondants ; on reconnaît les branches sensitives à ce qu'une traction exercée sur elles détermine une dépression des points de peau auxquels elles aboutissent.

Après avoir coupé les nerfs aussi en arrière que possible, on prend dans une pince de Kocher le bout périphérique, on l'enroule dessus en tournant la pince toujours dans le même sens et l'on arrache ainsi toute sa partie terminale. Cet arrachement est limité aux branches correspondant aux zones hyperesthésiées.

La plaie est réunie sans drainage, de manière à éviter l'infection consécutive très fréquente dans cette région.

CHAPITRE II

CHIRURGIE DU VAGIN

§ 1. — Traitement des lésions traumatiques.

1° Traitement des plaies.

Lorsqu'on se trouve en présence d'une plaie du vagin, il faut d'abord s'enquérir des conditions dans lesquelles cette plaie s'est produite. Abstraction faite des plaies opératoires, les causes ordinairement relevées sont : l'avortement criminel, les corps étrangers, le coït[1], les chutes à califourchon et enfin l'accouchement[2], au cours duquel se font quelquefois des déchirures du vagin qui siègent spécialement à ses deux extrémités, intéressant en même temps le col utérin et le périnée; ce qui s'explique par ce fait que le vagin est plus souple, plus dilatable sur son trajet qu'au niveau de ses deux bouts.

Le *traitement* de ces plaies comporte une double indication d'ordre général : arrêter l'hémorragie et prévenir l'infection. Pour ce faire, le meilleur moyen est la suture de la plaie.

Après évacuation des caillots et nettoyage de la cavité vaginale par une large irrigation, on recherchera méthodiquement la plaie à l'aide de valves.

[1] Neugebauer (F.), Venus cruenta violans interdum occidens. *Monatschr. f. Geb. u. Gyn.*, Berlin, t. IX, p. 221.
[2] Morel (J.), *Rupture et perforation de la paroi postérieure du vagin pendant l'accouchement*. Th. de Paris, 1897-1898, n° 35.

On la suturera par quelques points de catgut et on placera dans le vagin un tampon de gaze iodoformée. Le tamponnement sans suture ne sera utilisé que comme pis aller.

Lorsque la plaie s'accompagne de la présence d'un corps étranger, l'ablation de celui-ci s'impose. Facile le plus souvent, elle est quelquefois des plus pénibles lorsque le corps étranger s'est engagé dans la plaie et a abandonné en totalité ou en partie la cavité vaginale. Les mouvements d'extraction doivent toujours être exécutés avec la plus grande douceur.

Lorsque, secondairement à la plaie, il s'est développé une infection du tissu cellulaire paravaginal ou une péritonite suppurée enkystée, l'incision large et le drainage sont indiqués.

2° TRAITEMENT DES HÉMATOMES.

Nous avons vu qu'il fallait distinguer des hématomes vaginaux les hématomes vulvaires [1]. Plus rares que ceux-ci et survenant comme eux, plus particulièrement pendant la puerpéralité, les hématomes vaginaux se résorbent souvent spontanément. Aussi convient-il de se borner à maintenir l'asepsie du vagin pour éviter l'infection de l'épanchement, lorsqu'il est modéré.

L'augmentation progressive de l'hématome par continuation de l'hémorragie ou sa suppuration indiquent, au contraire l'incision large avec tamponnement de la cavité dans le premier cas, avec drainage dans le deuxième. Pour les gros hématomes intra-pelviens, la voie vaginale semble la meilleure si l'épanchement est déjà un peu ancien; au contraire, si l'on se trouve en présence d'un hématome à développement progressif, c'est à la voie abdominale qu'il faut avoir recours [2].

3° TRAITEMENT DES CORPS ÉTRANGERS.

Les corps étrangers du vagin peuvent être divisés en corps étrangers avouables (tampons, pessaires) et en corps étrangers inavouables (introduits dans un but de masturbation), présentant par suite une variété qui défie toute description.

Ces corps étrangers déterminent par leur présence des inflammations vaginales et même des ulcérations, point de départ de rétrécissements ou de communications avec des cavités voisines (vessie, rectum). Quelquefois même il se développe des accidents graves, des phénomènes septiques, avec état typhoïde, pouvant entraîner la mort. Dans ces conditions, le traitement, on le conçoit, n'est pas toujours des plus simples.

---

[1] CHAINTRE, Thrombus intra-vaginaux. *Lyon médical,* 1890, t. LXIII, p. 43.
[2] J. WHITRIDGE WILLIAMS, Intra-pelvic hematoma following labor, not associated vith lesions of the uterus. *Am. J. of obstetr.,* New-York, 1905, t. II, p. 442.

Le premier point est d'*enlever le corps étranger* : pour cela on lavera soigneusement le vagin, on l'enduira de vaseline et l'on tentera l'extraction à l'aide d'une pince conduite sur le doigt. Cette extraction n'est malheureusement pas toujours possible par suite du volume, de la forme irrégulière du corps étranger, de son incrustation dans la paroi vaginale, de la présence de l'hymen ou d'un rétrécissement cicatriciel du vagin. On est quelquefois réduit à fragmenter le corps étranger, le sectionnant avec une pince coupante ou le sciant avec une petite scie de Gigli après l'avoir fixé entre les mors d'une pince solide.

Le corps étranger enlevé, il faut *désinfecter les parties* et, au besoin toucher les ulcérations avec une solution de nitrate d'argent à 5 p. 100. Enfin, on traitera la *vaginite* et l'on réparera les *fistules consécutives* s'il y a lieu.

§ 2. — Traitement des lésions inflammatoires.

TRAITEMENT DES VAGINITES.

Le premier point dans le traitement des vaginites est de s'adresser à leur *cause* (corps étranger, catarrhe utérin, cancer, prolapsus, masturbation, etc.). Quant au traitement direct de la vaginite, il varie suivant sa nature. Un premier point peut toutefois être indiqué d'emblée, car il a trait à toutes les variétés de vaginite : il faut *interdire les rapports*.

De simples lavages à l'eau bouillie suffisent dans la *vaginite de la grossesse*. Contre les *vaginites mycotiques*, les injections avec une solution de sulfate de cuivre à 2 p. 100 seraient le traitement de choix[1].

Dans la *leucorrhée acide*, on prescrira des injections avec du bicarbonate de soude, une forte cuillerée à soupe par litre d'eau. Dans la *leucorrhée fétide*, la liqueur de Labarraque (1 à 3 cuillerées à soupe pour 1 litre d'eau) est souvent préconisée. Dans les *vaginites chroniques*, on se trouve souvent bien de combiner l'usage des injections faiblement antiseptiques (sublimé à 1 p. 4.000) avec la mise à demeure dans le vagin de tampons imprégnés d'un mélange de glycérine et de tannin ou d'alun qu'on laisse en place douze à vingt-quatre heures, et qu'on renouvelle deux fois par semaine.

La *vaginite blennorragique* nécessite un traitement plus sérieux. Pendant la période aiguë, repos, bains, injections faibles de permanganate (1 p. 4.000), propreté absolue des parties génitales externes, lavées au moins trois fois par jour avec une solution d'acide borique et même plus si l'écoulement vaginal est abondant. Un peu plus tard, injections de sublimé à 1 pour 1.000, précé-

---

[1] OTTO VON HERFF, Ueber Scheidenmykosen (colpitis mycotica acuta). *Sammlung klinische Vorträge*, Leipzig, 1895, n° 137.

dées d'un savonnage et d'un lavage à grande eau et même, pendant le jour qui précède, de la mise à demeure d'un tampon glycériné au tannin qui fait tomber les couches les plus superficielles de l'épithélium. Le sublimé agit ainsi beaucoup mieux sur une muqueuse décapée. Le lavage au sublimé terminé, on tamponne mollement le vagin avec de la gaze iodoformée pou empêcher le contact de ses parois.

On a aussi conseillé les badigeonnages avec une solution de nitrate d'argent au dixième. Après avoir bien nettoyé le vagin, on badigeonne sa muqueuse avec un tampon d'ouate trempé dans cette solution, commençant par le fond, retirant progressivement le spéculum et ne laissant aucun point intact. On enlève ensuite, avec un tampon d'ouate hydrophile sèche, l'excès de nitrate; on remet le spéculum, on enduit le vagin de vaseline et on y place deux tampons d'ouate garnis de fils, de manière à empêcher les plis de muqueuse d'arriver au contact les uns des autres. Les tampons sont enlevés au bout de quarante-huit heures.

Il est bien évident que dans cette variété de vaginite, plus peut-être encore que dans les autres, il est nécessaire de poursuivre le gonocoque partout où il peut se loger, dans le col utérin, dans l'urètre, dans les conduits para-uréthraux, des réinoculations vaginales pouvant se faire avec la plus grande facilité.

Dans ces dernières années, Landau a conseillé contre la vaginite blennorragique l'emploi de levures. Il lave le vagin avec de l'eau stérilisée, puis y dépose 2 cuillerées à café de levure et 1 de solution de sucre de raisin. Quelques minutes après, il introduit un tampon saturé de sucre de raisin, que la malade enlève au bout de huit à dix heures. Les applications sont renouvelées tous les deux jours.

D'une manière générale, pour toutes les variétés de vaginite on peut utiliser trois modes de traitement, qu'il y a souvent intérêt à combiner :

1° Les badigeonnages faits avec des solutions assez concentrées de substances actives;

2° Les injections vaginales;

3° L'application de tampons glycérinés, additionnés de tannin (1 p. 2), alun (5 p. 100), ichtyol (5 à 10 p. 100), thigénol (2 p. 100), protargol (2 p. 100), etc. Les malades, lorsqu'elles se traitent elles-mêmes, se contentent d'introduire des ovules glycérinés, additionnés d'une substance active quelconque.

§ 3. — Traitement des tumeurs.

Les tumeurs du vagin peuvent être enlevées :

1° Directement par les voies naturelles ;

2° Après débridement vulvo-vaginal, ce débridement étant pratiqué, soit du côté sain (Dührssen), soit du côté malade (Thorn), soit sur la ligne médiane (Thompson);

3° Après périnéotomie transversale (Olshausen);

4° Par la voie sacrée (Fristsch, Veit, Thorn);

5° Par la voie abdominale;

6° Par la combinaison de deux de ces voies;

7° Par la voie paravaginale.

Aucune de ces voies ne peut être regardée comme exclusive des autres. La nature de l'opération dépend de la tumeur en présence de laquelle on se trouve.

1° **Kystes.** — Les kystes du vagin, petits et non infectés, sont enlevés entiers par la voie naturelle. C'est là évidemment un traitement de choix. Malheureusement, lorsque le kyste est volumineux, présente des prolongements dans les ligaments larges, comme le fait arrive pour certains kystes congénitaux, l'ablation totale de la poche est impossible. Il faut alors se borner à inciser le kyste, excisant sa partie saillante et suturant son fond aux lèvres de l'incision vaginale.

Après avoir curetté son épithélium, on le frictionne avec un tampon d'ouate monté sur une pince et trempé dans du chlorure de zinc à 1 p. 10, on tamponne sa cavité à la gaze iodoformée et l'on attend sa guérison par bourgeonnement.

Les kystes suppurés sont traités par l'incision et le drainage.

2° **Fibro-myomes.** — L'ablation des fibro-myomes [1] est généralement facile. Le traitement de choix paraît être :

A. L'incision, puis l'énucléation suivie de deux plans de sutures, un superficiel et un profond, dans les cas de tumeur sessile.

B. La ligature du pédicule dans les tumeurs polypoïdes.

Étant donné que ces tumeurs s'insèrent fréquemment sur la paroi antérieure du vagin, la torsion ne doit pas leur être appliquée, parce qu'elle exposerait à la déchirure de la vessie.

Dans quelques cas, le volume de la tumeur est tel que, pour la dégager, on s'est servi du forceps obstétrical et de la main introduite dans le rectum. Nous croyons qu'il est plus simple de recourir à la méthode du morcellement.

Lorsque le fibro-myome est sphacélé on peut, après ablation de la

---

[1] Jacobée (P.), *Des Fibromes sessiles et pédiculés du vagin*. Th. de Paris, 1908-1909, n° 34. G. Steinheil, éd.

tumeur, pratiquer le bourrage de la loge d'énucléation avec de la gaze iodoformée.

3° **Tumeurs malignes.** — On a commencé par enlever les tumeurs malignes du vagin par les *voies naturelles*, s'ouvrant une voie d'accès plus large par un *débridement vulvo-vaginal*, pratiqué du côté sain (Dührssen), du côté malade (Thorn), sur la ligne médiane postérieure (Thompson).

Pour avoir plus de jour, Olshausen a conseillé de commencer par faire une incision de *périnéotomie transversale*, dédoublant le périnée puis réséquant le vagin. A. Martin fait une *colpo-hystérectomie totale par la voie basse.*

Les résultats immédiats ont, en général, été bons, mais les résultats éloignés ont été désastreux. Dans presque tous les cas on a vu la récidive survenir au bout de quelques mois et la mort arriver avant la fin de la première année[1].

Les progrès, réalisés pour l'ablation des cancers du col de l'utérus par la *voie abdominale*, devaient fatalement conduire à étendre l'opération jusqu'à l'ablation concomitante de la totalité du vagin; c'est ce qui est arrivé; on a extirpé par l'abdomen l'utérus et le vagin, dans des cas de dégénérescence cancéreuse de ce dernier[2]. On peut aussi opérer par une autre voie et recourir, comme nous l'avons fait, à l'ablation simultanée de l'utérus et du vagin par l'*incision paravaginale* de Schuchardt[3].

Nous ne savons encore ce que donneront ces dernières interventions, mais étant donnée la fréquence des récidives[4] dans les parois du rectum, fréquence explicable par la direction des lymphatiques vaginaux, qui le contournent pour se rendre aux ganglions hypogastriques, on peut se demander si les résultats seront supérieurs.

C'est ce qui explique que quelques gynécologues n'ont pas hésité à faire, en même temps que la colpo-hystérectomie, l'*amputation du rectum*, terminant l'opération soit par un anus iliaque définitif (Himmelfarb)[5], soit par un anus périnéal (Pryor)[6].

En présence d'un cancer inopérable, le *traitement palliatif* consiste dans

---

[1] Krönig, *Archiv für Gyn.*, Berlin, 1902, t. LXIII, p. 38. — Bonnefous (E.), *Contribution à l'étude du cancer primitif du vagin.* Th. de Paris, 1902-1903, n° 88.

[2] Veit a opéré dans 4 cas de la manière suivante. Il circonscrit le vagin inférieurement par une incision circulaire, décolle en avant jusqu'au col utérin, en arrière jusqu'au cul-de-sac de Douglas, ferme le vagin par un fil solide et termine par l'abdomen, enlevant l'utérus et le vagin, suivant la technique habituellement suivie pour les cancers du col. Il a opéré ainsi 4 fois, avec 3 guérisons et 1 mort. (*Handb. der Gyn.*; Wiesbaden, 1908, 2ᵉ éd., t. III, première partie, p. 307).

[3] Hartmann, *Ann. de gynéc.*, 1909, p. 756.

[4] Un des seuls cas connus de guérison appartient à Lauenstein. Il s'agissait d'une femme opérée le 12 juillet 1888, réopérée en 1892 pour une récidive au niveau du col utérin, revue guérie en 1895 (Lauenstein, Zur operative Behandlung des primären Scheidencarcinoms. *Deutsche Zeitschr. f. Chir.*, 1895, t. LXI, p. 411).

[5] Himmelfarb, Contrib. au trait. opératoire du cancer primitif du vagin. *Rev. de Gynéc.*, Paris, 1907, p. 589.

[6] Pryor, An operation for primary vaginal carcinoma. *American Gynec. Soc.*, mai 1900, in *Boston med. and surg. J.*, 11 octobre 1900, p. 373.

le nettoyage suivi d'une cautérisation au thermo et d'un tamponnement iodoformé. C'est la ligne de conduite qu'a suivie Krönig chez une femme enceinte à terme et qui accoucha sans incident. Nous croyons qu'il est plus sage de pratiquer, en pareil cas, l'opération césarienne.

On a aussi employé, comme palliatifs, les caustiques chimiques, en particulier le chlorure de zinc (50 p. 100).

Küsstner a conseillé le colpocléisis avec fistulisation dans le rectum, ce qu'a fait Schauta. Le remède nous semble pis que le mal, aussi rejetons-nous cette intervention.

§ 4. — Traitement des rétrécissements et des atrésies du vagin.

On a jusqu'à ces dernières années admis que les atrésies du vagin étaient presque toujours liées à un vice de développement. Il semble résulter des travaux de Nagel [1], de Veit [2], de Pincus [3] que ces atrésies sont le plus souvent acquises, qu'en particulier lorsqu'il existe un utérus unique et bien développé, l'atrésie peut être considérée comme le résultat d'un processus pathologique.

Cette nouvelle conception des gynatrésies permet de penser à la possibilité d'un *traitement prophylactique*.

Chez les petites filles nouveau-nées, issues de mères atteintes de gonorrhée, il y a lieu d'appliquer aux parties génitales un traitement identique à celui que l'on applique à la conjonctive oculaire, un traitement à la Credé, ou tout au moins de faire une antisepsie soigneuse de la vulve. Il faut soigner rationnellement l'infection gonorrhéique des nouveau-nés, examiner minutieusement les fillettes atteintes de processus infectieux aigus ou de tares constitutionnelles graves, pouvant s'accompagner de vulvo-vaginites, rechercher et traiter les affections accidentelles ou secondaires, emboliques ou thrombosiques du vagin et de la vulve, penser à une infection gonorrhéique, à une vulvo-vaginite hémorragique lorsqu'on se trouve en présence d'un de ces cas qualifiés à tort du nom de menstruation précoce, surtout s'il s'agit d'un nouveau-né, etc. On empêchera ainsi le développement ultérieur de gynatrésies.

[1] NAGEL, Zur Lehre von der Atresie der weiblichen Genitalien. *Centr.-Bl. f. Gyn.*, Leipzig, 1896, p. 519.

[2] VEIT, Ueber Hämatosalpinx bei Gynatresien. *Ibidem*, p. 560. Pour Veit, l'hématosalpinx, qui complique fréquemment la gynatrésie, est, comme cette dernière, sous la dépendance d'un même processus phlegmasique infectieux.

[3] PINCUS, *Sammlung klin. Vortr.*, 1901.

Lorsque la lésion est constituée, deux cas sont à considérer :

1° On se trouve en présence d'un *simple rétrécissement*.

2° Il y a occlusion complète, *atrésie* (ατρήσις) du vagin.

1° Rétrécissements du vagin.

Dans les sténoses limitées, sans tissu cicatriciel environnant, la simple *dilatation* suffit souvent pour que le canal garde son calibre d'une manière permanente. Nous avons obtenu ainsi un succès durable, dans un cas de rétention des règles due à un accolement des parois vaginales chez une jeune fille, en passant successivement une série de bougies [1].

La *section* successive *des brides* vaginales, *suivie de l'introduction de boules* ou de cylindres de calibre graduellement croissant, a été conseillée par Bozeman.

Aujourd'hui, en présence de brides, on fait le plus souvent la *section* du tissu cicatriciel *suivie d'une suture immédiate*. Après avoir tendu la bride en plaçant des rétracteurs ou, s'il s'agit d'une cicatrice de la voûte vaginale, en tirant le col du côté opposé, on sectionne les parties tendues, excisant même autant que possible les noyaux fibreux, on fait soigneusement l'hémostase, puis on suture la muqueuse.

Lorsqu'au-dessous de la bride cicatricielle existe une induration cicatricielle étendue, on est exposé, au cours de son excision, à léser l'artère utérine, ce qui n'est pas très important, l'uretère ou la vessie, ce qui est beaucoup plus sérieux. Aussi, dans de pareils cas, avant de se décider à une intervention, faut-il mettre en balance les risques opératoires et les inconvénients résultant de la présence de la cicatrice.

Quand le tissu cicatriciel occupe une certaine longueur de vagin, l'incision suivie de suture devient impossible; il faut, *après résection du tissu fibreux, appliquer* sur la surface cruentée *des lambeaux autoplastiques*, qu'on prend dans les points où la muqueuse vaginale est exubérante. Il faut s'y reprendre à plusieurs fois, le traitement est long et pénible, si bien que les malades l'abandonnent en général avant d'avoir obtenu une guérison complète.

Au cours de la grossesse, il est indiqué de suivre les mêmes traitements.

Au moment de l'accouchement, si la sténose est peu serrée, on peut la dilater, sectionnant les brides les plus marquées et faisant une application de forceps. Mais les dangers de déchirures, d'hémorragies, de fistules mettant en communication le vagin avec les parties voisines sont tels que

[1] Le début de cette observation est publié dans la thèse d'un de nos élèves, Altmann, *Contribution à l'étude de la rétention des règles*. Th. de Paris, 1893-1894, n° 106.

nous n'hésitons pas, pour peu que le cas ne soit pas tout à fait simple, à conseiller de recourir immédiatement à l'opération césarienne, dont la bénignité est aujourd'hui bien établie.

Si même le rétrécissement est serré, nous faisons suivre la césarienne d'une hystérectomie subtotale, de manière à éviter la rétention des lochies et de nouvelles grossesses.

2° ATRÉSIES VAGINALES.

Les indications opératoires diffèrent suivant que l'atrésie s'accompagne de rétention menstruelle, de molimen sans rétention ou qu'il y a simplement atrésie sans aucun accident.

1° *Rétention menstruelle*. — C'est elle qui attire le plus souvent l'attention sur la malformation, qui reste ordinairement méconnue jusqu'à la puberté.

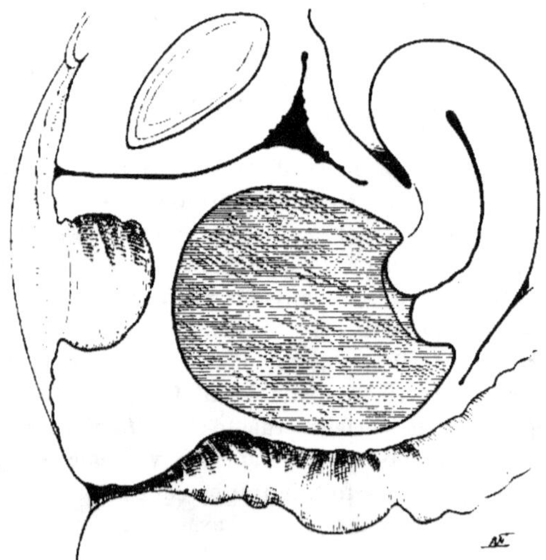

Fig. 94. — Hématocolpos au-dessus d'un septum vaginal.

On a cependant publié quelques cas d'imperforation de l'hymen où, chez un tout jeune enfant, l'accumulation de mucus derrière cette membrane a déterminé la production d'une tumeur grisâtre, faisant saillie pendant les cris au-dessous de l'urèthre.

Dans tous les cas où il y a ainsi rétention en arrière d'un *hymen imperforé*, l'indication est pressante : il faut donner issue au liquide accumulé.

L'opération est des plus simples : elle consiste en une incision cruciale de la membrane saillante. Le seul point important est de se mettre à l'abri de la moindre infection, des accidents septiques mortels ayant été fréquemment observés, spécialement dans les cas où existent des hématosalpinx. Il faut donc, avant d'ouvrir la collection sanguine rétro-hyménéale, désinfecter avec le plus grand soin le champ opératoire, débarrasser aussi complètement que possible le vagin et l'utérus des caillots ou du sang goudronneux qu'ils contiennent, faisant un grand lavage de ces cavités avec de l'eau salée stérilisée, puis les tamponnant à la gaze iodoformée.

Il est bon de s'assurer pendant quelques mois que l'orifice ne se referme pas.

Quand la rétention menstruelle est déterminée par une *atrésie plus haut située dans le vagin*, l'indication est la même, il faut créer un conduit allant de la poche sanguine à l'extérieur ; s'il s'agit d'une simple cloison, l'opération est facile ; il suffit d'exciser le point oblitéré et de réunir ensuite les parois de la poche sanguine à la partie inférieure du vagin ; si, au contraire, l'oblitération occupe une grande hauteur, l'opération devient plus complexe et l'on est conduit à la création d'un vagin artificiel.

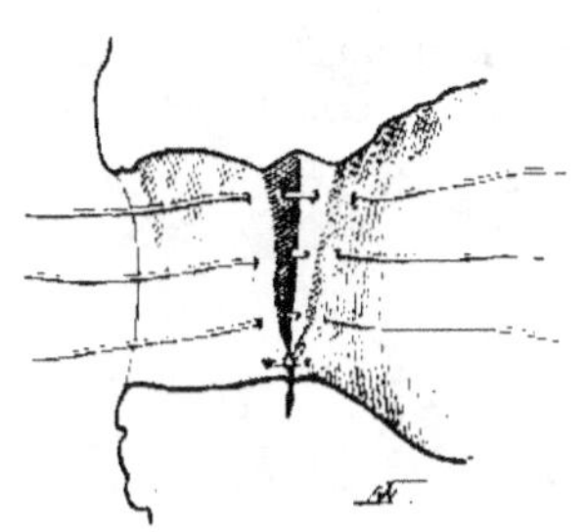

Fig. 95. — Le septum est réséqué, les fils sont placés pour la suture.

Dans tous ces cas de rétention menstruelle, quel que soit le siège de l'oblitération, il y a lieu de se préoccuper de l'état des trompes et de rechercher si elles sont le siège d'une dilatation considérable, car on a vu leur rupture suivre une évacuation rapide du sang retenu. Avant d'opérer, même s'il s'agit d'une simple imperforation de l'hymen, on recherchera, par la combinaison du toucher rectal et du palper abdominal, la présence, à côté de la tumeur vagino-utérine médiane, de deux ou plus souvent d'une tumeur latérale, en forme de boudin à extrémité interne rétrécie. Si l'on constate la présence de semblables tumeurs, on commence, c'est là un point sur lequel insiste Veit, par ouvrir le ventre, pour voir dans quel état sont les annexes. On enlève les trompes dans le cas où on les trouve très altérées et où en même temps existe une atrésie étendue du vagin. Si, au contraire, on a l'espoir de pouvoir rétablir le canal vaginal et si les trompes ne sont pas le siège de lésions irréparables, on se contente de pratiquer une salpingostomie.

Molimen sans rétention menstruelle. — Si l'utérus est assez développé pour qu'on puisse espérer un rétablissement des fonctions génitales, on cherche à créer un vagin artificiel ; si, au contraire, l'utérus est absent ou très atrophié, il est plus simple de recourir à la castration.

3° *Absence de vagin sans aucun accident.* — On a beaucoup discuté sur la question de savoir si l'on est autorisé à faire courir à une femme des risques opératoires pour la mettre à même d'avoir des rapports non fécondant; on a même invoqué contre l'opération des arguments d'ordre religieux. En pratique, il est certain que lorsqu'on voit une femme, désespérée du vice de conformation dont elle est atteinte, réclamer une intervention, on est autorisé à créer un néo-vagin, qui lui permettra de satisfaire ses instincts sexuels.

3° CRÉATION D'UN NÉO-VAGIN [1].

Les premières tentatives de création de vagin artificiel ont été poursuivies pour atteindre et ouvrir une poche sanguine dans des cas de rétention

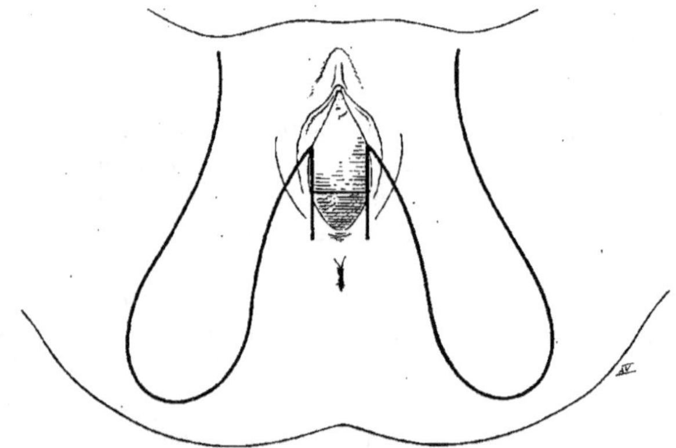

Fig. 96. — Opération de Heppner. Une incision en H au niveau du diaphragme permet de tailler deux lambeaux qui tapisseront les parois, antérieure et postérieure, du néo-vagin; ses parties latérales seront formées par deux lambeaux latéraux qu'on tord autour de leur pédicule.

menstruelle. Dupuytren, en 1817, après incision du périnée, se fraya à travers les tissus un chemin avec un instrument mousse jusqu'au contact de la collection sanguine qu'il ponctionna. Villaume, en 1823, opéra d'une manière analogue. Amussat, en 1832, procéda par refoulement progressif, mettant quinze jours à atteindre la poche sanguine.

Ces procédés *par décollement et par refoulement* arrivent bien à créer

[1] Consulter DUMITRESCU, *Contribution à l'étude des absences congénitales du vagin considérées au point de vue chirurgical.* Th. de Paris, 1896. — ABRAM BROTHERS, The construction of a new vagina. *Am. J. of obstetrics*, New-York, 1906, t. II, pp. 289 et 524 (on trouvera dans ces deux publications la plupart des observations publiées).

une cavité; mais la difficulté est de maintenir avec ses dimensions le néo-
vagin.

On a eu recours, dans ce but, à la *dilatation continue* avec des tampons,
des pessaires Gariel, des cylindres en bois ou en verre. Les résultats furent
médiocres et, en général, il y eut tendance à l'oblitération de la brèche
créée.

Aussi, pour maintenir béante la cavité que l'on venait de creuser, on a
cherché à la *tapisser avec un revêtement épithélial*.

Le plus grand nombre des gynécologues a eu recours à la *méthode auto-*

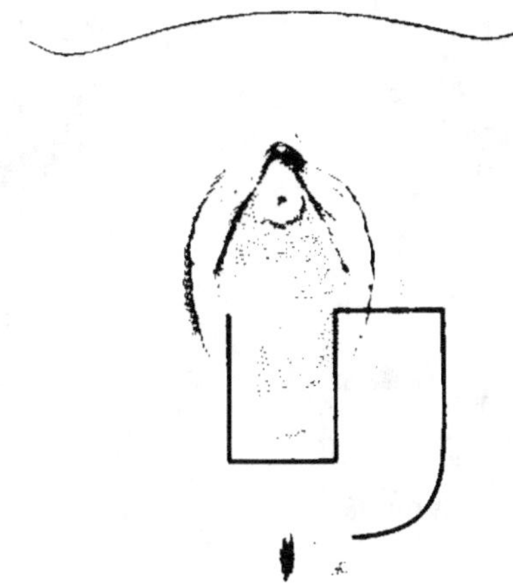

Fig. 97. — Opération de Heming. Un premier lambeau, constitué par l'hymen, la partie
postérieure des lèvres, une partie des téguments du périnée, à base au-dessous du
méat, constituera la paroi antérieure du vagin; un deuxième lambeau, taillé aux
dépens d'une des grandes lèvres, à base en avant de l'anus, formera sa partie postérieure.

plastique. Heppner, dès 1872, faisait une incision en H au niveau du diaphragme interlabial et se servait des deux lambeaux situés au-dessus et au-
dessous de la branche transversale de l'H pour couvrir les parois antérieure
et postérieure du néo-vagin. Deux incisions elliptiques sur les parties latérales circonscrivaient des lambeaux que l'on tordait autour de leur pédicule
pour tapisser avec eux les parties latérales de la cavité (fig. 96).

Depuis cette première opération de Heppner, de nombreuses interventions
analogues ont été pratiquées, les chirurgiens variant à l'infini le tracé des
lambeaux, les taillant aux dépens des parties voisines, de la face interne des
grandes lèvres et des petites lèvres dédoublées, des régions génito-crurales
et fessières, etc. (fig. 97 et 98).

D'autres ont simplement tapissé les surfaces cruentées du décollement avec des greffes de Thiersch enroulées autour d'une grosse sonde, d'un doigtier de caoutchouc bourré de gaze ou de ouate. La sonde recouverte des

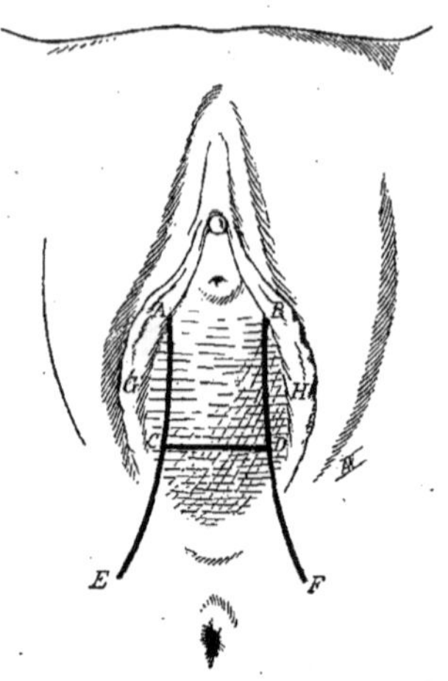

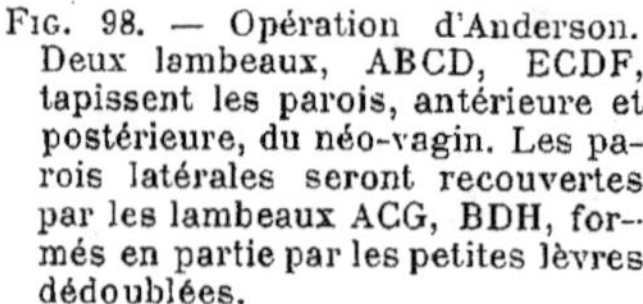

Fig. 98. — Opération d'Anderson. Deux lambeaux, ABCD, ECDF, tapissent les parois, antérieure et postérieure, du néo-vagin. Les parois latérales seront recouvertes par les lambeaux ACG, BDH, for-- més en partie par les petites lèvres dédoublées.

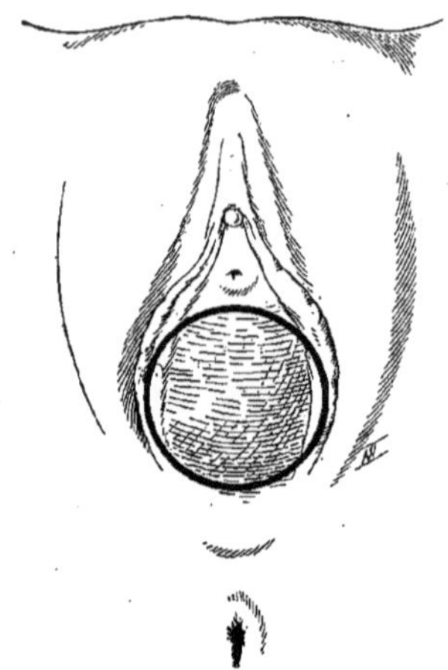

Fig. 99. — Opération d'Isaac. Une incision circulaire circonscrit un lambeau, qu'on refoulera progres- sivement et qui constituera le fond du néo-vagin, dont toute la partie antérieure sera tapissée par des greffes de Thiersch.

lambeaux dermo-épidermiques, face cruentée en dehors, est introduite dans le décollement et fixée par un point de suture (Czempin, Abbe, Forgues, Tuffier). On a encore utilisé des greffes prises sur les lèvres (Schalita), sur l'intestin d'un autre malade opéré d'un anus artificiel (Küstner), sur la muqueuse intestinale d'un lapin (Sitsinsky), sur un prolapsus vaginal (Mackenrodt), sur la cuisse (Abbe), etc.

Mais toujours, que l'on emploie de simples greffes ou que l'on recourt à l'application sur les surfaces cruentées de lambeaux autoplastiques, on voit la cicatrisation de l'angle dièdre terminal amener progressivement l'efface- ment de la cavité créée.

Pour éviter la rétraction de cet angle dièdre, Isaac taille un lambeau circu- laire comprenant la partie imperforée et la plus grande partie des petites lèvres (fig. 99). Il détache peu à peu la périphérie de ce lambeau des parties qui l'entourent; puis, avançant progressivement contre la vessie en avant, contre le rectum en arrière, il refoule peu à peu ce lambeau dans la profondeur où il constitue le cul-de-sac terminal du néo-vagin. Le maintenant enfoncé, il applique contre lui un tube de verre fermé au bout, après avoir disposé

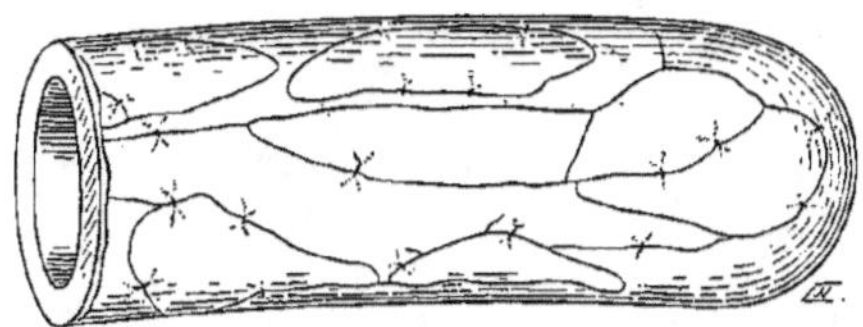

FIG. 100. — Greffes dermo-épidermiques, fixées, face cruentée en dehors,
sur un cylindre de verre recouvert de caoutchouc.

sur ses parties latérales une série de greffes de Thiersch qui vont former
les parties latérales du vagin artificiel (fig. 100).

Cette manière de faire n'a guère été suivie et l'on n'a vu des succès à peu
près constants que dans les cas où l'on a pu *amarrer les lambeaux à la
partie supérieure d'un canal génital dilaté* par le sang et conservé, ou *à un
col utérin avivé.*

Nous croyons que, dans tous les cas d'imperforation où l'on ne trouve pas
immédiatement au contact du cul-de-sac vulvaire imperforé une poche
sanguine perceptible ou l'utérus, il y a lieu de commencer par une cœliotomie exploratrice[1]. Celle-ci permet de se rendre compte de l'état des
organes profonds, d'enlever les hématosalpinx prêts à se rompre ou tout

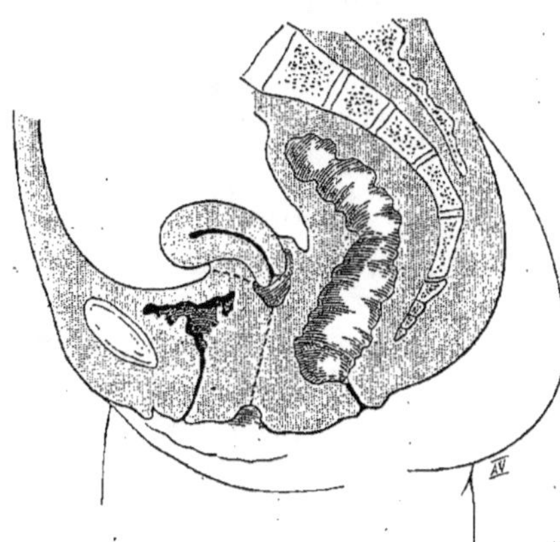

FIG. 101. — Les deux lignes pointillées indiquent le chemin suivi, par le périnée d'une
part, par l'abdomen de l'autre, pour atteindre le fond du vagin (Vineberg).

au moins d'évacuer leur contenu, et de décider s'il y a lieu de tenter
une reconstitution vagino-utérine. Elle a de plus l'avantage de faciliter la
découverte du col utérin que l'on aborde de haut en bas. On se trouvera quelquefois bien de décoller par l'abdomen le péritoine de la face antérieure de

l'utérus, séparant celle-ci de la vessie, puis ouvrant la cavité cervicale sur la ligne médiane, de rejoindre par en haut le décollement amorcé par le périnée

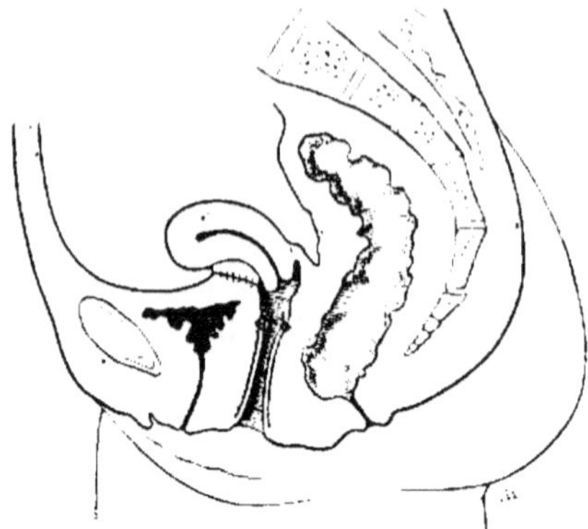

Fig. 102. — Opération terminée : le fond du vagin a été suturé à des lambeaux rabattus dans le décollement périnéal (Vineberg).

et de suturer les lèvres du col ouvert ou le fond de vagin existant aux lambeaux autoplastiques rabattus dans le décollement périnéal (fig. 101 et 102).

Dans un cas où existait un petit cul-de-sac vaginal rempli de mucus. Schwartz[2] s'est contenté d'attirer peu à peu les lèvres de ce petit cul-de-sac en bas et de les suturer à l'incision de la vulve.

En l'absence de cul-de-sac vaginal et lorsque l'utérus est facilement accessible par en bas, on peut, à l'exemple de Polosson, atteindre le col par la voie basse et le fixer à ce qui reste de muqueuse vaginale ou vestibulaire. L'utérus, tendant à remonter, mobilise cette muqueuse d'une façon lente et progressive, si bien que finalement on a un résultat inespéré[3].

Reconstitution d'un vagin, en l'absence d'utérus, par voie supra-symphysaire.
— Dans un cas d'absence de la partie supérieure du vagin et de l'utérus, C. Beck[4] a de même eu recours à la voie haute mais extra-péritonéale, pour attirer jusque dans la région hypogastrique les lambeaux périnéaux. Par une incision transversale supra-symphysaire, il pénètre dans l'espace sous-péritonéal, refoule le péritoine en haut et décolle les parties jusqu'à ce qu'il puisse faire saillir au niveau de la vulve une pince, avec laquelle il attire au-dessus du pubis deux lambeaux taillés sur les cuisses, qu'il suture ensuite, au-dessus du pubis, aux tissus sous-cutanés, de manière à ce

[1] LEGUEU, HARTMANN, TUFFIER (*Bull. et Mém. de la Soc. de Chir.*, Paris, 1904, p. 592). HOFMEIER, *Zeitsch. f. Geb. u. Gyn.*, Stuttgart, 1904, t. LII, p. 1. Halban, Pfannenstiel, Sanger, Wertheim, en Allemagne, Vineberg, Smith et Watermann en Amérique préconisent de même la cœliotomie préliminaire.
[2] SCHWARTZ, *Revue de Gynécologie*. Paris, 1907, p. 904.
[3] VIOLET, *Annales de Gynécologie*, Paris, 1904, 2e série, t. I, p. 742.
[4] C. BECK, *Annals of Surgery*, 1900, t. II, p. 572.

qu'ils se regardent par leur face cutanée et à ce que leur face cruentée réponde aux parois du décollement.

Transplantation de l'intestin. — Quelques opérateurs ont emprunté à une anse intestinale voisine un segment suffisant pour reconstituer un vagin :

Sneguireff[1] fait une incision le long du bord gauche du sacrum et du coccyx, résèque ce dernier, puis isole le rectum. Il sectionne celui-ci, le bout inférieur va tenir lieu de vagin ; le bout supérieur du rectum est attiré et fixé à la place laissée libre par la résection du coccyx. Dédoublant ensuite le périnée, il va à la recherche de la poche supérieure du vagin, l'ouvre et y abouche le segment inférieur de rectum conservé.

Gersuny [2], Fedorow [3], se contentent, pour tapisser le nouveau vagin, d'une bande excisée à la paroi rectale antérieure.

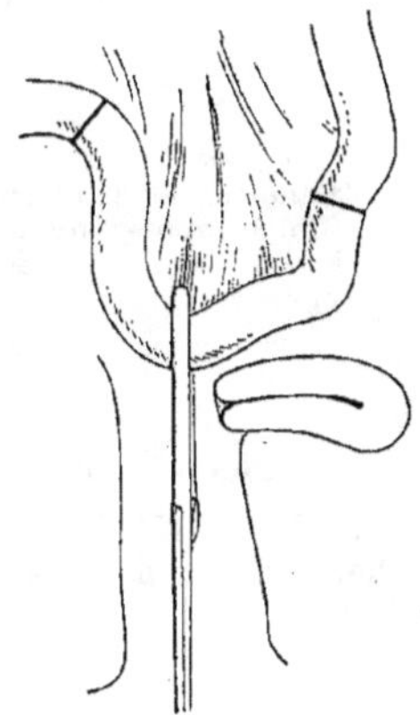

Fig. 103. — Une anse du côlon pelvien réséquée par l'abdomen est attirée dans le décollement périnéo-utérin (Baldwin).

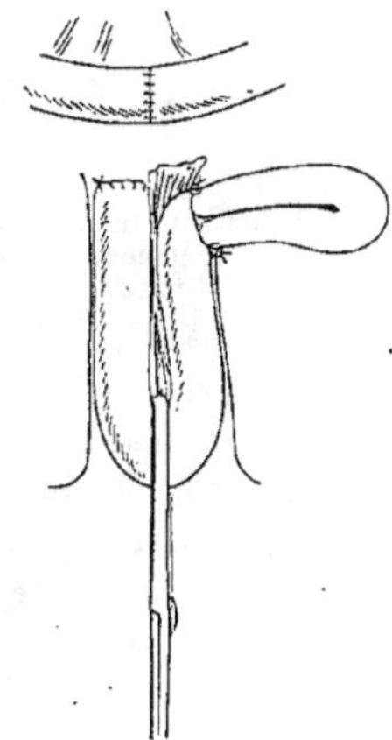

Fig. 104. — La continuité du côlon est rétablie ; une des extrémités de l'anse réséquée est fixée sur le col, l'autre extrémité est fermée (Baldwin).

Baldwin[4] résèque par le ventre un segment du côlon pelvien, l'attire dans le décollement périnéo-utérin, puis, au bout d'une quinzaine de jours, détruit par la pression d'une pince, comme dans la destruction de l'éperon des anus contre nature, la cloison qui sépare les deux branches de l'anse destinée à constituer le néo-vagin (fig. 103 et 104).

[1] Sneguireff, *Zeilsch. f. Gyn.*, 1904, t. XXVIII, p. 772.
[2] Gersuny, *Wien. med. Woch.*, 1904, t. XII, p. 486.
[3] Fedorow, *Zenl.-Bl. f. Gyn.*, 19 mai 1906.
[4] Balwdin, *Ann. of Surgery*, 1904, t. LX, p. 398.

CHAPITRE III

OPÉRATIONS PLASTIQUES SUR LE PÉRINÉE ET LE VAGIN

Sommaire. — Technique générale des opérations plastiques. — Traitement des déchirures du périnée. — Colpo-périnéorraphie. — Colporraphie antérieure. — Rétrécissement du vagin par la pose de fils métalliques. — Cloisonnement du vagin. Colpectomie. — Traitement des fistules recto-vaginales.

Les opérations plastiques que l'on a à pratiquer sur le périnée et le vagin sont nombreuses ; les procédés décrits sont innombrables. Toutes présentent cependant dans leur technique quelques points communs, que nous allons exposer avant de décrire en particulier chaque opération.

§ 1. — Technique générale des opérations plastiques.

1° **Avant l'opération**. — Avant toute opération plastique, il est bon de vider complètement l'intestin, en particulier lorsque l'on a à pratiquer des sutures périnéales, l'évacuation de scybales anciennes et dures pouvant amener la déchirure des sutures. On purgera la malade l'avant-veille de l'opération, et la veille on lui donnera un lavement évacuateur. Cette évacuation préalable de l'intestin, suivie d'un rasage de la vulve, d'injections vaginales antiseptiques et d'un grand bain savonneux, constitue le traitement pré-opératoire habituel.

Il y a cependant des cas où un traitement pré-opératoire plus longtemps prolongé est nécessaire. Tels, par exemple, ceux où l'on se trouve en présence d'une chute complète de l'utérus, avec état œdémateux, ulcérations du col ou du vagin. Il faut alors, avant d'opérer, toucher les ulcérations au nitrate d'argent, réduire les parties prolabées, tamponner le vagin à la gaze iodoformée, tenir la malade au lit et n'intervenir qu'une fois les ulcérations guéries et les parties revenues à un état voisin de la normale.

2° **Pendant l'opération.** — La malade est placée dans la position dorso-sacrée, le siège sur le bord de la table, la chemise relevée sur le dos, les cuisses et les jambes fléchies, enveloppées dans des bottes de flanelle, les pieds fixés dans des étriers [1].

Le vagin, la vulve et la peau des régions avoisinantes sont désinfectés par les procédés habituels. Le champ opératoire est limité, soit avec un grand champ opératoire stérilisé, percé d'un trou central pour la vulve et le périnée, soit avec des compresses stérilisées que maintiennent en place de petites pinces à griffe.

Un aide est chargé de l'anesthésie ; deux autres, placés à droite et à gauche de la malade, aident le chirurgien qui s'assied entre les jambes, ayant à sa droite une table avec tout ce qui lui est nécessaire pour l'opération.

Un point important est de toujours maintenir bien tendues les parties sur lesquelles va porter le bistouri ; on y arrive en exerçant sur les parties voisines des tractions, soit avec de petites pinces de Museux, soit avec des tenaculums, qui servent en même temps à délimiter les surfaces d'avivement et guident dans ses tracés le chirurgien.

Au cours de l'opération, il faut éviter tout ce qui peut diminuer la vitalité des parties à réunir, soit mécaniquement (tiraillement, contusion, taille trop mince des lambeaux), soit chimiquement (action d'antiseptiques trop forts sur les surfaces cruentées). Dans ce but, on évitera les attouchements avec des tampons et, pour se débarrasser du sang, on se contentera d'une irrigation avec de l'eau stérilisée, salée à 7 p. 1.000 et à une température de 38° environ.

On n'attendra pas, pour placer les sutures, que les sutures cruentées soient asséchées, se contentant de placer quelques fins catguts sur les vaisseaux d'une certaine importance.

On opérera rapidement, affrontant complètement les surfaces cruentées, surtout dans la profondeur, ne laissant en aucun point de cavités virtuelles, dans lesquelles pourrait se faire secondairement une accumulation de sérosité sanguinolente.

Comme matériel de suture, on emploiera le catgut pour les sutures perdues, de même que pour celles placées à l'intérieur du vagin, de manière à ne pas avoir à écarter des parties fraîchement réunies pour chercher des fils profonds. Les fils non résorbables, crins, fils d'argent, de bronze aluminium, conviennent, au contraire, pour les sutures périnéales et pour celles placées à l'entrée de la vulve.

Le pansement consiste dans l'introduction vaginale d'une mèche iodoformée, dont la partie externe est rabattue sur le périnée et qui laisse bien à découvert le méat uréthral. Un pansement aseptique est ensuite placé

---

[1] Voir plus haut, fig. 66, p. 57.

sur l'extérieur de la vulve et maintenu avec une serviette disposée comme l'est le maillot anglais des enfants.

3° **Après l'opération**. — Pendant les premiers jours, tout au moins pour les opérations intéressant l'orifice vulvaire, il est bon de ne pas laisser les malades uriner spontanément, faisant le cathétérisme aseptique de la vessie, ou plaçant à demeure une sonde de Pezzer. L'alimentation sera très réduite pendant les premiers jours, jusqu'à la première garde-robe, qu'on

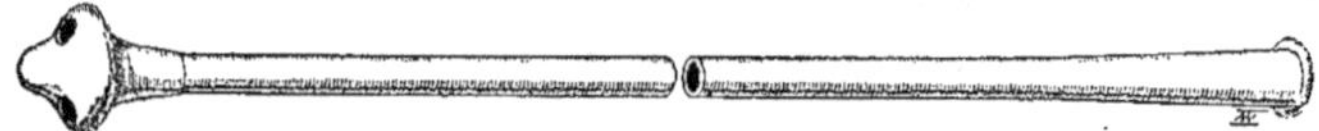

Fig. 105. — Sonde de Pezzer.

provoquera en donnant une petite dose d'huile de ricin et un lavement, le matin du troisième ou du quatrième jour. Nous ne cherchons pas à obtenir une constipation prolongée en donnant quotidiennement de l'opium; cela n'aboutit qu'à déterminer l'accumulation dans le rectum de matières durcies, que l'on a quelquefois du mal à évacuer. A partir du troisième ou du quatrième jour, on provoque une garde-robe quotidienne.

Du huitième au dixième jour, on enlève les fils non résorbables, lavant soigneusement les parties, tout en évitant de heurter avec la canule les lignes de suture, puis on renouvelle le pansement.

La malade est tenue au lit de 15 à 21 jours et s'abstient de rapports sexuels pendant une période d'environ 10 semaines.

§ 2. — Traitement des déchirures du périnée.

Le traitement des déchirures du périnée doit être *préventif* et *curatif*.

Traitement préventif. — Lorsqu'on suit les périodes terminales de l'expulsion au cours d'un accouchement, on voit à un moment le périnée, qui ne bombait et ne se développait que pendant les douleurs, rester distendu après la contraction et la tête, qui en paraissait presque entièrement enveloppée, ne plus remonter après la douleur. Si, à ce moment, on laisse se faire l'accouchement, la tête, lancée en déflexion brusque, appuyant par son front sur la fourchette et le périnée, va les déchirer. C'est le front qui fait sauter le périnée, parce que c'est le point le plus éloigné de la nuque, celui qui correspond au plus grand diamètre de la tête (fig. 106).

Les anciens accoucheurs cherchaient à arrêter l'expulsion de la tête pour donner à l'orifice vulvaire le temps de se distendre. C'est facile dans l'accouchement avec le forceps qui tient solidement la tête et la retient, c'est impossible dans l'accouchement naturel et le périnée se déchire sous la main qui le soutient. Ce qu'il faut, enseigne Varnier, c'est empêcher le front de sortir avant que les bosses pariétales et la nuque soient dégagées.

Pour cela avec le pouce droit, abattu sur le bregma qui vient d'apparaître, l'accoucheur arrête net le mouvement de déflexion; avec le pouce et l'index gauche, il fait glisser sur la bosse pariétale correspondante les lèvres, droite et gauche, de l'orifice vulvaire (fig. 107). C'est seulement quand ces parties sont sorties qu'il laisse, lentement et progressivement, la déflexion se faire, amenant successivement à l'extérieur le front, le nez, la bouche et enfin le menton[1]. A partir de ce moment on n'a plus à craindre la déchirure du périnée.

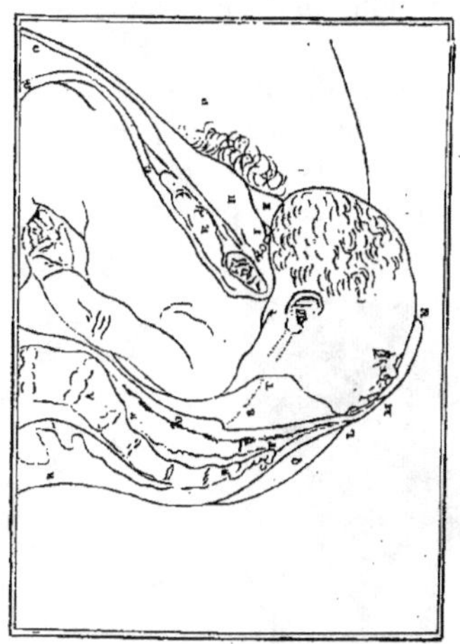

FIG. 106. — Smellie.

Coupe sagittale d'une femme au cours de la période d'expulsion. La tête fœtale engage sa circonférence sous-occipito-frontale dans le détroit vulvaire. La fin du 5ᵉ temps est proche, et si elle est trop brusque, au moment de la déflexion la commissure va sauter et le périnée se déchirer.

Les petits débridements de la vulve, souvent préconisés, sont inutiles et ne font qu'amener des déchirures. Seul, le cas où l'on craint une déchirure centrale indique une incision libératrice, qu'il faut faire oblique en arrière et en dehors; une section médiane, intempestivement agrandie par le passage de la tête fœtale, risquant d'intéresser la musculature de l'anus[2].

Traitement curatif. — Malgré toutes les précautions prises le périnée est déchiré. La déchirure est toujours latérale, laissant indemne la colonne postérieure du vagin qui, fibreuse et résistante, ne se rompt pas. Elle porte sur le vagin, sur la peau et sur le constricteur vulvaire, dont les fibres déchirées, en s'écartant, donnent à la plaie une forme losangique, l'étalent, si bien qu'abandonnée à elle-même la déchirure se cicatrise à plat et qu'à partir de ce moment le périnée ne remplit plus son rôle de soutien.

Il est donc nécessaire de réparer les déchirures périnéales le plus rapide

---

[1] VARNIER, *la Pratique des accouchements*, Paris, G. Steinheil, 1900, p. 99.
[2] Voir, plus haut, *Débridement vulvo-vaginal*, p. 98.

ment possible, prenant le soin de ne pas borner la suture à la peau, ce qui reconstituerait une façade de périnée sans solidité, mais prenant dans la suture les fibres du muscle déchiré.

PÉRINÉORRAPHIE IMMÉDIATE. — La périnéorraphie est plus ou moins simple suivant qu'il s'agit d'une rupture *incomplète* ou d'une rupture *complète*, intéressant le canal anal. Dans les deux cas, on la pratique ordinairement sans anesthésie, se contentant de calmer la femme par de douces paroles.

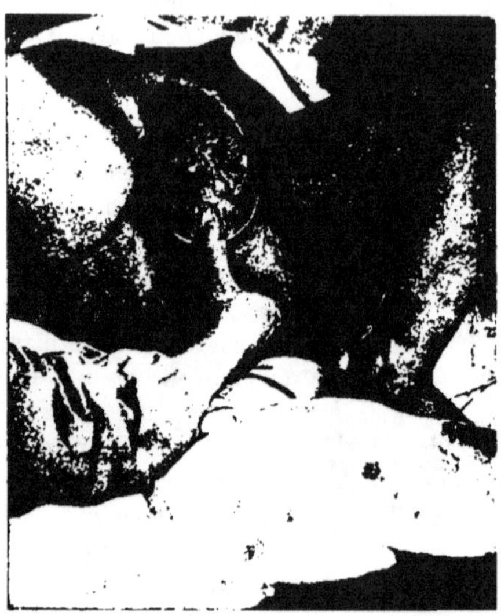

FIG. 107. — Moyen de prévenir la déchirure du périnée (Varnier).

Au moment où le front approche de la commissure distendue au maximum, le pouce arrête la déflexion. Le dégagement (fin du 5 temps) va se faire, non par progression du front, mais par retrait du périnée.

Dans la *rupture incomplète*, l'opération est des plus simples. Après avoir lavé les parties, on place un tampon de gaze iodoformée sur le col pour arrêter le sang qui en coule et masque la plaie, on écarte les lèvres de celle-ci et l'on commence par placer de haut en bas quelques sutures au catgut sur la déchirure vaginale, qui souvent remonte plus haut qu'on ne le supposerait à la simple inspection de la déchirure extérieure, puis on suture la déchirure périnéale avec des crins, prenant soin de charger, dans quelques anses profondes, les extrémités du constricteur vulvaire déchiré et affrontant toute l'étendue de la plaie pour ne pas laisser de cavité virtuelle ; un ou deux points superficiels complètent, si besoin est, l'affrontement cutané. Comme pansement, de la poudre d'iodoforme et une plaque de coton hydrophile, que l'on renouvellera fréquemment pendant les premiers jours. Du 8e au 10e jour on enlève les sutures et, s'il n'y a pas eu d'infection, la guérison est parfaite.

Dans la *rupture complète*, l'opération est plus complexe. Il faut commencer par fermer le côté rectal pour transformer la déchirure complète en déchirure incomplète, ce que l'on obtient en passant une série de catguts qui affrontent les lèvres de la déchirure rectale et sont noués du côté du rectum. Ces catguts sont successivement placés de haut en bas, les plus inférieurs comprenant dans leurs anses des fibres du sphincter. Puis on suture successivement, comme dans les ruptures incomplètes, la déchirure vaginale |au catgut et la cutanée avec des crins, prenant dans l'anse la plus inférieure les extrémités du sphincter qu'on affronte ainsi parfaitement.

Au bout de deux jours, on donne un laxatif et, si c'est nécessaire, un lavement, dirigeant la canule vers le sacrum et n'injectant le liquide que très doucement. A partir de ce moment on provoque une garde-robe quotidienne.

En présence d'une *rupture centrale du périnée*, la meilleure ligne de conduite est de sectionner le pont périnéal situé entre la déchirure et la fourchette. On se trouve alors dans les conditions d'une déchirure ordinaire du périnée, qu'on traite par les procédés habituels.

Ces périnéorraphies immédiates peuvent être différées de quelques jours lorsque la malade a été épuisée par un travail long, une hémorragie abondante, lorsqu'elle présente des attaques d'éclampsie ou lorsqu'il existe localement des dégâts très étendus, des contusions violentes, dues à des manœuvres prolongées. On pratique alors ce qu'on a appelé la *périnéorraphie immédiate secondaire*[1], qui ne reconnaît qu'une contre-indication, l'infection puerpérale.

Après injection sous-cutanée de cocaïne, on gratte à la curette les bourgeons qui recouvrent la plaie et l'on suture exactement comme dans la périnéorraphie immédiate.

PÉRINÉORRAPHIE SECONDAIRE. — Après le 15e jour, on ne peut plus pratiquer la périnéorraphie immédiate secondaire, une partie de la déchirure étant déjà couverte de tissu cicatriciel. Verneuil conseillait de faire en pareil cas l'avivement au thermo-cautère, suturant les parties à la chute des eschares. Cette pratique ne nous semble pas à recommander. Mieux vaut attendre encore quelques semaines que les tissus aient pris leur aspect définitif et pratiquer alors la périnéorraphie tardive. On opérera six semaines après l'accouchement chez les femmes qui nourrissent, après la première menstruation chez les autres.

---

[1] TELLIER, De la périnéorraphie immédiate secondaire. *Lyon médical*, 1895, t. LXXVIII, p. 326.

Pɛ́rɪɴᴇ́ᴏʀʀᴀᴘʜɪᴇ ᴛᴀʀᴅɪᴠᴇ. — La périnéorraphie tardive est celle que l'on pratique plusieurs mois après l'accouchement. Comme son histoire se confond avec celle des opérations plastiques sur le périnée et le vagin, nous la décrirons à propos de ces dernières (Voir Colpo-périnéorraphie).

§ 3. — Colpo-périnéorraphie.

Les anciens procédés de périnéorraphie, qui se bornaient à reconstituer le périnée, et dont le plus répandu est l'ancien procédé d'Emmet, commencent à être abandonnés par tous les chirurgiens et à faire place, même lorsqu'il s'agit d'une simple déchirure sans prolapsus, à des opérations s'attaquant à la fois au périnée et au vagin, à des colpo-périnéorraphies. C'est qu'en effet dans la simple déchirure du périnée il n'y a pas seulement déchirure du périnée, mais aussi déchirure du vagin, élargissement de son orifice et que, dès lors, une opération, pour être complète, doit, en même temps qu'elle reconstitue le périnée et la vulve, rétrécir la partie inférieure du vagin élargi.

Une bonne reconstitution du périnée se rapproche donc beaucoup d'une opération pour prolapsus. Dans les deux cas on fait une colpo-périnéorraphie. Il y a cependant, dans l'exécution du procédé, de grandes différences suivant les cas et il est évident que, tout en suivant les mêmes principes généraux, on n'opérera pas de la même façon la déchirure traumatique d'un périnée solide et l'effondrement de tout le plancher périnéal avec chute des organes.

Dans les déchirures traumatiques, on distinguera de même les ruptures complètes et les incomplètes. Nous aurons donc à envisager successivement le traitement des ruptures incomplètes, celui des ruptures complètes et celui du prolapsus.

Les procédés employés sont nombreux et peuvent être divisés en deux grandes catégories :

1º Les *opérations par avivement ;*
2º Les *opérations par dédoublement.*

A. — Cᴏʟᴘᴏ-ᴘᴇ́ʀɪɴᴇ́ᴏʀʀᴀᴘʜɪᴇ ᴘᴀʀ ᴀᴠɪᴠᴇᴍᴇɴᴛ.

La colonne postérieure du vagin étant riche en tissus fibreux, solide et résistante, il est bon de suivre le conseil de Martin et de la conserver pour servir de soutien à la nouvelle paroi postérieure du vagin, n'excisant la muqueuse vaginale que sur ses parties latérales. C'est ce que réalise le nouveau procédé d'Emmet, universellement employé aujourd'hui en Amérique et bien décrit dans les publications de Baldy et de Kelly. L'opération présentant quelques modifications suivant la lésion que l'on a à traiter, nous décrirons successivement :

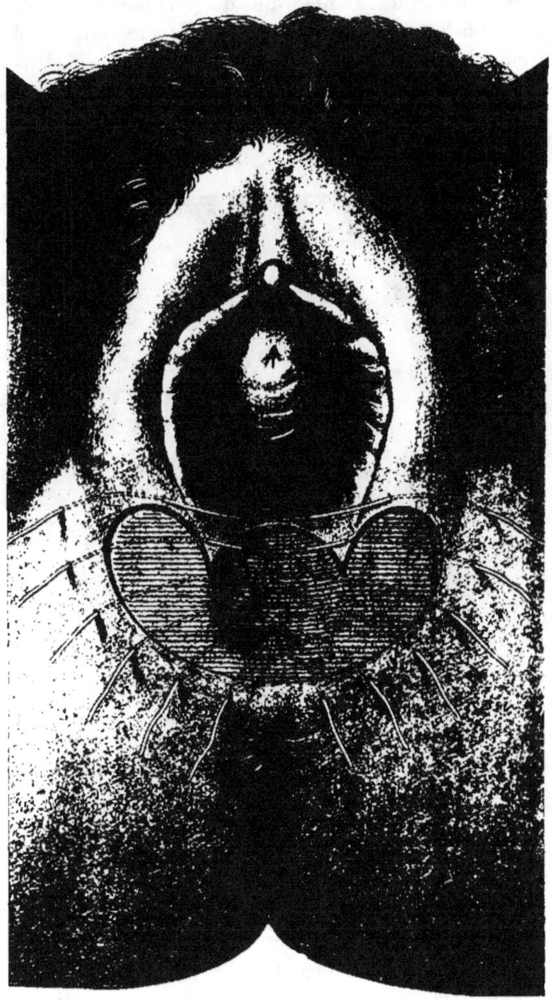

Fig. 108. — Premier procédé d'Emmet.
(Avivement en ailes de papillon avec sutures exclusivement périnéales.)

1° Le traitement des déchirures incomplètes anciennes du périnée ;
2° Le traitement des déchirures complètes anciennes du périnée ;
3° Le traitement du prolapsus utérin.

1° **Déchirures incomplètes anciennes du périnée**. — 1ᵉʳ TEMPS : *Fixer les limites de la dénudation.* —Les limites de l'avivement sont variables suivant le degré de relâchement et d'élargissement du vagin consécutifs à la déchirure du périnée. Pour les fixer, on implante de chaque côté, au niveau de ce qui reste des débris de l'hymen, deux ténaculums, laissant entre eux, lorsqu'on les rapproche, une portion de paroi vaginale antérieure à peu près égale

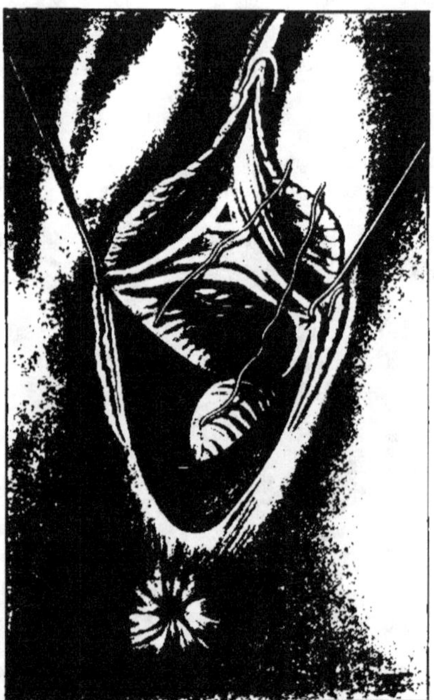

Fig. 109. — Placement du premier fil, une fois l'avivement terminé (Kelly).

comme dimensions à celles de l'entrée du vagin d'une vierge; un troisième ténaculum est fixé sur la colonne postérieure du vagin.

En tirant sur ces trois ténaculums, on voit se creuser en arrière, de chaque côté de la colonne médiane, deux sillons qui s'étendent plus ou moins profondément dans le vagin. A l'extrémité profonde de chacun d'eux, on place un ténaculum, qui, suivant les cas, se trouve à 2 ou 4 centimètres de l'entrée du vagin. Il suffira de rejoindre par des incisions rectilignes les cinq points fixés par les ténaculums pour avoir le tracé de l'avivement [1].

Avec un bistouri pointu on trace une incision allant de chaque côté de la

[1] Nous remplaçons ordinairement les ténaculums par de fines pinces de Museux.

colonne du vagin au ténaculum profond, puis du ténaculum profond à celui
qui est implanté au niveau des débris de l'hymen. Finalement on rejoint par
une incision en V les deux ténaculums implantés au niveau de ces caroncules, prenant bien soin que l'incision passe sur la muqueuse et n'empiète
pas sur la peau.

2ᵉ TEMPS : *Aviver les surfaces.* — Pour faire l'avivement, on tend à l'aide
des ténaculums, successivement, les surfaces à dénuder du côté droit et du

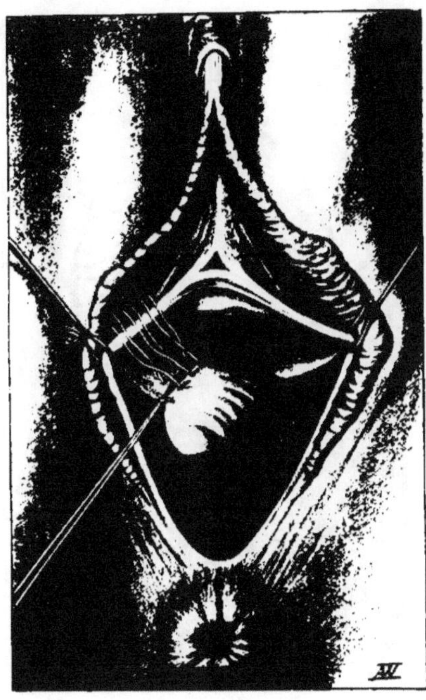

Fig. 110. — Placement des sutures sur le triangle vaginal d'avivement rendu accessible
par des tractions exercées sur le premier point de suture (Kelly).

côté gauche, et l'on excise la muqueuse vaginale soit au bistouri, soit avec
les ciseaux coudés d'Emmet. Dans ce dernier cas, on l'enlève par languettes
de 3 à 6 millimètres de large. Il est très exceptionnel que l'on ait à lier un
vaisseau qui saigne, une forcipressure temporaire suffit ; dans un instant la
suture va faire l'hémostase.

3ᵉ TEMPS : *Sutures.* — Un aide écartant à l'aide des ténaculums les lèvres,
droite et gauche, d'un des avivements latéraux, le chirurgien place, un peu
au-dessous du milieu du triangle d'avivement, un premier point au crin de
Florence qu'il noue. En attirant en bas les chefs de ce fil, tenu entre le médius

et l'annulaire, il amène sous les yeux la partie supérieure du triangle avivé, dont il rapproche les bords avec des catguts passés à l'aide d'une aiguille fortement courbe; il procède de même du côté opposé.

Il ne reste plus alors qu'une plaie peu profonde, formée par la réunion de la partie vulvaire des triangles latéraux et de la portion centrale de l'avivement. Deux crins, l'un passant par les angles supérieurs de l'avivement et

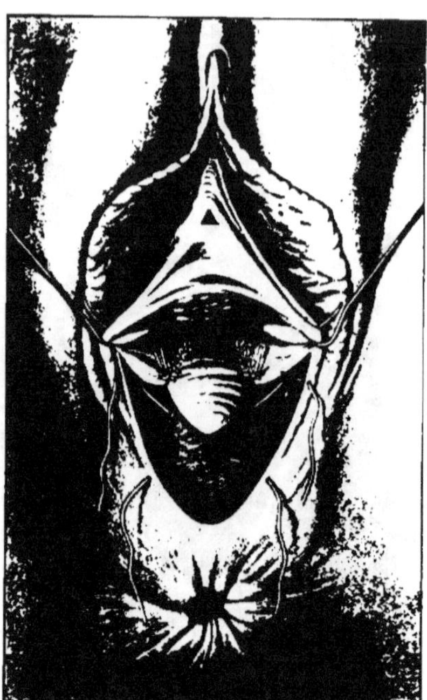

Fig. 111. — Les sutures vaginales sont terminées; les fils périnéaux sont placés, mais non serrés (Kelly).

chargeant au passage la colonne médiane postérieure, l'autre rapprochant la peau au-dessous, suffisent pour terminer la suture. Un ou deux catguts supplémentaires, entre les sutures cutanées et les sutures vaginales, quelques points superficiels d'affrontement cutanés au crin terminent la réunion.

Procédé de Veit. — Veit opère d'une manière un peu spéciale : Partant de ce principe que la déchirure périnéale est le plus souvent unilatérale, il fait une incision circulaire, *abc*, à la jonction de la muqueuse et de la peau, excise un triangle paramédian, *cde*, libère le lambeau *abd*, réunit les points *a e d*, qui, par suite de la dissection du lambeau, ont cessé de former une ligne angulaire, à *de*, puis rapproche *a b* et c d. Ce procédé est asymétrique comme la déchirure; théoriquement, il serait, dit

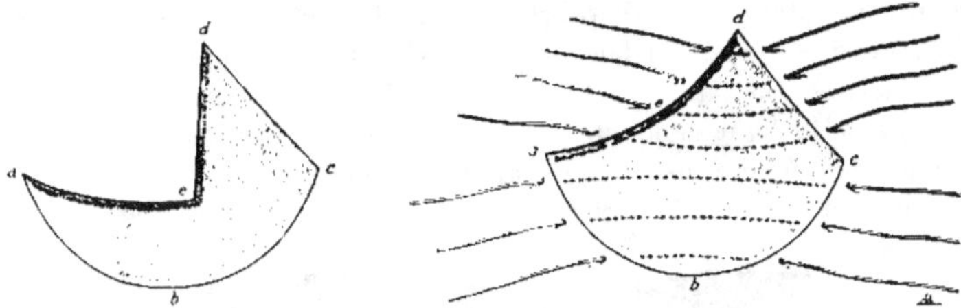

Fig. 112. — Tracé de l'avivement.   Fig. 113. — Pose des sutures.

Veit, préférable aux autres, car c'est le seul qui tienne compte des conditions anatomiques réelles de la déchirure.

Déchirures complètes anciennes du périnée. — Avant de commen-

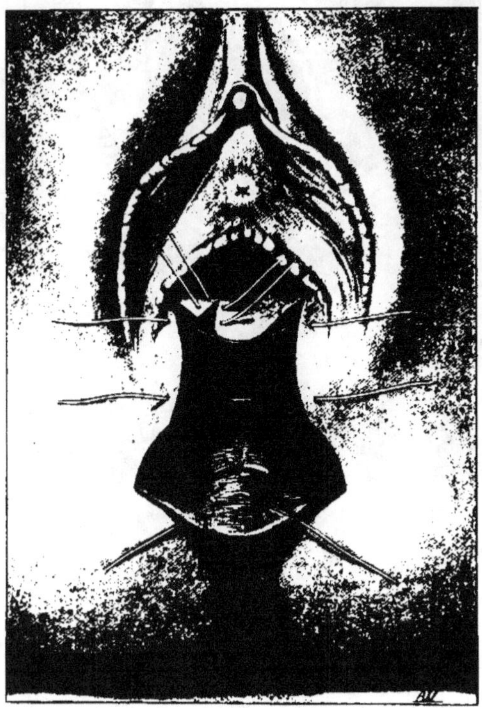

Fig. 114. — Périnéorraphie par avivement dans la rupture complète du périnée.
(Avivement et placement des fils.)

cer l'opération, quelques gynécologues conseillent de dilater le sphincter autant que possible pour l'élonger et empêcher les contractions spasmodiques qui pourraient survenir pendant les premiers jours après la suture.

Une incision est faite sur la cloison recto-vaginale, à un centimètre au-dessus de la ligne de jonction des muqueuses, rectale et vaginale ; elle se recourbe en arrière jusqu'au niveau des extrémités du sphincter déchiré. Cette incision constitue la partie postérieure d'un avivement, dont la partie

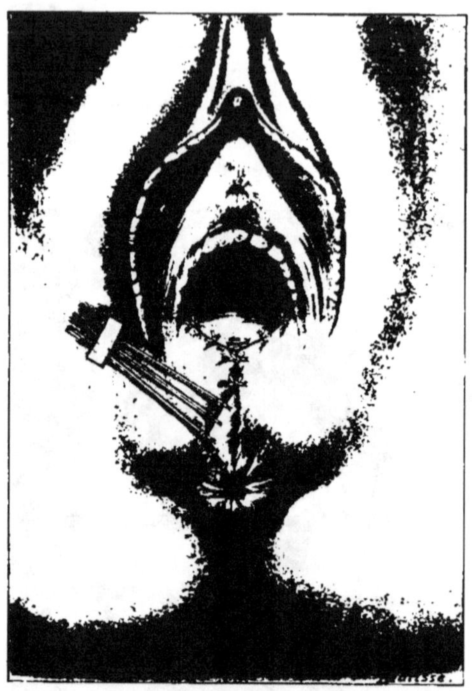

Fig. 115. — Périnéorraphie dans la rupture complète du périnée. (Opération terminée

antérieure est identique à celle que nous avons décrite pour le traitement des ruptures incomplètes du périnée.

Plaçant l'index gauche dans le rectum, le chirurgien dissèque la petite bandelette de cloison recto-vaginale restée intacte, de manière à la libérer et à la rabattre en bas comme un tablier sur l'orifice du rectum. Une dissection attentive permet de trouver, sans perforer l'intestin, les deux bouts du sphincter déchiré et de les libérer dans une étendue d'un centimètre et demi environ. Il suffit alors de rafraîchir ces bouts couverts de tissu cicatriciel, pour les rapprocher ensuite et les réunir par trois points de catgut. Quelques catguts, placés en 8, réunissent les parties profondes du centre de la plaie, de manière à éviter la persistance de tout espace virtuel.

On fait ensuite la suture du périnée et de la muqueuse vaginale comme dans la rupture incomplète. L'opération est terminée par la suture du lambeau postérieur en forme de tablier qui pend plus ou moins replié sur l'anus. En gardant ces dernières sutures longues et en exerçant sur elles une légère traction, on peut amener la suture entière au dehors et fixer les bouts des fils sur une fesse avec un emplâtre adhésif (fig. 115).

3° **Déchirures anciennes compliquées de prolapsus.** — Dans le prolapsus, il y a, comme dans la déchirure incomplète du périnée, béance de la vulve et insuffisance du corps périnéal, mais il y a en plus exubérance de la paroi vaginale. L'opération doit donc avoir un triple but : rétrécir la paroi vaginale postérieure, rétrécir la vulve, reconstituer le périnée.

On peut y arriver, en pratiquant une opération identique à celle que nous avons décrite pour le traitement de la déchirure incomplète du périnée, prenant simplement soin de donner aux triangles latéraux de dénudation du vagin des dimensions considérables en longueur et en largeur, de manière à réséquer une grande étendue de muqueuse vaginale. On enlève presque toute la paroi latérale du vagin, le bord externe du triangle d'avivement devant être parallèle et immédiatement sous-jacent à l'angle toujours distinct qui sépare la paroi antérieure de la latérale. L'opération devient alors une véritable colporraphie bilatérale combinée à une périnéorraphie. La laxité des tissus, la présence d'une tuméfaction arrondie, saillante en avant à la place de la colonne postérieure du vagin, font que l'opération est des plus faciles.

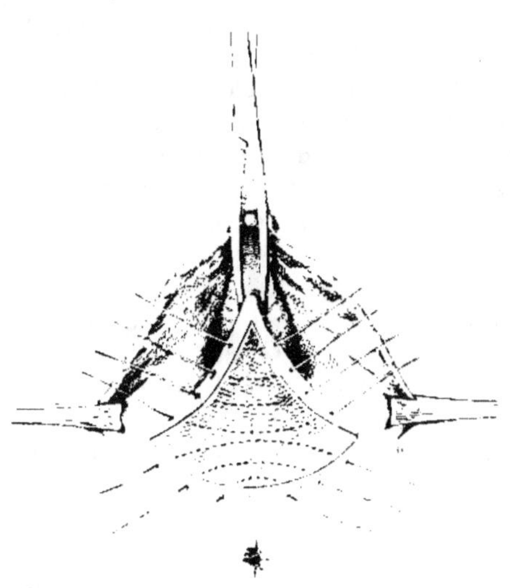

Fig. 116. — Colpo-périnéorraphie de Hegar. (Avivement et placement des fils.)

PROCÉDÉ DE HEGAR. — Dans le procédé de Hegar, très employé jusqu'à ces dernières années, l'avivement a une forme triangulaire. Ses dimensions varient suivant le degré du prolapsus. Dans les cas légers, il suffit d'aviver un triangle présentant 6 à 7 centimètres de large à sa base et une hauteur de 7 centimètres. Si le prolapsus est très étendu, la base peut mesurer 8 centimètres et la hauteur s'élever jusqu'à 9.

Ayant fixé le point au niveau duquel sera situé l'angle supérieur de la plaie, on le saisit avec une petite pince de Museux, et on le tire en avant et en haut, si bien que la paroi postérieure du vagin apparaît directement dans l'orifice vaginal; deux ou quatre autres petites pinces érignes servent à tendre latéralement le lambeau, dont la base courbe est au niveau de la fourchette (fig. 116). L'avivement est alors fait avec le bistouri, dont on a soin de toujours diriger la pointe vers le lambeau. L'épaisseur du lambeau varie suivant l'état des tissus. En général on se contente d'une épaisseur de quelques millimètres. Mais lorsque la paroi est hyperplasiée, calleuse, formée de tissus peu vasculaires, cicatriciels, on doit aller plus profondément.

Dès que l'avivement est complet, l'opérateur doit égaliser la plaie, et, à cet effet, il fait saillir la surface sanglante avec un doigt introduit dans le rectum. S'il subsiste quelques îlots muqueux qui n'ont pas été atteints dans l'avivement, on doit soigneusement les enlever. Les vaisseaux un peu volumineux sont liés au catgut.

La suture vaginale est faite au catgut, la périnéale au fil d'argent.

B. — COLPO-PÉRINÉORRAPHIE PAR DÉDOUBLEMENT.

Langenbeck, Wilms, Staude, Bischoff ont, les premiers, eu recours au dédoublement du périnée, mais leurs procédés opératoires complexes n'avaient pas séduit les gynécologues, et il faut arriver jusqu'à Lawson Tait pour voir le dédoublement, pratiqué d'une manière simple et rapide, conquérir les suffrages d'un grand nombre d'opérateurs.

Le procédé consiste essentiellement dans un dédoublement du périnée et de la cloison recto-vaginale par une incision transversale, et dans la réunion, suivant une ligne sagittale, antéro-postérieure, du décollement ainsi créé. La plaie réunie se trouve ainsi avoir une direction perpendiculaire à celle de l'incision du dédoublement, le périnée se trouve reconstitué entre l'orifice vulvaire et l'anus.

1° Déchirures incomplètes du périnée. — L. Tait, plaçant deux doigts dans l'anus, étalait transversalement la fourchette, dédoublait avec des ciseaux spéciaux, pointus et coudés, la cloison recto-vaginale, débridant successivement les parties à gauche et à droite sur une longueur de 3 centimètres et demi à 4 centimètres; allant à une profondeur de 2 à 3 centimètres. Des extrémités de cette incision transversale il faisait partir deux autres incisions, remontant verticalement sur la grande lèvre. Attirant en haut le lambeau ainsi taillé, il transformait la plaie transversale en une plaie longitudinale qu'il réunissait par des fils d'argent passés de gauche à droite, embrassant dans leur anse toutes les parties cruentées mais ne prenant pas la peau, de manière à éviter les douleurs que détermine la compression de celle-ci par les fils.

A cette manière de faire nous préférons la suivante, qui, dans ses grandes

lignes, rappelle celle exposée par Doléris sous le nom de colpo-périnéo-
plastie.

L'incision courbe, à concavité supérieure, passe à l'union de la peau et de

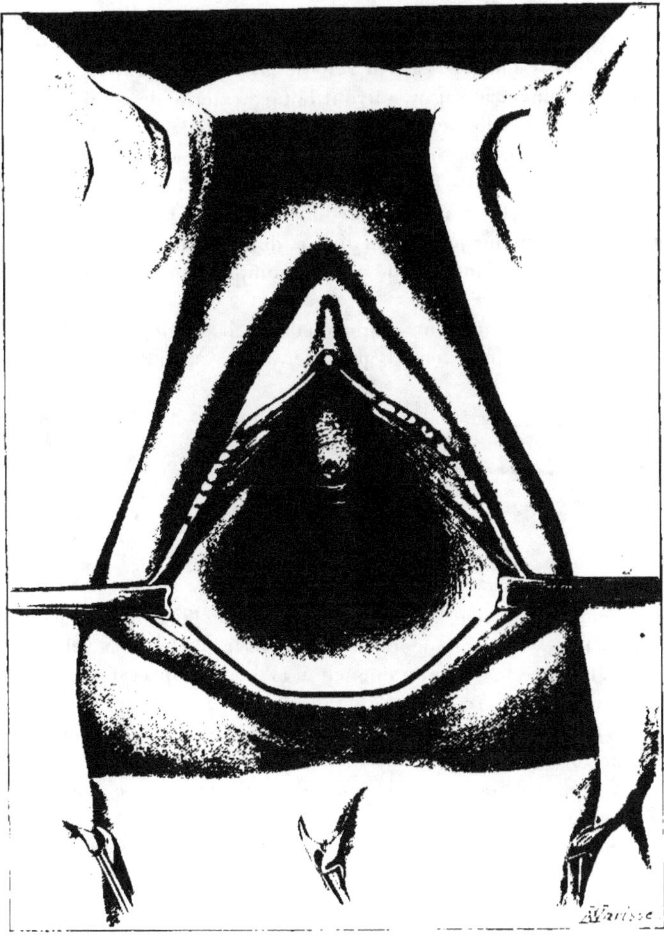

Fig. 117. — Incision de la périnéorraphie par dédoublement
dans les ruptures incomplètes du périnée.

la muqueuse. Deux pinces de Museux fines marquent ses limites préalablement déterminées et servent en même temps à tendre les parties. Les con-
fiant deux aides qui tirent sur elles, l'opérateur fait sur la partie moyenne

une incision légèrement curviligne de 3 centimètres environ. Il avance peu
à peu dans la profondeur, jusqu'à ce qu'il ait franchi la zone fibreuse non
décollable qui existe immédiatement au dessous de la peau, cheminant très
près du vagin pour ne pas risquer de léser le rectum qu'attire en avant la
bandelette recto-vaginale, presque toujours confondue avec ces masses
fibreuses. Dès qu'il l'a dépassée, il refoule avec le doigt les tissus qui
doublent profondément le vagin, suivant la face externe de celui-ci jusqu'à
ce qu'il ait jugé le décollement suffisant en profondeur et en largeur. Prenant alors une paire de ciseaux droits, dont il engage une des branches
jusqu'à la limite profonde de la partie latérale du décollement, il coupe d'un
seul coup la peau et les parties immédiatement sous-jacentes successivement à droite et à gauche jusqu'à la limite de l'incision que marquent les
pinces fixatrices. Puis d'un coup de doigt il complète latéralement le décollement du vagin.

La plaie affecte la forme d'un angle dièdre à base inférieure, limité en
haut par une valve vaginale, en bas par une valve rectale. Enlevant alors les

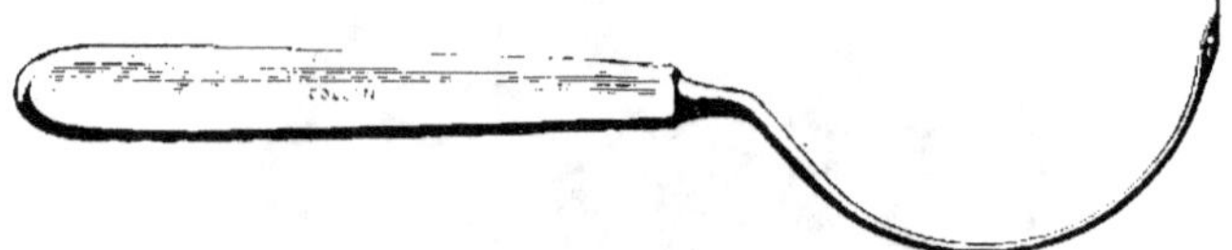

Fig. 118. — Aiguille pour périnéorraphie.

deux pinces qui marquaient les limites latérales de l'incision, on les place
sur le milieu de ces valves, de manière à attirer en haut la valve vaginale, en bas la valve rectale et à donner à la plaie l'aspect d'un losange à
grand axe vertical. Il ne reste plus qu'à placer les sutures ; trois fils métalliques (fils d'argent, fils de bronze aluminium) suffisent le plus souvent. Le
postérieur perfore la peau du périnée dans le voisinage de l'angle postérieur
du losange, à un centimètre environ du bord de la surface cruentée ; il
chemine ensuite dans l'épaisseur de la valve rectale, près du sommet du
dédoublement, conduit avec attention de manière à ne pas perforer l'intestin,
et ressort du côté opposé en un point symétrique de celui d'entrée.

Les deux autres fils passent en avant du précédent, le deuxième au niveau
du sommet même du dédoublement, le troisième dans l'épaisseur de la valve
vaginale.

Ces fils, que l'on passe facilement à l'aide de l'aiguille dite d'Emmet,
doivent ramener le plus possible de parties molles vers la ligne médiane ; il
convient donc de les faire cheminer latéralement aussi profondément que
possible dans l'épaisseur du périnée, avant de les faufiler dans les valves
rectale et vaginale.

L'opération terminée, le résultat n'est pas beau au point de vue esthé-
tique; on a bien entre le vagin et l'anus un périnée suffisamment épais,
mais au-devant de lui la muqueuse vaginale exubérante forme une sorte de

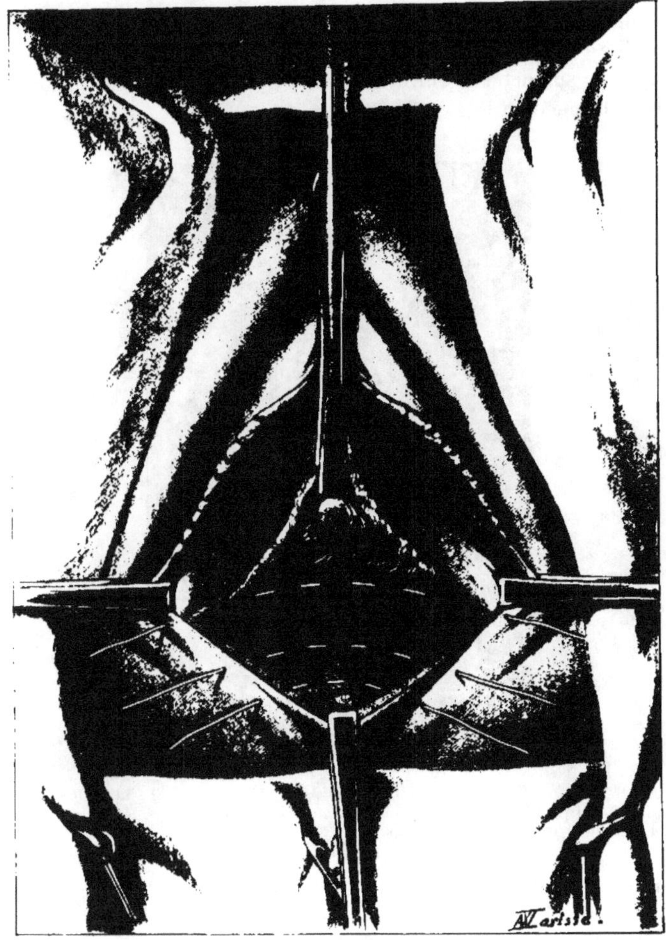

Fig. 119. — Périnéorraphie par dédoublement. (Le dédoublement est effectué;
les fils de suture sont placés, mais non serrés.)

tablier un peu plissé qui déborde la ligne de sutures. Il n'y a pas lieu de
s'en préoccuper. Peu à peu cette muqueuse se rétracte et au bout de quelque temps le résultat est parfait.

C'est dire que nous trouvons inutile d'exciser avec des ciseaux, à ras du périnée, la muqueuse vaginale postérieure exubérante et de faire une suture soignée du lambeau vaginal à la lèvre cutanée.

2º Déchirure complète du périnée. — Lors de déchirure complète du périnée, il est nécessaire de ramener en avant sur la ligne médiane les deux extrémités du sphincter déchiré : l'incision doit, dès lors, être modifiée et prendre la forme d'un H.

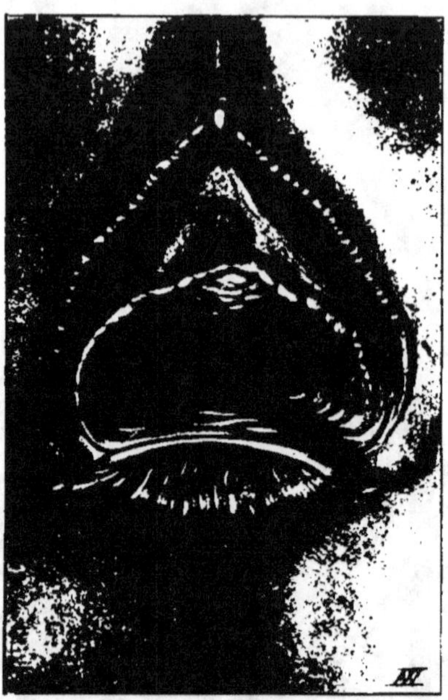

Fig. 120. — Incision de la périnéorraphie par dédoublement dans les ruptures complètes du périnée. On voit sur la peau les petites dépressions correspondant aux extrémités du sphincter déchiré.

Au tracé primitif de l'incision pratiquée pour les ruptures incomplètes, on ajoute deux incisions qui se dirigent en arrière jusqu'au niveau des extrémités du sphincter rompu, dont on peut soupçonner la situation à l'existence d'une petite dépression cutanée.

Le dédoublement et la pose des sutures ne présentent rien de particulier : tout se passe comme dans l'opération faite dans les cas de rupture incomplète.

Quelques gynécologues commencent par réunir les deux lèvres de la déchirure rectale par des points de catgut perdus non perforant, placés à l'imitation des points de

Lembert pour la suture intra-péritonéale des plaies de l'intestin; c'est ce qu'on appelle les points de Lauenstein, qui ne diffèrent des points de Lembert qu'en ce qu'ils sont placés sur des portions d'intestin dépourvues de revêtement séreux; des points analogues sont placés sur la déchirure vaginale; on termine par un affrontement périnéal au fil d'argent.

Watkins[1] a récemment conseillé, pour le traitement des ruptures complètes du périnée, une opération qui lui semble présenter les avantages suivants :

1° Les sutures sont distantes de l'anus et par conséquent le danger d'infection est diminué ;

2° Il n'y a pas de resserrement de la peau ni de tissu cicatriciel autour de l'anus;

3° Le sphincter est suturé isolément ;

4° Il n'y a pas de danger de fistule recto-vaginale ;

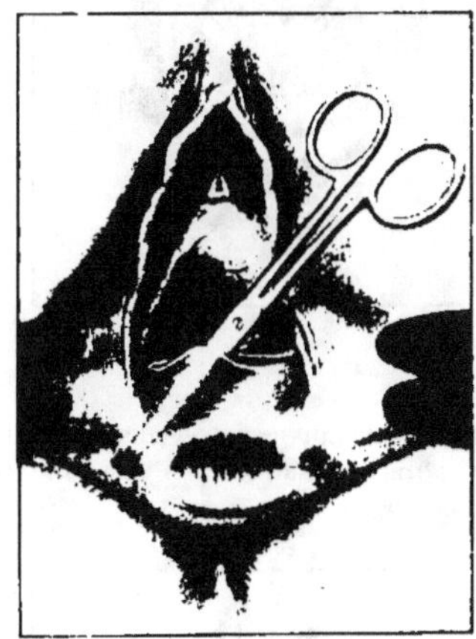

Fig. 121.

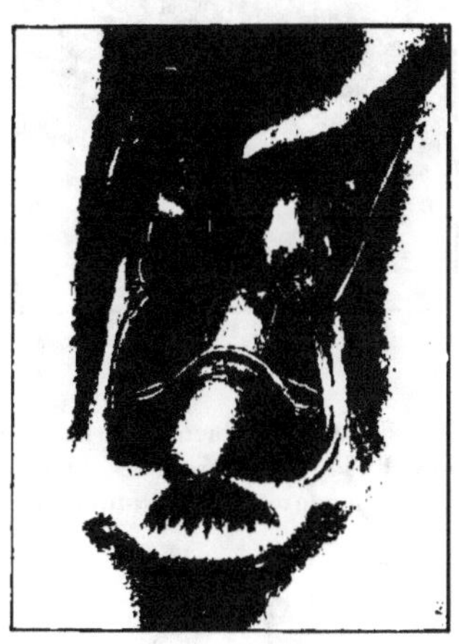

Fig. 122.

5° Les douleurs post-opératoires sont extrêmement minimes ;

6° On peut donner des lavements sans avoir à craindre de créer des lésions ou d'amener une infection.

L'opération est pratiquée de la manière suivante :

1° L'incision vaginale transversale, d'un pouce de long, doit être au moins à un demi-pouce au-dessus de la partie la plus élevée de la déchirure rectale. Plus haute est l'incision, plus grande est la sécurité que l'on a contre l'infection. Quand la déchirure rectale n'est pas trop étendue, on peut faire l'incision au moins à un pouce au-dessus du bord de la déchirure.

2° Avec une paire de ciseaux pointus, on décolle de chaque côté la muqueuse vaginale jusqu'à un point correspondant à l'extrémité du sphincter déchiré indiqué sur la peau par une petite dépression (fig. 121. La même manœuvre est répétée de chaque côté. Les branches des ciseaux sont écartées de manière à bien séparer les tissus;

3° Le tissu conjonctif, intermédiaire aux deux canaux creusés par les ciseaux, est

Surgery, gynecology and obstetrics, Juillet 1908.

dissocié par une dissection mousse, et le doigt engagé s'assure qu'il ne reste pas de
bandes conjonctives non dissociées (fig. 122). S'il y en a, on les coupe avec des ciseaux,

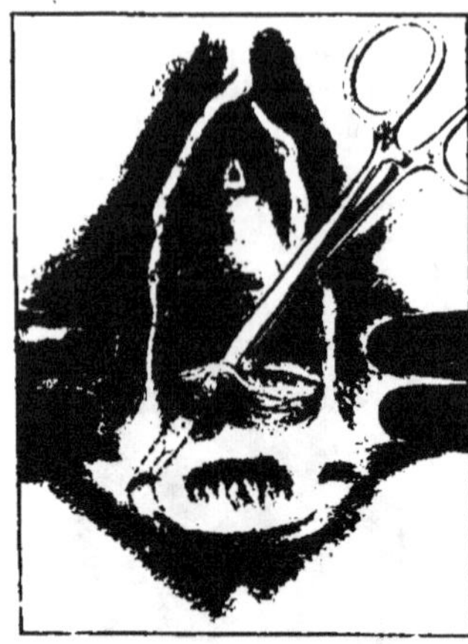

Fig. 123.

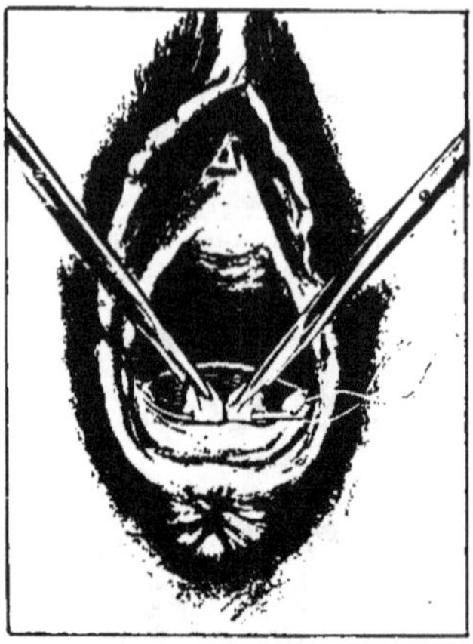

Fig. 124.

il est très important de bien dissocier la face profonde de la muqueuse rectale, de manière
à ce que, lorsqu'on suturera les extrémités du sphincter anal, celui-ci ne repose que
sur cette muqueuse, ce qui diminuera beaucoup la tension des sutures.

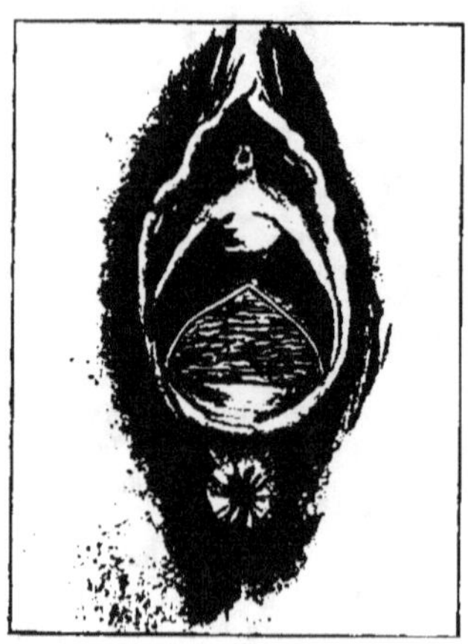

Fig. 125.

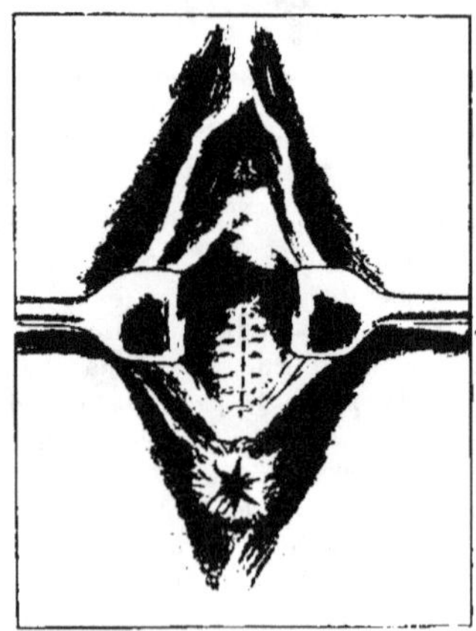

Fig. 126.

4° Les extrémités du sphincter sont alors saisies de chaque côté avec une pince à
pression (fig. 123). Il faut que l'on amène la presque totalité du muscle. Si la première

prise est insuffisante, on en fera une seconde avec une deuxième pince, et même, si nécessaire, une troisième.

5° Les deux extrémités du muscle sont suturées avec du catgut chromique, que l'on passe deux ou trois fois à travers le muscle avant de le nouer (fig. 124). Il est bon de prendre avec les fibres musculaires du tissu conjonctif, pour diminuer les risques de section par le fil, puis de rétraction du muscle.

6° On termine par une restauration de la paroi vaginale, comme dans la colporraphie de Hegar (fig. 125 et 126).

Sur la figure 126 on voit que, par ce procédé, les sutures sont toutes loin de l'orifice anal et qu'elles se trouvent toutes dans le vagin. En pratiquant le toucher rectal, il est facile de s'assurer qu'il existe une résistance musculaire normale et qu'il n'y a pas la moindre rétraction du côté de la peau.

L'opération consiste, en somme, en une transposition de tissus. La muqueuse, intermédiaire à l'incision et à la déchirure rectale, est déplacée de manière à former la face externe du corps périnéal.

3° **Déchirures anciennes compliquées de prolapsus.** — Dans les déchirures anciennes du périnée, compliquées de prolapsus, l'opération est un peu différente. Le vagin a subi une ampliation considérable, le soutien périnéal a plus ou moins complètement disparu. Il y a donc lieu de réséquer une partie du vagin exubérant et de refaire un plancher périnéal solide.

L'exubérance du vagin peut être le plus souvent corrigée par un quelconque des procédés de colporraphie antérieure, que nous décrirons plus loin. Si cependant on se trouve en présence d'une rectocèle extrêmement marquée, une fois le dédoublement du périnée effectué suivant le mode habituel, il est extrêmement facile de réséquer, par quelques coups de ciseaux, une étendue plus ou moins grande de la paroi vaginale postérieure, puis de suturer au catgut les deux bords du vagin excisé. Tout ce côté du traitement opératoire des prolapsus vaginaux ne présente de particulier qu'un point : au lieu de limiter le dédoublement à la région, siège de la déchirure ancienne, il faut le pousser très haut jusqu'au niveau du col utérin, seul moyen de reconstituer *un corps périnéal solide*.

La suture en masse des parties molles dédoublées, que nous avons décrite à propos du traitement des déchirures du périnée est ici insuffisante, il faut aller non seulement profondément, mais loin latéralement pour rapprocher entre le vagin et le rectum des parties solides et résistantes. Ces parties, on les trouve principalement au niveau des releveurs, dont la suture, déjà conseillée dès 1897 par Charles P. Noble[1] en Amérique, puis par Ziegenspeck[2] en Allemagne, a été à juste titre préconisée en France par Duval et

[1] CHARLES P. NOBLE, A contribution to the technique of operations for the cure of lacerations of the pelvic floor in women. *Amer. gyn. a. obstetr. Journal*, New York, 1897, t. X, p. 413.

[2] ZIEGENSPECK, *Centr.-Bl. f. Gyn.*, Leipzig, 1899, p. 1251.

Proust [1], ainsi que par mon collègue Pierre Delbet [2]. Nous y avons de même recours depuis un grand nombre d'années.

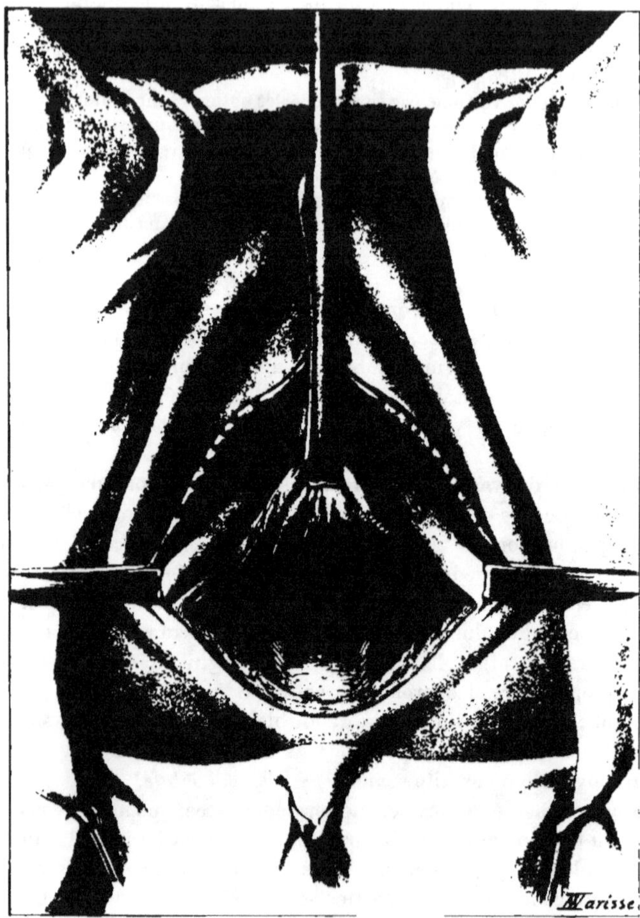

Fig. 127. — Sur la valve postérieure résultant du dédoublement du périnée on voit le bord des releveurs.

Dans le cas de prolapsus, ces muscles ne se présentent pas avec leur

[1] P. Duval et R. Proust, Technique de la suture des muscles releveurs de l'anus au cours de la périnéorraphie. *Presse médicale*, Paris, 22 novembre 1902, p. 1120.
[2] Pierre Delbet, Périnéorraphie par interposition, *Bull. et Mém. de la Soc. de chir.*, 1902, p. 1092.

aspect habituel. Il faut aller les chercher quelquefois assez loin, aux limites
des parties latérales du décollement. Souvent on ne les reconnaît pas à première vue, mais toujours on arrive à sentir avec le doigt les cordes que

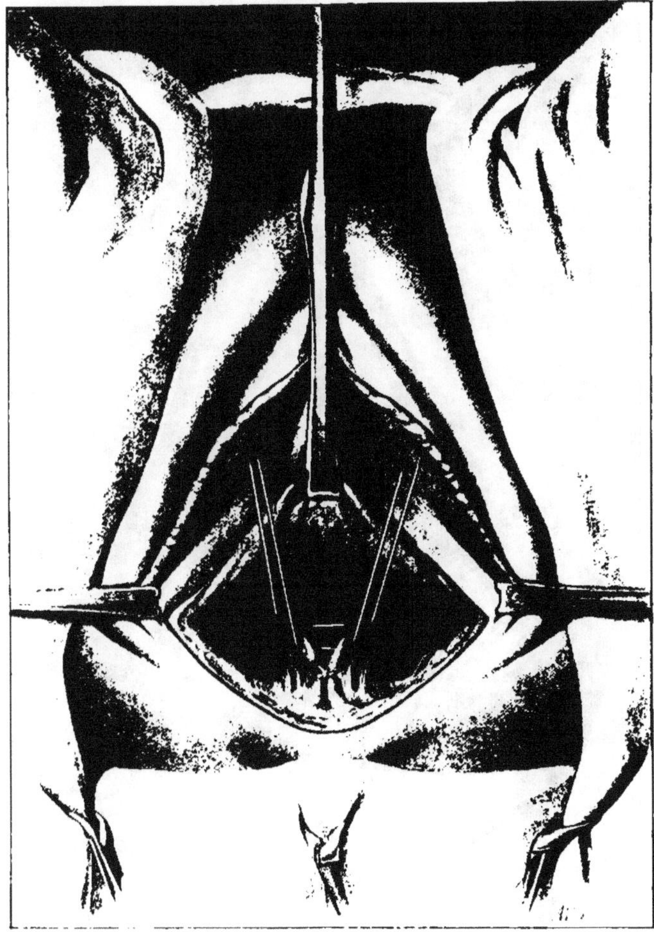

Fig. 128. — Suture des releveurs. Le point postérieur est noué; les autres sont placés,
mais non serrés.)

forment les bords de la partie conservée de ces muscles qui descend de
l'étage supérieur du périnée en arrière du bord postérieur du diaphragme
uro-génital sur les parties latérales du rectum. Il faut les libérer, puis, se

guidant au besoin sur le doigt, les charger largement avec du catgut chromé peu résorbable. Trois ou quatre fils sont ainsi placés successivement d'arrière en avant, puis noués.

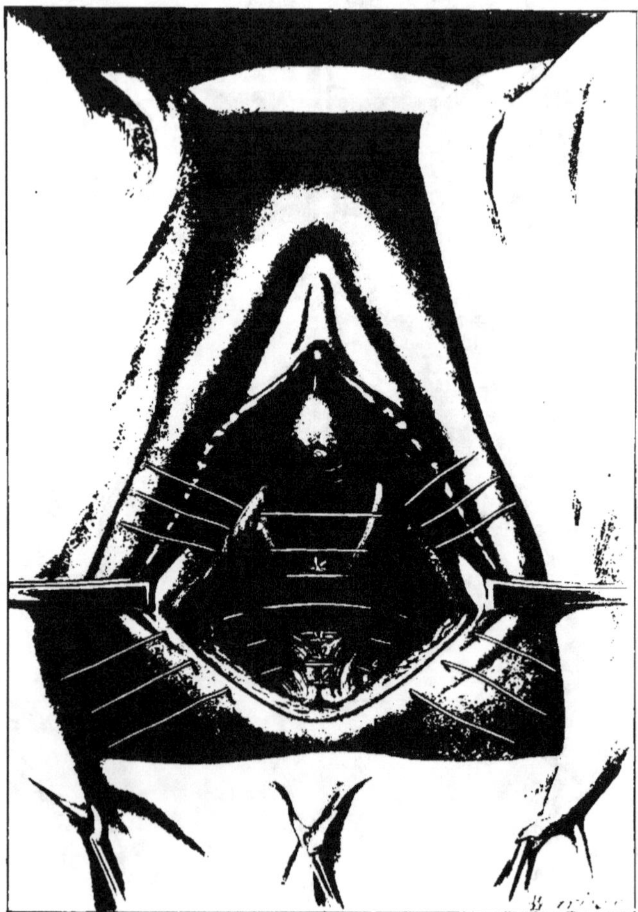

Fig. 129. — Résection de la paroi vaginale postérieure exubérante dans la colpo-périnéorraphie par dédoublement.

Lorsqu'un corps musculaire périnéal est ainsi reconstitué, on suture la peau et les parties sus-jacentes avec des fils non résorbables, chargeant au passage les muscles déjà suturés de manière à éviter la persistance, entre les deux plans de sutures, d'un espace virtuel, dans lequel pourrait s'accumuler de la sérosité.

En procédant ainsi, on obtient des périnées résistants et des guérisons durables.

Dans les cas où l'exubérance de la paroi vaginale semble commander la résection d'un segment de cette paroi, il est extrêmement facile de le faire : il suffit avec deux coups de ciseaux de supprimer un coin de cette paroi, puis de suturer les bords de cette section vaginale, avant de procéder à la réunion du périnée (fig. 129).

§ 4. — Colporraphie antérieure.

La technique opératoire de la colporraphie antérieure varie suivant le but de cette opération. Dans l'immense majorité des cas, elle est exécutée en vue d'une colpocèle antérieure avec cystocèle concomitante. On opère alors de la façon suivante :

Grande colporraphie antérieure pour colpo-cystocèle. — On commence par exposer et tendre la paroi vaginale antérieure à l'aide de pinces à traction. Une première pince est placée sur la lèvre antérieure du col, qu'on attire en bas et en arrière vers la fourchette; avec une deuxième pince, médiane comme la première, on saisit la muqueuse vaginale immédiatement au-dessous du méat uréthral. Enfin deux pinces symétriquement placées fixent la paroi latérale du vagin à égale distance de la pince supérieure et de la pince inférieure. Après *avoir* ainsi *tendu la paroi vaginale* antérieure, on trace avec le bistouri le contour elliptique du lambeau, coupant toute l'épaisseur de la muqueuse vaginale, mais n'intéressant pas la paroi vésicale. On dissèque ensuite la face profonde de ce lambeau, commençant par son angle antérieur. Le début de la dissection, au niveau de la paroi uréthrale, est un peu délicat, la muqueuse vaginale étant reliée aux parties plus profondes par des tractus fibreux résistants. Mais, dès qu'on a atteint la cloison vésico-vaginale, la séparation est facile et l'on peut abandonner le bistouri. Il suffit d'accrocher la partie antérieure libérée du lambeau avec l'index et le pouce de la main gauche et d'*achever le décollement en refoulant simplement les parties*, qui, sous une pression douce, se laissent facilement séparer. On pousse ce décollement au milieu, puis latéralement, jusqu'à ce que le lambeau soit entièrement détaché. Cette façon de faire nous paraît bien préférable à la dissection avec les ciseaux ou avec le bistouri; elle expose moins à la blessure de la vessie, car on est sûr de se maintenir dans le bon plan de clivage; elle s'accompagne d'une hémorragie

moins grande ; enfin et surtout, elle est beaucoup plus rapide, ce qui, en
l'espèce, n'est pas indifférent, car la colporraphie antérieure ne constitue le
plus souvent qu'un des temps d'une intervention beaucoup plus complexe,
dont il importe de ne pas prolonger outre mesure la durée.

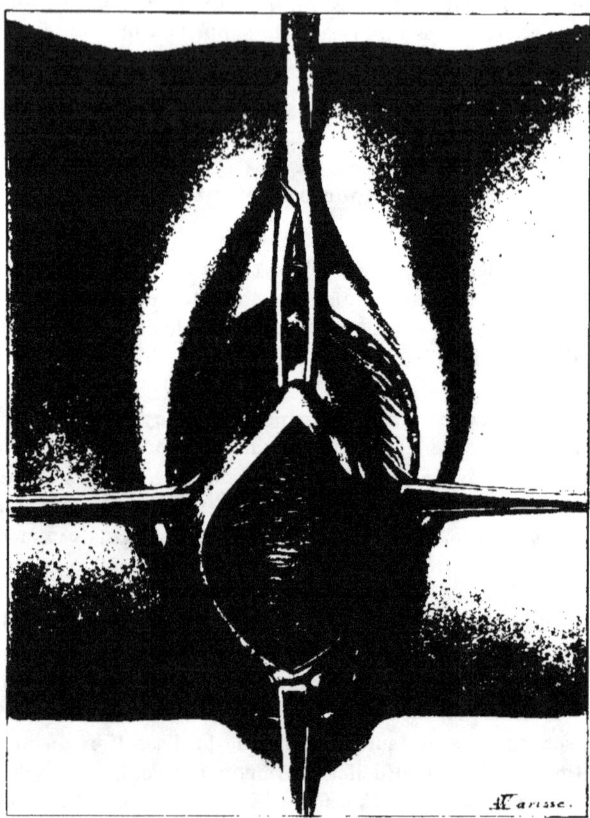

Fig. 130. — Surface avivée dans la colporraphie antérieure.

La réunion s'obtient en suivant les règles générales des sutures dans les
opérations plastiques : c'est dire que l'on aura soin de faire courir le fil
au-dessous de la surface cruentée de façon à éviter la production d'un clapier.

Nous nous servons pour cette suture de catgut plutôt que de fils non résorbables, tels que les crins ou les fils d'argent dont l'ablation peut présenter de

réelles difficultés par suite du rétrécissement du vagin obtenu à la fin de
l'opération, d'autant que l'on combine presque toujours la colporraphie antérieure à une périnéorraphie. On préférera aux points séparés la suture en
surjet, qui est plus rapide. Ce surjet est exécuté sans difficultés avec une

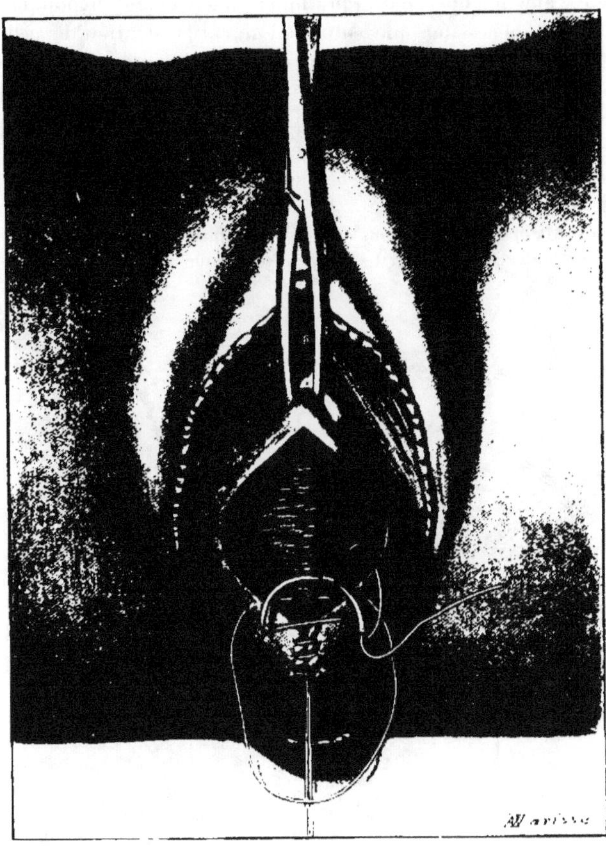

Fig. 131. — La suture en surjet est commencée par la partie voisine du col; l'aiguille
d'Hagedorn charge au passage les parties cruentées de la surface d'avivement.

aiguille d'Hagedorn de volume moyen qu'on peut manier à la main, sans
porte-aiguille spécial. Le seul point important est de se rappeler qu'il faut
commencer par l'extrémité inférieure cervicale de l'incision et marcher de
celle-ci vers l'extrémité supérieure uréthrale. Les parties sont rentrées à
mesure qu'on les réunit, la portion non suturée restant toujours facilement
accessible et extériorisée. Si, au contraire, on commençait par l'extrémité

uréthrale, on se trouverait, au bout d'un instant, gêné, pour passer les fils, par le rétrécissement de la partie antérieure du vagin.

Le plus souvent un seul plan de suture est suffisant ; lorsque le degré de la cystocèle a amené l'opérateur à pratiquer un avivement étendu, la tension des tissus peut nécessiter une suture à étages ; l'exécution de celle-ci ne présente rien de particulier ; on commence par placer un premier plan de fils qui pénètrent et ressortent en pleine surface d'avivement, déterminant ainsi une plicature de la paroi vésicale ; puis on suture au-dessus de ce pli les parties non réunies, chargeant au passage le plan profond pour éviter la formation d'espaces virtuels entre les deux plans.

Procédés divers. — Nous avons exposé l'opération telle que nous la pratiquons ; nous devons ajouter qu'on a décrit et préconisé comme tracé de la surface d'avive-

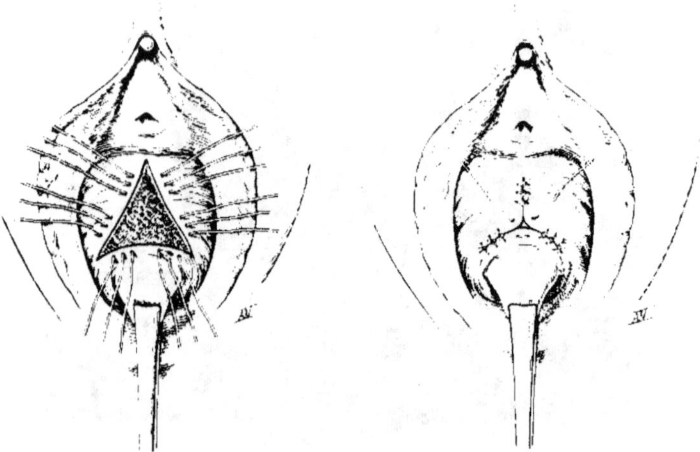

FIG. 132. — Colporraphie antérieure pré-cervicale. Surface avivée. Les fils sont placés, mais non serrés.

FIG. 133. — Les fils sont serrés à l'exception du dernier point en bourse qui va fermer l'orifice central de l'étoile à trois branches.

ment les contours les plus divers[1] ; il nous semble inutile de nous y arrêter. Nous passerons de même sous silence les procédés plus ou moins compliqués de sutures qui ont été employés et qui, à notre avis, doivent tous céder le pas au surjet simple ou à plusieurs plans. Seuls quelques procédés, présentant un point spécial, nous arrêteront un instant.

Colporraphie antérieure précervicale. — Dans quelques cas d'antéflexion avec

---

[1] Ceux que la question intéresse trouveront un grand nombre de ces procédés exposés dans CHARLES G. CHILD, A review of the operative treatment of cystocèle in the past one hundred years. *Amer. J. of Obstetr.*, New York, 1906, t. II, p. 511.

affaissement de la paroi vaginale antérieure formant au niveau du cul-de-sac antérieur une saillie plus ou moins marquée qui cache, comme une sorte de valvule, l'orifice du col. Doléris [1] conseille de pratiquer une petite colporraphie antérieure précervicale. La surface d'avivement a la forme d'un triangle dont la base répond à l'angle de
réflexion du vagin sur le col et mesure de 5 à 6 centimètres. Les côtés latéraux du
triangle ont la même longueur et son sommet se trouve à peu près sur la partie
moyenne de la colonne antérieure du vagin. On réunit chacun des trois angles par deux

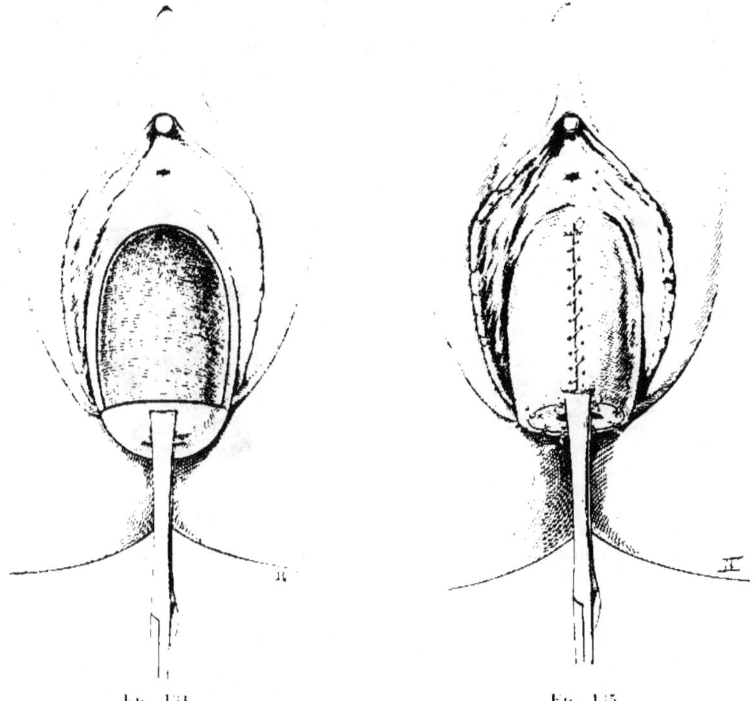

FIG. 134   FIG. 135.

à trois fils séparés, ce qui donne une étoile à trois branches, dont l'orifice central est
fermé par une suture en bourse (fig. 132 et 133).

On dégage ainsi la portion vaginale du col, et on constitue au-dessous de la vessie
une sangle solide qui la soutient, l'oblige à rester au-devant de l'utérus et refoule
dans une certaine mesure celui-ci en arrière, luttant contre l'antéflexion antérieurement existante.

Combinaison de la colporraphie antérieure avec l'amputation du col utérin. —
Barton Cooke Hirst [2] insiste sur ce fait que le diaphragme uro-génital se trouve déchiré
dans les prolapsus aussi bien en avant qu'en arrière de l'orifice vaginal.

LELIÈVRE, *Traitement de la stérilité*, Th. de Paris, 1898-1899.
— BARTON COOKE HIRST, A contribution to the efficiency of plastic operations on the
vagina, *Amer. J. of Obstetrics*, New York, 1905, t. II, p. 100.

Il conseille de commencer par *aviver les sillons vaginaux antérieurs*, exactement comme on avive les sillons vaginaux postérieurs dans la colpopérinéorraphie, de placer immédiatement, sur ces sillons avivés, les fils destinés à la suture, mais de ne pas les nouer immédiatement, se contentant momentanément de saisir leurs chefs avec des pinces qu'on place sur la région pubienne.

Il attire alors le col hors de la vulve et trace au bistouri un *grand avivement antérieur* en forme de bouclier à base encadrant le col, à sommet immédiatement au-dessous de l'urèthre. Ce lambeau est disséqué et excisé (fig. 134). *Le col est amputé.* Sur ses parties latérales on libère les parties jusqu'aux ligaments cardinaux de l'utérus.

Un surjet à plusieurs plans réunit la surface vaginale avivée; le moignon du col est suturé comme dans le procédé de Hegar (fig. 135), les deux sutures les plus laté-

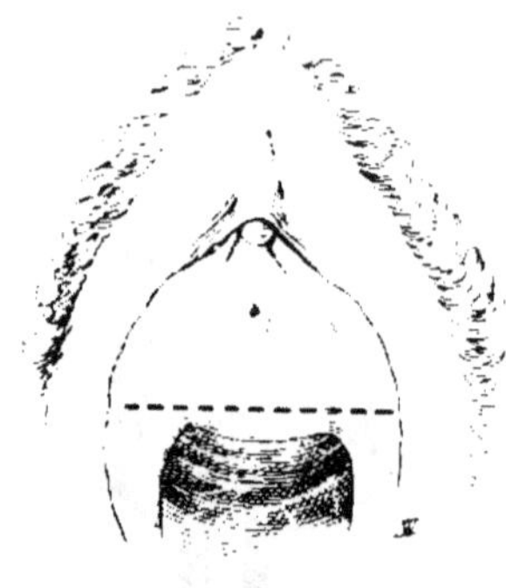

Fig. 136. — Tracé de l'incision pour le dédoublement de la cloison uréthro-vaginale.

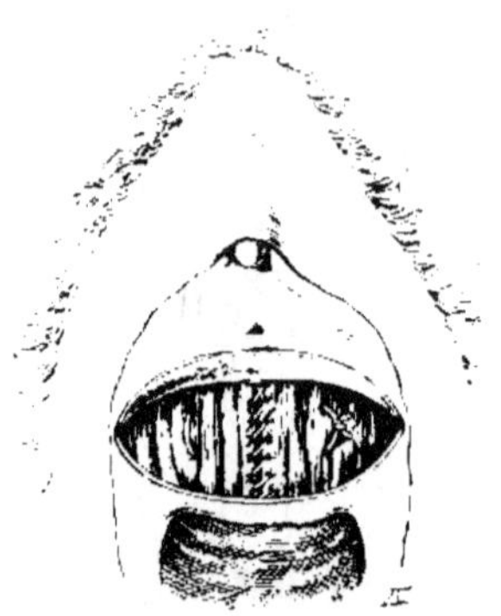

Fig. 137. — Suture des releveurs au niveau du dédoublement de la cloison uréthro-vaginale.

rales *chargeant les tissus fibro-musculaires de la base des ligaments larges*, de manière à avoir une prise solide sur eux. L'utérus est remis en place, les fils placés sur les sillons antérieurs sont noués.

Dédoublement de la paroi antérieure du vagin et suture des releveurs. — La suture *des releveurs*, communément pratiquée aujourd'hui au cours de la colpopérinéorraphie, a été conseillée dans le traitement de la cystocèle par Delanglade[1], puis par Groves[2] et par Chaput[3]. Faite en avant de l'orifice vaginal, directement au-dessous de la vessie, cette réfection antérieure du diaphragme musculaire pelvien a l'avantage de replacer la vessie sur son plancher élastique et contractile normal et de repousser en haut et en arrière le col utérin, corrigeant de ce chef la rétrodéviation qui accompagne si souvent le prolapsus (fig. 136 et 137).

A un travers de doigt en arrière du méat, on fait une incision transversale de toute la largeur du vagin. On décolle la vessie et l'on va latéralement chercher les bords des releveurs qu'on rapproche au niveau de la ligne médiane sur la plus grande largeur possible.

[1] Delanglade, *Bull. et Mém. de la Soc. de Chir.*, Paris, 1902, p. 1140, et 1905, p. 361.
[2] Groves (Ernest W. Hey), *Journ. of obst. and gyn. of the British Empire*, 1905, t. VII, p. 187, et *Ann. de gynéc.*, Paris, 1905, p. 367.
[3] Chaput, *Bull. et Mém. de la Soc. de Chir.*, Paris, 1905, p. 337.

§ 5. — Rétrécissement du vagin par la pose de fils métalliques.

Freund[1] a cherché à obtenir le rétrécissement du vagin par la création d'une série de bagues fibreuses autour de fils métalliques maintenus pendant long-temps en place. Après anesthésie locale, il place un premier fil métallique, disposé en forme de cordon de blague à tabac, tout près de l'insertion du vagin sur le col. Pour placer ce fil, il se sert d'une aiguille courbe qu'il pousse dans le tissu sous-muqueux aussi loin que possible ; il la fait ressortir puis repique exactement au point de sortie, continuant ainsi jusqu'à ce que l'aiguille ressorte par son point d'entrée initial. Rentrant le vagin jusqu'au niveau de ce fil circulaire, il serre ce dernier de manière à ne laisser qu'une étroite lumière vaginale et le noue. Le fil est coupé très court à ras de la muqueuse.

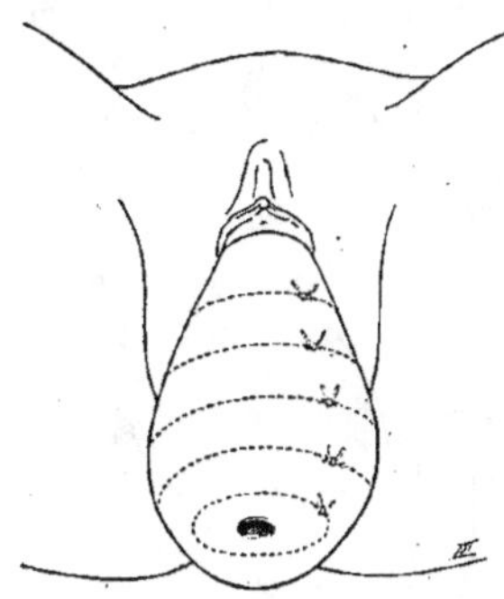

Fig. 138. — Procédé de Freund.

Une série de fils circulaires sont ainsi placés successivement du col au périnée, les parties rentrant progressivement à mesure qu'on noue les fils.

Ces fils métalliques auraient une double action : ils agiraient d'abord méca-niquement puis détermineraient une inflammation des tissus environnants, de là prolifération conjonctive, puis formation d'une bague cicatricielle.

§ 6. — Cloisonnement du vagin. Colpectomie.

Le *cloisonnement du vagin* a été préconisé par Le Fort[2] et par Neugebauer[3], qui excisaient deux petits quadrilatères de muqueuse sur les parois anté-rieure et postérieure, et réunissaient ensuite par quelques points de suture au fil d'argent les parties avivées. Cette manière de faire ne donne qu'une sangle sans épaisseur, qui ne tarde pas à céder sous le poids des parties sus-jacentes. Le procédé de Dubourg[4], qui substitue au cloisonnement antéro-

<hr>

[1] FREUND, *Centr.-Bl. f. Gyn.*, Leipzig, 1893, p. 1081.

[2] ANDRÉ, *Du Traitement du prolapsus utérin par le procédé de Le Fort*. Th. de Paris, 1889.

[3] NEUGEBAUER, *Centr.-Bl. f. Gyn.*, 1885, p. 6.

[4] BORDIER, *Supériorité des opérations sur le vagin et d'une nouvelle opération, en parti-culier dans les prolapsus utérins*. Th. de Bordeaux, 1893-1894.

postérieur le cloisonnement transversal du vagin, est passible des mêmes objections.

Aussi avons-nous modifié l'opération de la manière suivante :

Le prolapsus étant attiré complètement au dehors de la vulve, nous excisons sur ses parois, antérieure et postérieure, deux longues et larges bandes de muqueuse, partant du voisinage du col et se terminant en avant près du méat, en arrière près de la fourchette. Nous suturons ensuite à étages et avec des fils perdus résorbables les deux bandes avivées l'une à l'autre, commençant par une série de sutures au voisinage du col fig. 139, puis avan-

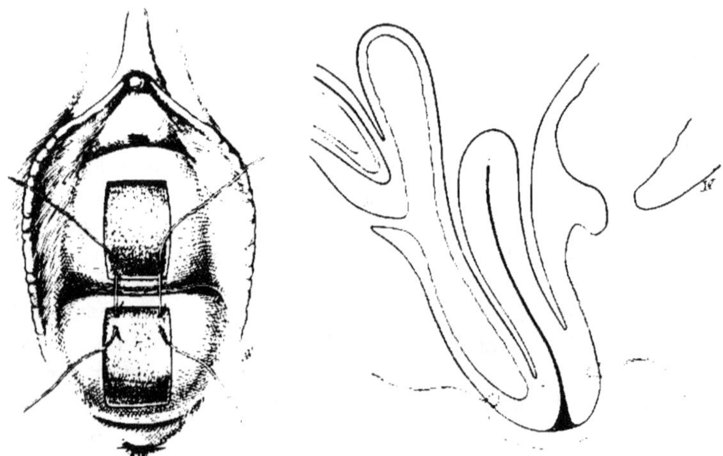

Fig. 139. — Vue de face.　　　　Fig. 140. — Coupe antéro-postérieure.

çant peu à peu vers l'orifice vulvaire, rentrant à mesure les parties réunies, si bien que, lorsque le dernier étage de sutures est placé, le prolapsus est complètement réduit. Les figures 140, 141, 142 montrent cette rentrée progressive des parties prolabées à mesure qu'on place les sutures.

On arrive ainsi à créer une longue colonne cicatricielle, qui occupe presque toute la longueur du vagin et qui est certainement d'une efficacité beaucoup plus grande que la petite sangle muqueuse de l'opération décrite par Le Fort.

Müller[1] est allé encore plus loin et a conseillé *l'ablation totale du vagin*. Le prolapsus étant éversé au maximum, il fait une incision circulaire de

[1] WORMSER. Die Kolpectomie zur Berichtigung des Prolapsus älterer Frauen. *Mon. f. Geb. u. Gyn.*, Berlin, 1898, t. I, p. 367. — SAVARIAUD, L'opération de Müller pour prolapsus. *Annales de gynécologie*, Paris, 1906, p. 660.

la muqueuse à sa base, passant au-dessous du sillon périnéo-vulvaire en arrière, à un centimètre du méat en avant. A partir de cette incision, il dépouille le prolapsus de la muqueuse vaginale qui le recouvre dans toute son étendue, ampute le col, fait l'hémostase, puis place sur les parties cruentées une série de sutures successives en bourse, depuis le col jusqu'au périnée, rentrant les parties au fur et à mesure qu'elles sont suturées.

Lorsque le dernier point en bourse est placé, il ferme par une suture sagittale l'entrée du vagin conservée. Une fois l'opération terminée, il reste

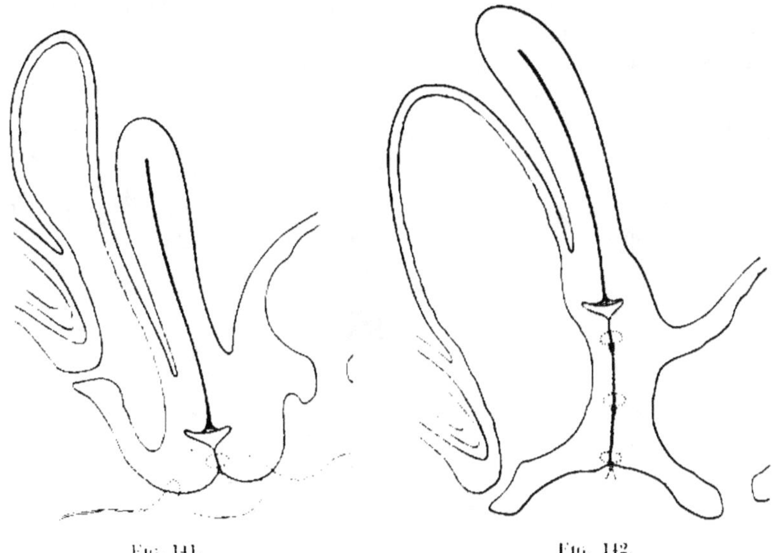

Fig. 141.   Fig. 142.

un petit cul-de-sac de 2 à 3 centimètres de profondeur qu'on tamponne à la gaze iodoformée.

On pourrait craindre, après une semblable opération, que des sécrétions s'accumulent au-dessus de la colonne cicatricielle. Il n'en est rien si l'on réserve l'opération, comme le fait Müller, aux femmes ayant dépassé la ménopause et si l'on fait précéder la colpectomie d'un curettage et d'une cautérisation avec de l'acide phénique fort de la cavité utérine. Sur 30 cas réunis par König, on n'a observé qu'une mort, suite d'infection chez une malade âgée, qui enleva son pansement et enfonça les doigts dans la plaie presque immédiatement après l'opération[1].

[1] König, Müller's method of colpectomy for uterine prolapse. *The Journal of obst. a. gyn. of the British Empire*, 1903, t. II, p. 295.

§ 7. — **Traitement des fistules recto-vaginales**.

Les fistules recto-vaginales se présentent dans des conditions anatomiques très diverses ; elles peuvent être hautes ou basses, ostiales ou canaliculées ; elles sont d'accès plus ou moins facile suivant que le vagin est large ou étroit. Aussi comprend-on que les opérations, qu'on leur a opposées, soient très diverses. Les simples *cautérisations* ne donnent guère de succès ; le traitement de ces fistules par la *voie rectale*, après fente médiane postérieure de l'intestin jusqu'au coccyx (Demarquay), ou par la *voie sacrée* (Terrier, Heydenreich), est aussi abandonné, et actuellement on n'a plus recours, pour les aborder, qu'à deux voies, la *voie vaginale* et la *voie périnéale*.

1° **Opérations par la voie vaginale**. — L'avivement simple, en entonnoir, à sommet rectal, suivi de la réunion par un seul plan de sutures ne per-

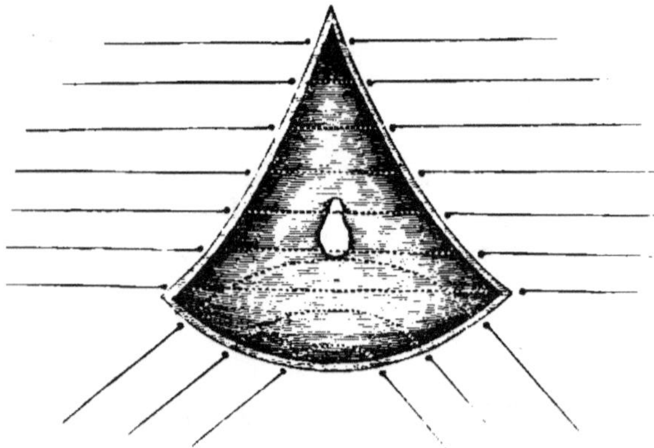

Fig. 143. — Procédé par large avivement triangulaire.

forant pas l'intestin, a donné des succès. Schauta lui préfère le large avivement triangulaire, avec sutures à distance. La fistule, qui se trouve alors au centre d'une grande surface cruentée, est fermée par un grand nombre de sutures qui ne perforent pas les tissus dans son voisinage immédiat, ce qui augmente les chances de réunion (fig. 143).

D'autres ont eu recours au dédoublement de la cloison recto-vaginale, les uns partant de l'orifice fistuleux (Sanger), les autres traçant, pour faire ce dédoublement, une incision à distance de la fistule (Doyen). Pour empêcher les matières fécales de s'insinuer entre les surfaces affrontées, Sänger fait une suture rectale complémentaire. Après dilatation de l'anus, il refoule

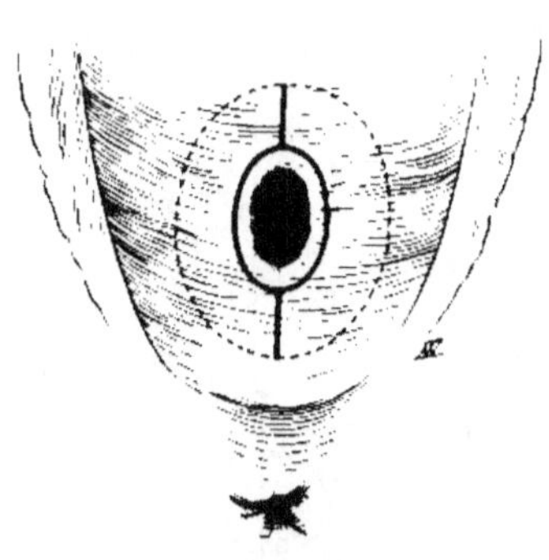

Fig. 144. — Procédé par dédoublement de la cloison. Le trait noir marque le tracé de l'incision, le pointillé les limites du dédoublement.

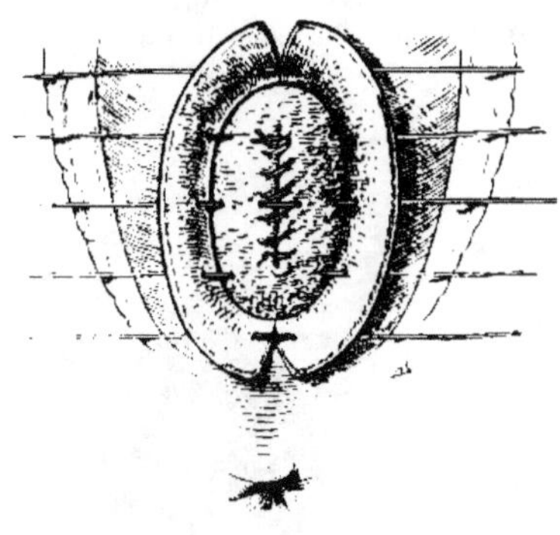

Fig. 145. — Procédé par dédoublement. Les fils profonds en surjet sont serrés; les fils superficiels sont placés, mais non serrés.

avec un doigt vaginal la cloison, de manière à faire apparaître au niveau de l'anus l'orifice fistuleux déjà suturé par le vagin et place quelques points sur la muqueuse rectale qu'il plisse par-dessus la fistule suturée.

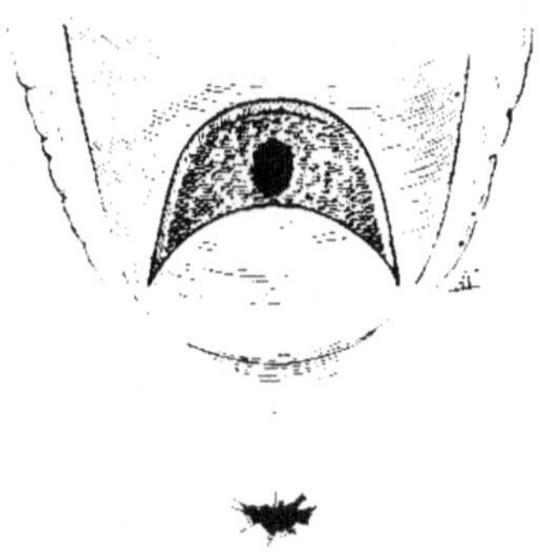

Fig. 146. — Procédé par glissement. Avivement et limites du lambeau.

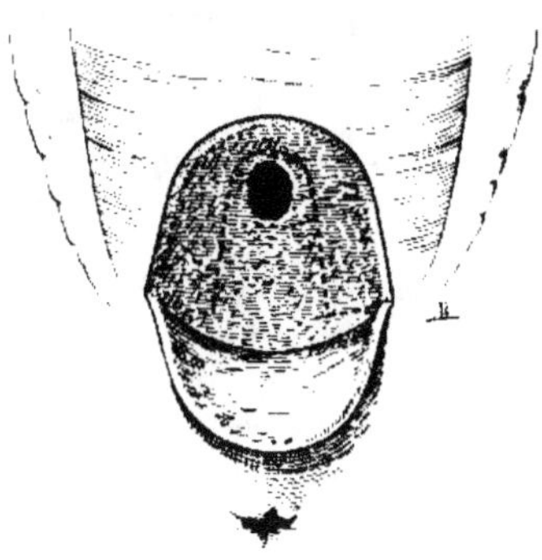

Fig. 147. — Le lambeau est disséqué et rabattu; un pointillé indique la portion de paroi rectale qui va être réséquée.

Fritsch et Le Dentu ont préconisé les autoplasties par glissement d'un lambeau vaginal; mais tandis que Fritsch prend ce lambeau au-dessus de la fistule, Le Dentu le prend au-dessous fig. 146. Dans ce dernier cas, pour éviter la formation d'un clapier, il faut, avant de placer les sutures, réséquer une portion de rectum triangulaire, à sommet répondant à la fistule, à base correspondant à la base du lambeau (fig. 147).

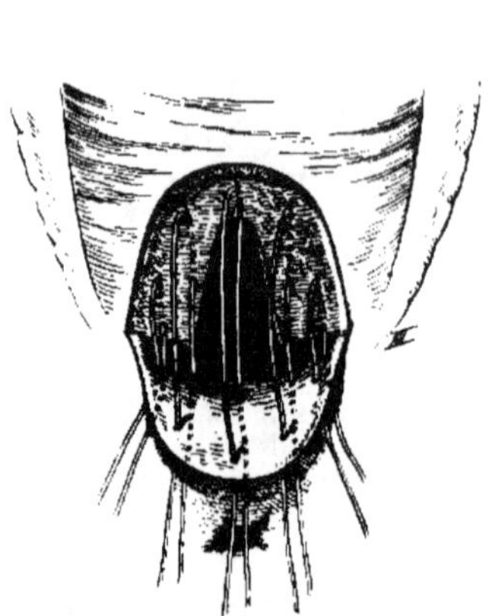

Fig. 148. — La paroi rectale est réséquée ; les fils sont placés mais non serrés ; lorsqu'on les serrera, le lambeau se relèvera, s'appliquera sur la surface avivée et fermera la fistule.

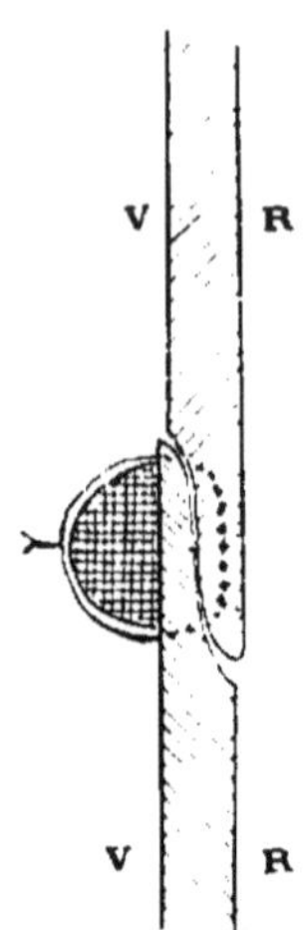

Fig. 149. — Vue en coupe de la cloison recto-vaginale. Le fil est noué sur un rouleau de gaze de manière à ne pas couper. V, vagin ; R, rectum.

Des sutures non perforantes par rapport à l'intestin appliquent le lambeau sur la surface cruentée (fig. 148 et 149).

2° Opération par la voie périnéale. — Lorsque l'on recourt à la voie périnéale, on commence généralement par sectionner toutes les portions de périnée sous-jacentes à la fistule que l'on gratte ou que l'on excise. On se trouve alors dans les conditions habituelles de la rupture complète du périnée, que l'on traite par les procédés habituels.

On peut aussi, sans sectionner le périnée, le dédoubler jusqu'au-dessus de l'orifice fistuleux, puis, après avoir suturé séparément les orifices, vaginal et rectal, fermer le périnée comme dans la périnéorraphie à lambeaux, laissant cependant une petite mèche de gaze qui va du périnée à la suture rectale.

Dans des cas de fistules larges et haut placées, Segond a préconisé la résection de la portion de rectum sous-jacente à la fistule, suivie de l'abaissement du bout supérieur, qui descend comme un rideau en arrière de l'orifice vaginal ; ce dernier est avivé et suturé isolément (fig. 150 et 151).

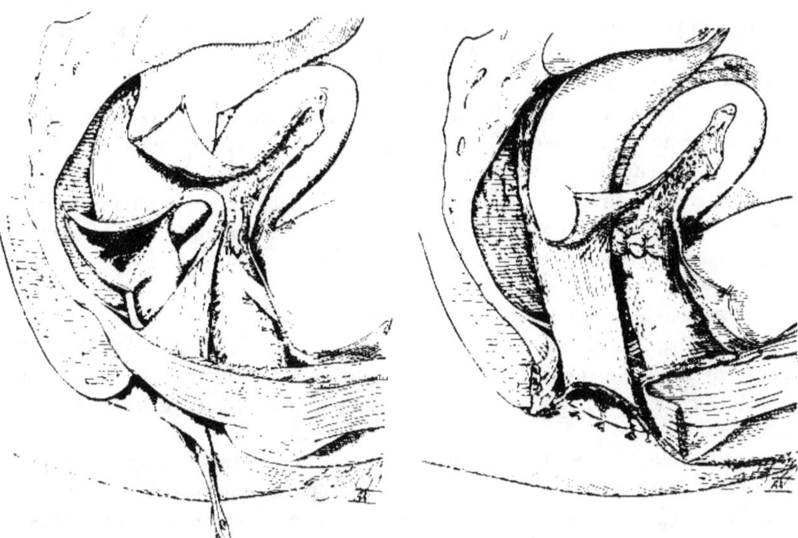

Fig. 150 — Procédé de Segond par abaissement du rectum.

Fig. 151. — Procédé de Segond. L'opération est terminée.

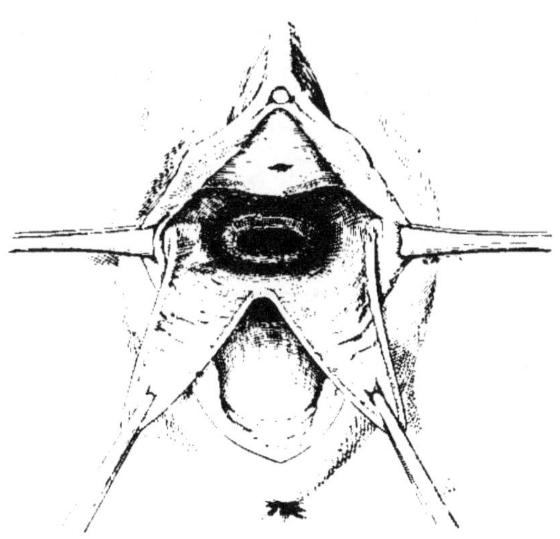

Fig. 152. — Procédé de Legueu. Le périnée a été dédoublé; on a fendu le vagin décollé jusqu'à la fistule de manière à bien exposer l'orifice rectal.

On pourrait de même appliquer au traitement de certaines fistules recto-vaginales un procédé qu'a employé Gérard Marchand dans un cas de fistule recto-périnéale et qui consiste dans l'abaissement de la muqueuse rectale seule au-devant de l'orifice fistuleux. Après dilatation de l'anus, G. Marchand[1] éverse la muqueuse de celui-ci, l'incise à environ 1 centimètre au-dessus de la ligne ano-cutanée, dissèque le manchon muqueux en s'aidant du doigt et de l'extrémité mousse de ciseaux, l'abaisse jusqu'à ce qu'il puisse le sectionner au-dessus de l'orifice fistuleux, puis fixe cette muqueuse abaissée à la petite collerette de muqueuse conservée dans le canal anal.

3° **Opération par la voie vagino-périnéale.** — Legueu[2] dédouble le périnée jusqu'au niveau de l'orifice fistuleux, puis fend longitudinalement le vagin décollé jusqu'à la fistule. Par cette plaie largement béante, il suture l'orifice rectal, puis termine par une colpo-périnéorraphie (fig. 152).

INDICATIONS. — Les divers procédés que nous venons d'énumérer comportent des indications différentes ; chacun répond à une disposition anatomique particulière. Aux fistules basses conviennent les sections du périnée suivies de sa reconstitution ; aux fistules hautes les opérations par la voie vaginale. Il est bien évident que l'état du périnée a autant de valeur dans le choix du procédé que la hauteur de la fistule.

[1] GÉRARD MARCHAND, Les fistules périnéo- et recto-vaginales. Traitement par l'abaissement de la muqueuse rectale. *Bull. et Mém. de la Soc. de chir.*, Paris, 1902, p. 321.

[2] LEGUEU, La voie vagino-périnéale dans la cure des fistules recto-vaginales supérieures. *Presse médicale*, Paris, 26 août 1903.

CHAPITRE IV

OPÉRATIONS SUR LE COL UTÉRIN

Les opérations pratiquées sur le col utérin peuvent être divisées en :

1° Opérations produisant l'*occlusion du col;*

2° Opérations ayant pour but d'agrandir le canal cervical (*trachélotomie*);

3° Opérations réparant le col utérin déchiré (*trachélorraphie*) ;

4° *Amputation du col.*

§ 1. — Occlusion du col.

L'occlusion du col peut être temporaire ou définitive.

L'*occlusion temporaire* peut être réalisée soit à l'aide de deux ou trois points de suture réunissant les deux lèvres du col, soit à l'aide de deux pinces de Museux étreignant simultanément les deux lèvres et les maintenant en contact.

On a eu recours à cette *occlusion temporaire* du col au début d'une hystérectomie vaginale ou abdominale, pour se mettre à l'abri, au cours de l'intervention, d'une inoculation par le contenu d'une cavité utérine septique. On l'a aussi utilisée pour arrêter une hémorragie utérine ou pour maintenir la réduction provisoire d'une inversion utérine incomplètement réduite.

Toutes ces indications sont en somme exceptionnelles et l'on n'a, en pratique, que rarement l'occasion de pratiquer l'occlusion temporaire du col.

L'occlusion définitive s'exécute en avivant les deux lèvres du col et en les réunissant par quelques points de suture. Elle a été utilisée dans quelques cas de fistules vésico- ou urétéro-utérines rebelles ; c'est une mauvaise opération aujourd'hui abandonnée.

§ 2. — Trachélotomie.

La *trachélotomie* ou débridement du col utérin peut être, comme l'occlusion du col, temporaire ou définitive.

La trachélotomie *temporaire* peut porter soit sur le col seul, soit à la fois sur le col et sur le corps. Limitée au col, elle consiste ordinairement en un débridement commissural, que l'on exécute sans difficultés d'un simple coup de ciseaux.

Lorsque la trachélotomie doit intéresser le corps utérin, on peut de même recourir au débridement des commissures ; il faut simplement veiller, lorsqu'on arrive au niveau de l'isthme, à ne pas dépasser la face externe de l'utérus et même, au niveau du corps, à n'intéresser par le débridement que sa face interne de manière à ne pas risquer de léser l'artère utérine très rapprochée du bord utérin.

Quelques opérateurs préfèrent au débridement bicommissural la section médiane antérieure de l'organe, après désinsertion du vagin et décollement méthodique de la vessie.

La trachélotomie temporaire peut être pratiquée au cours d'un accouchement dans certains cas de rigidité du col. Elle consiste alors en un débridement commissural, simple ou bilatéral.

Rejetée par nombre d'accoucheurs qui reprochent à ce débridement d'exposer à des déchirures étendues au moment du passage de la tête, cette opération est, en fait, assez rarement pratiquée. Dans tous les cas, il faut autant que possible suturer la section du col, une fois l'accouchement terminé.

Il est exceptionnel qu'on ait recours à la trachélotomie pour explorer la cavité utérine, la simple dilatation la remplaçant avantageusement. Par contre, le débridement du col est parfois le temps préliminaire indispensable d'une myomectomie par les voies naturelles [1].

La trachélotomie *définitive* a pour but d'agrandir d'une façon permanente l'orifice du col utérin rétréci du fait d'une malformation congénitale ou acquise. Quel que soit le procédé opératoire employé, il doit avoir comme objectif de créer un nouvel orifice de dimensions suffisantes et n'ayant aucune tendance à la rétraction.

---

[1] Voir plus loin, Myomectomie vaginale, p. 190.

C'est dire qu'il faut rejeter les trachélotomies consistant en de simples incisions, que ces incisions soient faites avec un instrument tranchant, com-

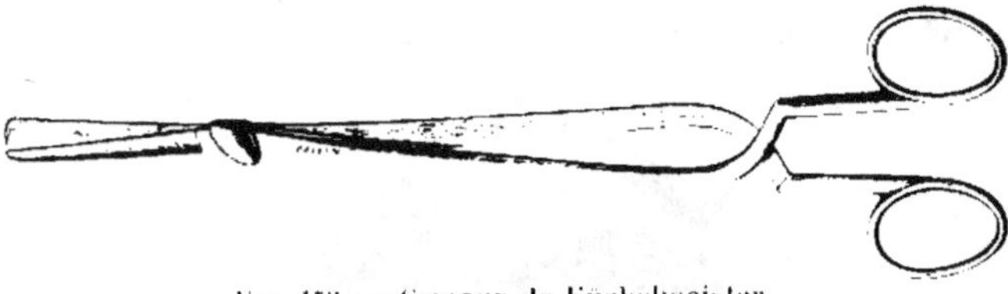

Fig. 153. — Ciseaux de Küchelmeister.

parable au lithotome, le métrotome de Simpson, ou avec des ciseaux spéciaux, tels que les ciseaux de Küchelmeister.

Le procédé de Fritsch, qui consiste en un débridement crucial du col, suivi de tamponnement, puis, vingt-quatre heures après, de la destruction des pointes des lambeaux avec le thermo-cautère, est déjà supérieur aux procédés précédents, mais ne mérite néanmoins pas d'être conservé.

Il est de toute évidence que seuls les procédés autoplastiques peuvent donner un agrandissement définitif. Tous reposent sur un principe général commun : *ne laisser après la section aucune surface cruentée.*

On arrive à ce résultat par deux ordres de procédés. Les uns, dont le procédé de Courty est le type, consistent à recouvrir la surface de section par un lambeau autoplastique. Les autres, tel le procédé de Pozzi, arrivent au même résultat en réunissant la muqueuse de la surface vaginale du col à la muqueuse endo-cervicale.

Procédé de Courty. — Dans ce procédé, on commence par tracer sur le col deux lambeaux latéraux symétriques, de forme triangulaire, à sommet

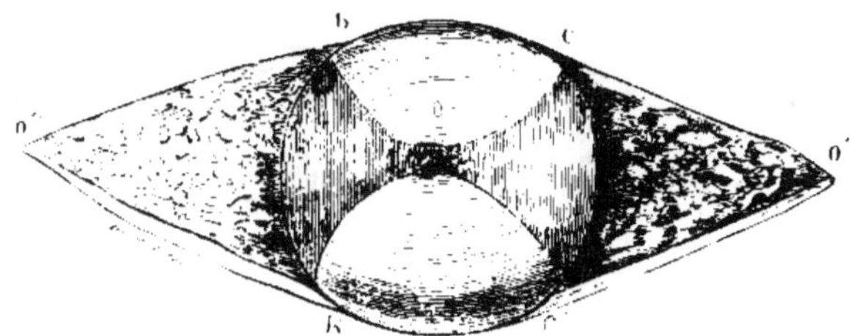

Fig. 154. — Dissection de deux lambeaux de muqueuse latéraux, triangulaires, *cc'o'*, *bb'o*; en o, orifice du col.

interne, à base externe. Chacun de ces lambeaux est limité par deux incisions venant se réunir au niveau de la commissure correspondante du col. Ces

lambeaux sont disséqués de leur pointe vers leur base qui, laissée adhérente,
répond à la jonction du col et des culs-de-sacs latéraux du vagin. Ces lambeaux relevés, on débride bilatéralement le col au niveau de ses commis-

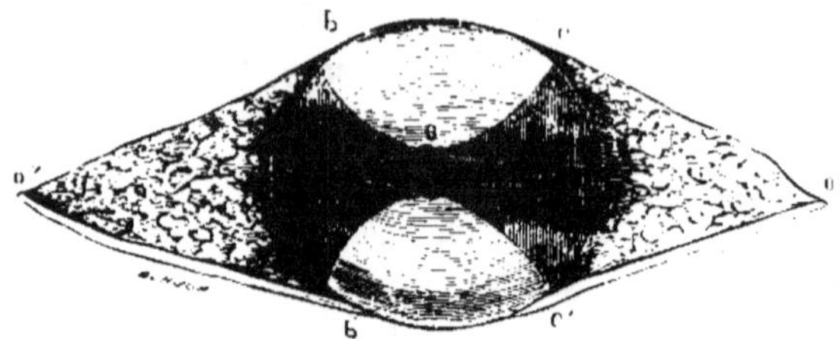

Fig. 155. — Une incision bilatérale profonde s'étend de l'orifice étroit du col, o,
jusqu'au milieu de la base des lambeaux triangulaires, cco', bbo.

sures. On rabat ensuite les lambeaux autoplastiques sur la fente ainsi creusée
et, par un point de catgut, on fixe leur sommet à la muqueuse endo-cervicale au niveau même du fond de l'angle dièdre que représente l'incision.

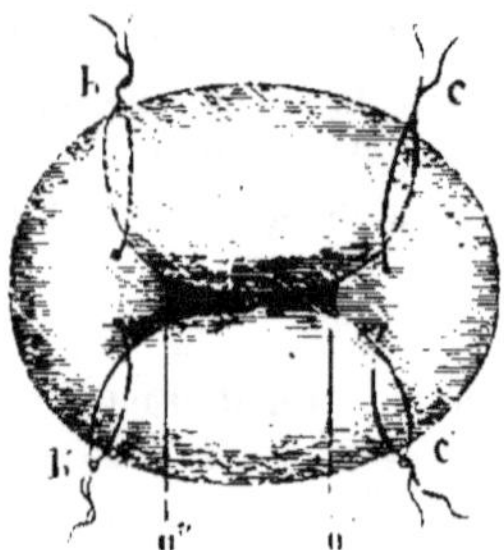

Fig. 156. — Les pointes des
lambeaux, o', o', sont rabat-
tues dans les angles de débridement commissural du
col ; 4 fils, 2 en haut, 2 en
bas, fixent les lambeaux
dans les nouvelles commissures résultant du dédou-
blement.

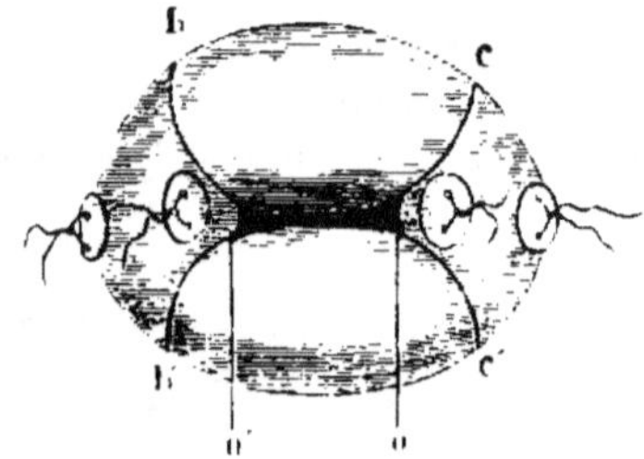

Fig. 157. — Les pointes des lambeaux,
o, o, enfoncées dans les commissures
nouvelles résultant du dédoublement,
y sont maintenues par une suture en
bouton de chaque côté. L'opération
est terminée.

Quelques points complémentaires réunissent les bords antérieur et postérieur des lambeaux à la muqueuse de la surface externe du col. Le débridement latéral de l'orifice cervical se trouve ainsi recouvert de muqueuse
et nulle part il ne reste de surface cruentée.

L'idée d'implanter un lambeau muqueux dans la plaie produite par la

division de l'orifice externe sténosé, a été reprise par d'autres opérateurs,
par Rossner[1] qui taille des lambeaux à une certaine distance de l'orifice

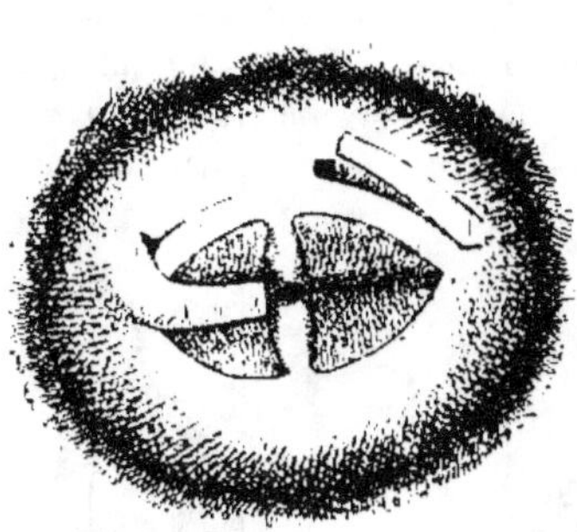

Fig. 158. — A droite, on voit la taille
du lambeau; à gauche, le lambeau
rabattu dans le débridement commissural du col. (Rossner.)

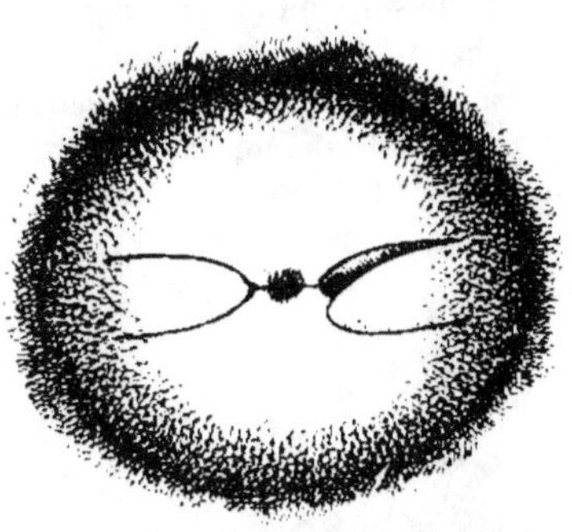

Fig. 159. — A gauche, tracé du lambeau;
à droite, lambeau disséqué. (Mars.)

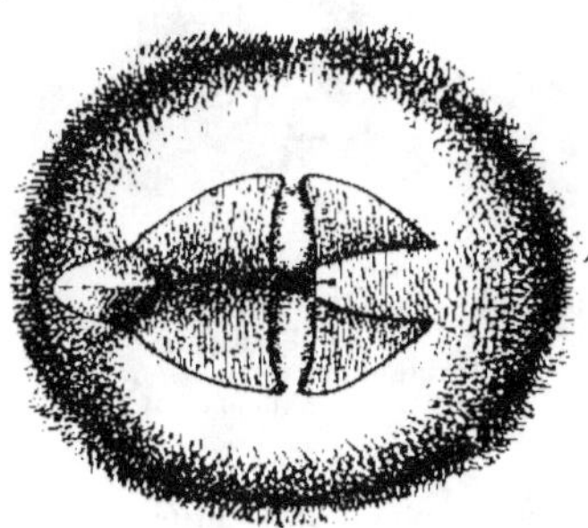

Fig. 160. — A gauche, le lambeau est encore relevé; à droite, il est rabattu
et fixé dans le débridement. Mars.

externe (fig. 158, et par Mars[2] qui les prend, comme Courty, de chaque
côté de cet orifice (fig. 159 et 160).

Procédé de Pozzi. — Ce procédé, souvent décrit sous le nom de *stoma-
toplastie par évidement commissural du col*, s'exécute de la manière suivante :

Le col étant bien exposé par des valves vaginales, on place sur chacune
de ses lèvres une pince tire-balle, puis avec de forts ciseaux on fait une
discision bilatérale du col sur une hauteur de 2 à 3 centimètres : on dilate

[1] ROSSNER, *Centr.-Bl. f. Gyn.*, Leipzig, 1897, p. 210.
[2] MARS, *Ibidem*, p. 213.

le canal cervical avec des bougies de Hegar jusqu'au n° 20 ou 30, ce qui est facile par suite du débridement préalable du col.

La cavité du col étant alors largement accessible, on évide ses lèvres en excisant sur chacune d'elles deux prismes triangulaires, ne laissant indemne qu'une bande de muqueuse sur la ligne médiane. Deux ou trois points de suture au fil d'argent suffisent pour fermer les quatre petites pertes de sub-

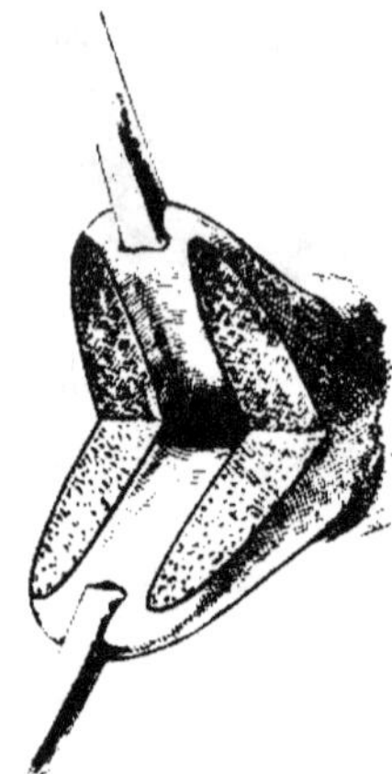 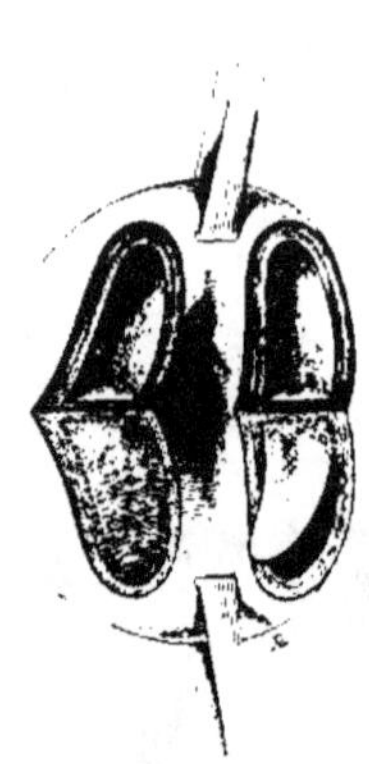 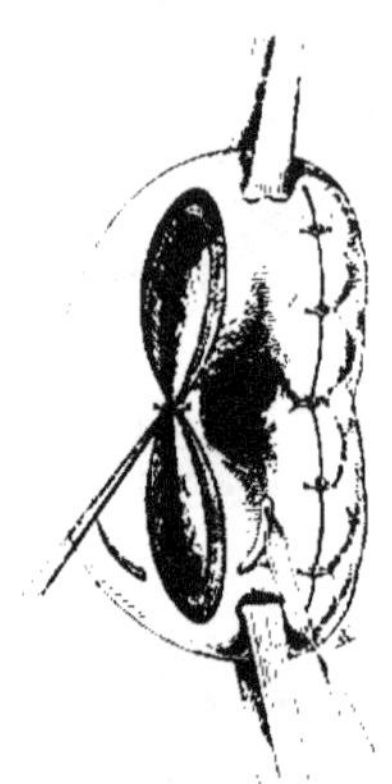

Fig. 161. — Évidement commissural du col. Premier temps. Débridement bicommissural du col.

Fig. 162. — Deuxième temps. Excision d'un prisme triangulaire de chaque côté du canal cervical.

Fig. 163. — Troisième temps. A gauche, début de la suture; à droite, opération terminée.

stance ainsi créées. en rapprochant la muqueuse intra-cervicale de la muqueuse vaginale (fig. 161, 162 et 163).

L'opération terminée, le col ressemble un peu à un bec de canard entr'ouvert ; mais peu à peu sa forme se modifie par suite de la rétraction des parties, et finalement le museau de tanche prend l'aspect d'un col de multipare normal.

Le pansement, qui consiste dans l'application d'un peu de gaze chiffonnée entre les lèvres du col et dans un tamponnement du vagin, est renouvelé tous les deux à trois jours ; les fils sont enlevés le quinzième jour.

§ 3. — Trachélorraphie.

La *trachélorraphie* a pour but de guérir les déchirures du col. Toute trachélorraphie comprend deux temps principaux : l'avivement et la suture.

Avant de la pratiquer, il faut traiter les lésions inflammatoires s'il y en a et n'opérer qu'après leur guérison.

Si le col est infiltré, éversé, rigide, on commence par instituer un traitement préliminaire (injections chaudes, scarifications des follicules dilatés du col, tamponnements glycérinés). On ne pratique la trachélorraphie que lorsque le col est redevenu souple.

Comme pour la périnéorraphie, nous retrouvons ici deux modes d'avivement : l'avivement en surface, l'avivement par dédoublement.

Trachélorraphie avec avivement en surface. — Le type de cette première variété est le procédé d'Emmet. Il consiste dans l'avivement de la déchirure avec excision de la cheville cicatricielle sous-jacente, puis dans la réunion des parties avivées.

Les deux lèvres du col sont saisies avec deux pinces de Museux, qui, en même temps qu'elles les abaissent, les écartent autant que possible l'une de l'autre de manière à bien exposer la région, siège de la déchirure.

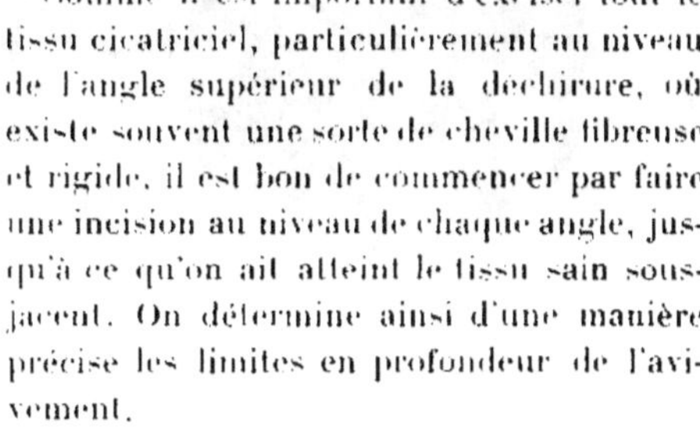

Comme il est important d'exciser tout le tissu cicatriciel, particulièrement au niveau de l'angle supérieur de la déchirure, où existe souvent une sorte de cheville fibreuse et rigide, il est bon de commencer par faire une incision au niveau de chaque angle, jusqu'à ce qu'on ait atteint le tissu sain sous-jacent. On détermine ainsi d'une manière précise les limites en profondeur de l'avivement.

Fig. 164 — Trachélorraphie par avivement. A droite, tracé de l'avivement ; à gauche, pose des fils.

Celui-ci est tracé avec un bistouri pointu, de l'incision angulaire ainsi faite à l'extrémité de chacune des lèvres du col. L'avivement est réalisé par l'excision du lambeau ainsi circonscrit.

Après avoir tamponné un instant pour arrêter le saignement, on réunit l'une à l'autre les surfaces avivées par trois à quatre points de catgut prenant toute l'épaisseur des lèvres du col et noués sur la face externe de ce dernier. La suture est commencée par l'angle supérieur de la plaie et terminée vers l'orifice externe du col. Toutes ces sutures doivent être placées avant que l'on commence à nouer les fils.

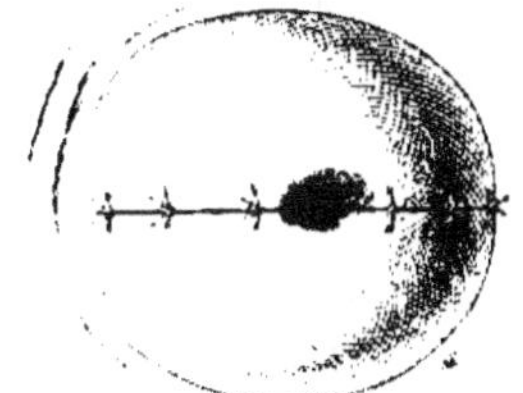

Fig. 165. — Opération terminée.

Si la déchirure est bilatérale, on répète la même opération du côté opposé, prenant bien soin de conserver au milieu de chaque lèvre une bandelette de muqueuse d'un demi-centimètre de large entre les lignes d'incision pour reconstituer un canal cervical.

Trachélorraphie à lambeaux. — La trachélorraphie à lambeaux, décrite par Sanger, pratiquée par Fritsch et par Kleinwachter, est beaucoup

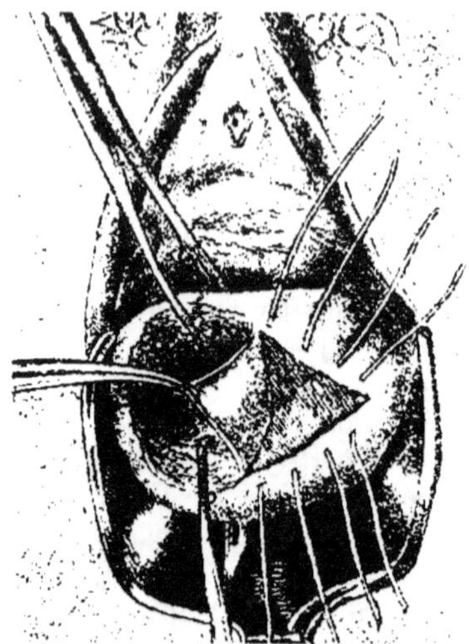

Fig. 166. — Trachélorraphie à lambeaux. Dissection et relèvement du lambeau; pose des sutures.

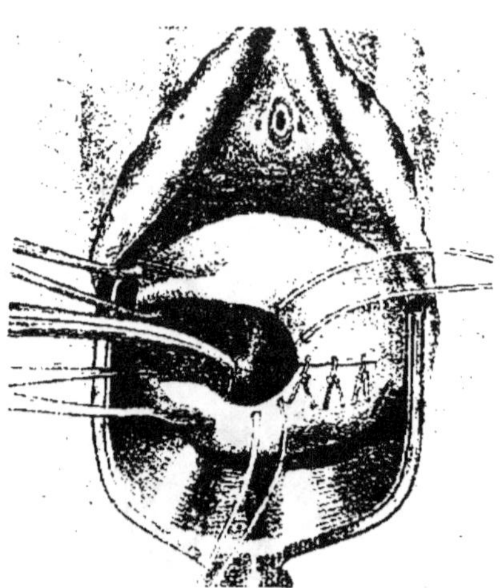

Fig. 167. — Les fils sont noués en commençant par les plus éloignés de l'orifice du col.

moins employée. Le lambeau triangulaire, à base intra-cervicale, libre par son sommet, est taillé aux dépens de la muqueuse qui tapisse la déchirure. Il est ramené vers le canal cervical, puis les parties avivées par suite de ce dédoublement sont réunies (fig. 166 et 167).

§ 4. — Amputation du col.

Le col utérin est en partie sus-vaginal, en partie intra-vaginal, de là la distinction des amputations du col en *infra-vaginales* et en *supra-vaginales*, suivant qu'elles sont pratiquées au-dessous ou au-dessus du point de réflexion de la muqueuse vaginale sur le col, point indiqué par la différence de coloration des muqueuses ainsi que par l'aspect plissé du vagin qui contraste avec l'état lisse de la surface du col.

A. — AMPUTATION INFRA-VAGINALE.

L'amputation infra-vaginale fut tout d'abord exécutée d'une manière très rudimentaire. On se contentait de sectionner transversalement la partie saillante dans le vagin. Plus tard on termina l'opération par la suture des parties : Simon suturait au-dessus des surfaces cruentées la muqueuse vaginale, laissant entre les muqueuses réunies et la surface de section une cavité virtuelle, ce qui exposait aux hémorragies consécutives et à une cicatrisation irrégulière.

Hegar fit faire un grand progrès à l'opération, en suturant la muqueuse vaginale à la muqueuse intra-cervicale.

Aujourd'hui on pratique le plus souvent, soit l'amputation à deux lambeaux, soit celle à un seul lambeau.

Amputation à deux lambeaux (Simon-Marckwald). — Dans ce procédé, applicable surtout aux gros cols scléreux sans lésion des muqueuses de revêtement, on excise sur chaque lèvre du col un coin à arête supérieure.

Les commissures, droite et gauche, ayant été fendues d'un coup de

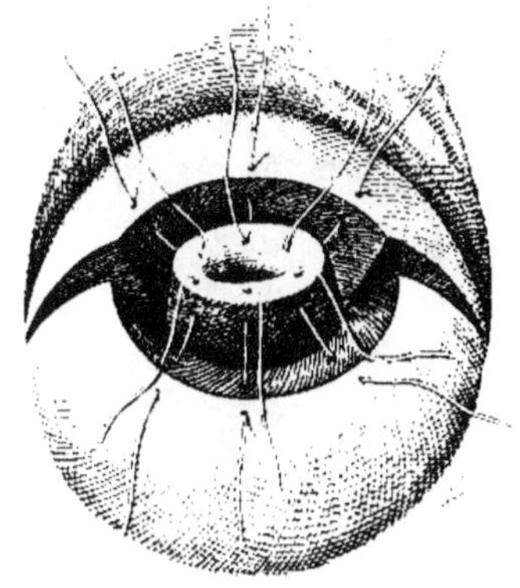

Fig. 168. — Amputation du col à 2 lambeaux. Les commissures sont fendues bilatéralement. Sur chaque lèvre on excise un segment cunéiforme du col.

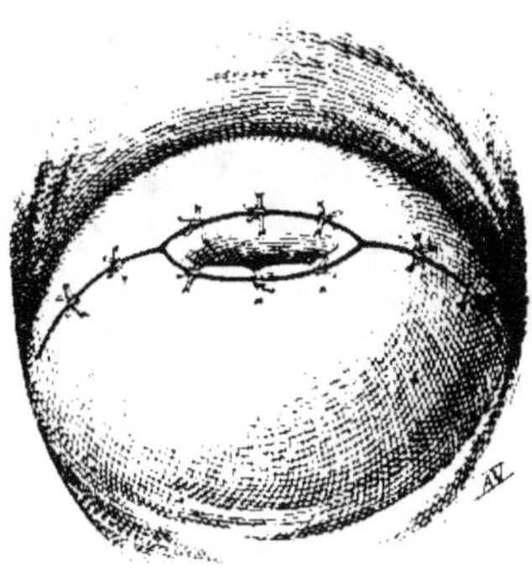

Fig. 169. — Opération terminée.

ciseaux, l'opérateur entaille la face vaginale de la lèvre postérieure de bas en haut et d'arrière en avant ; cette première incision faite, il incise cette même lèvre postérieure en partant de sa face intra-cervicale et se dirige en haut et en arrière à la rencontre de la première incision. Il excise ainsi un segment cunéiforme de col, ce qui laisse en présence deux lambeaux se regardant par leur face cruentée et revêtus sur leurs faces opposées, l'une par la muqueuse intra-cervicale, l'autre par la muqueuse vaginale.

Rien n'est plus simple alors que de suturer au catgut, à points séparés, en se servant d'une aiguille fortement courbe, les deux lambeaux l'un à l'autre ; la seule précaution à prendre est de faire cheminer le fil sous les surfaces cruentées pour éviter la persistance de cavités virtuelles entre les lambeaux.

Lorsque l'on a terminé l'opération sur la lèvre postérieure, on se comporte de même par rapport à la lèvre antérieure. Il ne reste plus qu'à placer un point sur chaque commissure latérale et qu'à faire le pansement, qui consiste en un tamponnement léger du vagin à la gaze iodoformée (fig. 168 et 169).

Amputation à un seul lambeau (Schröder). — Comme à l'ordinaire les lésions pour lesquelles on opère sont beaucoup plus marquées du côté de la muqueuse intra-cervicale que du côté de la face vaginale du col, il y

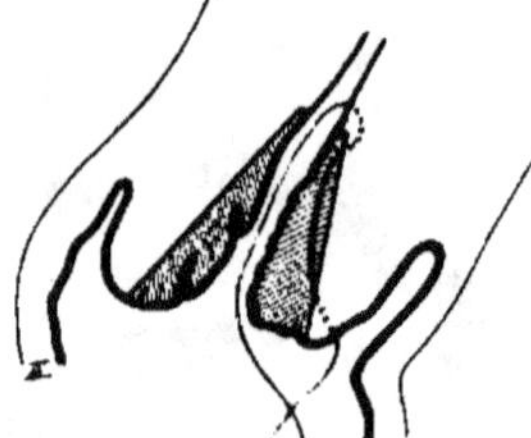

Fig. 170. — Amputation
à un lambeau.

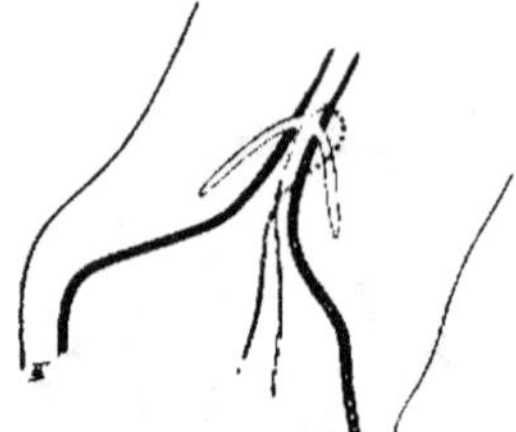

Fig. 171. — Le lambeau
est rabattu.

a intérêt à supprimer la muqueuse malade et à tailler un lambeau exclusivement aux dépens de la surface externe du col. C'est ce que réalise l'opération de Schröder, très communément pratiquée. Dans ce procédé, le segment réséqué comprend toute la muqueuse intra-cervicale et la plus grande partie du tissu du col (fig. 170 et 171). On a conseillé de donner au segment réséqué plus d'épaisseur au voisinage de l'orifice interne du col qu'au niveau de l'extrémité du museau de tanche, de manière à donner plus de souplesse à la portion du lambeau qui doit se replier comme une charnière sur la surface de section.

Il est encore plus simple, croyons-nous, de supprimer du lambeau tout le tissu musculaire et de ne conserver que la muqueuse de la face vaginale. On a ainsi un lambeau tout à fait souple, flottant, qui s'applique exactement sur la surface cruentée et qui peut être fixé sans qu'on ait à craindre la

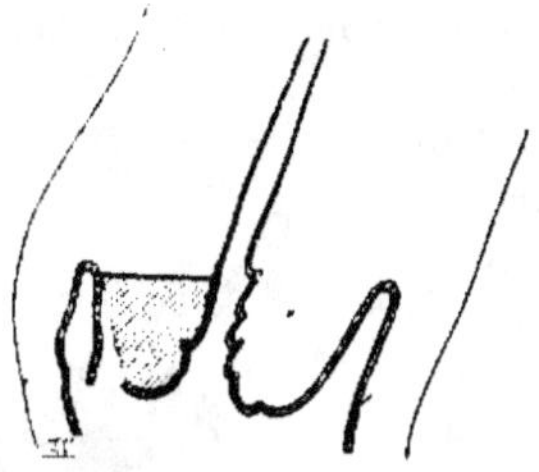

Fig. 172. — Le lambeau est exclusivement constitué par la muqueuse vaginale.

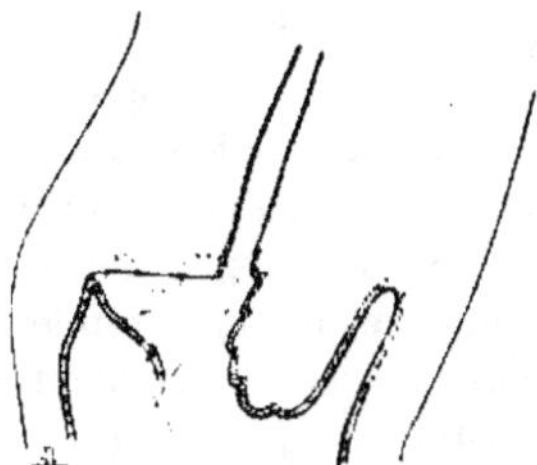

Fig. 173. — Lorsque le fil sera serré, la muqueuse vaginale s'appliquera sur la section du col.

moindre traction sur les points de suture (fig. 172 et 173). L'opération s'exécute de la manière suivante :

Le col a été préalablement dilaté avec des laminaires, de manière à permettre le curettage, qu'il y a lieu généralement de pratiquer avant l'amputation du col, et à faciliter le passage de l'aiguille à sutures ainsi que le placement des fils. Le curettage est nécessité par ce fait que le plus souvent il existe, en même temps que la métrite cervicale pour laquelle on pratique l'amputation, des lésions inflammatoires du corps qu'il y a intérêt à traiter.

Le curettage terminé, on abaisse le col avec deux pinces de Museaux appliquées sur ses lèvres antérieure et postérieure, puis d'un coup de ciseaux on débride successivement les deux commissures jusqu'à l'insertion vaginale, de manière à diviser le col en deux valves.

Faisant attirer avec la pince, maintenue sur la lèvre postérieure, le col en haut et en avant, on expose à la vue la face vaginale de la lèvre antérieure ; au niveau du bord libre ou un peu plus en dehors si les lésions débordent l'orifice utérin on incise la muqueuse au bistouri, puis on la décolle du tissu musculaire du col jusqu'au point où l'on veut faire porter la section. On coupe

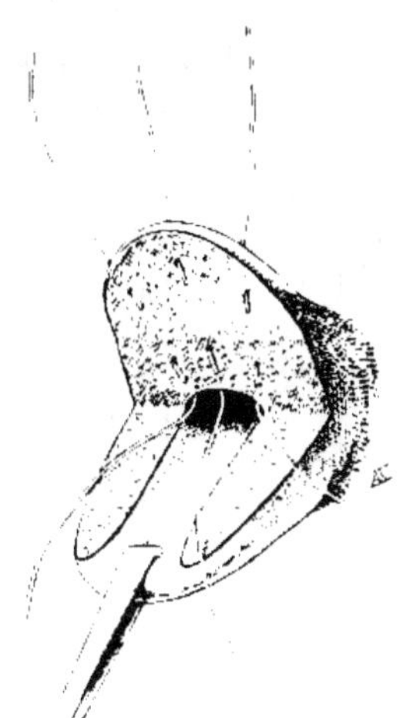

Fig. 174. — Le col a été fendu bilatéralement ; la lèvre antérieure est excisée en conservant la muqueuse vaginale. Trajet des fils.

ensuite transversalement celui-ci, puis on place immédiatement les sutures. Trois catguts suffisent pour assurer l'affrontement. Il faut avoir soin de ne pas se contenter de les placer au niveau du bord libre du lambeau, mais de charger au passage la face profonde de celui-ci, de même que la surface de section du col, de manière à éviter la persistance au-dessous du lambeau d'une cavité virtuelle, au niveau de laquelle pourraient se faire des suintements (fig. 174). Il est bon aussi de serrer fortement les fils pour assurer l'hémostase et de placer les nœuds sur la face externe du lambeau de manière à éviter la production de petites zones de mortification sur la ligne de réunion à leur niveau.

Les trois points de suture placés, on conserve les chefs longs, on les réunit dans une pince à pression; ils vont servir de moyens de traction pendant que l'on va opérer sur la lèvre postérieure. Les mêmes manœuvres sont répétées sur celle-ci (fig. 175).

Il ne reste plus, pour terminer, qu'à suturer les commissures. Les fils conservés longs permettent

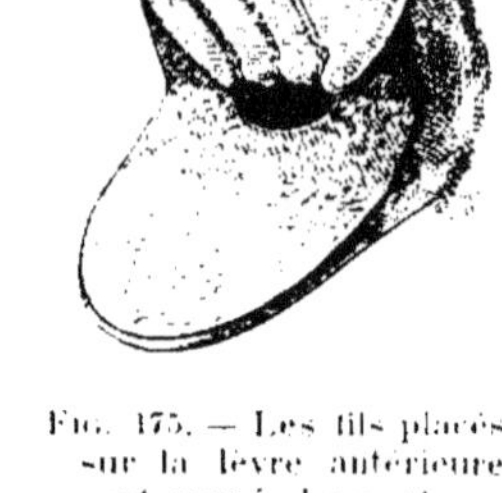

Fig. 175. — Les fils placés sur la lèvre antérieure sont coupés longs et servent à attirer le col dont on a excisé la lèvre postérieure, conservant la muqueuse vaginale.

d'attirer à droite les lèvres suturées et d'exposer la commissure gauche. S'il y a lieu, on régularise avec des ciseaux les angles latéraux des lambeaux, on excise de petits points restés en relief et l'on place deux sutures commençant par la plus postérieure et prenant soin de charger au passage le tissu musculaire du col pour bien assurer l'hémostase. Les mêmes manœuvres sont répétées du côté opposé (fig. 176).

En opérant rapidement et sous un courant de liquide antiseptique que dirige un aide de manière à débarrasser le champ opératoire du sang qui pourrait gêner la vue du chirurgien, on peut exécuter les différents temps sans pinces, ni ligatures. On n'est qu'exceptionnellement dans la nécessité de placer temporairement une pince sur un point qui saigne.

Un bout de drain est insinué dans la cavité du col, les fils sont coupés ras, une dernière irrigation est faite, les parties sont abstergées avec de la gaze stérilisée et le vagin est mollement tamponné avec de la gaze iodoformée.

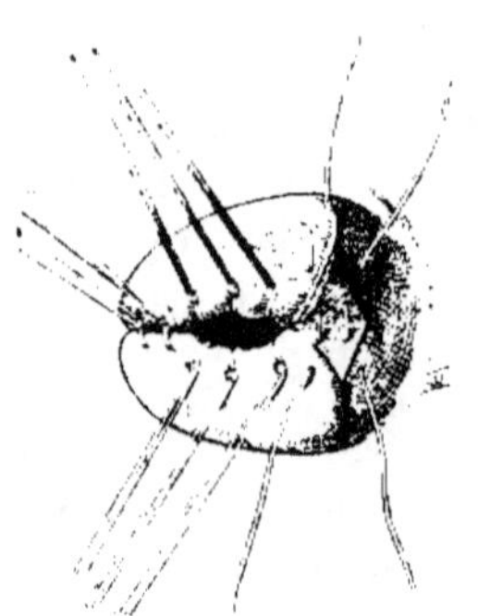

Fig. 176. — En tirant sur les fils conservés longs, on expose la commissure droite sur laquelle on place les sutures.

Le pansement est changé au bout de 4 à 5 jours, un peu plus tôt s'il a été percé par le suintement sanguin ; au bout de 10 jours, on se contente d'injections vaginales et, comme on a fait les sutures au catgut, il n'y a pas lieu de s'occuper de l'ablation des fils.

Dans quelques cas il est nécessaire de modifier un peu l'opération par suite du siège et de l'étendue des lésions. S'il reste de petits noyaux fibreux, des kystes profonds, il ne faut pas hésiter à les enlever; il est de même nécessaire d'évider profondément le sommet de l'angle des incisions latérales lorsque le tissu inodulaire remonte au-dessus du vagin.

Ce sont là de petites précautions qu'il faut prendre, qui ne compliquent pas beaucoup l'opération et qui évitent la production ultérieure de douleurs.

Les résultats sont excellents, la mortalité nulle ; jamais nous n'avons observé d'accidents.

INDICATIONS. — L'amputation du col convient aux hypertrophies sous-vaginales, aux dégénérescences kystiques, aux gros cols enflammés atteints de sclérose. Elle rend aussi des services dans l'hypertrophie sus-vaginale fréquente dans les cas de prolapsus; dans ce dernier cas, il est bon de décoller assez haut la vessie et d'exciser largement le col ; la suture de la muqueuse vaginale à la lèvre antérieure du col contribue alors à l'élévation de la vessie.

Comme d'une manière générale, dans ces divers cas, les lésions sont surtout marquées du côté de la muqueuse intra-cervicale, qu'il y a intérêt à réséquer celle-ci assez haut, on comprend que le procédé d'amputation à un seul lambeau nous semble le plus souvent supérieur à celui de l'amputation à deux lambeaux, qui a l'inconvénient de ne pas permettre une excision aussi haute de la muqueuse intra-cervicale.

B. — AMPUTATION SUPRA-VAGINALE.

A l'amputation conoïde d'Huguier, qui consistait à creuser le col en partant d'une incision circulaire faite au-dessous des insertions de la paroi vaginale et en se dirigeant en haut et en dedans vers le canal cervical, on a substitué, depuis Schröder, une opération plus large, qui permet d'enlever la totalité du col et même une petite étendue du paramètre qui l'entoure.

1° **Amputation au bistouri**. — Après incision circulaire de la muqueuse vaginale, on libère le col en avant et en arrière.

En avant on détache le vagin en raclant la surface antérieure du col avec l'ongle ou avec l'extrémité de ciseaux mousses. Ce décollement, d'abord pénible, nécessitant souvent quelques coups de ciseaux, devient plus facile lorsqu'on a dépassé en haut l'insertion vaginale, au-dessus de laquelle se trouve une couche celluleuse inter-utéro-vésicale, qui se laisse aisément cliver. On s'arrête dans le décollement lorsqu'on a atteint l'isthme utérin, n'ouvrant pas le péritoine par conséquent.

En arrière, on décolle de même le vagin de la face postérieure du col. Comme le cul-de-sac péritonéal descend jusqu'en arrière du vagin, il arrive fréquemment qu'on l'ouvre au cours de ce décollement. L'accident est sans importance, il suffit de refermer la brèche par quelques points de catgut.

Le col, libéré en avant et en arrière, ne tient plus que par ses bords latéraux, sur lesquels vient s'insérer la base solide et résistante des ligaments larges. Comme à ce niveau se trouvent les nombreuses branches cervicales de l'artère utérine, il est nécessaire de lier en masse les tissus. Pour cela, faisant porter le col à gauche pendant qu'un aide avec une valve écarte la paroi droite du vagin, ce qui tend comme une corde le paramètre, on isole soigneusement avec le doigt ou la sonde cannelée la lame vasculaire et avec une aiguille mousse on passe un fil à 3 ou 4 millimètres du bord utérin, à la hauteur de l'isthme. Lorsque ce fil, qui étreint la base du ligament large, est serré, on coupe en dedans

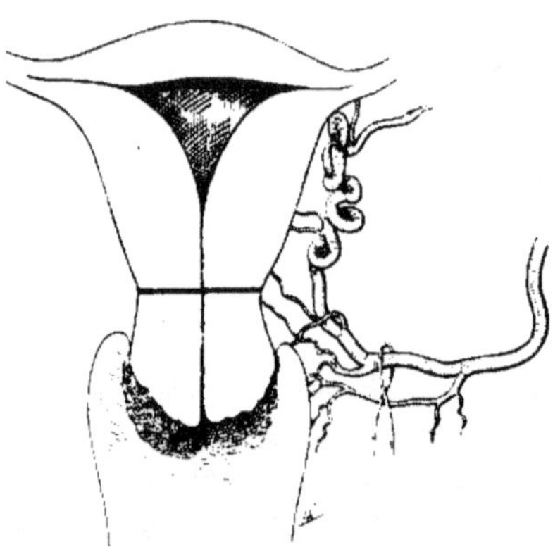

Fig. 177. — Amputation supra-vaginale. Tracé de la section du col; point où on lie l'artère utérine.

de lui les parties à ras du col. Les mêmes manœuvres sont répétées du côté opposé.

L'isthme est alors sectionné avec le bistouri que l'on dirige en haut et vers la cavité utérine, de manière à creuser un peu le moignon vers sa partie centrale.

Il ne reste plus qu'à suturer la muqueuse vaginale à la muqueuse utérine, en chargeant au passage le muscle utérin pour éviter la persistance d'un espace mort au-dessous de la suture. Celle-ci terminée, comme la plaie de la muqueuse vaginale est beaucoup plus étendue que l'ouverture du col excisé, cette muqueuse forme une série de plis qui rayonnent du canal cervical vers les culs-de-sac vaginaux.

2° **Amputation au galvano-cautère**. — En Amérique on pratique encore assez fréquemment contre le cancer du col l'amputation au galvano-cautère, suivant la méthode de Byrne[1]. Une pince à griffe, dont les dents font saillie en dehors, est introduite dans la cavité de l'utérus et sert à abaisser cet organe. Le col est sectionné à l'anse galvano-caustique, puis la cavité utérine est curettée et vigoureusement cautérisée jusqu'à ce que toute la surface soit escharifiée et noirâtre.

Plus tard Byrne sépara le col de la vessie, du rectum et de ses attaches latérales, puis l'amputa au thermo-cautère.

L'important, dans tous les cas, est de cautériser à plusieurs reprises et profondément la plaie, l'action de la chaleur semblant s'exercer sur les germes cancéreux au delà de la zone cautérisée ; ce serait la meilleure sauvegarde contre la récidive.

INDICATIONS. — L'amputation supra-vaginale du col a été surtout employée dans les cas de cancer. Elle est aujourd'hui généralement abandonnée pour des opérations plus larges d'exérèse. Un certain nombre de gynécologues, Spencer en Angleterre, préconisent cependant encore les amputations ignées du col, soit au galvano-cautère, soit au thermo-cautère, comme mettant plus à l'abri de la récidive que les opérations, même larges, exécutées avec le bistouri.

Le plus grand nombre des chirurgiens limitent les indications de l'amputation supra-vaginale à certaines formes d'allongement hypertrophique du col et de sclérose utérine. Dans ce dernier cas, en même temps qu'elle diminue le poids de l'utérus en supprimant une bonne partie de sa longueur, l'opération agit en amenant une régression secondaire des parties conservées.

<h2 align="center">§ 5. — Opérations diverses.</h2>

Nous décrirons ici quelques interventions pratiquées sur le col et qui ne rentrent dans aucune des opérations réglées que nous avons exposées.

Hersage du col. — Dans des cas d'endocervicite où le doigt sent dans le col dilaté un semis de petites granulations, Doléris conseille de pratiquer le hersage de la muqueuse avec un scarificateur à lames parallèles, multiples et tranchantes, dont la longueur de 3 à 4 millimètres est calculée pour pénétrer jusqu'aux culs-de-sac glandulaires, sans dépasser les limites de la muqueuse. Ce scarificateur est promené parallèlement à l'axe du col dilaté au maximum. Les granulations kystiques les plus volu-

---

[1] J. BYRNE, A digest of twenty years' experience in the treatment of uterine cancer by galvano-cautery. *Trans. Americ. gyn. Soc.*, 1889, t. XIV, p. 79. *Ibidem*, 1891, t. XVI, p. 172. — LOMER, Zur Frage der Heilbarkeit der Carcinoms. *Zeitsch. f. Geb. u. Gyn.*, Stuttgard, 1903, t. L, p. 319.

mineuses sont ainsi ouvertes, les plus petites sont dilatérées. Lorsque la muqueuse est sillonnée de nombreuses incisions, qui ne laissent entre elles qu'un très petit intervalle, on peut, avec un écouvillon ou une petite curette, enlever les débris muqueux hachés par la herse. La petite opération terminée, on trouve, à la place de la muqueuse chagrinée qui existait antérieurement, une surface lisse et unie. Lavage au sublimé, tamponnement à la gaze iodoformée imbibée de glycérine créosotée au quart, ou de glycérine iodée au tiers.

Opération de Bouilly. — Dans les métrites cervicales peu anciennes avec lésions limitées, on peut employer un procédé préconisé par Bouilly, qui réduit au minimum l'acte opératoire. Il consiste à exciser, sur chacune des lèvres, un lambeau en respectant les commissures. La lèvre étant saisie sur son bord libre avec une pince à griffes, le bistouri est placé dans la cavité cervicale en dedans de la commissure gauche, le tranchant dirigé en avant vers la lèvre antérieure pénètre dans le tissu du col à la profondeur voulue ; on le retourne à droite, passant transversalement entre la muqueuse de la face vaginale du col et la pince à griffes, puis, avant d'atteindre la commissure droite, on le ramène vers la cavité cervicale. D'un coup de ciseaux on tranche, dans la profondeur de celle-ci, la base du lambeau ainsi tracé. Un lambeau identique est excisé sur la lèvre postérieure.

Chacune des lèvres est ainsi creusée, à l'intérieur du col, d'une gouttière ; la conservation d'une bandelette de muqueuse au niveau de chaque commissure suffit pour prévenir l'atrésie consécutive.

Comme pansement, Bouilly introduisait dans la cavité cervicale une mèche de gaze iodoformée, imbibée de glycérine créosotée.

Opération de Pouey [1]. — Elle consiste dans une résection circulaire de toute la partie interne du col. Dans celui-ci préalablement dilaté, on place une bougie de Hegar qui sert de guide et autour de laquelle on creuse avec le bistouri ou avec les ciseaux une incision circulaire jusqu'au niveau de l'orifice interne. On saisit alors avec une pince à pression le cylindre musculo-muqueux ainsi disséqué et on le sectionne transversalement un peu au-dessous de l'isthme. Le bout de cylindre flottant de la muqueuse utérine est réuni par un surjet au catgut à la muqueuse de la face externe du col (fig. 178).

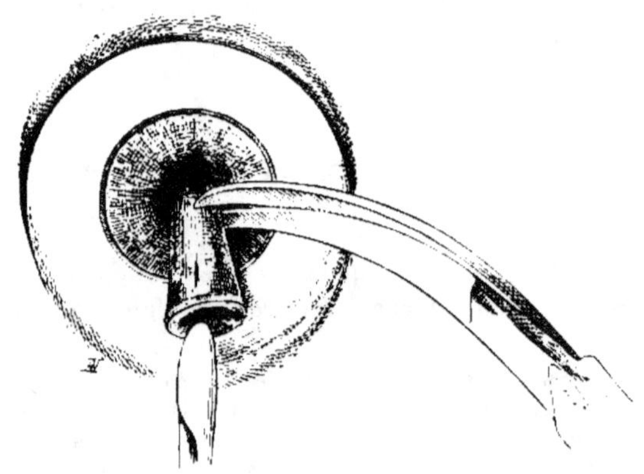

Fig. 178. — Résection circulaire de la muqueuse endocervicale.

Opérations contre les flexions utérines. — Aux incisions simples de la lèvre postérieure du col pratiquées par Marion Sims et Emmet dans l'antéflexion uté-

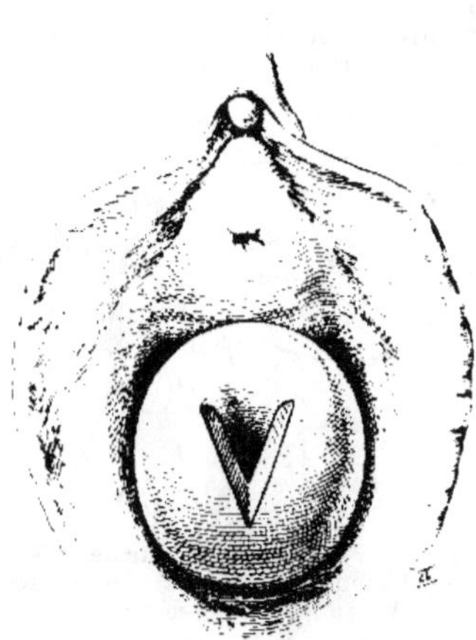

FIG. 179. — Opération contre l'antéflexion. Fente médiane de la lèvre
postérieure.

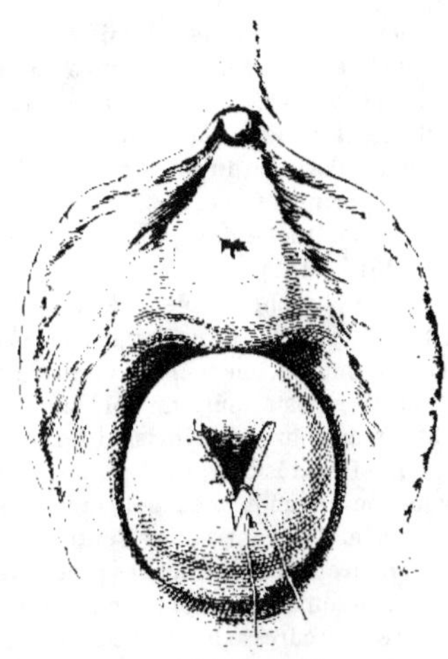

FIG. 180. — A droite, un fil est placé:
à gauche, les fils sont noués.

rine, on a substitué des opérations plastiques. Dans le procédé de Dudley[1], qui

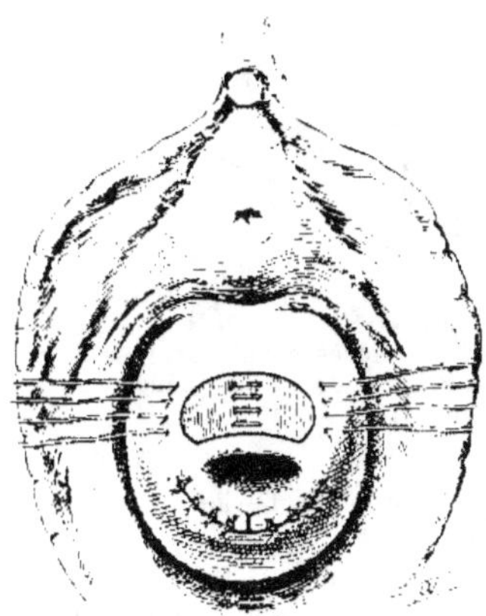

FIG. 181. — Excision partielle de la
lèvre antérieure, ménageant la muqueuse intra-cervicale.

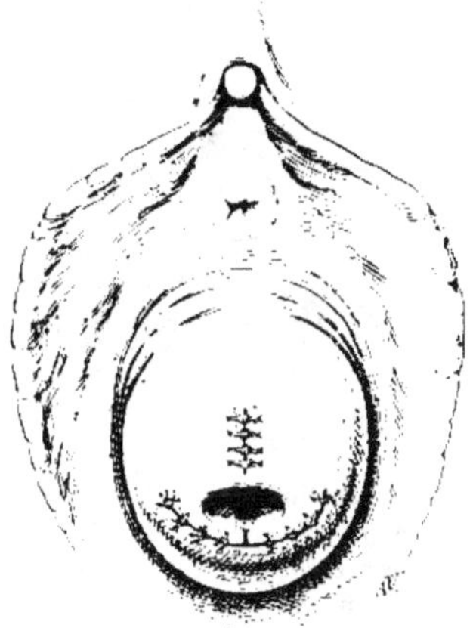

FIG. 182. — Opération terminée.
L'orifice du col est agrandi et reporté en arrière.

s'adresse exclusivement à l'antéflexion, on fend la lèvre postérieure du col sur la ligne

[1] E. C. DUDLEY, A plastic operation designed to straighten the anteflexed uterus.
Amer. J. of Obstetr., New York, 1891, p. 112.

médiane avec les ciseaux, puis on suture la muqueuse intra-cervicale à la muqueuse vaginale sur chacune des lèvres de l'incision et au niveau de son angle supérieur, ce qui reporte l'orifice externe du col très en arrière (fig. 179 et 180). On excise ensuite par-

tiellement la lèvre antérieure en ménageant toutefois l'orifice du col. Cette dernière excision supprime l'hypertrophie de la lèvre antérieure habituelle dans les cas d'antéflexion (fig. 181 et 182).

Reed [1] cherche de même à combattre l'antéflexion par une opération sur le col. Il fait, comme Dudley, une incision verticale médiane de la lèvre postérieure du col, puis excise sur chacun des bords de l'incision un croissant de tissu ; cette excision, qui s'étend sur toute la longueur de l'incision, ménage la muqueuse intra-cervicale. Suturant l'une à l'autre les parties, supérieure et inférieure, des parties excisées, il ramène ainsi en haut et en arrière le corps utérin, ce qui redresse le canal cervical (fig. 183).

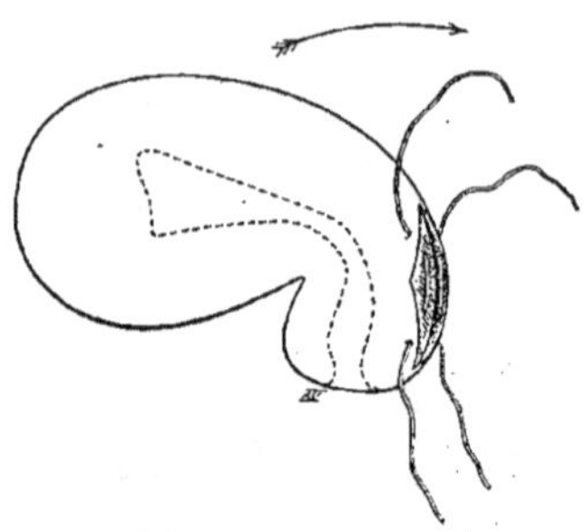

Fig. 183. — Excision partielle de la lèvre postérieure ; quand les sutures sont nouées, elles redressent l'utérus.

Par son opération Nourse [2] remédie, au contraire, à volonté aux flexions en avant et aux flexions en arrière. Il fend le col latéralement jusqu'au voisinage de l'angle de flexion de manière à séparer complètement la lèvre antérieure de la lèvre postérieure du col et à pouvoir les faire glisser l'une sur l'autre ; puis, avec l'hystéromètre,

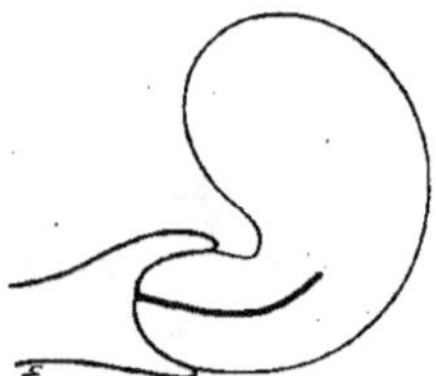

Fig. 184. — Tracé
de la fente latérale du col.

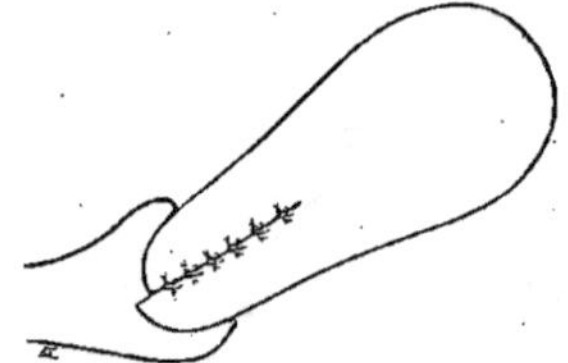

Fig. 185. — La lèvre postérieure a été attirée vers le vagin, ce qui a redressé l'utérus, puis a été fixée dans ses nouveaux rapports.

aidé de tractions sur la lèvre postérieure du col, il redresse la flexion ; ceci fait, des pinces placées sur chacune des lèvres maintiennent la lèvre postérieure de l'utérus ainsi redressé, descendant plus bas dans le vagin que la lèvre antérieure. Des sutures réunissent alors les bords du débridement latéral du col et fixent définitivement les lèvres du col dans les nouveaux rapports qu'elles ont contractés (fig 184 et 185).

Lors de *rétroflexion*, c'est la lèvre antérieure que l'on fait descendre dans le vagin plus bas que la lèvre postérieure.

---

[1] CHARLES A. REED, The surgical treatment of anterior displacements of the uterus. *Ibidem*, 1892, t. I, p. 12.

[2] F.-P. NOURSE, An original operation for the radical cure of uterine flexions. *Ibidem*, 1896, t. I, p. 60.

§ 6. — Opérations sur le col et grossesse.

Les opérations sur le col ont-elles une influence sur la grossesse ? Si cette influence existe, est-elle favorable ou défavorable ? Telles sont les deux questions que nous devons envisager.

Il est certain que certaines de ces opérations favorisent la conception, suppriment dans une certaine mesure la stérilité et permettent ensuite à une grossesse d'évoluer normalement. Telles celles destinées à élargir un orifice cervical sténosé, à guérir une endométrite cervicale rebelle. Pour celles-ci il n'y a pas de doute possible.

En est-il de même des opérations entraînant une exérèse plus ou moins étendue des parties ? On a beaucoup discuté sur ce point.

Des observations d'avortement et d'accouchement avant terme, des rigidités du col entraînant la mort du fœtus, nécessitant la basiotripsie ou même amenant une rupture utérine, ont été publiées par les accoucheurs [1] (Pinard, Champetier, Porak, Lepage, etc.).

Audebert [2], réunissant les observations de 16 femmes ayant eu, après amputation du col, 22 grossesses, trouve 5 accouchements à terme, 9 avant terme (à 6, 7, 7 et demi, 8, 8 mois et demi) et 10 avortements (du premier au cinquième mois); 10 fois il y a eu rupture prématurée des membranes. Ces mêmes femmes avaient eu avant l'opération 22 grossesses à terme, 2 à 8 mois, 1 à 7 mois et 2 avortements. La durée de la gestation lui a semblé en rapport inverse de la hauteur à laquelle le col a été sectionné et de l'étendue de la perte de substance.

Ces constatations sembleraient conduire à l'idée que les amputations du col ont une influence mauvaise sur la grossesse et que l'on doit autant que possible éviter de pareilles opérations. A notre avis, cette opinion est exagérée. Un premier point doit être considéré, c'est que si l'on a opéré, c'est que l'utérus était malade, souvent même présentait au moment de l'opération des lésions scléreuses, qui par elles-mêmes, en dehors de toute intervention chirurgicale, pouvaient être cause d'accidents. De plus, lorsqu'on lit en détail certaines des observations publiées par les accoucheurs, on voit que l'orifice du col était entouré par une zone de tissu cicatriciel, résultat d'un manque de réunion de la ligne de suture, d'une faute opératoire par conséquent. Dans certains cas même, la faute était plus lourde et l'on a trouvé, au moment de l'accouchement, sur le col, des crins de Florence qu'un opérateur inattentif avait oubliés. Lorsqu'en regard des observations

---

[1] Discussion à la *Société d'obstétrique, de gynécologie et de pédiatrie*, Paris, 1899.
[2] AUDEBERT, Étude sur la grossesse et l'accouchement après l'amputation du col. *Annales de gynécologie*, Paris, 1898, t. I, p. 20.

apportées par les accoucheurs qui ont été frappés surtout des accidents observés, on met les statistiques apportées par les opérateurs, par Pozzi, par Doléris, par Bouilly, par nous-même, on voit que les résultats sont tout autres. Dans certains cas même des femmes stériles ne sont devenues enceintes qu'après une amputation du col qui, supprimant les lésions qui mettaient obstacle à la fécondation, leur a permis de concevoir et de mener à terme des grossesses. Nous pouvons citer à cet égard l'histoire d'une femme qui n'avait jamais eu d'enfants et qui, après une amputation du col, mit successivement au monde trois enfants bien vivants.

Ce qui ressort de ces discussions, c'est que les accidents obstétricaux, qu'on observe après les opérations sur le col, sont le plus souvent la conséquence d'opérations mal faites, d'une technique opératoire défectueuse ou d'une asepsie insuffisante.

Il faut, si l'on veut éviter des ennuis ultérieurs, que l'orifice nouveau soit et demeure largement perméable, et pour cela que l'affrontement soit exact, sans tension des lambeaux, et que l'on obtienne une réunion par première intention, sans production de tissu cicatriciel, opérant aseptiquement et ne laissant pas au-dessous des sutures un espace virtuel, dans lequel pourraient s'accumuler des sécrétions, cause de désunion secondaire.

Bien exécutée, l'amputation du col guérit sans rétrécissement cicatriciel et n'exerce aucune influence mauvaise sur la marche de la grossesse, qui se trouve simplement abrégée de quelques jours dans un certain nombre de cas. Elle peut même être pratiquée avec succès au cours de la gestation dans certains cas d'allongement hypertrophique de la portion vaginale, cause assez fréquente d'accidents dystociques par suite de l'effacement trop lent, parfois même impossible du col. Il suffit pour cela d'opérer avant le cinquième mois et de donner de la morphine immédiatement après l'opération pour éviter la production de contractions utérines qui pourraient amener un avortement[1].

[1] Potocki, Amputation du col pendant la grossesse dans le traitement de l'allongement hypertrophique de sa portion vaginale. *Annales de gynécologie*, Paris, 1906, p. 709.

CHAPITRE V

LIGATURE DES ARTÈRES UTÉRINES PAR VOIE VAGINALE

Sommaire. — Notions anatomiques. — Technique opératoire. — Indications.

§ 1. — **Notions anatomiques**.

L'artère utérine [1] est incluse dans la gaine hypogastrique, qui englobe à

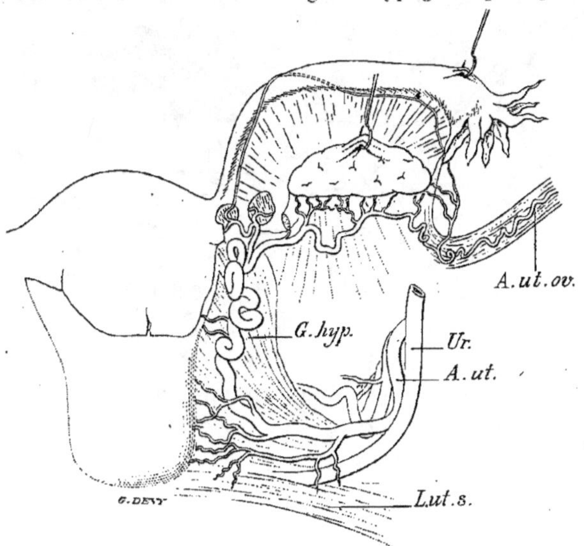

Fig. 186. — Artère utérine. (Vue postérieure.)

L'artère utérine (*A. ut.*) émet des branches longues cervico-vaginales ; — *A. ut. ov.*, artère utéro-ovarienne ; — *Ur.*, uretère ; — *G. hyp.*, débris de la gaine hypogastrique contenant l'utérine et de nombreuses veines ; — *L. ut.*, ligament utéro-sacré.

la fois des vaisseaux se rendant à l'utérus et au vagin et d'autres allant à la

[1] Fredet, Les pédicules vasculaires de l'utérus. *Ann. de gynéc.*, Paris, 1899, t. I, p. 365.

vessie et à l'uretère. Cette gaine fibreuse et résistante s'étend de la paroi de l'excavation, où elle naît entre le détroit supérieur et l'épine sciatique par une extrémité rétrécie, pour s'épanouir le long de l'utérus et du vagin. C'est, en même temps qu'une gaine vasculaire, un moyen puissant de fixation de l'utérus, décrit par les Allemands sous le nom de *ligamentum cardinale*.

A une assez grande distance de l'utérus elle se dédouble en deux feuillets,

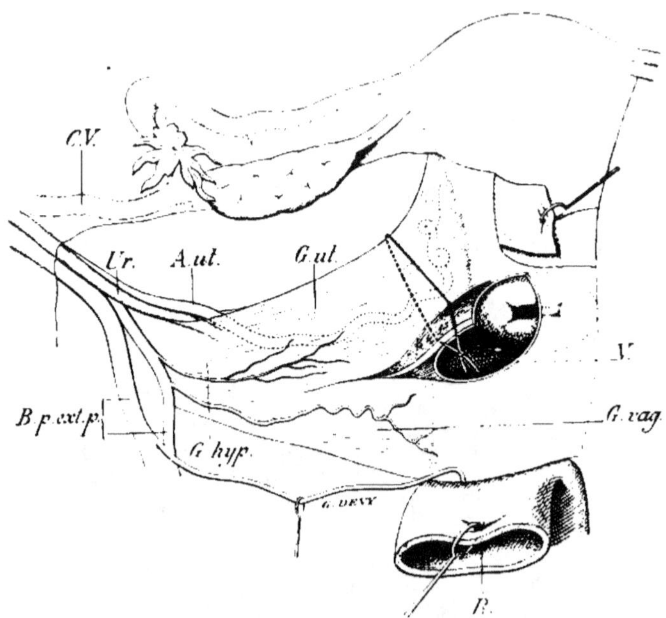

Fig. 187. — Ligature du pédicule vasculaire utérin par le vagin.

Le pédicule utéro-vaginal, vu d'arrière et engainé (*G. hyp.*), a la forme d'une lame épaisse trapézoïdale, qui naît des vaisseaux hypogastriques dont on voit les branches postérieures extra-pelviennes (*B. p. ext. p.*) et se termine au bord latéral de l'utérus et du vagin. L'artère utérine (*A. ut.*) y pénètre dès son origine. — *Ur.*, uretère. — *V.* vagin. — *G. ut.*, gaine vasculaire utérine; — *G. vag.*, portion du pédicule qui va au vagin. — *R.* rectum décollé du vagin et rabattu en arrière. — *C. V.*, cordon vasculaire des annexes.

l'un postérieur qui se rend aux parties latérales de l'utérus et du vagin, l'autre antérieur qui va à la vessie et à la partie terminale de l'uretère. C'est dans ce dernier feuillet que se trouve l'uretère après son passage au-dessous de l'artère utérine. Par suite de cette disposition, il est possible, en ouvrant les culs de-sac vaginaux, antérieur et postérieur, d'isoler les deux faces de la lame utéro-vaginale. En ouvrant le cul-de-sac latéral, on est à même de séparer la portion adhérente au vagin, qui contient les vaisseaux vaginaux, de la portion adhérente à l'utérus où se trouvent les vaisseaux utérins. Sur une coupe sagittale, la portion utérine du pédicule vasculaire a la forme d'un triangle à sommet supérieur, à base inférieure (Fredet).

§ 2. — **Technique opératoire**.

On commence par inciser circulairement la muqueuse vaginale autour du col, puis à cette incision on adjoint deux fentes latérales qu'il faut prolonger jusque sur les faces latérales du vagin. On décolle ensuite la muqueuse vaginale, puis la vessie de la face antérieure du col. On procède de même en arrière, grattant avec l'ongle le tissu utérin. Cette libération, antérieure et postérieure, du col permet d'évoluer plus facilement dans les fentes latérales pour isoler la portion utérine du pédicule vasculaire (fig. 187).

A droite et à gauche du col, ainsi libéré, on sectionne sur une hauteur de un centimètre les tissus fibreux immédiatement sous-jacents à la muqueuse vaginale. Si cette section coupe une branche de l'artère utérine, on la pince et on la lie. Puis, plaçant une valve sur la paroi vaginale du côté où l'on opère et faisant attirer avec des pinces à traction le col vers le côté opposé, on expose le pédicule utérin dont on peut dénuder les deux faces sur une hauteur de plusieurs centimètres. Il est facile de constater qu'on a dépassé le pédicule utérin par ce fait que les deux index, placés l'un en avant, l'autre en arrière, et se regardant par leur pulpe, ne sont séparés au-dessus de lui que par un feuillet celluleux extrêmement mince.

Rien de plus simple que d'accrocher avec le doigt le pédicule utérin, de l'attirer en bas et de le lier avec une soie que l'on passe à l'aide d'une aiguille mousse et que l'on serre fortement.

Les deux ligatures faites, on ferme l'incision vaginale par une série de points séparés au catgut. Pansement iodoformé vaginal.

En opérant ainsi, on supprime la plus grande partie de la vascularisation utérine, l'artère principale de l'organe étant liée et l'incision circulaire du vagin ayant supprimé les voies anastomotiques entre les artères vaginales proprement dites et les branches collatérales de l'utérine (cervico-vaginales longues, vésicales, etc.).

§ 3. — **Indications**.

Ces ligatures atrophiantes de l'utérine ont été préconisées dans des cas de fibromes saignants, petits ou de moyen volume ; combinées à l'ablation de petits polypes, à un curettage, elles ont donné quelques résultats. Nous y avons autrefois eu recours dans un certain nombre de cas [1] ; aujourd'hui que les opérations d'exérèse se sont notablement simplifiées, on peut, croyons-nous, les abandonner. On possède toutefois là une ressource dans les cas de fibromes hémorragiques où, pour une raison quelconque, on ne veut pas procéder à l'ablation de la tumeur.

[1] HARTMANN et FREDET, Les ligatures atrophiantes de l'utérus. *Annales de gynécologie*, 1898, t. I, pp. 110 et 306.

CHAPITRE VI

ABLATION DES FIBROMES PAR LA VOIE VAGINALE

Sommaire. — Ablation des polypes fibreux, des fibromes du col. — Myomectomie trans-vagino-utérine (création d'une voie d'accès, exploration de la cavité utérine, morcellement du fibrome, traitement des loges déshabitées, soins consécutifs, indications). — Myomectomie trans-vaginale.

La nature bénigne des fibromes utérins, rapprochée de leur encapsulement habituel, fait que, chez un certain nombre de malades, l'intervention peut se borner à l'ablation de la tumeur, que l'on fait assez souvent par le vagin. Divers cas peuvent se présenter :

§ 1. — Ablation des polypes fibreux.

Dans les polypes fibreux simples, implantés sur le col ou sortis de l'intérieur du col dans le vagin, l'opération est des plus simples.

L'anesthésie est inutile.

Il suffit de saisir le polype avec une pince à traction solide et d'imprimer

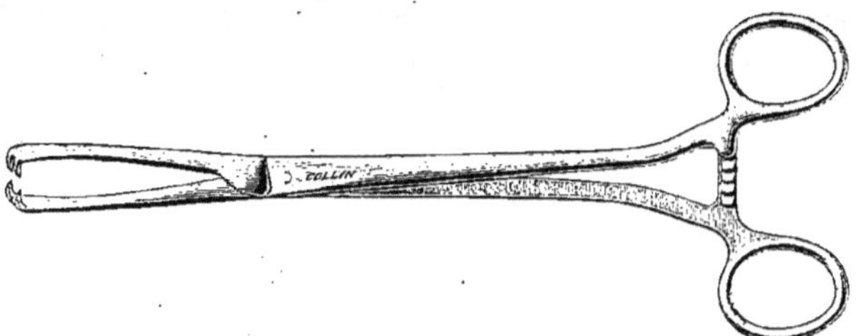

Fig. 188. — Pince à traction dite de Museux.

à celle-ci un mouvement de torsion jusqu'à ce que le pédicule se rompe; si le polype est intra-cavitaire, il est quelquefois nécessaire de dilater préalablement le col avec des laminaires. C'est le plus souvent inutile, la tumeur ayant d'elle-même fait cette dilatation. Saisissant le col avec une pince à traction pour l'amener à la vulve, on prend comme précédemment le polype et on l'enlève par torsion. Il n'y a pas d'hémorragie à craindre et, si un léger suintement vient à se produire, la pointe du thermo-cautère au rouge sombre ou un tamponnement iodoformé permet aisément de l'arrêter.

· Lorsque le polype est volumineux, que son pédicule large émerge de la cavité du col, il faut toujours penser à la possibilité d'une inversion utérine concomitante et ne pas chercher à enlever la tumeur par torsion. Il est même imprudent de sectionner d'emblée le point qui paraît constituer le pédicule du fibrome. On s'expose ainsi à trancher en plein tissu utérin et à ouvrir la cavité péritonéale au niveau d'un utérus inversé. Or si une ouverture voulue et méthodique du péritoine est à juste titre regardée comme anodine, on ne saurait en dire autant de l'ouverture qui est involontaire et peut être ignorée de l'opérateur. Il importe donc d'éviter cet accident.

On y arrive en procédant de la façon suivante :

Ayant appliqué deux pinces à traction sur le fibrome, en deux points symétriques près de son extrémité libre, on fend le fibrome sur la ligne médiane en partant de son extrémité. Les deux pinces sont alors déplacées et fixées sur les deux lèvres de l'incision du fibrome, qu'elles font bâiller. On poursuit méthodiquement la section, jusqu'à ce que l'on tombe sur la zone lâche capsulaire, que l'on rencontre forcément au niveau de la base d'implantation de la tumeur. Rien n'est alors plus simple que d'enlever séparément, en les décollant de leur capsule, les deux moitiés du fibrome sans risques de perforation utérine.

Pour les *polypes géants*, souvent accompagnés de gangrène, le morcellement est obligatoire ; il faut enlever la tumeur par morceaux, en allant du centre à la périphérie, avançant progressivement et terminant par l'extirpation du pédicule. La désinfection préalable par des injections antiseptiques pendant plusieurs jours consécutifs est inutile ; elle serait, du reste, illusoire, car il est impossible de désinfecter le tissu même de la tumeur.

§ 2. — **Ablation des fibromes du col**.

Lorsqu'on se trouve en présence d'un *fibrome inclus dans une des lèvres du col*, on incise franchement la coque de tissu utérin qui l'entoure, entaillant même le fibrome ; puis avec des pinces à traction on saisit la tumeur au niveau des deux lèvres de la section qui a commencé à l'entamer ; on l'attire au dehors pendant qu'avec l'ongle de l'index ou un instrument mousse quelconque on achève facilement sa libération de la capsule qui l'entoure.

Dans les cas rares de *fibromatose diffuse du col*, il y a lieu de pratiquer l'amputation supra-vaginale de ce dernier.

§ 3. — **Myomectomie trans-vagino-utérine.**

Imaginée par Velpeau, pratiquée par Amussat, l'énucléation des fibromes sous-muqueux ou interstitiels par voie vagino-utérine n'est entrée dans la pratique courante que depuis les travaux de Péan, de Segond et de Doyen, qui ont combiné à l'hystérotomie préliminaire le morcellement et l'énucléation des fibromes [1].

1° **Création préliminaire d'une voie d'accès.** — Pour les tumeurs petites, on s'est quelquefois contenté de la *dilatation préalable* avec des laminaires ; le plus souvent on a eu recours à l'hystérotomie.

Doyen préconise *l'hystérotomie médiane antérieure*, que l'on pratique de la manière suivante :

Après incision de la demi-circonférence antérieure du vagin, on libère la face antérieure du col et de la partie inférieure du corps de l'utérus, décollant d'abord le vagin, ce qui est un peu pénible, puis la vessie, ce qui est facile par suite de l'existence d'une couche de tissu cellulaire lamelleux entre elle et l'utérus, couche qui se laisse cliver aisément. Lorsque l'on juge le décollement remonté assez haut, on place sur les parties séparées une valve qui les maintient relevées, puis abaissant et fixant le col avec deux pinces à traction placées sur la lèvre antérieure, on fend sur la ligne médiane le col et l'utérus, s'amarrant avec des pinces sur les deux lèvres de cette incision, suivant une pratique identique à celle que nous décrirons plus longuement lorsque nous exposerons la technique de l'hystérectomie vaginale [2].

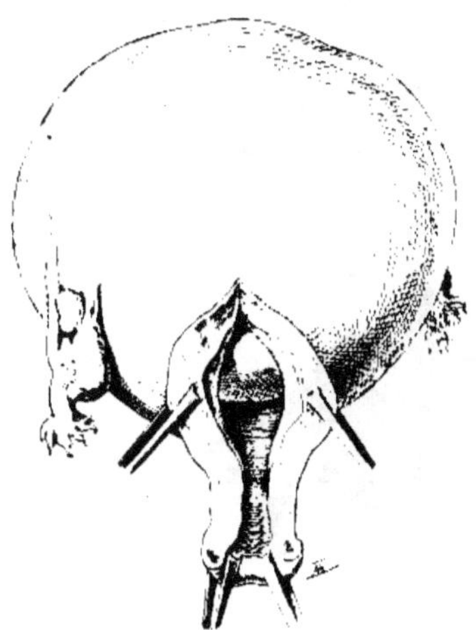

Fig. 189. — Hystérotomie médiane antérieure. 2 pinces fixent le col, 2 autres abaissent et écartent les lèvres de l'incision d'hystérotomie. (Doyen.)

[1] Consulter sur cette question l'importante monographie de DARTIGUES, *Chirurgie conservatrice de l'utérus et des annexes dans le traitement des fibromes*. Th. de Paris, 1900-1901, n° 385.

[2] Voir plus loin, p. 219.

Ces pinces, en même temps qu'elles écartent les lèvres de l'incision, servent à abaisser l'utérus. Une fois que la cavité utérine est largement ouverte, on peut attaquer le fibrome (fig. 189).

Péan et Segond préfèrent à cette hystérotomie médiane antérieure le *débridement* uni- ou bilatéral *du col*.

La malade étant en position dorso-sacrée, un aide, placé à droite, relève la paroi antérieure du vagin avec une valve en S; un deuxième aide, à gauche, abaisse la paroi posté-rieure. Le col, saisi sur chaque lèvre par une pince de Museux, est amené à la vulve. Avec de forts ciseaux droits, à extrémités mousses, dont une lame est in-

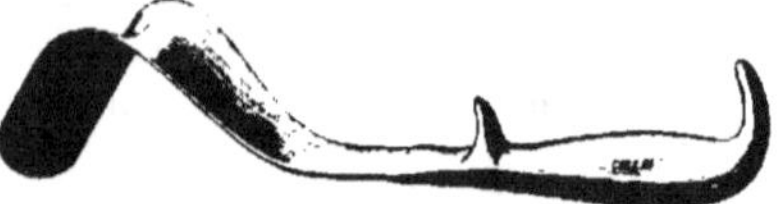

Fig. 190. — Valve en S de Segond.

troduite dans le canal cervico-utérin, l'autre dans le cul-de-sac correspon-dant, on sectionne chaque commissure jusqu'à l'isthme, entamant l'insertion

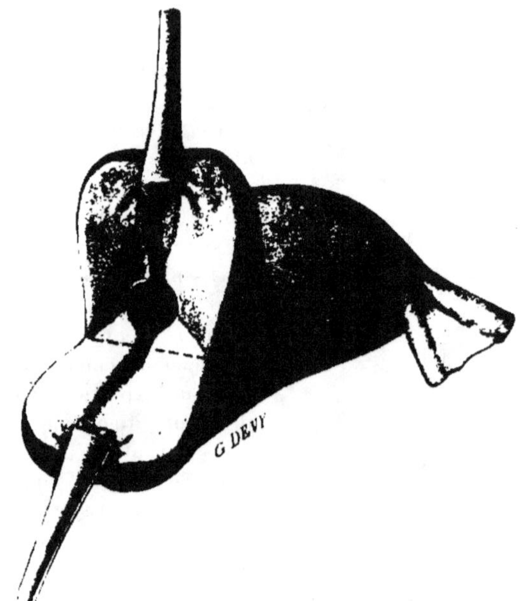

Fig. 191. — Hystérotomie bilatérale; la section est plus haute du côté de la cavité utérine que du côté extérieur. Segond et Dartigues.

du cul-de-sac latéral du vagin. Si, après cette double section cervico-vagi-nale, l'accès de la cavité utérine reste insuffisant, Segond conseille de poursuivre l'incision plus haut, prenant simplement soin de ne pas intéresser toute l'épaisseur du bord utérin mais faisant porter la section plus haut sur le côté interne que sur le côté externe de manière à éviter la lésion de l'artère

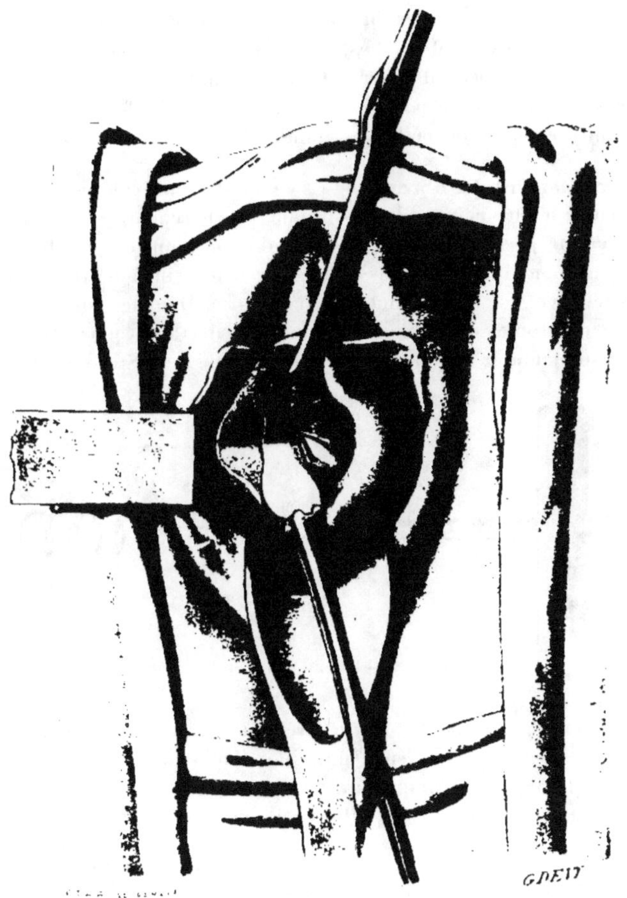

Fig. 132. — Débridement unilatéral du col; on aperçoit le fibrome revêtu de la muqueuse utérine ouverte par un coup d'ongle. (Segond et Dartigues.)

utérine; l'index peut, au besoin, compléter l'agrandissement par divulsion.

Inversement, on se contente quelquefois de l'hystérotomie cervico-vaginale unilatérale. Il est bon de se limiter au strict nécessaire, se guidant sur le siège du fibrome, n'hésitant pas cependant à faire, s'il le faut, la section bilatérale.

2° Exploration de la cavité utérine. — Elle est inutile si le fibrome se présente de lui-même après le débridement du col; quand la tumeur est plus profonde, il est bon d'explorer la cavité utérine avec l'index, de manière à se rendre compte du siège exact du fibrome et du point où il est le plus accessible. Pour cette exploration, il est bon d'enlever les valves qui gênent. Ces valves enlevées, on peut abaisser l'utérus en tirant sur les pinces, qui fixent les lèvres du col, s'aidant pour le toucher intra-utérin de la main hypogastrique qui presse sur le fond de l'organe.

3° Morcellement du fibrome. — La cavité utérine explorée, l'index placé sur la partie le plus accessible du fibrome, on cherche avec l'ongle à effondrer la coque périfibromateuse; quelquefois on peut immédiatement énucléer le fibrome, qui, reconnaissable à son aspect blanchâtre, fait hernie à travers les lèvres de la plaie musculo-muqueuse. Dans les autres cas, il faut abaisser le fibrome, ce que l'on fait, soit avec de fortes pinces de Museux, soit en y implantant, comme Segond, un tire-bouchon. Souvent on combine

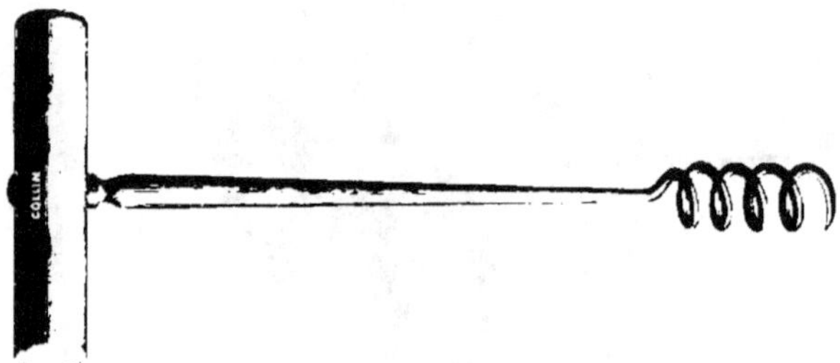

Fig. 193. — Tire-bouchon de Segond.

avec avantage pinces de Museux et tire-bouchon. La pince, amarrée sur le fibrome, l'amène sous les yeux; il est alors facile, avant qu'elle ait dérapé, d'y visser le tire-bouchon qui, lui, ne risque pas de lâcher sa prise. Si le fibrome est petit, on l'énuclée; s'il est volumineux, on le morcelle. Ce mor-

Fig. 194. — Couteau lancéolé pour évidement de fibromes.

cellement est pratiqué par évidement conoïde avec les spires du tire-bouchon comme axe et point d'appui. Le tire-bouchon doit être enfoncé suffisamment pour tenir bon, mais pas trop pour permettre l'évolution du couteau. La main gauche tire sur lui sans violence; la droite, armée du couteau à long manche, à lame lancéolaire légèrement recourbée et bitranchante de Segond,

enfonce ce couteau dans le fibrome, le dirigeant un peu obliquement vers
extrémité du tire-bouchon jusqu'à ce que sa pointe soit au-dessus d'elle ; alors
seulement par des mouvements de va-et-vient, on décrit une sorte de volute,
de circumduction qui ramène le bistouri à son point de départ. Le tire-bouchon
cède à une légère traction, il a entraîné avec lui un fragment conique
du fibrome. Il est bon, avant d'enlever complètement un cône fibreux,

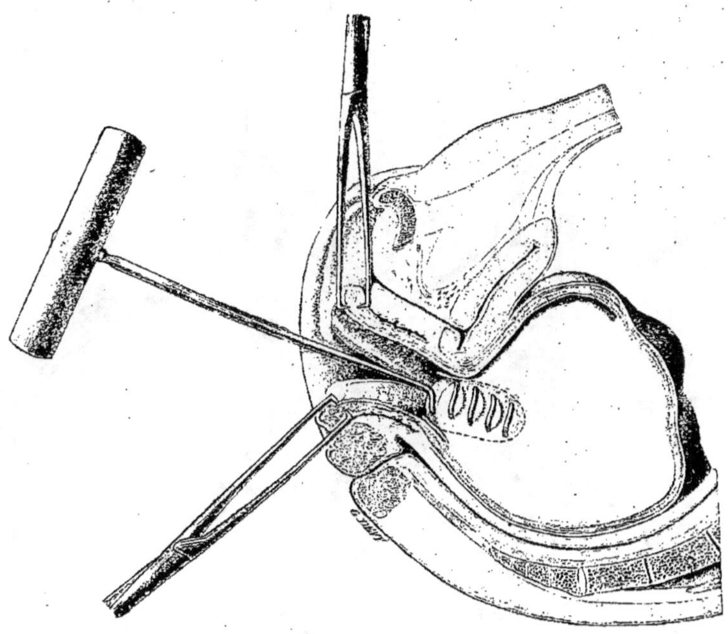

Fig. 195. — Le pointillé indique l'endroit où passera le couteau qui détachera ainsi
un cône fibreux. (Segond.)

de planter un deuxième tire-bouchon à côté, de manière à avoir sa prise toute
préparée pour l'évidement conoïde suivant, et à éviter ainsi la réascension
possible du fibrome. On continue les mêmes manœuvres plusieurs fois, autant
qu'il est nécessaire pour diminuer le volume de la tumeur. Pendant tout ce
travail de morcellement, les deux lèvres écartées par les pinces de Museux
servent de valves ; il est utile cependant de conserver la valve inférieure qui
abaisse le périnée.

Nous avons dit qu'on ne devait pas trop enfoncer le tire-bouchon ; cette
petite précaution a pour but de faciliter la manœuvre du couteau ; si le tire-
bouchon est trop enfoncé, il est difficile de dépasser sa pointe ; le tranchant
du bistouri se heurte, après quelques entailles dans le bloc fibreux, sur les

spires ou s'embarrasse à travers elles, de sorte qu'il ne peut aller plus loin et circonscrire un cône complet dans le fibrome ; on est alors obligé de dévisser un peu le tire-bouchon, afin d'avoir l'espace nécessaire pour doubler sa pointe (fig. 195 et 196).

Quand le morcellement est assez avancé, que le plan de clivage capsulaire est trouvé, on peut, en s'aidant du doigt, amener, par des mouvements

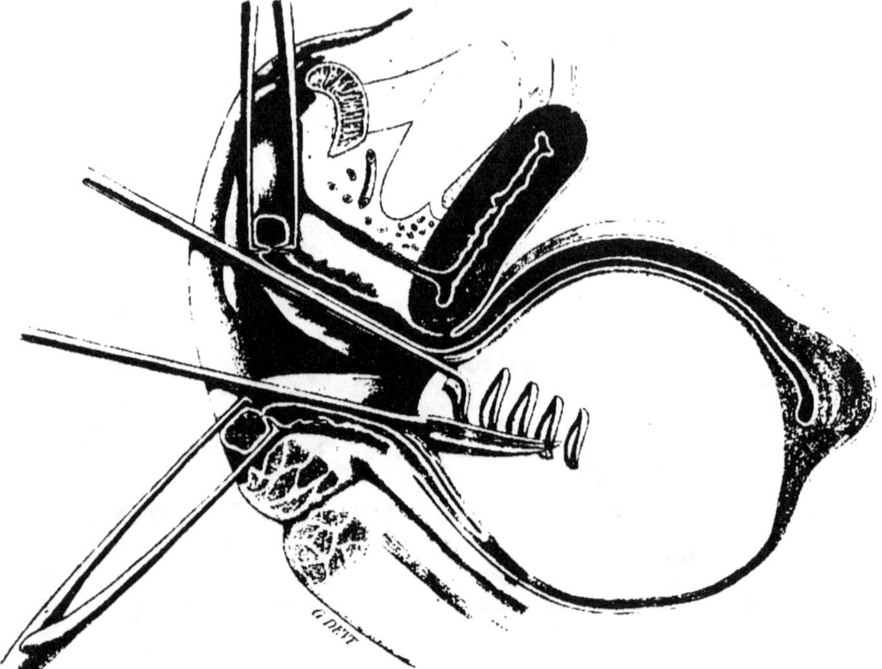

Fig. 196. — Le tire-bouchon est trop enfoncé ; le couteau s'embarrasse entre ses spires. Segond.

de traction, de torsion et de rotation combinés, le désenclavement de la partie supérieure de la tumeur qui vient en bloc à la vulve. Dans d'autres cas, le fibrome mal encapsulé ne se laisse pas amener, il faut le morceler jusqu'au bout ; la prudence commande alors de substituer au tire-bouchon des pinces à abaissement et de se servir de ciseaux courbes, pour pratiquer ce morcellement terminal. Il faut alors multiplier les explorations avec le doigt, de manière à bien apprécier la consistance différente du fibrome et du muscle utérin, en même temps que l'épaisseur de la paroi de la loge fibreuse que l'on veut évacuer.

En l'absence d'instrumentation spéciale, le morcellement peut **être**

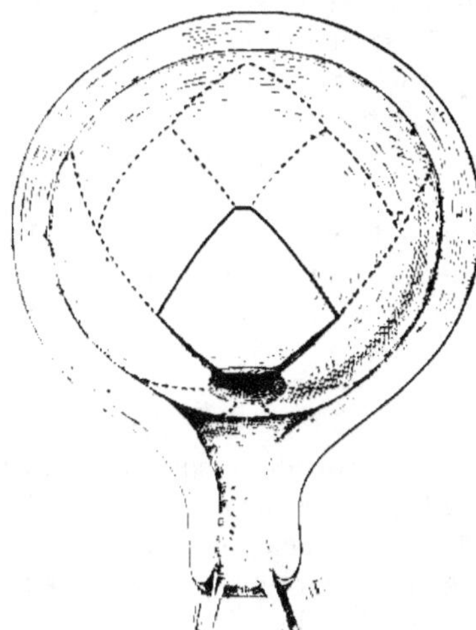

Fig. 197. — Morcellement losangique.

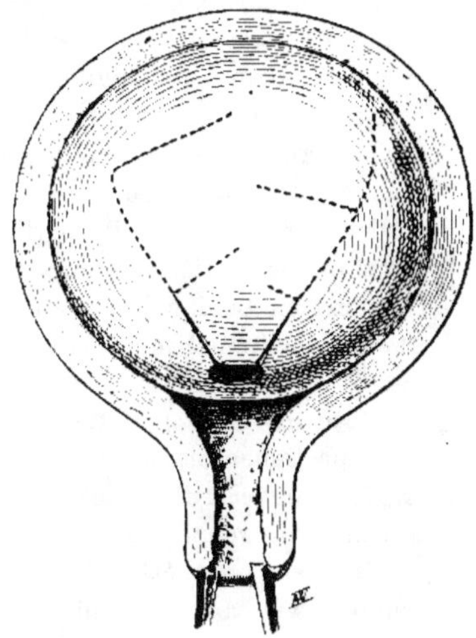

Fig. 198. — Morcellement en échelle.

réalisé avec des pinces à traction et des ciseaux. Il faut simplement avoir soin de s'amarrer avec une pince sur la partie du fibrome voisine de celle que l'on va enlever, de manière à ne pas perdre la prise et à amener toujours vers l'extérieur de la plaie une partie du fibrome.

Le morcellement losangique et celui en échelle, que Doyen a bien décrits, peuvent aussi rendre des services, particulièrement après l'évidement du centre du fibrome.

Toutes ces manœuvres ne déterminent pas d'hémorragie notable ; le morcellement se fait à peu près à sec ; la loge vidée, l'utérus revient sur lui-même et il ne s'écoule qu'un peu de sang noirâtre.

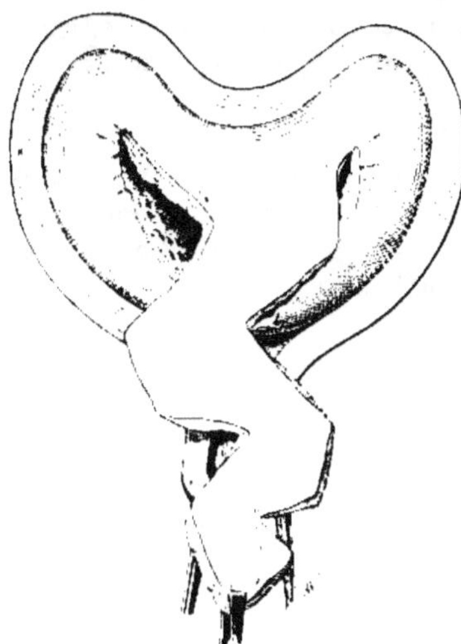

Fig. 199. — Résultat du morcellement en échelle (d'après Doyen).

4° Traitement des loges déshabitées et de la cavité utérine. — Après s'être assuré que l'on n'a pas perforé l'utérus, on regarde s'il n'y a pas d'hémorragie; celle-ci peu abondante s'arrête en général spontanément par suite de la rétraction de l'utérus. Si cependant, ce qui est exceptionnel, il y a des points qui saignent, on applique sur eux des pinces.

Cette hémostase réalisée, on fait la toilette des parties, excisant les lambeaux irréguliers et flottants, détergeant les caillots, puis faisant une irrigation antiseptique chaude.

On assèche ensuite les parties, puis on tamponne la cavité d'énucléation ainsi que la cavité utérine avec des mèches dont on a soin de laisser pendre une extrémité dans le vagin de manière à être sûr de ne pas en oublier dans la cavité utérine.

5° **Suture du col**. — Cette suture n'est pas toujours indiquée. Il y a lieu de la pratiquer lorsque l'utérus a été largement fendu, lorsqu'il y a une hémorragie au niveau d'une des lèvres de la section ; au contraire, il faut s'abstenir de toute réunion quand le débridement est peu profond, ne saigne pas, surtout si l'on a été obligé de laisser à demeure une ou plusieurs pinces sur des vaisseaux saignant dans l'intérieur de la loge.

Soins consécutifs. — Le premier pansement est fait du 6e au 10e jour, à moins de phénomènes infectieux obligeant à une ablation plus précoce des mèches intra-utérines.

Les mèches enlevées, on fait, sous basse pression, une irrigation intra-utérine chaude, à 45°; on assèche la cavité, que l'on tamponne ensuite mollement.

Indications. — L'ablation vaginale par morcellement des fibromes est indiquée dans les cas où la face externe de l'organe a conservé une forme régulière, où l'utérus est resté mobile, où rien ne permet de soupçonner l'existence de lésions annexielles concomitantes.

§ 4. — Myomectomie transvaginale.

Dans les *myomectomies transvaginales*, on n'utilise comme voie d'accès qu'une partie de la filière vagino-utérine, le vagin[1].

La *colpotomie antérieure*[2] sans incision du péritoine ne convient qu'à

[1] Nous n'envisageons ici que les opérations sans ouverture des culs-de-sac péritonéaux, renvoyant au chapitre de la colpo-cœliotomie pour toutes celles où l'on ouvre le péritoine.
[2] D'HERBÉCOURT, *la Voie vaginale sans hystérectomie*. Th. de Paris, 1900-1901.

l'ablation de petits fibromes bas situés ; la *postérieure* [1] aux fibromes rétro-cervicaux ayant dédoublé la cloison recto-vaginale ; la *latérale* [2] aux fibromes intra-ligamentaires peu volumineux, surtout à ceux qui n'ont qu'une insertion limitée au bord de l'utérus.

Dans tous les cas, après être arrivé sur le fibrome, on l'énuclée, avec ou sans morcellement, suivant les cas, se comportant suivant un procédé analogue à celui de la myomectomie intra-utérine que nous avons longuement décrite.

[1] OTT (D. DE), *XIIIe Congrès international de médecine*, Paris, 1900. Section de gynécologie.

[2] STRATZ, Kolpotomia lateralis. *Centr. Bl. f. Gyn.*, Leipzig, 1899, p. 1106.

CHAPITRE VII

COLPOTOMIES

Sommaire. — Colpotomie postérieure (manuel opératoire, résultats, indications) ; bascule de l'utérus dans le vagin ; raccourcissement des ligaments utéro-sacrés ; traitement de l'inversion utérine). — Colpotomie antérieure (manuel opératoire, modifications de la technique suivant les cas : ouverture d'abcès, exploration, ablation de tumeurs, redressement de l'utérus, bascule de l'utérus dans le vagin ; résultats ; indications).

Pris dans son sens le plus large, le mot *colpotomie* signifie : incision du vagin. En pratique, on réserve ordinairement ce nom aux cas où l'incision est en quelque sorte limitée au vagin, adjoignant au mot colpotomie un qualificatif lorsqu'elle ouvre en même temps un organe voisin, colpocystotomie par exemple lorsqu'on veut parler de l'ouverture de la vessie par une incision vaginale.

Étant donné que le fond du vagin est occupé par l'utérus, que de cet utérus partent latéralement des pédicules vasculaires se dirigeant vers les parties latérales de l'excavation avec les replis séreux qui les entourent (ligaments larges), on ne fait guère d'incision sur les parties latérales, et l'on ne pratique la colpotomie qu'en avant ou en arrière de cet utérus ; de là la distinction en *colpotomie postérieure* et en *colpotomie antérieure*.

§ 1. — Colpotomie postérieure.

Le plus souvent, la colpotomie postérieure ne se limite pas à l'incision de la paroi vaginale ; comme celle-ci est immédiatement doublée par le cul-de-sac péritonéal recto-utérin, elle ouvre ce dernier et mériterait en réalité le nom de *colpo-cœliotomie postérieure*.

Manuel opératoire. — Toutes les précautions préliminaires aux opérations vaginales ayant été prises, on place une valve large et courte sur la face postérieure du vagin, déprimant et abaissant avec elle la fourchette ; on saisit la lèvre postérieure du col avec une pince à traction, qui sert à abaisser le col et à le porter fortement en avant, manœuvre qui a pour résultat de tendre le cul-de-sac postérieur, tiré en arrière par la valve vaginale. Il faut alors inciser et inciser au bistouri. Dans aucun cas, il ne faut employer le trocart ; malgré les plaidoyers de l'École lyonnaise et de quelques gynécologues allemands [1] en faveur de cet instrument, nous en déconseillons formellement l'emploi, parce qu'il est aveugle et expose à la blessure du rectum quelquefois collé au cul-de-sac postérieur. On incisera donc la paroi vaginale au bistouri. L'incision transversale sectionnera la paroi vaginale, *sur le col* même, servant en quelque sorte de billot. Quelque tenté que l'on puisse être par la saillie plus ou moins forte que forme, sur la paroi postérieure du vagin, la collection que l'on veut ouvrir, il ne faut jamais inciser sur la saillie elle-même.

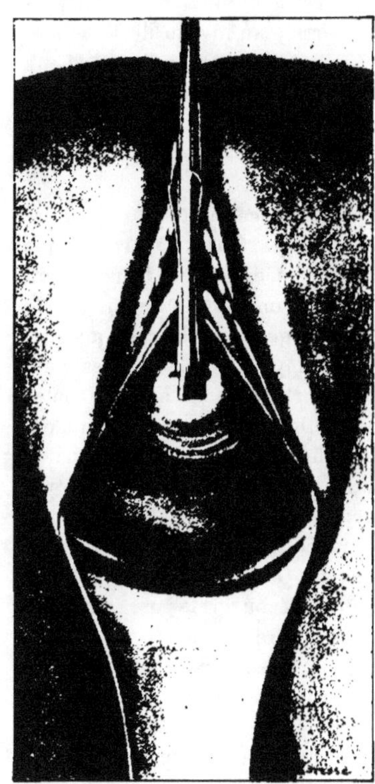

Fig. 200. — Colpotomie postérieure. Une valve abaisse la paroi postérieure du vagin, une pince tire le col en avant. Le pointillé indique le tracé de l'incision sur la portion de muqueuse vaginale réfléchie sur le col.

Le vagin incisé, trois cas peuvent se présenter :

1° La collection bombe fortement dans le cul-de-sac postérieur ;

2° Quoique encore assez basse, elle ne refoule pas le dôme vaginal ;

3° La collection est haut située, distante de plusieurs centimètres du cul-de-sac postérieur du vagin.

La colpotomie n'est que le temps préliminaire d'une opération plus complexe ablation d'annexes, d'un fibrome de la face postérieure de l'utérus, etc.).

Dans le premier cas, la simple incision du cul-de-sac postérieur donne immédiatement issue au contenu de la poche rétro-utérine.

[1] Récemment encore, Fraenkel a préconisé la ponction, parce que, dit-il, le bistouri occasionne des hémorragies et que l'on ne peut atteindre la poche anatomiquement lorsqu'elle est à distance (FRAENKEL. Die vaginale Incision. *Arch. f. Gyn.*, Berlin. 1907, t. LXXXIII, p. 171). Aucune de ces objections à l'emploi de l'instrument tranchant ne nous semble avoir de valeur.

Dans le deuxième, il faut aller à la recherche de la poche et pour cela procéder d'une façon méthodique. *La paroi postérieure de l'utérus sert de guide ;* l'index, décollant lentement les tissus, est maintenu en contact permanent avec cette paroi jusqu'à ce qu'il soit arrivé au niveau de la collection. Encore devra-t-il éviter de perforer immédiatement celle-ci. Mieux vaut continuer à insinuer le doigt dans l'angle à sinus inférieur que forment l'utérus et la poche rétro-utérine ; c'est seulement après avoir pénétré dans cet angle que, dirigeant le doigt en arrière, on crève la poche et que l'on donne issue à son contenu.

Lorsque la collection est haut située, à plusieurs centimètres du cul-de-sac vaginal, sa découverte peut devenir plus délicate. On n'oubliera pas que les poches haut situées sont souvent plutôt juxta-médianes que franchement médianes. On devra donc, après avoir cheminé un certain temps sur le milieu de la face postérieure de l'utérus, se diriger vers le côté malade. Dans ces cas, une main placée sur l'abdomen, déprimant les parties, peut faciliter les recherches en portant en quelque sorte la poche à la rencontre de l'index. Au cours de la recherche d'une collection suppurée, profondément située, il arrive parfois d'ouvrir des poches à contenu séreux plus ou moins abondant. L'irruption de ce liquide séreux dans le champ opératoire ne doit pas faire songer à une erreur de diagnostic et faire croire l'opération terminée. La constatation de ces collections séreuses confirme, au contraire, l'existence d'une poche suppurée sus-jacente et doit engager à poursuivre les recherches, jusqu'à ce que l'on ait découvert le pus. Comme on a soin, au cours de ces manœuvres, de ne pas perdre le contact de l'utérus, de gratter celui-ci avec l'ongle, on est sûr de ne pas léser d'anse d'intestin.

La poche ouverte, son contenu s'écoule d'ordinaire sans difficulté. Il est cependant des cas d'hématocèles anciennes où le sang, concrété en caillots, doit être évacué à l'aide du doigt ou d'une curette mousse. On pourrait être tenté d'irriguer la poche ; nous ne conseillons pas ces lavages, qui sont plus dangereux qu'utiles.

On termine l'opération par la mise en place d'un drain. Les drains en croix, qu'on peut fabriquer extemporanément en embrochant un petit drain dans un gros et en les solidarisant par un point de suture, ont l'avantage de n'avoir aucune tendance à ressortir ; on peut se contenter d'un drain ordinaire si l'on a soin de le fixer par un crin de Florence à la lèvre postérieure du col. Un tamponnement vaginal à la gaze iodoformée, fréquemment renouvelé, si le drain laisse écouler beaucoup de liquide, constitue tout le pansement.

Pratiquée comme *voie d'accès*, la colpotomie postérieure ne présente aucune difficulté dans sa technique. Lorsque le cul-de-sac péritonéal est ouvert, on agrandit par divulsion digitale l'incision, sans cependant pouvoir jamais arriver à lui donner des dimensions considérables, l'orifice ainsi créé

ne pouvant pas excéder, d'après les expériences de d'Herbécourt, plus
de 15 centimètres de circonférence.

Résultats. — Les *résultats immédiats* de la colpotomie postérieure sont
excellents ; la mortalité est nulle. Les *résultats éloignés* sont au contraire
différents suivant les cas :

Lorsque la collection s'est développée dans une poche de nouvelle formation (épanchement purulent du cul-de-sac rectoutérin, hématocèle infectée), la guérison est la règle.

Lorsqu'au contraire le pus s'est formé dans une cavité préexistante
(ovaire, trompe), la présence d'une paroi malade fait qu'assez souvent la
guérison est incomplète.

Il y a bien, à la suite de l'évacuation du pus, une amélioration rapide des
symptômes, une chute de la fièvre, une cessation des douleurs, une disparition
des phénomènes de compression. Mais ce n'est souvent qu'une amélioration
et l'on doit recourir ultérieurement à une opération plus radicale. Même dans
ces cas, la colpotomie reste une excellente opération, si l'on consent à la regarder
comme une intervention simplement palliative, qui améliore l'état des malades
et les met dans des conditions plus favorables pour une intervention radicale.

Indications. — La colpotomie postérieure trouve son indication principale dans les *suppurations aiguës* ou *subaiguës localisées*, lorsque l'examen
de la malade permet de déterminer le siège de la collection. C'est facile lors
de grosses poches saillantes dans le cul-de-sac postérieur. Pour les collections petites et haut situées, le diagnostic est plus délicat. Dans ces cas,
la constatation d'une douleur exquise à la pression en un point, identique
à celle que développe la pression sur un abcès chaud siégeant en un point
quelconque du corps, est un guide utile pour le chirurgien.

La colpotomie trouve encore son indication dans certaines *hématocèles*.
Il importe ici de faire des distinctions :

Dans les hématocèles récentes, en voie d'évolution, lorsque l'hémorragie
vient à peine de se produire et lorsqu'il y a tout lieu de craindre qu'elle
continue ou qu'elle recommence, la colpotomie est à rejeter. Nous connais-
sons des exemples de malades qui ont succombé à l'hémorragie consécutive
malgré le tamponnement fait par le chirurgien.

Dans les hématocèles plus anciennes, mais non suppurées, beaucoup de
gynécologues font l'incision vaginale. Bien que les résultats de la colpotomie évacuatrice soient incontestablement bons d'une manière générale,
nous pensons qu'il y a tout avantage à recourir à la voie abdominale, qui
permet non seulement d'évacuer le sang, mais encore de traiter les annexes
malades et qui, de plus, expose moins que l'incision vaginale à l'infection
secondaire de la poche hématique.

En revanche, dans les hématocèles suppurées, la colpotomie postérieure est nettement indiquée.

L'incision vaginale postérieure a encore été pratiquée comme *opération préliminaire* pour extirper des annexes malades, des tumeurs kystiques peu volumineuses de l'ovaire, des fibromes pédiculés de la face postérieure de l'utérus, pour enlever un fœtus dans les cas de grossesse extra-utérine, etc. A cette cœliotomie vaginale postérieure nous préférons de beaucoup, pour ces cas, l'incision abdominale.

On a dit que la colpotomie postérieure *exploratrice* devait être le premier temps de l'hystérectomie vaginale et qu'on ne devait poursuivre l'opération que lorsque l'examen des annexes par cette voie postérieure avait établi la légitimité de l'intervention radicale. En pratique, c'est souvent un mauvais mode d'exploration, qui peut exposer à des erreurs.

Disons en terminant que la colpotomie postérieure peut constituer une voie de *drainage après la cœliotomie abdominale.* Nous reviendrons sur ce point spécial à propos de la cœliotomie abdominale.

Elle a été encore employée comme voie de *drainage dans la péritonite tuberculeuse* par Löhlein, pratique que nous ne pouvons approuver.

BASCULE DE L'UTÉRUS DANS LE VAGIN

La colpotomie postérieure a été utilisée par Freund comme premier temps d'une opération contre le prolapsus ; elle permet de basculer l'utérus en rétroflexion dans le vagin et de le fixer dans sa nouvelle situation ; on crée ainsi une sorte de gros tampon vaginal qui soutient les parois vaginales prolabées.

Après colpotomie postérieure, Freund bascule l'utérus dans le vagin, referme le cul-de-sac postérieur ; puis, après avivement des parois, antérieure et postérieure, du vagin, il gratte à la curette les faces utérines et fixe ces faces aux parties avivées du vagin à l'aide de sutures au catgut. Il termine l'opération en perforant le fond de l'utérus saillant dans le vagin.

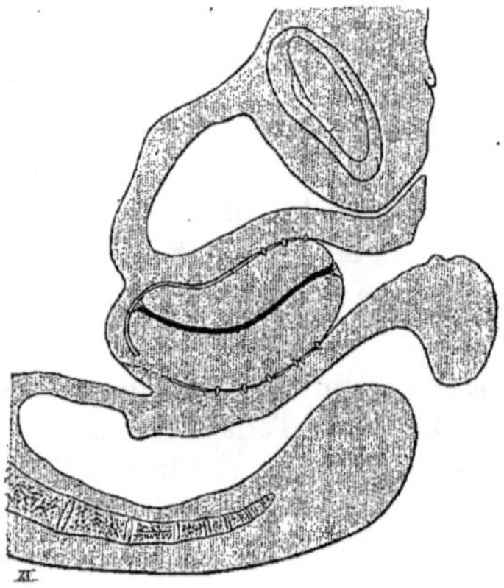

RACCOURCISSEMENT DES LIGAMENTS
UTÉRO-SACRÉS

Après colpotomie postérieure, on passe un fil à travers le ligament utéro-sacré à 4 ou 5 centimètres du col utérin, puis on

FIG. 201. — Utérus basculé dans le vagin après colpotomie postérieure, suturé à ses parois, antérieure et postérieure, avivées, puis perforé au niveau de son fond.

repasse le fil à travers la face postérieure du col utérin. On attire ainsi le col en haut et en arrière, ce qui redresse l'utérus rétro-dévié (Gottschalk, Stratz).

TRAITEMENT DE L'INVERSION UTÉRINE

Küstner, après colpotomie, accroche avec le doigt l'entonnoir constitué par l'utéru, inversé ; il incise verticalement et sur la ligne médiane sa face postérieure jusqu'à 2 centimètres au-dessus de l'orifice externe du col et réduit l'inversion, comme un doigt de gant, ce qui est devenu facile ; puis, attirant fortement l'utérus réduit en rétroflexions il suture l'incision faite à la paroi postérieure.

Cette opération a été modifiée par les chirurgiens italiens, Piccoli, Morisani et Sava, qui divisent le col dans toute son épaisseur et incisent la paroi utérine dans toute sa hauteur. L'utérus est alors formé de deux coques encore réunies en avant. Plaçant les pouces sur la paroi antérieure qu'on repousse en arrière, on attire avec les autres doigts, en avant, les lèvres de l'incision longitudinale postérieure et l'on retourne ainsi la paroi utérine. Il ne reste plus qu'à suturer la paroi postérieure sectionnée. Duret a préconisé en France ce mode d'opération.

§ 2. — Colpotomie antérieure.

La *colpotomie antérieure*, communément décrite en Allemagne sous le nom de *colpo-cœliotomie antérieure*, consiste dans l'ouverture du cul-de-sac vésico-utérin, après incision du vagin et séparation de la vessie et de l'utérus.

Manuel opératoire. — L'exécution de la colpotomie antérieure est un peu plus complexe que celle de la colpotomie postérieure. Il faut en effet décoller la vessie de la face antérieure de l'utérus, pour atteindre le cul-de-sac péritonéal qui s'arrête d'ordinaire au niveau de l'isthme utérin. L'opération comprend donc trois temps principaux : l'incision du vagin, le décollement de la vessie, l'ouverture du péritoine.

1° *Incision du vagin.* — Lorsque la colpotomie antérieure est simplement exécutée pour évacuer une collection pré-utérine, on peut se contenter d'une incision transversale, présentant une légère concavité postérieure et intéressant l'insertion même du vagin sur le col utérin. Mais comme la colpotomie antérieure est ordinairement destinée à permettre l'accomplissement d'une opération plus complexe et qu'il importe au chirurgien d'avoir le plus de jour possible, il est le plus souvent nécessaire d'adjoindre à cette incision transversale une incision antéro-postérieure de 4 à 5 centimètres, faite sur le milieu de la face antérieure du vagin de façon à avoir, en dernière analyse, une incision en T (fig. 202).

L'incision antérieure pouvant être très étendue, quelques opérateurs, comme Martin, se limitent exclusivement à elle.

2° *Décollement de la vessie.* — Le décollement de la vessie se fait avec le doigt. Ce décollement doit toujours être assez étendu, surtout dans le sens

transversal, et être poursuivi jusqu'à ce que l'on arrive sur le cul-de-sac
vésico-utérin (fig. 203).

3° *Ouverture du péritoine.* — On se contente souvent d'effondrer le cul-
de-sac péritonéal avec le doigt. Lorsque la colpotomie est purement éva-

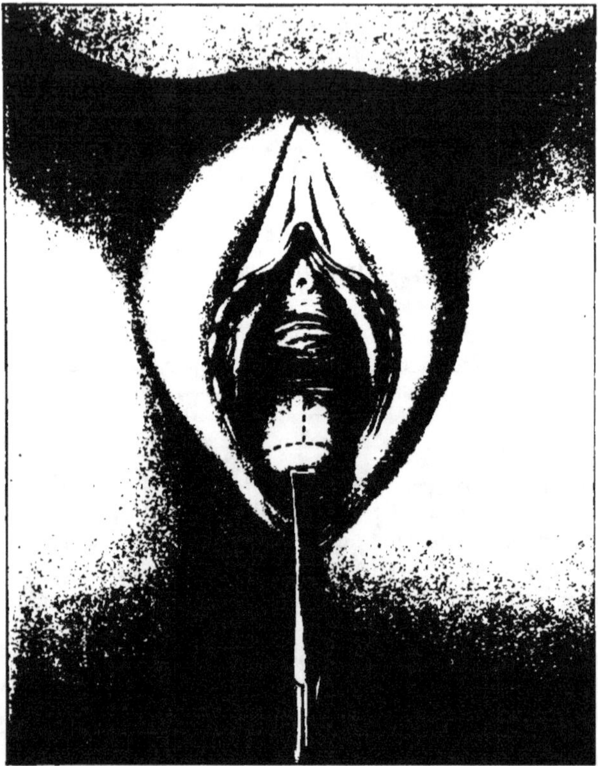

Fig. 202. — Colpo-cœliotomie antérieure. Tracé de l'incision vaginale.

cuatrice, cette manière de faire ne présente aucun inconvénient, mais lorsqu'elle n'est que le temps préliminaire d'une deuxième opération, l'incision
du péritoine doit être exécutée avec plus de précautions. Il faut ouvrir
méthodiquement la séreuse, qui apparaît sous l'aspect d'un pli flottant de
coloration grisâtre, en la pinçant au préalable, puis en l'incisant aux ciseaux
ou au bistouri. Les lèvres de l'incision sont immédiatement repérées avec
des pinces.

Modifications de la technique suivant les cas. — 1° *Ouverture d'un foyer suppuré.* — Lorsque la colpotomie antérieure est exécutée dans le but de vider une collection ante-utérine, l'ouverture de la séreuse est

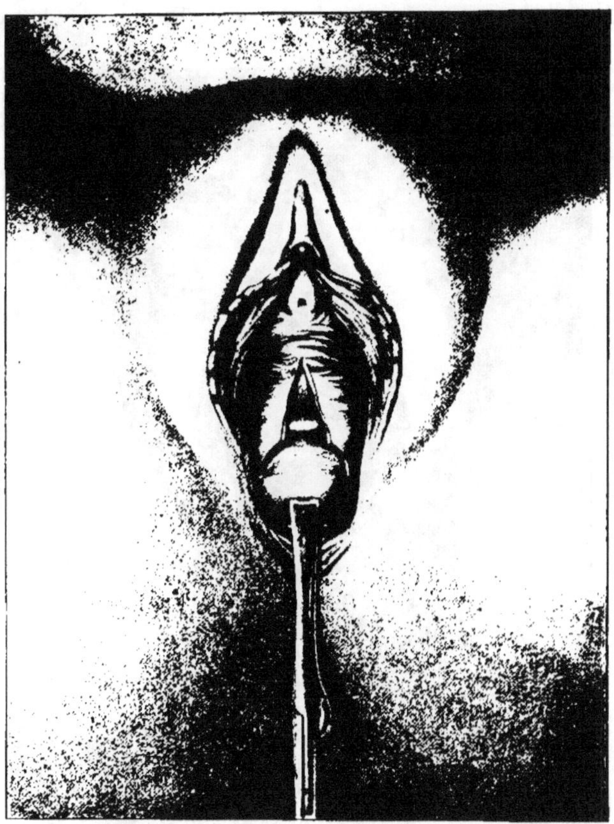

Fig. 205. — Entre la vessie et la face antérieure de l'utérus on voit la saillie du cul-de-sac péritonéal.

suivie de l'évacuation du contenu de la poche, et il suffit, pour terminer l'opération, de placer un drain dans le foyer.

2° *Voie d'exploration.* — Lorsque l'utérus et les annexes sont fixés par des adhérences, seul le doigt peut fournir quelques données sur les lésions existantes. Lorsqu'au contraire il n'y a pas d'adhérences, on peut aisément, en saisissant le fond de l'utérus avec une pince tire-balle, le basculer en avant dans la plaie vaginale ; les annexes ainsi attirées avec lui peuvent alors être directement examinées.

3° *Ablation des annexes ou d'une tumeur utérine ; ligature des trompes.* — L'ablation des annexes ne présente de particulier que la difficulté des

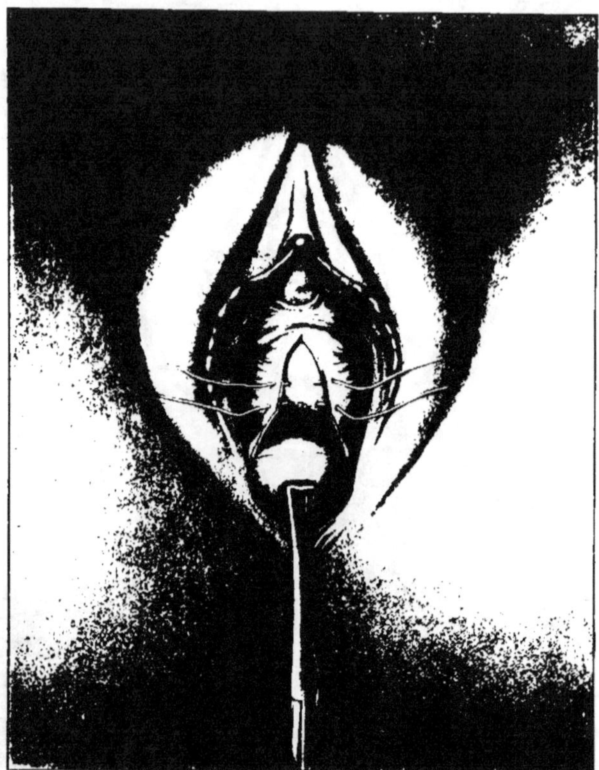

Fig. 204. — Fixation de l'utérus directement au vagin, sans interposition de péritoine.

manœuvres que peut présenter leur libération. Ces difficultés, subordonnées à l'étendue des adhérences et à l'habitude de l'opérateur, peuvent être considérables, étant donné le jour relativement restreint obtenu par cette voie. La libération terminée, il ne reste plus qu'à extirper les annexes malades, en procédant à l'hémostase suivant les principes que nous indiquerons plus loin lorsque nous étudierons l'ablation de ces organes par la voie abdominale.

La colpotomie antérieure peut encore être utilisée pour *enlever un*

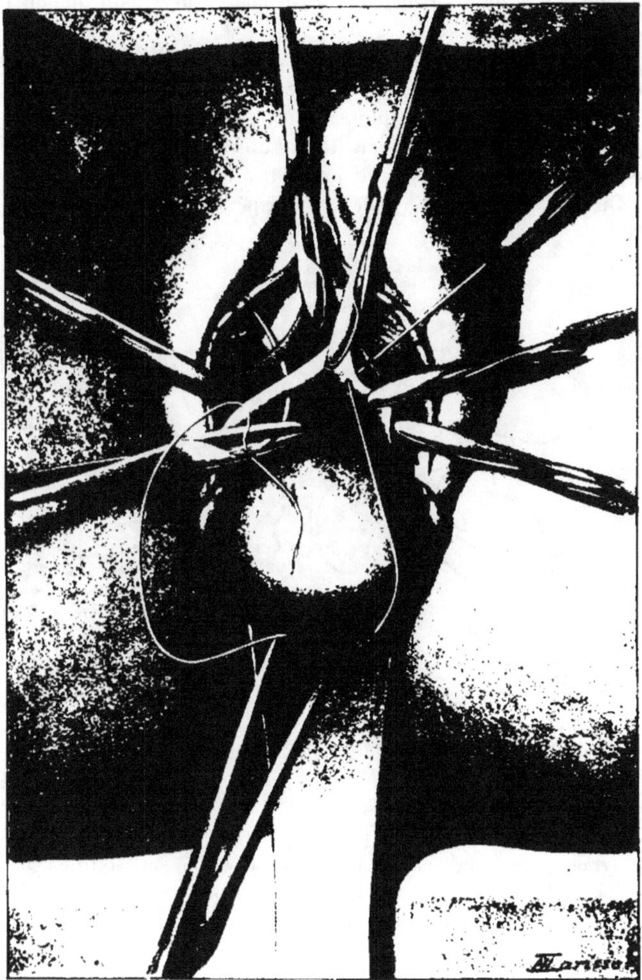

Fig. 205. — L'utérus est fortement attiré dans le vagin, passage du fil qui va adosser la partie supérieure de sa face antérieure au cul-de-sac péritonéal, qu'on refermera avant de serrer ce fil fixateur. La fixation de l'utérus sera dès lors séro-séreuse.

fibrome de la paroi antérieure de l'utérus, un kyste ovarique. Elle peut permettre d'évacuer *le contenu d'un kyste fœtal* para-utérin. On a fait par la même voie la *section des trompes entre deux ligatures* pour obtenir la stérilisation de la femme.

4° Redressement de l'utérus rétrodévié par vagino-fixation. — Le procédé qui a été le plus souvent mis en usage est des plus simples :

Le péritoine ouvert, on explore l'utérus et les annexes. Celles-ci sont libérées et extirpées s'il y a lieu. Puis l'utérus est rabattu en avant dans l'incision vaginale à l'aide d'une pince tire-balle qui l'a saisi près de son fond. On passe alors une série de fils, qui pénètrent dans une des lèvres de

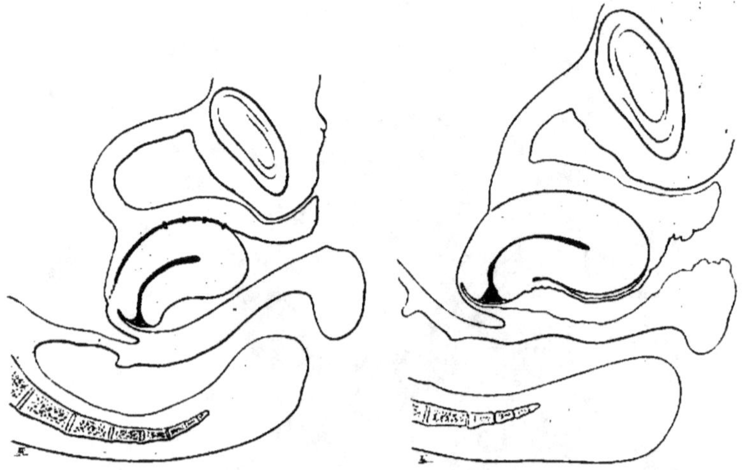

Fig. 206. — Utérus basculé dans le vagin après colpotomie antérieure et fixé à une partie avivée de la cloison vésico-vaginale.

Fig. 207. — Utérus basculé dans l'épaisseur de la cloison vésico-vaginale.

la paroi vaginale, traversent la paroi antérieure de l'utérus et sortent en un point symétrique de la lèvre du côté opposé. On se sert soit de crins de Florence, soit de catgut. Les fils ne doivent pas être noués immédiatement. Il faut les placer tous, repérant avec soin les deux chefs de chaque fil avec une pince à pression. Quand leur mise en place est achevée, on les noue et on ferme ainsi la plaie vaginale, au contact direct de laquelle se trouve rabattu le corps utérin, ainsi fixé en antéflexion forcée (fig. 206).

Pour éviter la formation d'une plaque cicatricielle au niveau de la fixation utérine et obtenir une fixation simplement séro-séreuse, Dührssen a modifié l'opération de la manière suivante : Après avoir pratiqué la colpotomie comme à l'ordinaire, il place un seul fil de fixation, constitué par un gros crin de Florence, qui passe à travers une des lèvres du segment vertical de l'incision vaginale, près de l'extrémité supérieure de celle-ci, traverse la paroi vaginale, la lèvre correspondante de l'incision péritonéale, accroche la paroi antérieure de l'utérus et ressort à travers les lèvres, péritonéale et vaginale, du côté opposé en suivant un trajet symétrique (fig. 203). Une pince saisit les deux extrémités du fil de fixation, *qui ne sera noué qu'à la fin de l'opération*. On procède à la fermeture du cul-de-sac péritonéal par un surjet sagittal, et l'on suture l'incision vaginale. La suture péritonéale et la

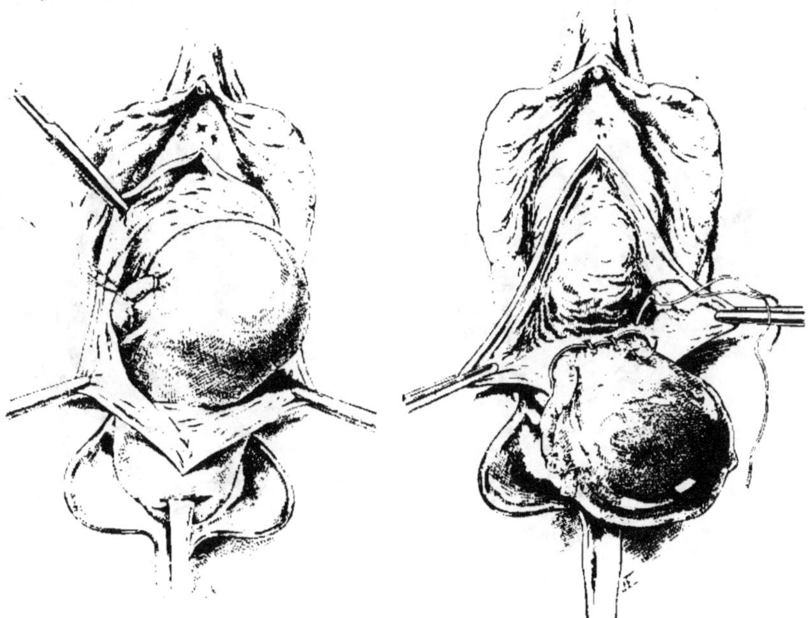

Fig. 208. — L'utérus est attiré dans la plaie de colpo-cœliotomie. Les trompes sont liées et vont être sectionnées pour stériliser la femme d'après Krœnig et Dœderlein.

Fig. 209. — L'utérus est basculé dans le vagin. On referme la cavité abdominale en suturant le péritoine rétro-vésical à la face postérieure de l'utérus, devenue antérieure par le fait de la bascule de l'organe.

suture vaginale doivent être absolument indépendantes. Il ne reste plus, pour terminer l'opération, qu'à serrer et à nouer le fil de fixation.

On place comme pansement un tamponnement à la gaze iodoformée. Si, comme Dührssen, on a employé des crins de Florence pour suturer le vagin et fixer l'utérus, on procède à l'ablation de ces crins vers le dixième jour.

Après cette opération, la face antérieure de l'utérus est appliquée sur le revêtement séreux du nouveau cul-de-sac péritonéal ; il est donc maintenu dans sa position nouvelle par des adhérences purement péritonéales et il n'existe en aucun point de noyau fibreux dans le tissu cellulaire pré-utérin.

Par ce procédé, on amène l'utérus en antéflexion, sans cependant le fixer d'une manière serrée à la paroi vaginale, et on lui laisse une certaine mobilité. La vagino-fixation a été préconisée, en France, par Le Dentu et Pichevin.

5° *Bascule de l'utérus dans le vagin.* — A la bascule de l'utérus dans le vagin après colpotomie postérieure de Freund[1]; Fritsch a substitué, dans le traitement du prolapsus, la bascule par une incision faite en avant du col[2].

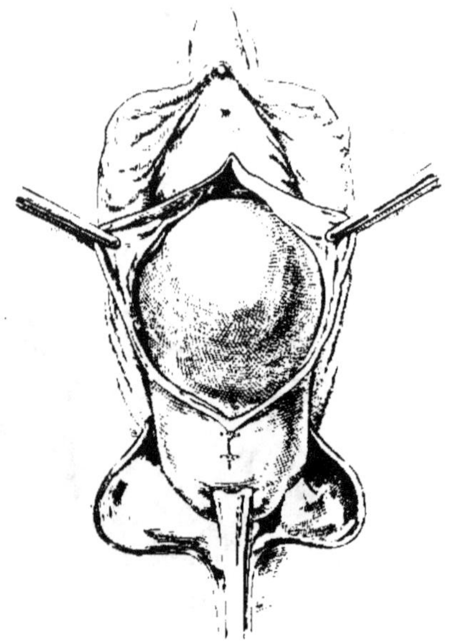

Fig. 210. — L'utérus est appliqué contre la vessie. La suture des lambeaux vaginaux est commencée en arrière.

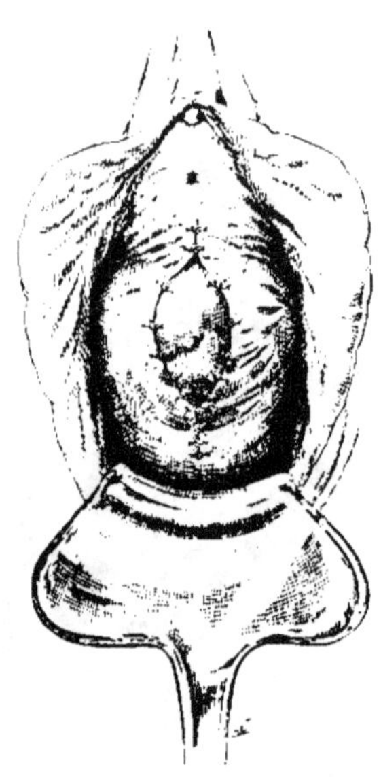

Fig. 211 — La suture de la paroi vaginale est terminée, laissant à découvert une petite étendue de tissu utérin.

L'utérus avivé est fixé à la paroi antérieure du vagin, dont un ovale a été excisé; en arrière, il est logé dans une sorte de lit, constitué par deux petits lambeaux taillés à droite et à gauche d'une incision en T sur la paroi postérieure du vagin.

Cette opération a l'inconvénient de supprimer complètement la cavité vaginale; aussi fut-elle bientôt abandonnée pour la fixation de l'utérus, après bascule, dans l'épaisseur de la cloison vésico-vaginale, ce qui conserve un vagin apte à la copulation (Watkins[3], Wertheim, Schauta, voir fig. 207).

[1] Voir plus haut, p. 203.

[2] Fritsch, *Centr. Bl. f. gyn.*, Leipsig, 1900, n° 2. Wertheim se contente de la fixation à la paroi antérieure du vagin *Ibid.*, 1899, n° 11 et Bumm, *Zeitschr. f. geb. u. gyn.* 1901, t. XLV, p. 1225. Voir plus haut, fig. 204.

[3] Watkins, *Amer. Gyn. a. obst. J.*, nov. 1899 et *Surg. Gyn. a. obst.*, juin 1906, p. 659

L'opération est pratiquée de la manière suivante : Incision sagittale sur la ligne médiane antérieure du vagin, allant jusqu'à la partie postérieure du méat uréthral. Décollement des lambeaux de chaque côté de cette incision. En arrière, au contact de la vessie, incision transversale qui mène dans l'espace rétro-vésical qu'on décolle. Ouverture du cul-de-sac vésico-utérin et bascule de l'utérus en avant. Si la femme est encore en période d'activité sexuelle, pour éviter la conception, on fait, à ce moment, la section et la ligature des trompes (fig. 208). Puis, tirant fortement sur l'utérus amené en antéflexion, on ferme au-dessus de lui la cavité péritonéale en suturant le péritoine rétro-vésical à celui de la paroi postérieure du col (fig. 209). L'utérus est alors logé dans la niche créée par le décollement vaginal, sa paroi postérieure étant en rapport avec la vessie, ses bords latéraux avec les angles dièdres résultant du décollement.

Les lambeaux vaginaux sont suturés par-dessus l'utérus dont une petite partie reste à nu dans le vagin (fig. 210 et 211). Cela n'a pas d'importance, la surface utérine s'épidermisant dans les semaines qui suivent l'opération[1].

Cette opération n'est pas toujours possible.

Lorsque l'utérus, trop gros, ne peut se loger dans l'espace créé par le décollement des lambeaux vaginaux, il faut abandonner l'opération précédente et pratiquer l'hystérectomie. C'est ce que fait Landau. Une fois l'utérus basculé dans le vagin, il ferme le péritoine avec des crins qui réunissent le péritoine du cul-de-sac de Douglas à l'angle supérieur de l'incision vaginale et au péritoine vésical, mordant au passage sur le tissu utérin, ce qui fixe la paroi postérieure du col en position élevée. Des ligatures, placées sur les parties latérales de l'utérus ou même, s'il y a lieu, en dehors des annexes, réalisent l'hémostase ; on enlève l'utérus et l'on fixe les pédicules à la partie correspondante des lambeaux vaginaux.

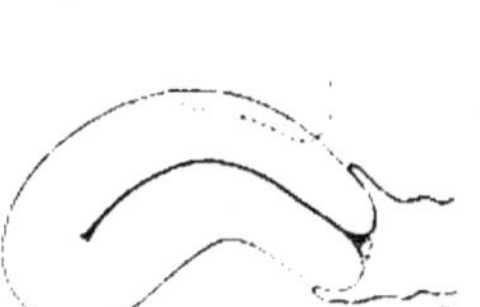

Fig. 212. — Utérus rétroflé-
chi. Passage d'un fil à travers sa face antérieure
(Doyen).

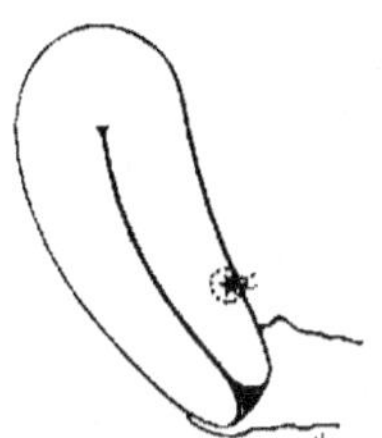

Fig. 213. — L'anse de
fil est serrée, ses ex-
trémités nouées ; l'u-
térus est redressé.

6° *Redressement de l'utérus rétrodévié par utéroplastie.* — Doyen, se fondant sur ce fait que, dans la flexion permanente de l'utérus, la paroi convexe de l'organe

[1] Hastings Tweedy combine à une opération analogue la suture des deux ligaments arges en avant de l'isthme, ce qui porte le col en haut et en arrière. Pour cela, après

se distend dans le sens de sa longueur d'une quantité assez considérable, se propose de rapprocher, par une suture appropriée, deux points de la paroi antérieure de l'utérus, en agissant exclusivement sur les couches superficielles de l'utérus, pour obtenir le redressement immédiat de l'organe (fig. 212 et 213).

La colpo-cœliotomie antérieure étant exécutée, Doyen passe, à 3 millimètres de profondeur et sur un trajet transversal de 15 millimètres, une anse de fil dans l'épaisseur du tissu utérin. L'autre chef du fil est passé à travers les couches superficielles de la portion sus-vaginale du col. Les deux extrémités du fil sont nouées, ce qui raccourcit la paroi antérieure de l'utérus (fig. 214).

Un second fil de renfort, placé au-dessus du premier, assure le résultat de l'opération

Elischer taille sur l'utérus, attiré dans la plaie vaginale, un lambeau en U, avive au-dessus la face antérieure du col, puis fait glisser le lambeau sur la partie avivée du col, et fixe les parties dans leurs nouveaux rapports.

7° *Raccourcissement des ligaments de l'utérus.* — Après colpotomie antérieure, on a fait :

a — Le *raccourcissement des ligaments ronds,* temporairement attirés dans la plaie vaginale (Bode, Godinho), combinant quelquefois ce raccourcissement à une fixation vaginale des ligaments (Wertheim, Vineberg, Hall) ;

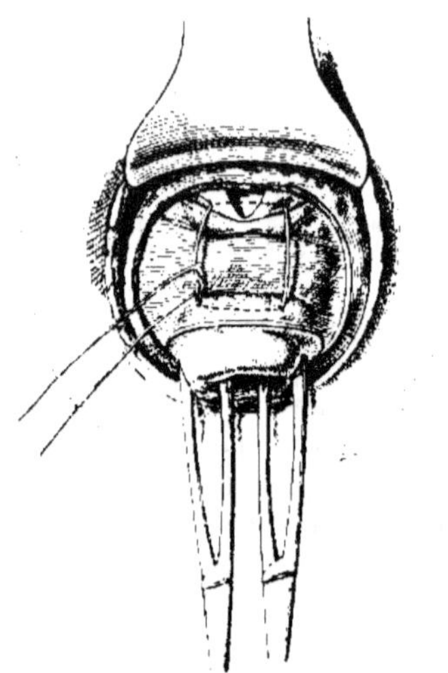

Fig. 214. — Passage des fils. Vue de face.

b — Le *raccourcissement des ligaments larges* suturés l'un à l'autre au-devant de l'utérus (Kochs).

8° *Réduction de l'inversion utérine.* — Spinelli fait, après colpotomie antérieure, une opération analogue à celle qu'avait préconisée Piccoli par la voie postérieure. Sur l'index, introduit dans l'entonnoir formé par l'utérus inversé, il incise verticalement le col et la paroi antérieure de l'utérus jusqu'au fond de l'organe. Après réduction, il suture l'incision utérine et termine par une vagino-fixation suivant le procédé de Dührssen.

En France, Oui a opéré d'une manière analogue : Après avoir attiré l'utérus hors de la vulve, il fait juste au-dessus du museau de tanche, facile à reconnaître par la vue (changement de coloration) et par le palper (différence d'épaisseur), une incision demi-circulaire qui ouvre largement le cul-de-sac antérieur. Cette incision doit être très large de façon à pouvoir donner facilement passage à l'utérus lorsqu'on le rentrera dans la cavité abdominale.

La colpo-cœliotomie antérieure étant pratiquée, on fait l'exploration digitale de l'infundibulum d'inversion, pour s'assurer qu'il ne contient aucun organe (vessie, intestin) susceptible d'être lésé par l'incision.

bascule de l'utérus dans le vagin, il charge, avec une soie forte, la base des ligaments larges près de leur extrémité pelvienne et les noue l'un à l'autre (E. HASTINGS TWEEDY, Curative operation for procidentia uteri. *Journ. of obst. and gynec. of the British Empire.* London, 1905, t. 1, p. 349).

Avec des ciseaux ou un bistouri boutonné, se guidant sur le doigt, on incise longitudinalement et sur la ligne médiane la paroi antérieure de l'utérus dans toute son épaisseur, depuis l'orifice externe du col jusqu'au fond (fig. 215).

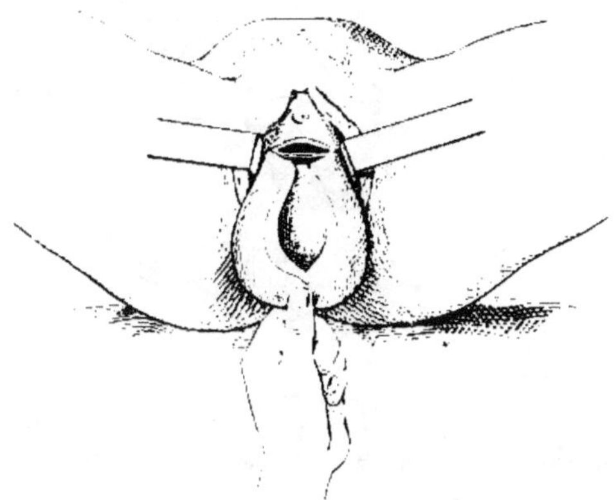

Fig. 215. — Incision du cul-de-sac vaginal antérieur et de la paroi antérieure de l'utérus (Oui).

Vient le temps de la réduction. Les pouces sont appliqués sur la paroi postérieure de l'utérus, les index saisissent les lèvres de l'incision utérine et les attirent en dehors, ce qui déploie l'utérus (fig. 216). En continuant le mouvement, on arrive naturellement

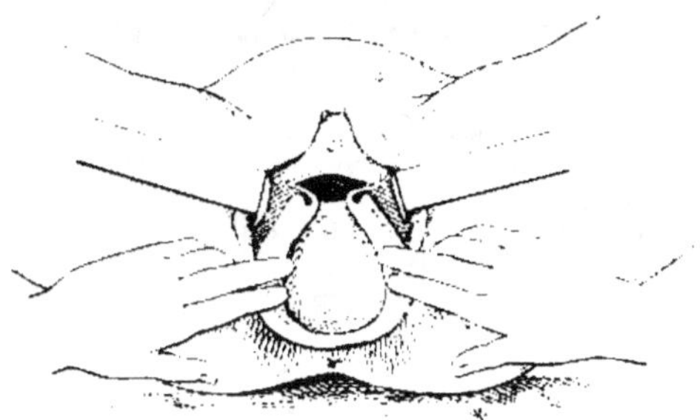

Fig. 216 — Réinversion de l'utérus (Oui).

à la replier de façon à ce que le retournement soit complet. Le fond de l'utérus est alors dirigé en bas et en avant, le col se trouvant en haut et en arrière.

L'utérus réduit, la plaie utérine est réunie, du fond jusqu'à l'isthme, par une suture entrecoupée au catgut. Les points de suture sont espacés de 1 centimètre environ et comprennent toute l'épaisseur de la paroi utérine, excepté la muqueuse. Dans l'intervalle de ces premiers points, d'autres catguts sont placés, embrassant la séreuse et les couches superficielles de la musculeuse, de façon à affronter exactement les bords du péritoine.

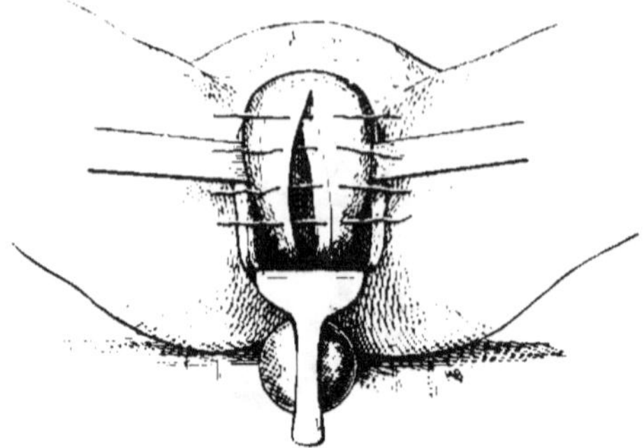

Fig. 217. — Sutures du corps de l'utérus réinversé (Oui).

Le fond de l'utérus est alors repoussé en haut et en arrière et rentré à travers

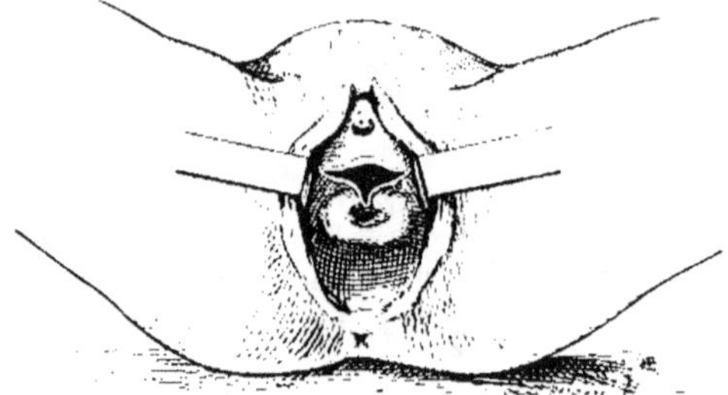

Fig. 218. — L'utérus a été remis en place par la plaie vaginale. Il reste à suturer le col utérin et le cul-de-sac vaginal (Oui).

l'incision vaginale dans l'abdomen, à l'aide de pressions modérées.

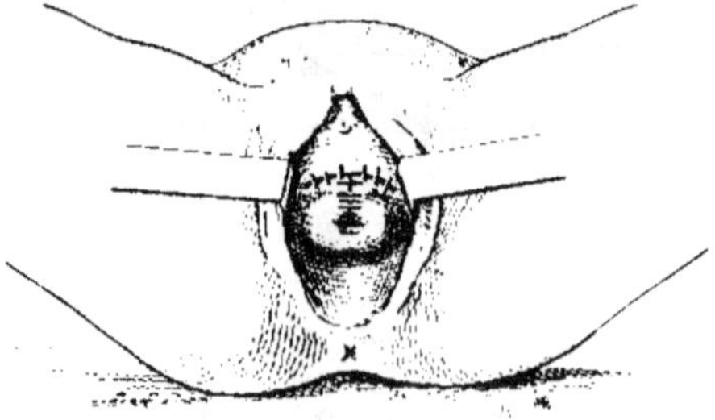

Fig. 219. — Opération terminée (Oui).

Le col est suturé au catgut de même que le cul-de-sac vaginal.

Résultats. — Les *résultats immédiats* de la colpotomie antérieure sont assez bons. Dührssen, sur 503 cas, accuse 15 décès ; Martin n'a que 4 morts sur un total de 471 cas. La vessie est moins souvent blessée qu'on ne pourrait le croire à priori. Martin a eu cependant cet accident à déplorer dans 5 de ses interventions.

En somme, au moins dans les cas simples, lorsque les annexes sont saines ou peu malades et que l'acte opératoire essentiel consiste uniquement dans la fixation de l'utérus, l'opération ne présente qu'une gravité très restreinte.

Quels sont maintenant ses *résultats éloignés ?* On a vu la rétrodéviation se reproduire. La proportion de ces récidives varie suivant le procédé employé. Dès aujourd'hui, on peut dire qu'elles sont plus particulièrement fréquentes avec les procédés fixant seulement la partie inférieure de l'utérus.

Au point de vue obstétrical, les résultats éloignés des vagino-fixations présentent un intérêt tout particulier.

Les premiers accidents furent regardés comme le résultat d'une simple coïncidence. Mais leur multiplicité, leur similitude, pour ne pas dire leur identité, montrèrent bientôt qu'ils étaient sous la dépendance directe de la fixation utérine.

Ces accidents sont de deux autres ordres [1]. Tantôt, il y a avortement ou accouchement prématuré : 25 à 27 p. 100 des cas, d'après Strassmann.

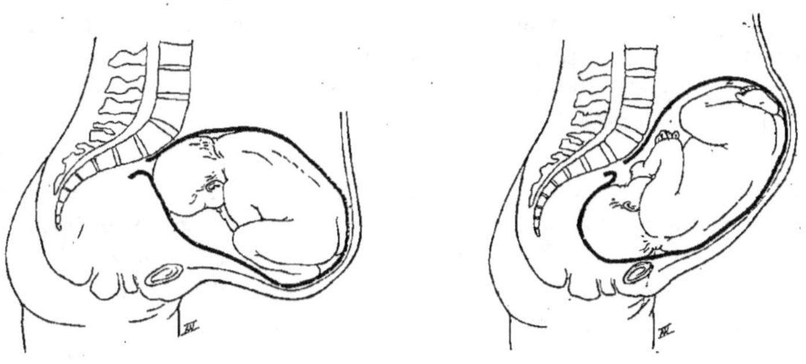

<table>
<tr><td>Fɪɢ. 220.</td><td>Fɪɢ. 21.</td></tr>
</table>

Déformations de l'utérus gravide après vagino-fixation. (Kleinwachter.)

Tantôt, il y a des phénomènes de dystocie. Ceux-ci sont dus tout d'abord à ce que l'utérus se développe inégalement au cours de la grossesse ; le développement du corps utérin se fait à peu près exclusivement aux dépens de

---

[1] Ouɪ, L'Hystéropexie envisagée au point de vue de son influence sur les grossesses ultérieures. *Ann. de gynéc.*, Paris, 1904, p. 225.

la paroi postéro-supérieure, ce qui déplace l'orifice cervical en haut vers le promontoire (fig. 220). Lorsque la tête pénètre dans le petit bassin, elle ne le fait qu'en distendant la partie de la face antérieure située entre le col et le point de l'utérus fixé (fig. 221).

On trouve alors une tête engagée mais recouverte par la paroi antérieure de l'utérus; le col est très haut, quelquefois au-dessus du promontoire. L'axe de l'enfant peut dans ces conditions être plus ou moins perpendiculaire à l'axe du bassin. Ordinairement, l'utérus, par suite de la pression de la paroi abdominale antérieure, se dévie et il se produit une présentation transversale, dans 15,67 p. 100 des cas (Kleinwachter).

Les accidents dystociques ont encore une autre cause. La soudure de la paroi antérieure de l'utérus et de la paroi correspondante du vagin détermine la production en ce point d'une plaque fibreuse, inodulaire, sur laquelle l'évolution de la grossesse n'exerce aucune influence. Aussi, est-il fréquent d'observer, au moment du travail, une rigidité de la moitié antérieure du col. Si l'on rapproche de ce fait cet autre déjà mentionné que la paroi postéro-supérieure de l'utérus a seule fait tous les frais de l'expansion au cours de la grossesse, qu'elle est très amincie, on comprend que l'on ait pu observer à son niveau des ruptures.

On comprend dès lors que les défenseurs de la vagino-fixation aient cherché à éviter les accidents dystociques.

De là est né le procédé de Dührssen, que nous avons décrit plus haut et qui se propose de remplacer cette cicatrice fibreuse par de simples adhérences péritonéales, susceptibles de subir, sous l'influence de la grossesse, des modifications anatomiques importantes lui permettant de se prêter à l'ampliation de l'utérus.

Indications. — En somme, abstraction faite des collections suppurées pré-utérines où la colpotomie antérieure peut s'imposer comme opération de nécessité, dans quels cas convient-il de l'employer? D'une façon générale, lorsqu'il s'agit de l'extirpation de *tumeurs* utérines, telles qu'un fibrome de la paroi antérieure, ou para-utérines, telles qu'un kyste ovarique, elle nous paraît inférieure à la voie abdominale ; elle est même nettement contre-indiquée dans les tumeurs adhérentes, dans les tumeurs malignes ou solides dépassant le volume du poing.

Dans les *rétrodéviations* compliquées d'adhérences étendues avec les organes voisins, la colpotomie antérieure, qui donne forcément un jour assez restreint, doit être rejetée, et nous lui préférons sans hésitation la voie abdominale. Par contre, dans les cas simples de rétroflexion adhérente ou peu adhérente, avec des annexes saines ou légèrement atteintes, la colpotomie antérieure peut donner de bons résultats. Elle a l'avantage, lorsque l'on doit pratiquer simultanément un curettage ou une colporraphie, de remplir les différentes indications par des interventions purement vaginales ; on évite ainsi la perte de temps qui se produit forcément à la suite des changements de position de la malade.

Personnellement, nous lui préférons cependant, même dans ces cas, l'opération abdominale.

Si, toutefois, on se décide à pratiquer une vagino-fixation, quel procédé convient-il d'employer ? Tout dépend de l'âge de la malade. Si elle a atteint la ménopause, si elle a subi une extirpation bilatérale des annexes, on peut recourir à une vagino-fixation directe et étendue. Si, au contraire, il s'agit d'une femme jeune, susceptible de devenir enceinte, il faut avoir recours au procédé de Dührssen. Ce procédé ne met pas absolument à l'abri de la récidive, surtout si une grossesse vient à se produire. Mais la possibilité d'une récidive, qui reste d'ailleurs problématique, n'est rien à côté de la certitude que l'on possède d'éviter les redoutables accidents dystociques imputables au procédé primitif.

Dans les prolapsus, l'opération de Wertheim-Schauta, fixation de l'utérus basculé en antéflexion forcée dans l'épaisseur de la cloison vésico-vaginale, compte en Allemagne un certain nombre de partisans. La même opération nous a donné, comme à Hofmeier, de bons résultats dans des cas d'incontinence d'urine rebelle.

CHAPITRE VIII

HYSTÉRECTOMIE VAGINALE

Sommaire. — Technique (soins pré-opératoires, opération, soins post-opératoires). — Difficultés opératoires. — Complications. — Procédés divers (Doyen, Péan, Segond, Müller, Quénu, J.-L. Faure). — Modifications opératoires suivant la lésion (cancer, fibromes, annexites, infection puerpérale, prolapsus, inversion utérine, tumeurs juxta-utérines).

Le premier chirurgien qui ait enlevé avec succès l'utérus par la voie vaginale est Sauter, de Constance (1822). Il opéra sans pinces ni ligatures et, malgré cette absence de précautions, sa malade guérit. Quelques années plus tard, en 1829, Récamier fit la même opération en liant les artères utérines. Malheureusement le taux élevé de la mortalité fit que l'opération tomba rapidement dans l'oubli, d'où elle ne fut tirée que par Czerny, qui pratiqua, le 12 août 1878, une hystérectomie vaginale pour cancer du col. C'est à cette affection que fut d'abord réservée l'hystérectomie vaginale. Ses indications ne tardèrent pas à s'étendre.

Grâce à Péan d'abord, à Segond, à Richelot, à Doyen ensuite, l'hystérectomie vaginale fut appliquée d'une façon systématique au traitement des annexites, puis des fibromes.

Son manuel opératoire s'était considérablement simplifié à la suite de l'introduction dans la pratique de la forcipressure à demeure et du morcellement.

Parmi les nombreux procédés opératoires, qui furent successivement utilisés, nous devons faire une place à part à celui de Doyen, qui eut le mérite d'exposer une technique aussi simple que rapide et a ainsi puissamment contribué à vulgariser l'hystérectomie vaginale.

En dépit de ses perfectionnements et de l'excellence de ses résultats, l'hystérectomie vaginale, après avoir eu une période de vogue très considérable, a, comme nous le verrons plus loin en étudiant le traitement des annexites, des fibromes, du cancer, perdu beaucoup de terrain et tend de plus en plus à être remplacée par l'hystérectomie abdominale.

§ 1. — **Technique opératoire**.

Soins préparatoires. — L'hystérectomie vaginale comporte certains soins pré-opératoires qu'il est important de ne pas négliger. Plusieurs jours avant l'opération, la malade prendra quotidiennement deux grandes injections vaginales. On la purgera la veille de l'intervention.

Il faut, avant d'opérer, procéder à la toilette de la vulve et du vagin. Cette toilette devra être longue et minutieuse. La vulve sera entièrement rasée ; on savonnera non seulement les parties extérieures, mais aussi le vagin.

On aura à sa disposition les instruments suivants :

Plusieurs valves vaginales, l'une courte de 5 à 6 centimètres pour dépri-

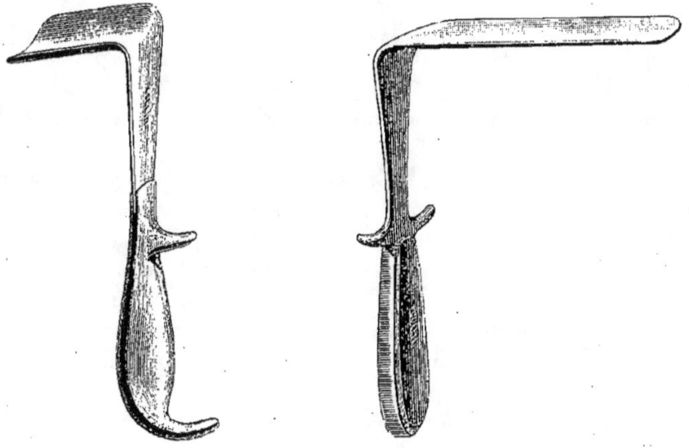

FIG. 222. — Valve vaginale courte.   FIG. 223. — Valve longue et étroite.

mer la fourchette, 2 valves vaginales ordinaires, 2 valves longues et étroites

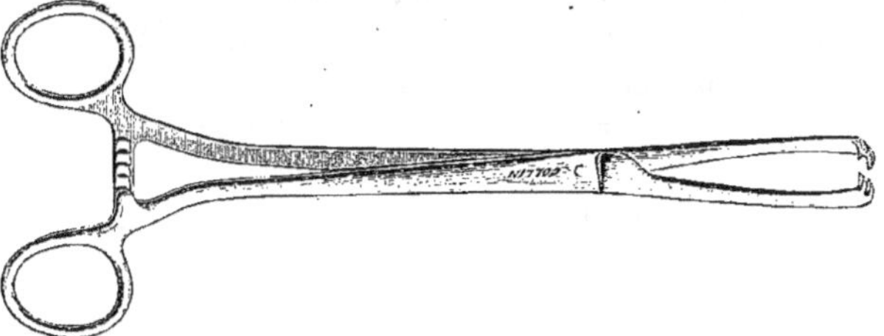

FIG. 224. — Pince de Museux forte.

de 10 centimètres de long sur 35 millimètres de large pour protéger la vessie, des pinces porte-tampons, 6 pinces de Museux fortes pour abaisser l'utérus, 1 hystéromètre, 1 bistouri, des ciseaux droits et courbes, des pinces à pression, 1 pince à griffes, des pinces de Kocher, 2 pinces à

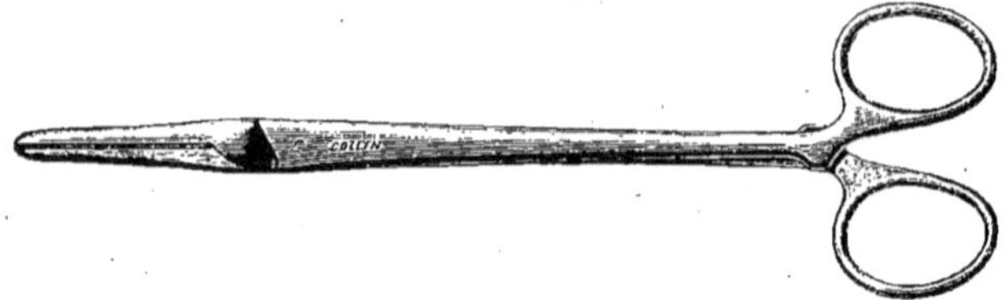

Fig. 225. — Pince à mors courts et puissants.

anneaux pour attirer les annexes, 8 pinces à mors courts et puissants pour l'hémostase définitive.

La disposition de l'opérateur et des aides est celle de toutes les opérations vaginales.

Deux aides sont ici presque indispensables. Ils sont placés l'un à droite, l'autre à gauche. Les instruments sont à la droite de l'opérateur.

Pour éviter toute faute contre l'asepsie, le champ opératoire sera aussi étendu que possible. Il importe tout particulièrement de bien fixer la compresse postérieure qui doit cacher l'anus. Trois petites pinces à griffe de Témoins placées l'une au niveau de la fourchette, les deux autres au niveau des fesses, assureront cette fixité, en pinçant, en même temps que la compresse, un petit pli des téguments sous-jacents.

La vessie est vidée avec la sonde.

Opération. — L'opération proprement dite peut alors commencer.

La fourchette étant déprimée par la valve courte, le col est saisi avec deux pinces à traction placées sur la lèvre antérieure, au voisinage des commissures. La prise doit être solide ; l'utérus, par des tractions lentes et progressives, est abaissé, en général sans efforts, jusqu'à la vulve (fig. 226). Tenant ces deux pinces de la main gauche, l'opérateur trace, à l'aide d'un bistouri ou de ciseaux tenus de la main droite, l'incision destinée à circonscrire le col. La plupart des chirurgiens font une incision circulaire. Nous croyons utile, avec Segond, d'adjoindre à cette incision circulaire deux petits débridements latéraux.

Si l'on se sert du bistouri, l'incision du col sera tracée de la façon suivante : Deux petits écarteurs sont placés dans les culs-de-sac latéraux. L'aide, situé à la droite de la malade, commence par déprimer fortement avec son écarteur la paroi correspondante du vagin, pendant qu'avec sa main gauche le chirurgien attire fortement le col vers la gauche. Le cul-de-sac droit se trouve ainsi bien exposé et tendu. Prenant alors le bistouri, l'opérateur commence l'incision dans ce cul-de-sac, à environ 4 centimètres de la commissure droite. Cette incision se dirige d'abord transversalement vers cette commissure, mais lorsque le bistouri est arrivé à 1 centimètre et

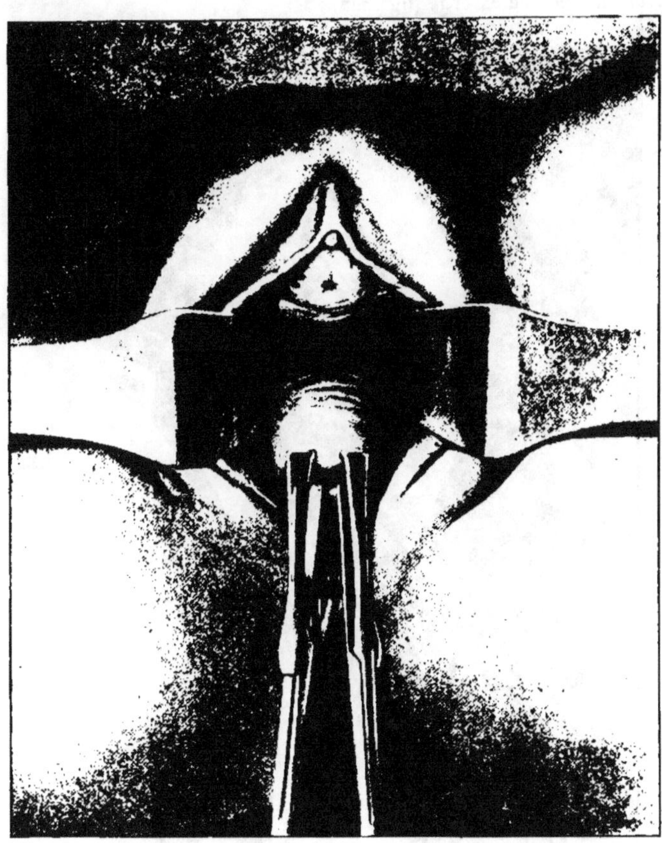

Fig. 226. — L'uterus est abaissé avec deux fortes pinces de Museux ; les parois vaginales sont rétractées avec des écarteurs.

demi de celle-ci, il se dévie en avant et sectionne le cul-de-sac antérieur sur le col. A ce moment, le col est reporté vers la droite ; l'écarteur gauche entre en jeu à son tour, ce qui permet au bistouri de tracer dans le cul-de-sac gauche un petit débridement latéral symétrique de celui du côté opposé (fig. 227).

En plaçant une valve postérieure et en reportant le col en avant, on achève de circonscrire le col, traçant sur la partie postérieure de celui-ci une incision curviligne, passant, comme en avant, à 1 centimètre et demi environ de l'orifice externe (fig. 228) [1].

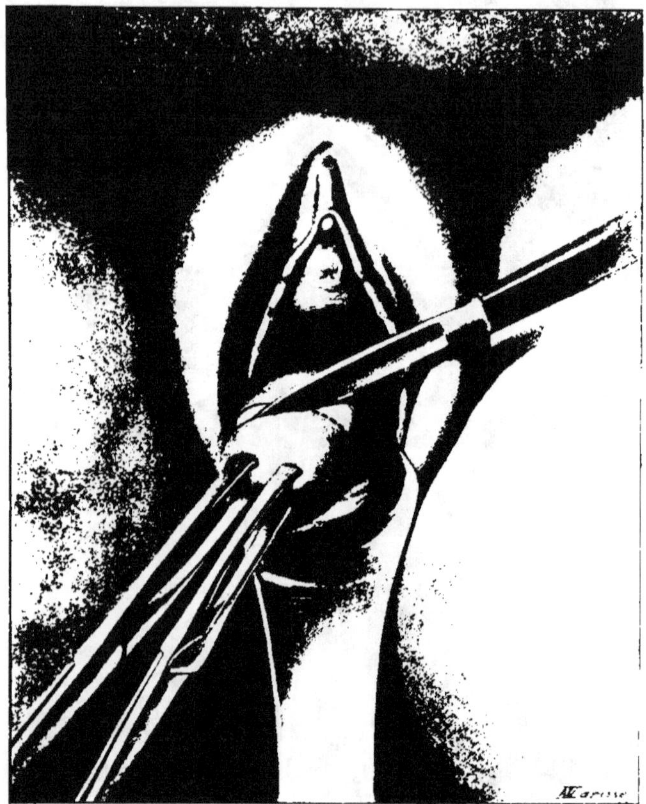

FIG. 227. — Incision circulaire du col, avec débridements latéraux.

Le danger est la vessie ; en se tenant à 15 ou 18 millimètres du col, on n'a

[1] Quelques opérateurs préfèrent désinsérer le vagin avec des ciseaux courbes et forts. Le col doit alors être attaqué par sa partie postérieure droite. Pendant que la main gauche, tirant sur les pinces, le porte en avant, les ciseaux vont mordre à droite du col, à gauche de l'opérateur, à 2 centimètres environ de l'orifice cervical et, en quelques coups, incisent la tranche vaginale postérieure. Souvent le cul-de-sac de Douglas est ouvert dans cette manœuvre, mais il peut fort bien ne pas l'être, ce qui

rien à craindre. En cas de doute sur les limites de celle-ci, rien n'est plus simple que d'y introduire une sonde pour fixer les limites d'une manière exacte.

Le col ainsi circonscrit doit être libéré. On commence par ouvrir le

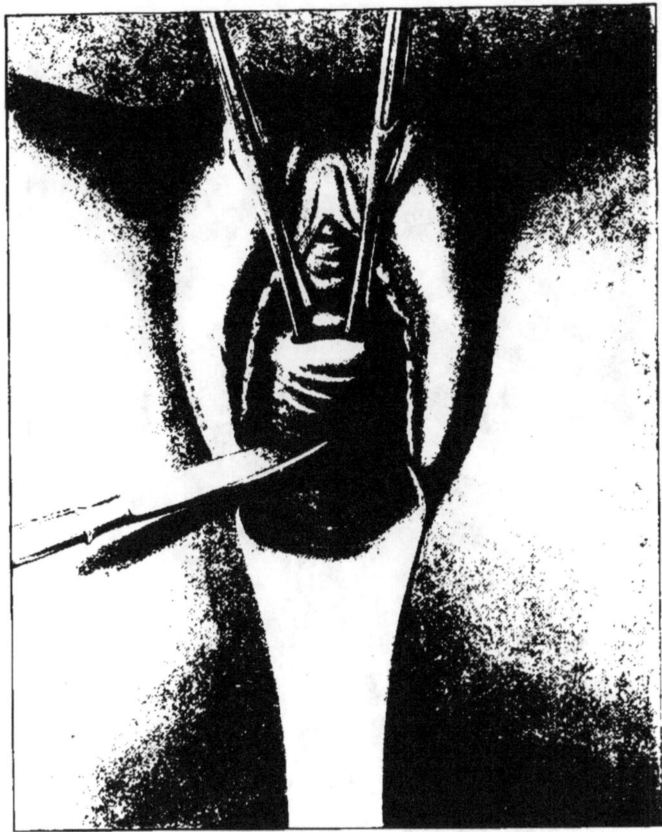

Fig. 228. — Partie postérieure de l'incision circulaire du col.

cul-de-sac postérieur. Pour cela, le col étant fortement reporté en avant,

n'a aucune importance. Au moment où les ciseaux arrivent sur le côté gauche du col, la main gauche manœuvre de façon à bien exposer la partie latérale, puis la face antérieure du col, et les ciseaux contournent le col en sectionnant toujours l'insertion vaginale; leur extrémité, appliquée sur l'utérus, tranche peu à peu l'insertion antérieure du vagin, puis vient à la gauche de l'opérateur rejoindre l'incision première à son point de départ. La désinsertion vaginale est terminée (J.-L. Faure).

l'index est enfoncé entre les lèvres de la partie postérieure de l'incision vaginale et essaye de crever le cul-de-sac péritonéal. Lorsque ce dernier est
libre, cette manœuvre est facile et le doigt a bientôt la sensation de pénétrer
dans une cavité, où il rencontre des anses intestinales ou même les annexes
prolabées.

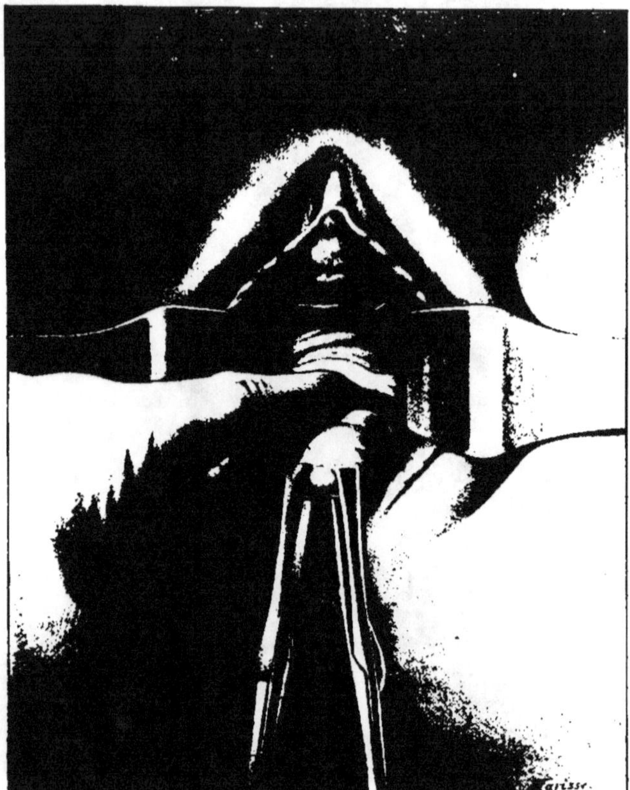

Fig. 229. — Décollement de la vessie.

Lorsque le cul-de-sac est comblé par des adhérences, la cavité péritonéale
est plus difficile à atteindre. C'est dans ces cas surtout qu'il importe de
procéder méthodiquement. L'index ne doit pas perdre le contact de la face
postérieure de l'utérus, qui constitue le meilleur des repères. Il chemine
lentement le long de cette face jusqu'à ce qu'il arrive au niveau du fond.

Dans les cas complexes, il n'est pas rare d'ouvrir, chemin faisant, une ou plusieurs poches suppurées.

L'utérus est dégagé en arrière, il faut le libérer en avant. Pour cela, reportant le col en bas et en arrière vers la fourchette, on décolle la vessie.

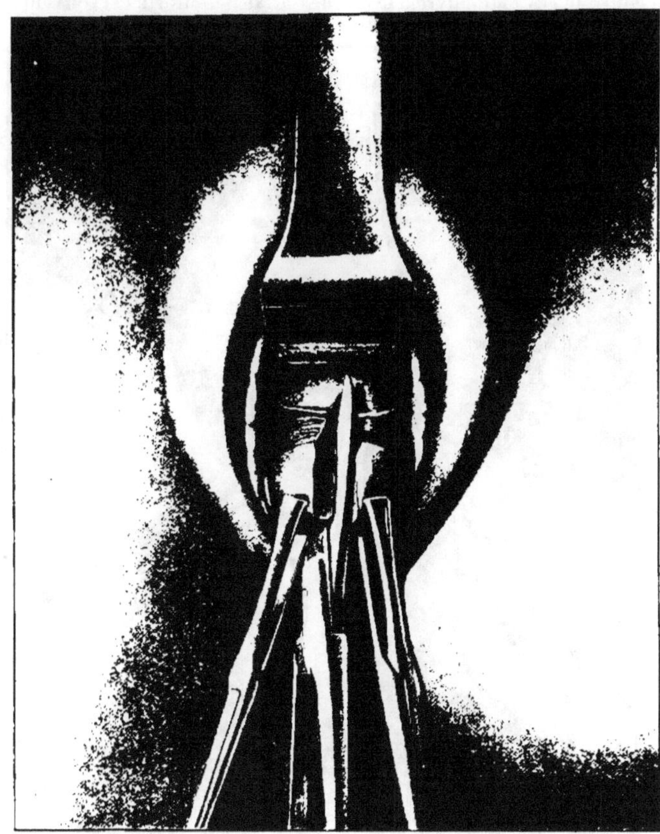

Fig. 239. — Hémisection médiane antérieure de l'utérus.

soit avec l'index droit (fig. 239), soit avec les ciseaux courbes et mousses, dont on se sert tantôt pour refouler les parties, tantôt pour sectionner les brides qui résistent au décollement.

C'est surtout au niveau de la ligne médiane que les adhérences sont plus marquées, comme nous avons déjà eu l'occasion de le faire remarquer en étudiant la colpotomie antérieure.

Ce décollement de la vessie doit être complet. On le prolonge le plus loin possible sur les parties latérales de manière à écarter les uretères du champ opératoire.

Au cours de ces manœuvres, le cul-de-sac vésico-utérin est souvent ouvert.

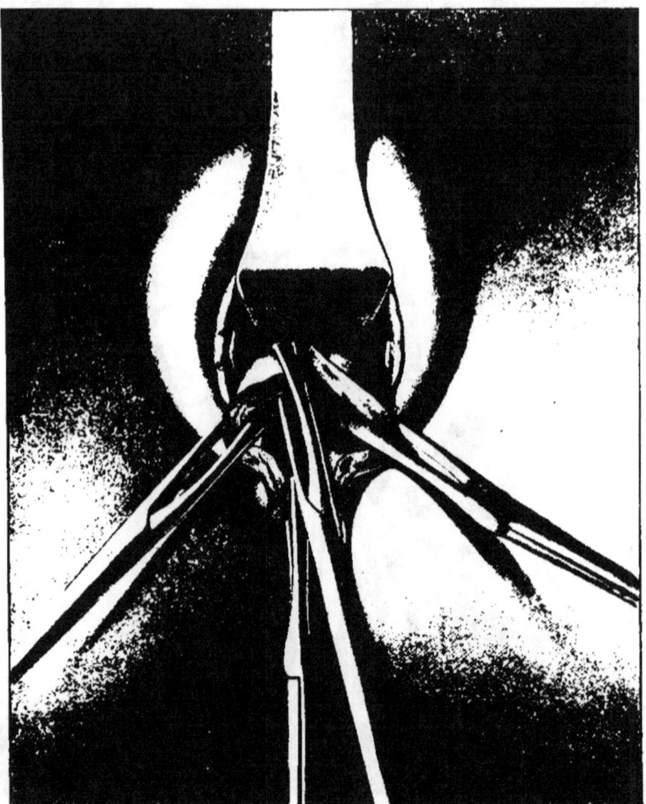

Fig. 231. — Ascension progressive des pinces à mesure qu'on avance dans l'hémisection

S'il ne l'est pas, on le reconnait à sa teinte blanche, qui tranche sur le tissu cellulaire voisin, et on l'ouvre d'un coup de ciseaux.

Quand l'utérus descend moins bien et que le cul-de-sac péritonéal ne se présente pas à la vue, il y a lieu de passer sans tarder au temps suivant : *l'hémisection antérieure de l'utérus* ou section médiane de la paroi antérieure de l'organe, recommandée par Doyen (fig. 230).

Cette hémisection s'exécute de la manière suivante. Deux pinces à traction étant placées au niveau de chacune des commissures du col, on introduit la branche postérieure d'une paire de ciseaux droits et mousses dans la cavité cervicale et on sectionne la paroi antérieure de l'utérus jusqu'à l'isthme,

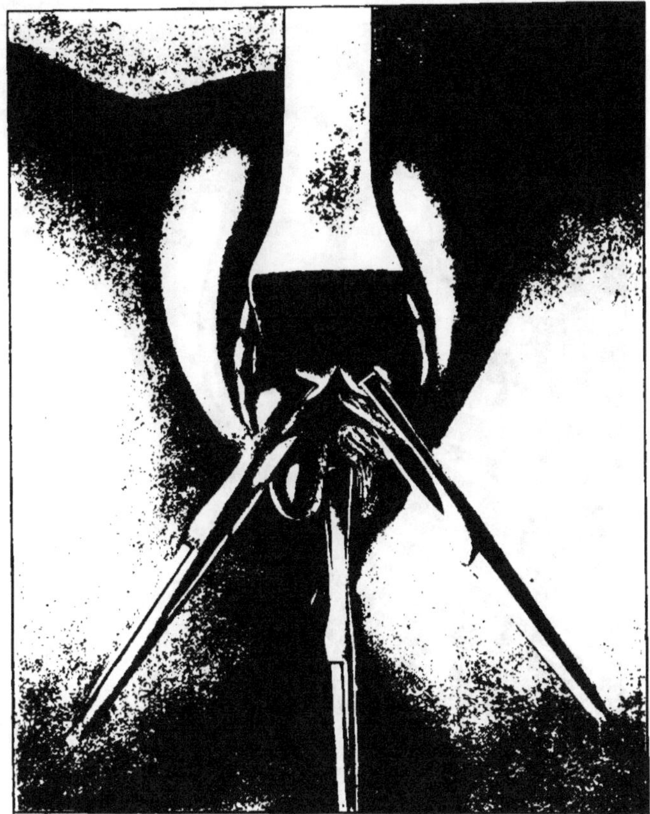

Fig. 232. — L'incision a atteint le fond de l'organe ; le corps utérin bascule en avant.

ou même un peu plus haut, en suivant très exactement la ligne médiane antérieure. Cette section ne saigne pas. Sur chaque lèvre de l'incision et le plus haut possible on place une pince à traction.

En tirant sur ces pinces, qui tiennent solidement l'utérus, on abaisse sensiblement sa face antérieure et l'on détermine en même temps une légère flexion de l'organe en avant.

Une nouvelle portion, non incisée, de l'utérus apparaît alors ; reprenant les ciseaux, le chirurgien, toujours sous le contrôle de la vue, sectionne la partie devenue accessible de la face antérieure. Une troisième pince à traction est placée sur une des lèvres de la partie incisée au-dessus de la pre-

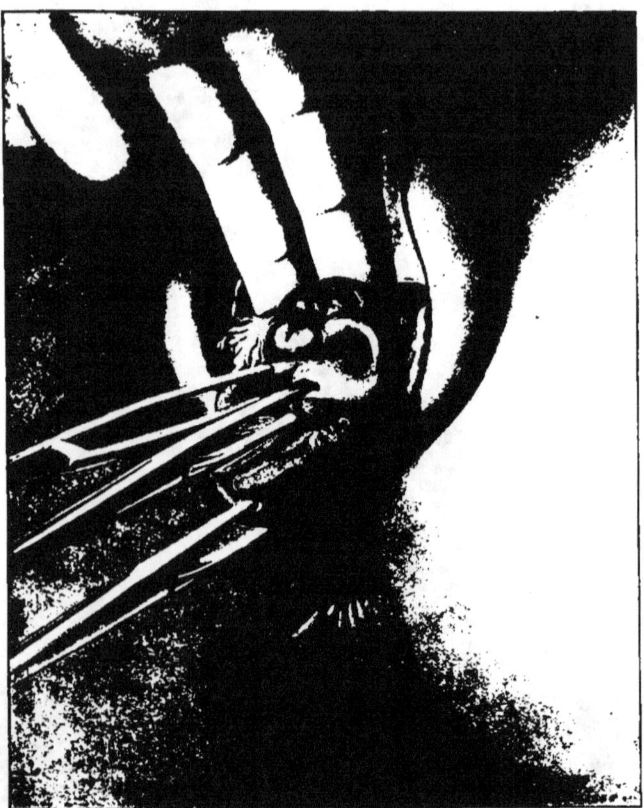

Fig. 233. — Libération des annexes gauches.

mière (fig. 231). Celle-ci peut alors être enlevée et replacée sur la partie la plus élevée de la lèvre opposée de l'incision, en regard de la précédente.

On remonte ainsi vers le fond de l'utérus, en faisant en quelque sorte grimper les trois pinces à traction le long de l'incision médiane antérieure que l'on continue à prolonger. Cette ascension progressive des pinces à traction détermine une bascule de plus en plus marquée du corps utérin. Entre temps, le cul-de-sac vésico-utérin a été ouvert ; une valve, longue et étroite, est introduite dans sa cavité, protégeant la vessie et refoulant les anses intestinales qui tendent à descendre. Lorsque l'incision médiane antérieure approche du fond de l'organe et que les pinces à traction s'implantent près

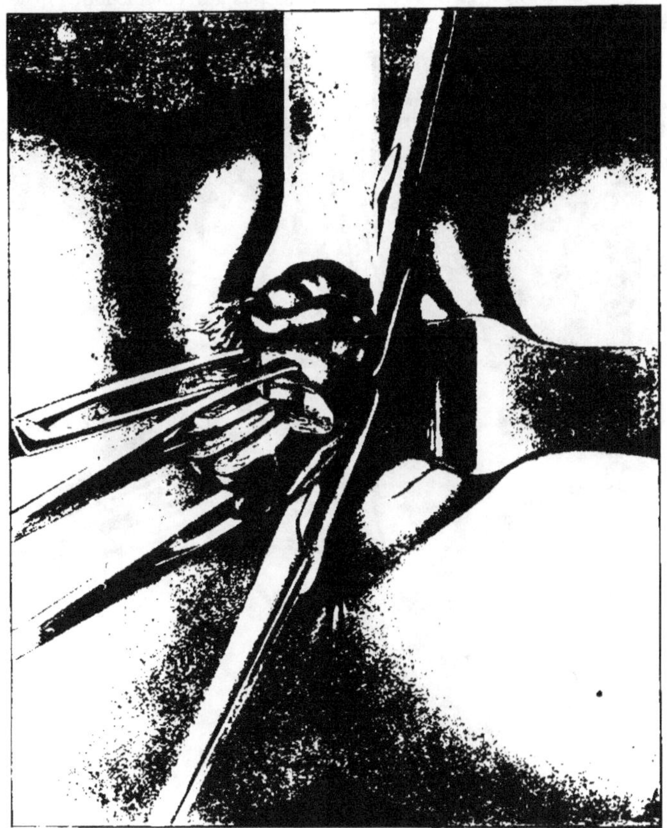

Fig. 231. — Pincement du ligament large gauche.

de ce fond, la bascule de l'utérus achève de se produire et le corps utérin se renverse dans le vagin, s'extériorisant en entier (fig. 232).

Il faut alors libérer les annexes. On commence ordinairement par les annexes gauches. L'index et le médius gauches, introduits au-dessus du fond de l'utérus, se dirigent vers la face postérieure du ligament large et commencent à détacher lentement les annexes adhérentes. Cette libération,

facile dans quelques cas, peut être très difficile, voire même impossible.
Nous aurons à revenir sur ce point et sur la conduite à tenir dans ces cas,
lorsque nous étudierons l'application de l'hystérectomie vaginale au cas particulier des annexites, et nous n'insisterons pas autrement pour l'instant sur

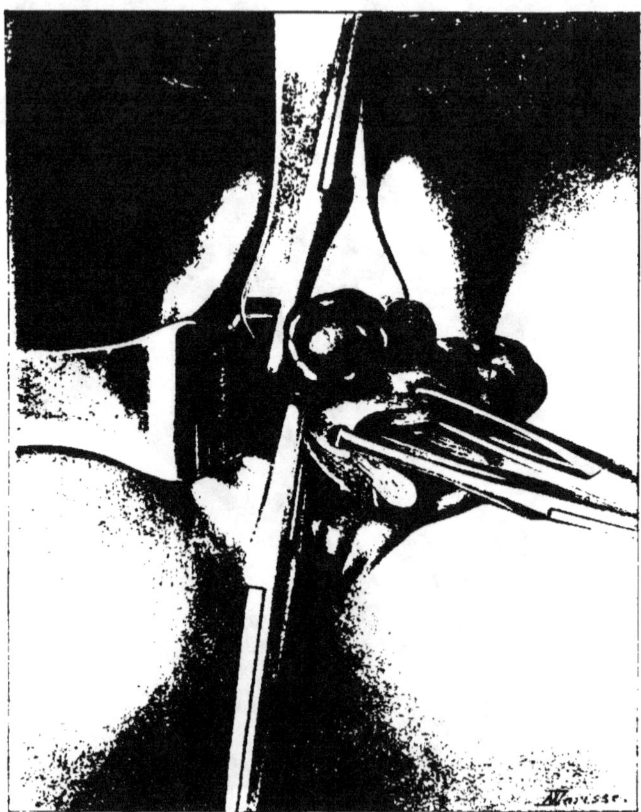

Fig. 235. — Pincement du ligament large droit.

ces manœuvres de libération (fig. 233). Les annexes détachées sont ramenées
vers l'utérus et l'on pratique l'hémostase du ligament large. Pour ce faire,
on confie l'utérus à l'aide de droite, en le priant de l'attirer doucement de ce
côté. On met alors en place les clamps, sous le double contrôle de l'œil et du
doigt. En aucun cas, il ne faut pincer un ligament large à l'aveuglette. Une
pince à mors courts et puissants, du modèle que nous avons indiqué, est

engagée de bas en haut, en dehors du col ; elle saisit la moitié inférieure du ligament large où se trouve le pédicule utérin, pendant que deux doigts de la main gauche, introduits dans le cul-de-sac recto-utérin, maintiennent à distance les anses intestinales. Une pince identique est placée en sens inverse, de haut en bas, sur la partie supérieure du ligament large, en dehors des annexes, pinçant le pédicule vasculaire supérieur. Les mors des deux pinces doivent chevaucher, de façon à ce qu'il n'y ait entre eux aucune partie du ligament large exempte de pression (fig. 234). Avec les ciseaux on sectionne le ligament large à environ 1 centimètre en dedans des clamps.

On passe alors à la libération des annexes droites. Celle-ci terminée, la fin de l'opération est des plus simples. L'utérus, qui ne tient plus que par le ligament large droit, peut être amené à l'extérieur de la vulve et très facilement on place sur lui, comme à gauche, deux pinces, l'une de bas en haut, l'autre de haut en bas (fig. 235). Un coup de ciseaux en dedans de celles-ci achève la séparation des parties à enlever.

Les deux pinces supérieures placées sur le pédicule utéro-ovarien retombent en avant des pinces fixées sur le pédicule utérin ; dans ce mouvement elles entraînent avec elles la partie supérieure des ligaments larges et déterminent ainsi une plicature de ces ligaments qui prennent la forme d'un angle dièdre ouvert en bas et dont le sommet répond à la jonction de la pince supérieure et de la pince inférieure.

Lorsque l'opération a marché d'une façon régulière et typique, ces quatre pinces suffisent à assurer l'hémostase.

Il n'en est cependant pas toujours ainsi. Dans tous les cas, il importe, avant de regarder l'opération comme terminée et de faire le pansement, de pratiquer un sérieux examen de contrôle. Pour cela, on écarte l'un de l'autre les deux groupes de pinces, qui font ainsi office d'écarteurs latéraux. On place en avant et en arrière deux valves longues et étroites et, avec un tampon de gaze monté sur une pince, on fait la toilette des parties. On s'assure ainsi de l'absence complète de tout suintement sanguin. Si un suintement existe, il est indispensable de trouver le point qui saigne et d'en pratiquer l'hémostase. Abstraction faite de la possibilité du déclanchement ou du serrage imparfait d'une des quatre pinces principales, le sang peut reconnaître plusieurs origines. Il peut venir de déchirures produites au moment du décollement des annexes ; ces déchirures occupent ordinairement la face postérieure des ligaments larges. Le point saignant peut occuper aussi le sommet de l'angle dièdre formé par le ligament large plicaturé ; dans ces cas, le sang vient ordinairement de l'artériole du ligament rond qui a échappé à la forcipressure du clamp supérieur. Enfin la tranche vaginale peut aussi être le point de départ de l'hémorragie. Dans tous les cas, lorsque la source de l'hémorragie a été découverte, il est facile d'appliquer sur le vaisseau qui saigne une pince à pression. On s'assure de nouveau de la perfection absolue de l'hémostase et l'on procède au pansement.

Celui-ci demande à être exécuté avec quelques précautions. A l'aide d'une longue pince à pansements vaginaux, on porte jusqu'au niveau du foyer opératoire deux longues mèches de gaze iodoformée. Ces mèches doivent dépasser l'extrémité des clamps, de façon à empêcher le contact de ces derniers et de l'intestin, afin d'éloigner, autant que possible, cet intestin des moignons ligamenteux. L'extrémité inférieure des mèches est repliée dans le vagin. Une nouvelle mèche est interposée entre les pinces et la fourchette, pour empêcher la pression directe des pinces sur la muqueuse et éviter ainsi la production en ce point de petites excoriations, toujours très douloureuses et susceptibles de s'infecter. La malade est sondée, la vulve soigneusement nettoyée, puis recouverte d'un large gâteau de ouate hydrophile, au centre duquel on pratique une déchirure destinée à permettre le passage des pinces vaginales. Un bandage en T fixe le tout ; enfin on a soin de réunir les manches des pinces vaginales par une lanière de gaze très modérément serrée.

Soins post-opératoires. — La malade est reportée dans son lit avec précautions, pour éviter d'imprimer aux pinces tout mouvement intempestif. Il faut avoir soin de soulever légèrement son siège afin que les pinces ne reposent pas sur le plan du lit. Les deux cuisses de l'opérée, réunies par une serviette, faisant office de lacs, sont maintenues en flexion par un coussin allongé, placé sous les jarrets.

Le *traitement immédiat post-opératoire* ne présente rien de spécial. C'est celui de toute opération ayant ouvert la cavité péritonéale. Diète jusqu'au soir : puis boissons alcooliques (champagne ou grog), prises par petites quantités et régulièrement espacées. Dès le lendemain, alimentation liquide, si aucune complication inflammatoire ne survient.

La malade doit être sondée. Un cathétérisme, répété toutes les fois que cela sera nécessaire, vaut mieux que la sonde à demeure, qui ne sera employée que comme pis-aller. La personne placée auprès de la malade aura soin de surveiller ses mouvements et d'exiger d'elle qu'elle reste couchée sur le dos.

Certains chirurgiens appliquent systématiquement sur le ventre de leurs opérées une vessie de glace pour diminuer les douleurs.

On doit enlever les pinces 48 heures après l'opération. On procède à cette ablation très simplement. Chaque clamp est soigneusement desserré ; puis on lui imprime de légers mouvements de rotation de manière à détacher les mors des parties avec lesquelles ils étaient en contact. Ceci fait, on retire doucement le clamp, sans secousses et surtout sans violence. Si, malgré ces précautions, on éprouve quelques difficultés pour enlever une des pinces, il ne faut point insister. On déclanche et on retire les voisines ; cela suffit pour que la pince récalcitrante se laisse ensuite très facilement enlever. Après l'ablation des pinces, on procède à un nettoyage rapide de la vulve et on réapplique sur elle un gâteau de ouate stérilisée.

Les mèches sont enlevées le 4e ou le 5e jour. Pour procéder à leur ablation, il faut transporter la malade sur la table d'opération. Cela permet de laver la vulve avec plus de soins et même de procéder à un nettoyage du vagin avant de mettre de nouvelles mèches, qui seront, cette fois, purement vaginales.

On peut commencer à donner des injections vaginales du 8e au 10e jour. Mais la canule doit être à peine enfoncée, la vulve maintenue béante et la pression réduite au minimum. La malade est autorisée à se lever vers le 15e jour.

Difficultés opératoires. — L'exécution d'une hystérectomie vaginale peut être rendue difficile par l'étroitesse de la vulve et du vagin, par la fixité de l'utérus, par sa friabilité, par des adhérences annexielles.

Lorsque l'étroitesse de la vulve et du vagin n'est pas trop considérable, la simple dilatation par les valves au début de l'opération suffit à leur donner des dimensions suffisantes. Mais si le rétrécissement de ces parties présente, du fait d'une disposition congénitale ou acquise, un degré très marqué, il est indispensable de préparer les voies, avant de songer à pratiquer une hystérectomie vaginale. Les différentes variétés de débridement vulvaire, que nous avons déjà eu l'occasion de décrire [1], ne nous paraissent qu'exceptionnellement indiquées. Il en est de même des tamponnements répétés du vagin ou de sa dilatation par le pessaire de Gariel. Il ne faut pas s'attarder à l'emploi de ces moyens ; mieux vaut dans ces cas abandonner la voie vaginale et intervenir par l'abdomen.

La fixité de l'utérus est ordinairement le fait de lésions inflammatoires péri-utérines. Elle constitue une complication opératoire des plus gênantes et rend parfois l'abaissement de l'utérus si difficile, qu'on ne peut procéder à l'ablation de cet organe qu'en ayant recours à un procédé de morcellement.

Les difficultés opératoires atteignent leur maximum lorsqu'à cette fixité de l'utérus vient s'ajouter, ce qui n'est pas rare, la friabilité du tissu utérin. Il est alors impossible de placer une pince à traction sans arracher la partie que l'on a saisie. Cette friabilité de l'utérus se rencontre tout particulièrement au cours des hystérectomies pratiquées peu après une grossesse ou un avortement ; elle peut aussi s'observer, en dehors de la puerpéralité, dans des cas de cancer de l'utérus ou dans des formes spéciales de métrite parenchymateuse. Il faut alors, comme le conseille J.-L. Faure, remplacer

---

[1] Voir plus haut, p. 98.

les pinces à abaissement ordinaires par des pinces à larges plateaux, telles
que les pinces dites à kystes de l'ovaire. La large prise, que permettent les
plateaux de ces pinces, empêche le col de se déchirer.

Nous n'insisterons pas sur les difficultés dues aux adhérences annexielles,
devant revenir sur ce point lorsque nous étudierons l'hystérectomie vaginale pour salpingo-ovarites.

D'une façon générale, on peut avec de la patience et de la méthode
triompher de toutes ces difficultés. Si cependant elles sont trop considérables, il ne faut pas s'entêter à prolonger outre mesure une opération déci-
dément trop difficile et procéder sur-le-champ à l'ablation de l'utérus par
la voie abdominale. On est alors souvent surpris de terminer en quelques
instants une opération qui s'éternisait par la voie vaginale.

Complications. — On peut voir survenir, pendant ou après une hystérectomie vaginale, un certain nombre de complications, qu'il nous faut maintenant indiquer.

Hémorragies. — La plus importante de ces complications est l'*hémorragie*. Elle peut survenir au cours même de l'exécution de l'hystérectomie
vaginale et résulte alors généralement d'une faute opératoire. Lorsqu'on a
soin de procéder d'une façon méthodique, de pincer les ligaments avant de
les sectionner et de procéder toujours sous le contrôle de la vue, on a toutes
les chances d'éviter les accidents hémorragiques au cours de l'opération.

Lorsque l'hémorragie survient peu après l'opération, elle est due ordinairement soit à la rupture, soit au déclanchement de l'un des clamps qui
assurent l'hémostase des ligaments larges. Bien que cet accident soit lié
avant tout à un vice de construction de l'instrument, on peut, dans une
certaine mesure, éviter de s'y exposer. Il survient ordinairement lorsqu'on
s'est servi de pinces à longs mors et lorsqu'on n'a appliqué qu'une seule de
ces pinces sur chaque ligament large. En procédant, comme nous l'avons
indiqué, en se servant de deux pinces à mors plus courts et auxquelles on
demande un effort beaucoup moins considérable, on évite presque à coup
sûr les accidents de ce genre.

En présence d'une hémorragie due à cette cause, on cherchera d'abord à
saisir par le vagin le point qui saigne ; mais, point capital, *il ne faut pas
procéder à l'aveugle*. La malade, transportée sur la table d'opération, sera
endormie, si besoin est. Des valves exposeront le foyer opératoire. On n'oubliera pas que ces tentatives d'hémostase secondaire ont souvent donné lieu
à la blessure de l'uretère ; il ne faudra donc placer une pince qu'à coup sûr.
Entre temps, on préparera tout ce qui est nécessaire pour une cœliotomie
abdominale. En effet, si les tentatives pour arrêter l'hémorragie par la voie
vaginale restent infructueuses, il ne faut point s'y attarder et il faut aller à
la recherche du point qui saigne en incisant l'abdomen.

Les hémorragies qui succèdent à l'ablation des pinces sont justiciables d'une conduite analogue. On a recommandé, pour parer à cet accident, de desserrer les clamps et de ne les enlever qu'au bout d'une heure. Si une hémorragie survenait, rien ne serait plus facile que de l'arrêter en resserrant simplement les pinces déclanchées.

Cette manière de faire est non seulement peu pratique, mais encore dangereuse ; une anse intestinale peut en effet s'insinuer entre les mors écartés de la pince et être emprisonnée au moment du reclanchement. Comme toutes les manœuvres aveugles, ce procédé doit être rejeté.

Les hémorragies qui surviennent du 13ᵉ au 14ᵉ jour relèvent de l'infection, comme toutes les hémorragies secondaires. On les traitera par le tamponnement à la gaze iodoformée.

LÉSION DES ORGANES VOISINS. — Un certain nombre d'organes peuvent être blessés au cours de l'hystérectomie vaginale.

La *blessure de l'uretère* est rare entre les mains d'un chirurgien expérimenté. Sur 450 hystérectomies vaginales, Segond n'a observé que deux fois cet accident. Dans la grande majorité des cas, c'est l'uretère droit qui est blessé, nous en verrons dans un instant la raison.

L'uretère peut être blessé au moment de l'incision qui circonscrit le col. Cette section de l'uretère est exceptionnelle et il est facile de l'éviter en incisant le vagin sur le col même et à une petite distance de l'orifice externe.

Beaucoup plus fréquemment l'uretère est lésé au moment de la forcipressure de la partie inférieure des ligaments larges. Le pincement de l'urétère tient à deux causes principales : 1° à une libération insuffisante de la face antérieure de l'utérus et du ligament large ; 2° à une mise en place du clamp en position trop oblique.

Il est démontré que lorsque l'utérus est abaissé vers la vulve, il tend à s'enclaver entre les deux uretères et que ceux-ci, normalement séparés du col par une distance de 12 à 15 millimètres, viennent se mettre en contact avec l'utérus au niveau de l'isthme. La libération de la face antérieure de l'utérus et des ligaments larges corrige en quelque sorte ce déplacement et rejette l'uretère en dehors. Les débridements latéraux, annexés par Segond à l'incision circulaire qui circonscrit le col, facilitent beaucoup ce refoulement de l'uretère, en permettant d'étendre latéralement le décollement des deux lames urétéro-vésicale et urétéro-vaginale.

Il suffit de penser aux inconvénients du placement des clamps en position oblique, pour éviter cette faute opératoire. Lorsqu'on se représente la position des mains de l'opérateur au moment de la forcipressure du ligament large droit, il est facile de voir pourquoi on est plus exposé à commettre cette faute du côté droit et on s'explique par cela même la fréquence plus considérable des lésions de l'uretère de ce côté.

Par contre, nous ne pensons pas qu'il faille incriminer l'emploi de tel ou tel procédé opératoire, et les reproches adressés à ce point de vue au procédé par bascule, sans amputation préalable du col, tel que le procédé de Doyen, ne nous paraissent pas fondés.

Enfin l'uretère est encore et surtout exposé à être pincé au cours de manœuvres atypiques, conséquences d'une disposition anatomique anormale ou d'un incident opératoire imprévu. Ici, c'est un début d'envahissement du ligament large par un néoplasme qui oblige à déplacer les clamps latéralement ; là, c'est une hémorragie due à la mauvaise application ou au dérapage d'une pince qui force à placer un clamp supplémentaire. Pour ces circonstances anormales, il n'est point possible de donner des règles précises. On se rappellera seulement que c'est précisément dans ces cas atypiques qu'il importe de ne pas aller à l'aveuglette et de n'agir que sous le contrôle de l'œil.

Lorsque l'uretère est sectionné, l'urine peut commencer à s'écouler dans le vagin quelques heures après l'opération. Mais, comme le plus souvent l'uretère est lésé par pincement, l'écoulement ne se produit qu'au moment de la chute de l'eschare, du 5ᵉ au 8ᵉ jour. Lorsqu'il s'agit d'un pincement latéral, tout symptôme peut manquer avant que la fistule ne soit constituée. Lorsqu'il y a pincement total, des douleurs rénales plus ou moins vives peuvent faire soupçonner, dès le début, cette complication opératoire ; mais ce n'est pas constant.

Nous aurons l'occasion de revenir ultérieurement sur le traitement de ces fistules urétéro-vaginales, consécutives à l'hystérectomie.

Blessures de la vessie. — La blessure de la vessie est plus fréquente. Segond a observé 5 fois cet accident sur 200 opérations. La vessie est blessée soit au moment de l'incision du cul-de-sac antérieur, soit au moment de la libération de la partie sous-péritonéale de la face antérieure de l'utérus.

Contrairement aux fistules urétéro-vaginales, les fistules vésico-vaginales peuvent quelquefois guérir spontanément.

Blessures du rectum. — Les blessures du rectum sont loin d'être rares (9 cas sur 200 opérations, d'après Segond). Souvent préparées par des lésions de la paroi rectale, elles se produisent ordinairement au moment où on libère la face postérieure de l'utérus. Elles peuvent guérir spontanément : nous avons déjà vu les procédés opératoires dont elles étaient justiciables [1].

Blessures de l'intestin grêle. — Les blessures de l'intestin grêle, beaucoup plus exceptionnelles (2 cas sur 200, Segond), sont ordinairement causées par la libération d'annexes extrêmement adérentes et ne se rencontrent donc que dans les cas très complexes.

Péritonite. — La péritonite septique est la plus grave des complications qui peuvent survenir après une hystérectomie vaginale. C'est la cause habituelle de la mort après cette opération, et on peut dire que le pourcentage

[1] Voir plus haut, p. 159.

des décès après hystérectomie vaginale donne à peu de chose près la fréquence de ces accidents péritonitiques.

Cette complication n'en demeure pas moins assez rare, et sa fréquence a diminué progressivement. La bénignité relative de l'hystérectomie vaginale au point de vue infection peut étonner quand on songe combien il est difficile, quelques précautions que l'on prenne, de limiter artificiellement son champ opératoire du côté de la cavité abdominale. Elle s'explique par ce fait que précisément dans les cas graves, où il existe des lésions suppurées, la cavité pelvienne est isolée par des adhérences de la grande cavité péritonéale; elle s'explique également par la large voie de drainage que crée la béance du vagin. Comme nous aurons l'occasion de le voir plus loin, en étudiant les péritonites septiques consécutives à la cœliotomie, nous sommes à peu près désarmés, chirurgicalement parlant, contre cette complication.

Occlusion intestinale. — Elle résulte ordinairement d'une adhérence de l'intestin au niveau de la cicatrice vaginale et apparaît à une époque variable après l'opération. On a pu, dans des cas d'occlusion précoce, libérer l'intestin par des manœuvres vaginales. Le plus souvent on est intervenu soit par l'établissement d'un anus artificiel, soit par la cœliotomie suivie de la libération des adhérences. Nous avons vu, après une simple fistulisation de l'intestin, tous les accidents d'occlusion disparaître et la fistule se fermer ensuite spontanément. Cette manière de faire nous semble donc pouvoir être conseillée dans certains cas où l'état général mauvais contre-indique une intervention plus sérieuse.

Eschares. — On note quelquefois l'apparition d'eschares sacrées chez les femmes ayant subi une hystérectomie vaginale. On a dit qu'il s'agissait là de lésions d'ordre trophique. Nous pensons que ces eschares ne sont que la conséquence de la macération de la peau ; du jour où nous n'avons pas craint de remuer les malades pour leur assurer les soins de propreté nécessaires, cette complication a complètement disparu de nos salles. Par des pansements appropriés, ces eschares guérissent d'ailleurs rapidement.

§ 2. — Procédés divers.

Procédé de Doyen. — Nous n'insisterons pas sur le procédé de Doyen ; c'est celui que nous avons décrit comme procédé-type. Comme on a pu le voir, il repose sur deux principes fondamentaux : *rejet de toute hémostase préventive ; hémisection médiane antérieure. pour permettre la bascule de l'utérus en avant* [1].

---

[1] Döderlein a préconisé l'hémisection médiane postérieure avec bascule postérieure de l'utérus. (*Arch. f. Gyn.*, 1901, t. LXIII, p. 1.)

Nous nous bornerons à faire remarquer que Doyen réalise l'hémostase du ligament large par une seule pince à mors élastiques très longs, qu'il applique de haut en bas sur toute la hauteur du ligament large. Il place ordinairement une deuxième pince, dite de renfort, en dedans de la première. Nous préférons à cette technique celle que nous avons décrite plus haut. Dans des cas où les annexes sont difficiles à atteindre, on se trouvera quelquefois bien de continuer l'hémisection médiane antérieure sur la face postérieure jusqu'au col. Chacune des moitiés de l'utérus attenant au ligament large correspondant se laisse alors plus facilement attirer.

Procédé de Péan. — *Forcipressure préventive et morcellement,* tels sont les deux principes du procédé de Péan. Ce procédé s'exécute de la façon suivante : on commence par désinsérer le vagin par une incision circulaire. On libère ensuite par décollement les deux faces de l'utérus et des ligaments larges sur une hauteur plus ou moins grande. On applique une pince sur la partie libérée des ligaments qu'on sectionne en dedans de la pince. Le fragment d'utérus libéré par cette section partielle des ligaments larges est alors divisé avec de forts ciseaux en deux valves, l'une antérieure, l'autre postérieure. Une pince est placée à la base de chaque valve et le segment d'utérus placé au-dessous de cette pince est excisé. Les mêmes manœuvres sont répétées pour la portion sus-jacente de l'utérus. Chaque étape comprend ainsi quatre temps principaux : 1° la libération des faces, antérieure et postérieure, de l'utérus; 2° le pincement et la section des ligaments larges ; 3° la division en deux valves de la portion d'utérus libérée par les manœuvres précé-

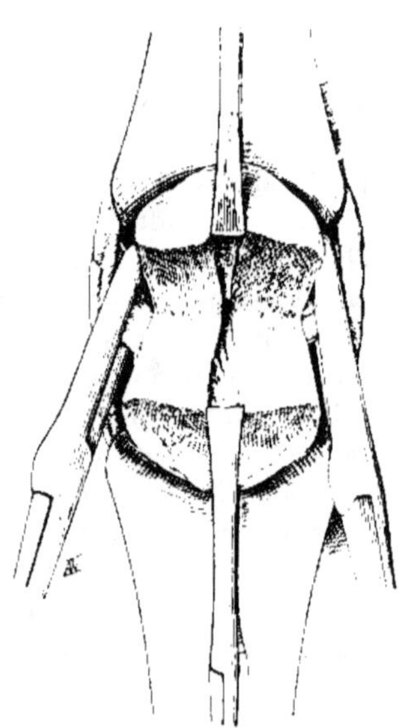

Fig. 236. — Morcellement de l'utérus. J.-L. Faure.

dentes ; 4° l'excision des deux valves ainsi obtenues. On arrive ainsi, en procédant par étapes successives, à enlever progressivement la totalité de l'utérus.

Le point important est de ne jamais sectionner un segment de l'utérus avant d'avoir placé au-dessus de lui une autre pince à traction de manière à toujours conserver une prise solide, sans quoi le fond de l'utérus pourrait remonter brusquement dans la profondeur, et l'on aurait de grandes peines à le saisir de nouveau.

Il faut de plus ne jamais s'écarter, dans ces prises, de la ligne médiane, pour éviter les fausses prises, les déchirures, les hémorragies et la blessure des organes voisins.

Procédé de Segond. — On peut résumer le procédé de Segond en disant *qu'il commence l'hystérectomie comme Péan et la termine comme Doyen*. Segond commence en effet par pratiquer l'ablation du col ; pour cela il pince et sectionne la partie inférieure du ligament large, isolé d'abord de chaque côté du col les tissus péri-utérins — étage inférieur du ligament large avec l'artère utérine, partie inférieure du ligament utéro-sacré du même côté. Une pince à mors courts saisit les tissus de chaque côté du col, et un coup de ciseaux les tranche entre le col et la pince. Comme souvent la descente de l'utérus est limitée par les ligaments utéro-sacrés, ceux-ci coupés, l'utérus s'abaisse de quelques centimètres et l'opération est facilitée.

Le col est divisé en deux valves, l'une antérieure, l'autre postérieure, qu'on excise successivement. Ceci fait, on extrait le corps utérin en le faisant basculer grâce à un évidement conoïde de la paroi antérieure ou même simplement grâce à une hémisection médiane de cette paroi. Segond attache une grande importance à l'amputation préalable du col, qui constituerait, d'après lui, le meilleur moyen de se mettre à l'abri d'une blessure possible des uretères.

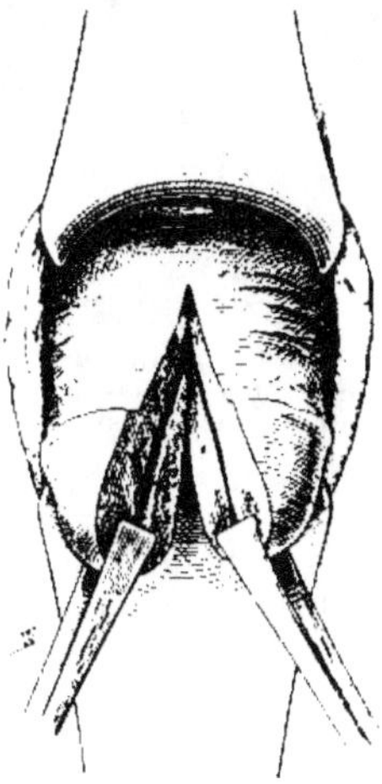

Fig. 237. — Hémisection médiane totale ; deux pinces tirent en bas et en dehors les deux moitiés du col qui s'écartent.

Procédés de Müller et de Quénu. — Bien que comprenant tous deux une manœuvre identique, la *section médiane totale de l'utérus*, les procédés de Müller et de Quénu ne peuvent cependant être assimilés l'un à l'autre.

Dans le procédé de Müller, l'hémisection s'exécute à la fin de l'opération, lorsque l'utérus déjà libéré est descendu. C'est une manœuvre complémentaire, destinée à faciliter la ligature des deux ligaments larges. Elle est basée sur ce fait d'observation que la ligature du deuxième ligament large est toujours beaucoup plus facile que celle du premier.

Dans le procédé de Quénu, l'hémisection a pour but de faciliter l'abaissement de l'organe. On l'exécute d'emblée, dès le début de l'opération, comme on le fait dans l'hémisection antérieure de Doyen. L'utérus, attiré par les pinces, tend, non plus à se fléchir en avant comme dans l'hémisection médiane antérieure, mais à s'ouvrir, à s'effondrer pour ainsi dire sur la ligne médiane, en descendant dans l'axe du bassin (fig. 237). Plus les deux segments utérins s'écartent en divergeant, plus le fond descend, plus on poursuit la section médiane vers le fond qui se rapproche (fig. 238, et l'on arrive ainsi, par des prises et des sections successives, à séparer complètement l'utérus en deux moitiés. On agit alors

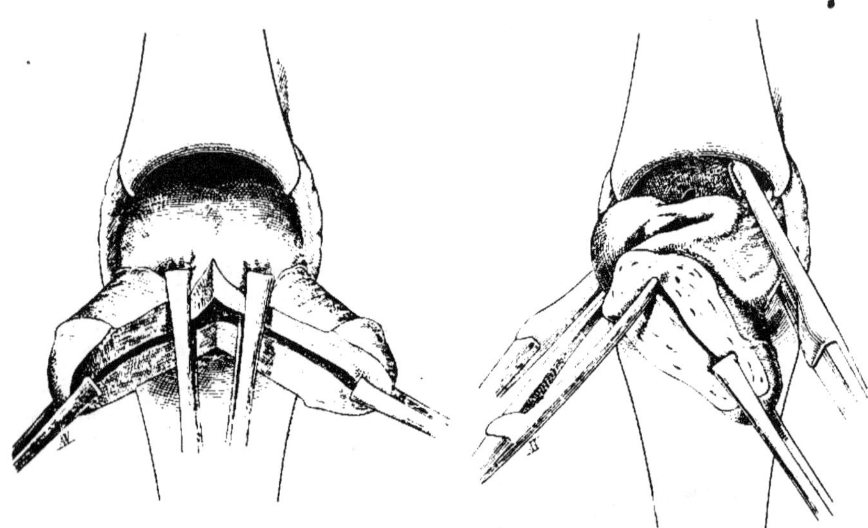

Fig. 238. — A mesure que l'hémisection avance, que les moitiés de l'utérus s'écartent, le fond s'abaisse et vient à la vulve.

Fig. 239. — Une des moitiés de l'utérus a été refoulée dans le bassin, ce qui permet d'abaisser plus facilement l'autre moitié. J.-L. Faure.

vis-à-vis de chaque moitié comme lorsque, avec le procédé de Doyen, on a poursuivi la section de l'utérus successivement sur le fond, la paroi postérieure et le col. Il est parfois commode, lorsque la section médiane est terminée, de refouler une des moitiés dans le bassin, de façon à pouvoir plus facilement abaisser l'autre (fig. 239).

Procédé de J.-L. Faure. — Lorsque l'utérus ne s'abaisse pas et que, même après l'hémisection totale, le fond de l'utérus reste immobile dans le bassin, on peut parfois parvenir jusqu'à la corne utérine en revenant au morcellement de Péan et en pratiquant la *segmentation transversale de l'utérus*. Après section médiane d'une partie de l'utérus, si l'on ne gagne plus de terrain, on sectionne transversalement une des moitiés de l'utérus. Le segment, constitué par le segment ainsi sectionné, s'écarte et on peut, avec une pince introduite de bas en haut le long du bord utérin, aller saisir l'étage supérieur du ligament large jusqu'à la corne utérine. Un coup de

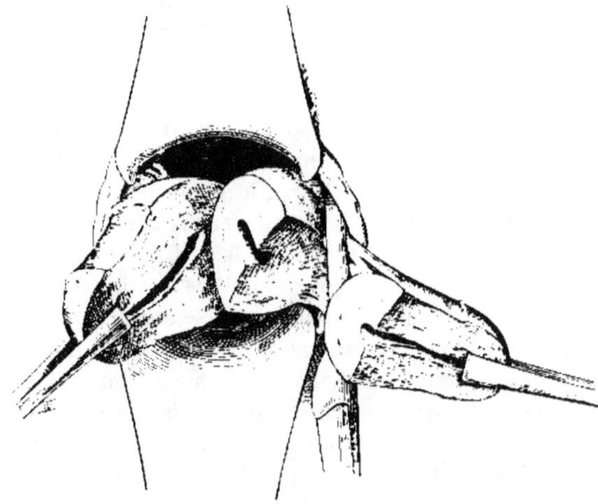

Fig. 240. — Segmentation transversale de l'utérus après hémisection. (J.-L. Faure.)

ciseaux détache cette corne utérine de son insertion au ligament large, et la mobilisation de l'utérus permet de terminer une opération qui semblait jusque-là se heurter à des obstacles insurmontables.

Ligature des ligaments larges. Angiotripsie. Galvano-cautère. — Tous les procédés que nous venons d'indiquer ont ceci de commun que l'hémostase des ligaments larges est obtenue par la forcipressure à demeure. La ligature des ligaments larges est généralement rejetée, sauf dans quelques cas exceptionnels (hystérectomies pour prolapsus).

En Allemagne même, où elle eut longtemps de fervents adeptes, elle cède aujourd'hui le pas à la forcipressure. Celle-ci n'est cependant pas sans inconvénients, et la gêne considérable imposée aux opérées par les clamps laissés en place pendant 48 heures, a inspiré à certains chirurgiens Doyen, Tuffier en France, Thumin, Amann en Allemagne l'idée d'appliquer à l'hystérectomie vaginale l'*angiotripsie*. Bien que celle-ci ait donné des succès, elle n'est pas sans dangers : on a vu des suintements sanguins persistants, de véritables hémorragies, ou encore des infections péritonéales par retrait dans le ventre des pédicules qui ne sont plus maintenus dans la plaie vaginale par des ligatures ou des pinces à demeure. Aussi s'accorde-t-on généralement à admettre qu'il est imprudent de l'appliquer sans lui adjoindre des ligatures de sûreté et sans refermer le péritoine au-dessus des moignons (Doyen).

On retombe alors dans les inconvénients des ligatures et dans les complications opératoires. Aussi, en dépit des enthousiasmes de la première heure, l'angiotripsie n'est guère employée comme moyen d'hémostase dans l'hystérectomie vaginale.

L'emploi du *galvano-cautère*, conseillé autrefois par Byrne pour l'amputation du col, a été récemment préconisé par Werder pour l'hystérectomie dans le cancer; on éviterait par ce moyen les récidives locales. La muqueuse vaginale est incisée autour du col avec le couteau galvano-caustique porté au rouge sombre; les culs-de-sac sont ouverts; l'utérus est basculé en avant; des clamps sont placés sur les ligaments larges, qui sont ensuite sectionnés. L'utérus étant enlevé, on a du jour, on attire les ligaments larges et l'on applique sur eux, en dehors des pinces, les clamps électro-thermiques de Downes, qui écrasent comme un angiotribe les tissus puis cautérisent les parties écrasées [1]. Tous les points de la plaie sont ensuite cautérisés et recautérisés. On termine l'opération en suturant le péritoine rétro-vésical au péritoine postérieur du Douglas, laissant de chaque côté un espace pour insinuer, le long des moignons de ligament large, une mèche de gaze iodoformée, qu'on enlève au bout de 4 à 5 jours.

§ 3. — Modifications opératoires suivant la nature de la lésion.

1° **Hystérectomie vaginale dans le cancer.** — L'hystérectomie vaginale peut être pratiquée soit pour des cancers cavitaires de l'utérus, soit pour des cancers du col. Dans ce dernier cas, il importe de faire précéder l'opération radicale d'un curettage minutieux des végétations cancéreuses. Le curettage peut être exécuté soit immédiatement avant d'entreprendre l'hystérectomie, soit quelques jours auparavant, ce qui est préférable lorsque les symptômes cliniques permettent de supposer qu'il existe un degré d'infection intense des végétations cancéreuses. Ce curettage préliminaire a un double avantage : il permet tout d'abord, beaucoup mieux que n'importe quels lavages antiseptiques, d'assurer dans la mesure du possible la désinfection du champ opératoire. Il a surtout comme résultat de faciliter l'exploration clinique et de permettre d'apprécier avec beaucoup plus de précision que l'examen bimanuel le degré d'extension du néoplasme, et de voir si une opération radicale est ou n'est pas indiquée.

L'hystérectomie vaginale pour cancer ne saurait avoir la prétention d'être une opération radicale puisqu'elle s'attaque seulement au foyer primitif,

---

[1] La cautérisation est obtenue par l'action d'une bande de platine iridiée doublant un des mors de la pince et portée au rouge par un courant électrique. (DOWNES, *Ann. de Gynécol.*, 1903, t. I, p. 355.)

sans s'occuper des voies lymphatiques qui sont le plus souvent envahies.

Elle n'en doit pas moins être conduite de façon à enlever la totalité du foyer primitif et à éviter la greffe néoplasique sur les parties cruentées. C'est ce double desideratum qui domine la technique opératoire dans les cas d'hystérectomie vaginale pour cancer.

S'il s'agit d'un cancer cavitaire, on peut circonscrire le col par l'incision ordinaire. Si l'on a affaire à un cancer de la portion vaginale, cas habituel, on doit commencer par disséquer une collerette vaginale, qui sera prudemment détachée, en avant de la vessie, en arrière du rectum. On doit commencer l'opération par la libération de la vessie, car l'envahissement de cette dernière doit être regardé comme une contre-indication opératoire. Pour apprécier l'état de la vessie, on commence par décoller latéralement, en avant des ligaments larges. On ramène ensuite prudemment le doigt vers la ligne médiane; si on trouve à ce niveau des tissus friables, il faut s'arrêter. Poursuivre l'opération aboutirait à créer une fistule vésico-vaginale, sans qu'on puisse espérer, comme compensation, une guérison de quelque durée.

Si la vessie est reconnue saine, on poursuit l'opération, en ouvrant le cul-de-sac recto-utérin et on la termine par le procédé d'hémisection antérieure en suivant la technique que nous avons déjà indiquée. Dans le cas particulier de cancer du col, le procédé de Segond a l'avantage de débarrasser dès le début le champ opératoire de la masse cancéreuse susceptible d'infecter les tissus et d'y greffer le cancer. On s'accorde généralement à conseiller l'ablation des annexes, car on a observé dans quelques cas des noyaux métastatiques dans les ovaires.

Les *résultats immédiats* sont les suivants :

Sur 2.156 réunis par Richelot, on relève 175 morts, soit 8,10 p. 100.

L'opération ne semble donc pas présenter une gravité exagérée. Malheureusement, les *résultats éloignés* sont des plus médiocres. Dans un travail que nous avons publié avec F. Terrier, la récidive s'est montrée dans 70 p. 100 des cas; d'après Zweifel, elle serait de 65 p. 100; d'après Olshausen, de 61 p. 100.

Cette récidive est surtout fréquente au cours de la première année qui suit l'opération; cette fréquence diminue ensuite graduellement à mesure qu'on s'éloigne de la date de l'opération, comme le montre le tableau suivant, qui indique la date d'apparition des récidives observées par Segond.

La récidive est survenue	14 fois au cours de la	1re	année.
— —	9	—	2e —
— —	5	—	3e —
— —	0	—	4e —
— —	1	—	5e —

Au bout de 5 ans, on peut considérer la guérison comme définitive. Il faut cependant faire toujours des réserves sur ce point, puisqu'on a vu une récidive survenir au bout de 7 ans (Segond).

Ces récidives ont presque toujours été observées dans la paroi vaginale, au voisinage de la cicatrice, sur la cicatrice elle-même ou un peu au-dessus, ce qui a conduit quelques auteurs à penser qu'il s'agissait peut-être, dans un certain nombre de cas, de greffes cancéreuses semées au cours de l'opération. C'est la fréquence de ces récidives locales qui a conduit Werder à revenir aux procédés d'exérèse par la galvanocaustie.

2° **Hystérectomie vaginale dans les fibromes**. — L'hystérectomie vaginale est souvent pratiquée dans les cas de fibromes.

Nous verrons cependant plus loin qu'elle perd de plus en plus du terrain et tend à l'heure actuelle à être remplacée, dans la plupart des cas, par l'hystérectomie abdominale.

Un point domine toute la technique de l'hystérectomie vaginale pour fibromes : c'est la grande importance, on peut même dire l'absolue nécessité, du morcellement.

Ce morcellement poursuit un double but : diminuer le volume de la tumeur, afin de lui permettre de passer à travers la filière vaginale et réduire l'utérus à une coque flexible qui pourra basculer en avant, comme bascule un utérus de dimensions normales après simple hémisection antérieure.

Il est évident que les manœuvres grâce auxquelles on obtient ce double résultat doivent varier suivant chaque cas. Des fibromes peu volumineux et facilement accessibles peuvent être arrachés du premier coup avec une pince à traction qui les saisit et les attire en les tordant. Si les fibromes sont plus volumineux, plus solidement fixés, on les morcelle avec le

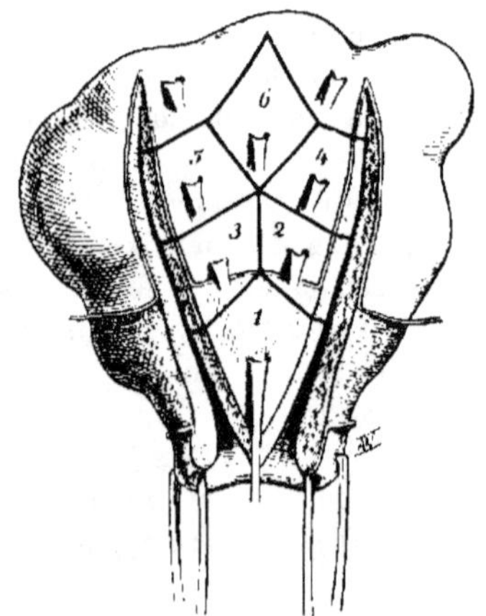

Fig. 241. — Morcellement de la face antérieure de l'utérus. Doyen. On enlève successivement les segments 1, 2, 3, etc.

bistouri, les ciseaux, s'aidant au besoin du tire-bouchon, faisant, si c'est nécessaire, un évidement conoïde. Si les fibromes sont haut placés, inaccessibles, on commence par exciser des fragments en V de tissu utérin. Voir plus haut le morcellement dans la myomectomie vaginale.

La marche à suivre n'en reste pas moins toujours sensiblement identique dans ses grandes lignes.

On attaque l'utérus par sa face antérieure. La paroi antérieure est réséquée sur une étendue plus ou moins grande; cette résection permet l'énucléation successive, avec ou sans morcellement, des différentes masses fibromateuses dont est bourré l'utérus.

On donne généralement à la portion réséquée la forme d'un V à sommet inférieur (fig. 241).

Dans ces manœuvres, il faut avoir soin de ne jamais achever l'ablation d'un fragment de la masse à enlever sans avoir préalablement placé une pince à traction sur la partie immédiatement sus-jacente.

D'une manière générale, c'est le début de l'opération qui est laborieux; on commence par n'enlever que de très petits morceaux, puis des morceaux de plus en plus gros. On obtient finalement un utérus vidé de tous les fibromes qu'il contenait et dont la paroi antérieure est en grande partie disparue. Rien n'est alors plus simple que de faire basculer l'organe et de procéder à la forcipressure des ligaments larges comme à l'ordinaire.

Cette manière de procéder nous paraît supérieure au procédé qui consiste à réséquer l'utérus fibromateux par étages successifs, avec forcipressure et section préalable de la portion correspondante des ligaments larges, suivant le procédé de Péan.

Sur 1.369 hystérectomies vaginales pour fibromes, Richelot relève 63 morts, soit 4,6 p. 100.

Segond, dont on connaît l'expérience et l'habileté en matière de chirurgie vaginale, accuse 15 p. 100 de mortalité dans les hystérectomies vaginales pour fibromes.

Ces différences s'expliquent par ce fait que Segond recule peut-être à l'excès la limite de l'opérabilité par la voie vaginale et pratique ainsi des interventions qui, de par les difficultés qu'elles présentent, acquièrent une gravité plus grande.

3° Hystérectomie vaginale dans les annexites. — On sait que Péan regardait l'ablation de l'utérus comme le temps essentiel du traitement des annexites par la voie vaginale. On enlève ainsi, pour employer son expression, « la bonde » qui ferme les poches suppurées péri-utérines ; celles-ci, largement drainées, grâce à l'ablation préalable de l'utérus, guérissent parfaitement, disait-il, sans qu'il soit nécessaire de les extirper. C'est là une erreur ; nous avons à diverses reprises enlevé en totalité l'utérus sans avoir ouvert une seule des poches suppurées qui l'entouraient. Aussi tous les chirurgiens sont-ils aujourd'hui d'accord sur la nécessité d'enlever les annexes malades avec l'utérus.

Il est certain que cette ablation des annexes est souvent difficile et parfois même impossible. Mais les tentatives d'ablation systématique, même quand elles échouent, ont l'avantage d'empêcher qu'une poche suppurée, restée close malgré l'ablation de l'utérus, ne demeure méconnue par le chirurgien.

Le seul temps spécial que présente l'hystérectomie vaginale pour annexites est précisément le temps de l'ablation des annexes. Celles-ci sont libérées par la main homonyme qui va les reconnaître et les décoller derrière la face postérieure des ligaments larges, cherchant à les ramener vers le fond de l'utérus. Les chirurgiens qui ont quelque habitude de la voie vaginale arrivent à mener à bien cette extirpation dans la plupart des cas. (Segond, 55 fois sur 77 cas; Bouilly, 41 fois sur 52; Jacobs, 372 fois sur 421.)

Les résultats immédiats de l'hystérectomie vaginale pour annexites sont les suivants : Sur 1.113 cas qu'il a réunis, Bardenheuer note 39 morts, soit 3,5 p. 100. Les statistiques particulières donnent une moyenne de mortalité légèrement supérieure à celle de cette statistique globale.

Richelot . .	307 opérations,	15 décès,	soit	4,87 p. 100 de mortalité.
Segond. . .	200 —	14 —	7	— —
Reynier . .	52 —	6 —	11	— —
Bouilly . . .	51 —	3 —	5,8	— —

4° Hystérectomie dans l'infection puerpérale. — L'utérus puerpéral est très friable; son col se déchire sous la traction des pinces à griffes dont on se sert ordinairement pour l'abaissement de l'utérus. Après quelques prises successives, le col est dilacéré, on ne le reconnaît plus et l'on manque de la prise nécessaire pour mener à bien l'opération. Tous ces inconvénients disparaissent si, comme le conseille J.-L. Faure, on remplace les pinces à griffes par des pinces à plateaux, dites pinces à kystes. La large prise, que permettent ces pinces, empêche le col de se déchirer. L'opération chez ces femmes récemment accouchées, à vagin ample, à utérus souple, devient alors des plus faciles pour peu que les tractions soient douces, sans brusquerie. L'utérus s'infléchit en avant avec la plus grande facilité et l'opération est très rapidement terminée.

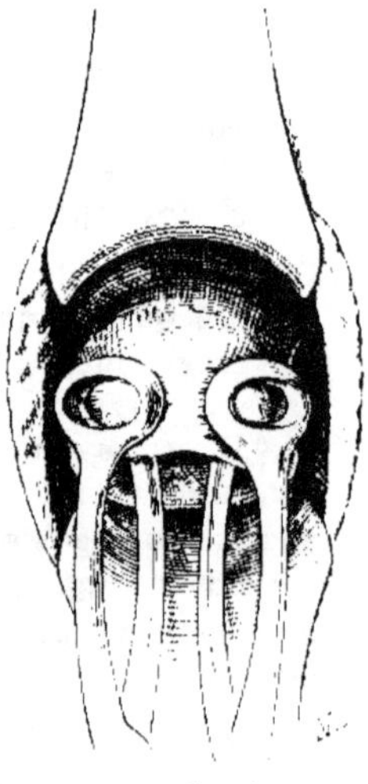

Fig. 242. — Hystérectomie puerpérale. L'utérus friable est saisi avec des pinces à kystes. J.-L. Faure.

5° Hystérectomie vaginale pour prolapsus. — L'hystérectomie vaginale n'est que rarement pratiquée dans les cas de prolapsus ; nous verrons en effet qu'elle n'est qu'exceptionnellement indiquée dans le traitement de cette affection.

La technique de l'hystérectomie dans ces cas présente quelques particularités, par suite des conditions anatomiques spéciales où l'on se trouve :

1° Remplacement de la forcipressure à demeure par des ligatures, les ligaments larges étant, à la suite de l'extériorisation de l'utérus, d'un abord facile.

2° Nécessité de faire, en même temps qu'une ablation de l'utérus, une large excision du vagin, ce conduit subissant dans les prolapsus une ampliation considérable.

PROCÉDÉ DE FRITSCH. — Tirant fortement le col en haut et en avant, on fait une première incision en forme de V à sommet postérieur, répondant à l'union du tiers postérieur avec les deux tiers antérieurs de la paroi vagi-

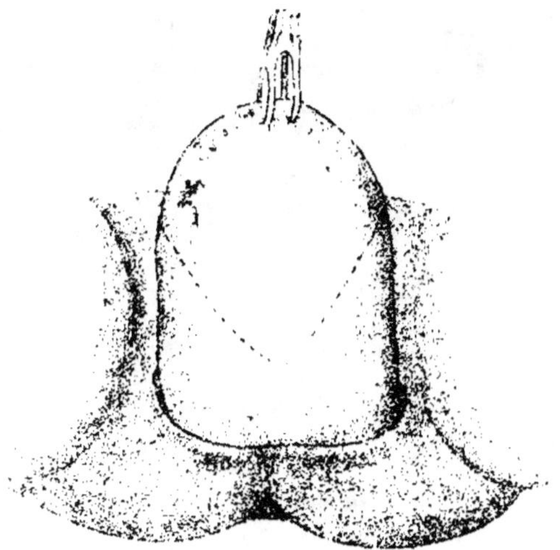

Fig. 243. — Tracé de l'avivement postérieur. Asch.)

nale postérieure (fig. 243), on ouvre le cul-de-sac de Douglas et l'on suture le péritoine à la lèvre postérieure de l'incision. Il est alors très facile d'attirer le fond de l'utérus dans la plaie. Les ligaments larges sont liés par étages, en commençant par le haut et enlevant, si possible, les annexes. Il ne reste plus qu'à détacher la vessie et à réséquer la paroi vaginale antérieure.

Le col étant fortement attiré en bas, on fait sur le vagin une incision en U à convexité répondant à l'urèthre (fig. 244), puis on détache la muqueuse depuis celui-ci jusqu'au col, ce qui se fait en partie au bistouri, en partie avec le doigt. Ce temps est quelquefois difficile, spécialement lorsque des colporraphies antérieures obligent à travailler en plein tissu cicatriciel.

Une fois arrivé au col, on peut opérer de haut en bas, par le cul-de-sac

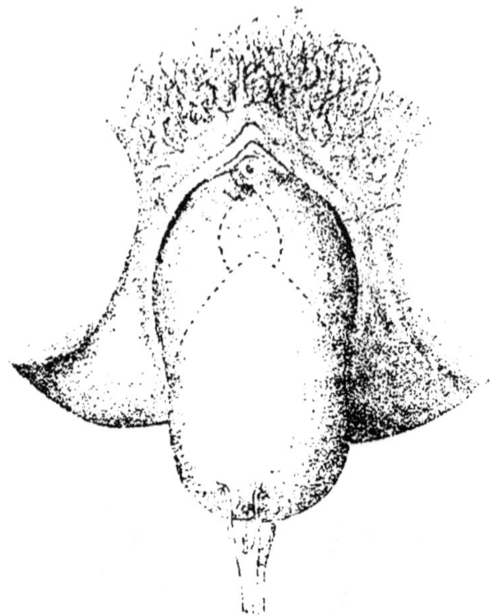

Fig. 244. — Tracé de l'avivement antérieur. (Asch.)

vésico-utérin. Si l'adhérence à la vessie est trop grande, on détache une mince couche de tissu utérin.

L'utérus enlevé avec les deux grands lambeaux de muqueuse vaginale, antérieur et postérieur, y attenant (fig. 245), on réunit transversalement les deux lèvres résultant de la résection de la muqueuse vaginale antérieure ; puis, après avoir réduit la vessie, on recouvre celle-ci avec le péritoine vésico-utérin qu'on suture à la muqueuse vaginale. De plus, les moignons de ligaments larges sont suturés au vagin de chaque côté, lui servant ainsi de moyen de suspension.

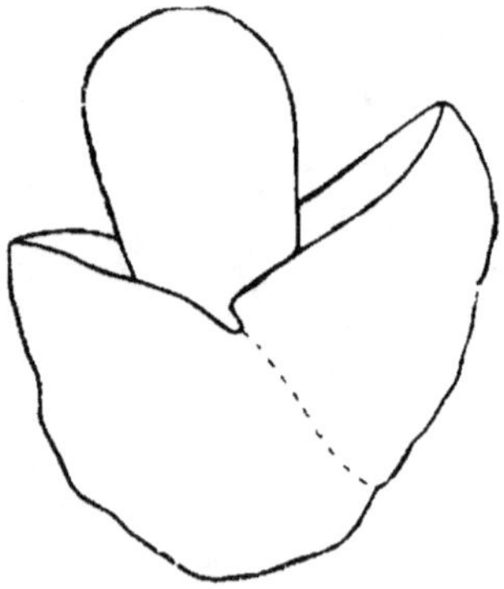

La cavité péritonéale non oblitérée est tamponnée avec de la gaze iodoformée.

Fig. 245. — Ensemble des parties excisées. (Asch.)

On termine l'opération par une reconstitution du périnée.

Procédé de Doyen. — Se fondant sur ce que le cul-de-sac de Douglas est toujours facilement accessible alors qu'en avant la limite inférieure de la vessie est quelquefois difficile à préciser au milieu des tissus hypertrophiés et indurés qui l'entourent, Doyen commence par ouvrir le péritoine en arrière. Il sectionne transversalement la muqueuse au niveau de l'ancien cul-de-sac postérieur du vagin. Dès que les lèvres de la muqueuse se laissent écarter, il fait sur la ligne médiane postérieure une incision longitudinale qui ouvre fatalement la partie inférieure du Douglas. Après agrandissement avec les doigts de l'ouverture faite au péritoine, il accroche le fond de l'utérus et, le faisant basculer, l'amène au dehors.

Une hémisection longitudinale postérieure de l'utérus est continuée sur son fond, puis sur sa face antérieure. On sépare avec le doigt ou un instrument mousse l'utérus de la vessie, puis, terminant l'hémisection, on ouvre le cul-de-sac vaginal antérieur. On libère le pourtour du col en achevant de disséquer la collerette vaginale. Les deux moitiés de l'utérus ne tiennent plus que par les ligaments larges.

Après avoir fait subir à chacune de ces moitiés une torsion de 180°, ce qui donne aux ligaments larges la forme de cordons spiroïdes, Doyen écrase ces cordons, les lie, les coupe au-dessous des ligaments puis ferme, par une suture en bourse, qui charge au passage les ligaments larges, la collerette péritonéale. Il excise la plus grande partie de la paroi antérieure du vagin et fait une colporraphie antérieure puis termine par une colpo-périnéorraphie.

Résultats. — Par suite des conditions de déchéance où se trouvent généralement les malades qu'on opère, l'hystérectomie pour prolapsus donne une mortalité assez élevée, 5 morts sur 57 cas, que nous avons réunis [1], chiffre un peu supérieur à celui de la statistique personnelle de Kirchgessner qui sur 40 cas relève 3 morts [2].

Les résultats éloignés, lorsqu'on s'est borné à l'ablation de l'utérus et du vagin, ont été médiocres; aussi est-il nécessaire d'adjoindre à l'ablation de l'utérus des opérations plastiques périnéales.

Dans ces conditions, on comprend que nous réservions cette opération aux cas où il existe une lésion de l'organe (gangrène, fibrome, cancer) suffisante à elle seule pour motiver son ablation, et à ceux d'utérus constamment dehors, largement ulcérés, donnant lieu à des écoulements variés, muco-purulents ou sanguinolents, chez de vieilles femmes ayant atteint ou dépassé la ménopause.

[1] Hartmann et Du Bouchet, L'hystérectomie vaginale dans le traitement de la chute de l'utérus. *Annales de gynécol.*, Paris, 1894, t. I, p. 45.
[2] Ph. Kirchgessner, Vaginale Totalexstirpation bei totalem Vorfall des Uterus. *Zeitschr. f. Geb. u. Gyn.*, Stuttgart, 1906, t. LVIII, p. 230.

6° **Hystérectomie vaginale dans l'inversion utérine**. — Le manuel opératoire diffère légèrement suivant que l'inversion est incomplète ou complète.

Dans l'inversion incomplète, on saisit le col avec deux pinces à traction placées au niveau des commissures. On circonscrit ce col par une incision circulaire. On effondre le cul-de-sac postérieur; on peut alors explorer la cavité pelvienne et préciser la disposition anatomique de l'utérus. On passe ensuite à la libération de la partie antérieure.

Dès que celle-ci est commencée, on fend le col sur la ligne médiane antérieure. Il faut alors voir si, grâce à cette section, on ne peut pas réduire l'inversion. Si la réduction est impossible, on poursuit l'opération en ouvrant le cul-de-sac antérieur. Rien n'est alors plus simple que de lier ou de saisir les ligaments larges dans une pince et de détacher l'utérus.

Si l'inversion est complète, le début de l'hystérectomie peut être délicat. On pratique une incision circulaire au niveau du col, que l'on détermine par la palpation.

On ouvre le cul-de-sac postérieur. Dès que le péritoine a été ouvert, on introduit le doigt dans la cavité péritonéale et on le ramène en avant du col. On ouvre le cul-de-sac antérieur, prudemment sur le doigt. Lorsque l'utérus est libéré en avant, l'opération se poursuit sans difficulté comme dans l'inversion incomplète.

7° **Hystérectomie vaginale pour tumeurs juxta-utérines**. — On peut pratiquer l'hystérectomie vaginale, au cours de l'ablation d'une tumeur juxta-utérine [1].

Deux cas peuvent se présenter. Ou bien la tumeur est supra-utérine et l'hystérectomie s'impose pour créer une voie d'accès; l'*hystérectomie* est alors dite *préliminaire,* ou bien la tumeur est plutôt infra-utérine, et son ablation peut être exécutée sans hystérectomie préalable; mais cette ablation laisse un utérus dénudé, mal fixé, et l'*hystérectomie complémentaire* s'impose; dans ce dernier cas, l'hystérectomie a encore l'avantage de créer une large voie de drainage.

Malgré les quelques succès obtenus avec cette manière de procéder, succès relatifs du reste, puisque sur 25 malades Segond en a perdu 2, soit une mortalité de 8 p. 100, nous croyons que la voie abdominale est moins grave et doit être adoptée toutes les fois qu'on se trouve en présence de tumeurs manifestement annexielles, quelque petites qu'elles soient.

Arrivé au terme de cet exposé de l'hystérectomie vaginale, nous nous excusons de nous être si longuement étendu sur cette question.

---

[1] SEGOND, Des tumeurs annexielles bilatérales qu'il convient d'enlever par voie vaginale après hystérectomie. *Revue de gynécologie,* Paris, 1897, p. 205.

La grande place qu'elle a occupée dans l'histoire de la gynécologie, justifie les développements que nous lui avons consacrés. Bien que partisan convaincu de la voie abdominale, qu'on doit, à notre avis, lui préférer dans l'immense majorité des cas, nous croyons qu'elle peut rendre encore des services dans quelques cas bien déterminés.

Dans les prolapsus utérins invétérés avec lésions étendues du col, dans certaines inversions utérines irréductibles, dans quelques rares suppurations pelviennes aiguës, virulentes, où la colpotomie est insuffisante pour arrêter la marche envahissante de la maladie, dans l'infection puerpérale, l'hystérectomie vaginale conserve sa supériorité. Elle est de même indiquée dans certains cas, ordinairement justiciables de la voie abdominale, lorsqu'on se trouve en présence d'une malade très grasse, dont l'utérus encore petit et mobile semble pouvoir être extirpé facilement par en bas.

La gêne apportée aux manœuvres opératoires par la surcharge adipeuse de la paroi, la difficulté d'obtenir chez ces malades une anesthésie calme avec respiration régulière, font que, dans de pareils cas, la voie vaginale retrouve ses avantages.

Nous n'insisterons par sur le choix du procédé à employer, il dépend du cas en présence duquel on se trouve; ce que nous avons dit à propos de chacun d'entre eux permet facilement de se décider, sans que nous ayons à revenir sur cette question.

CHAPITRE IX

HYSTÉRECTOMIE PAR LA VOIE PARAVAGINALE

Sommaire. — Historique. — Opération. — Résultats et indications.

Historique. — La voie paravaginale, conseillée par Karl Schuchardt [1], a

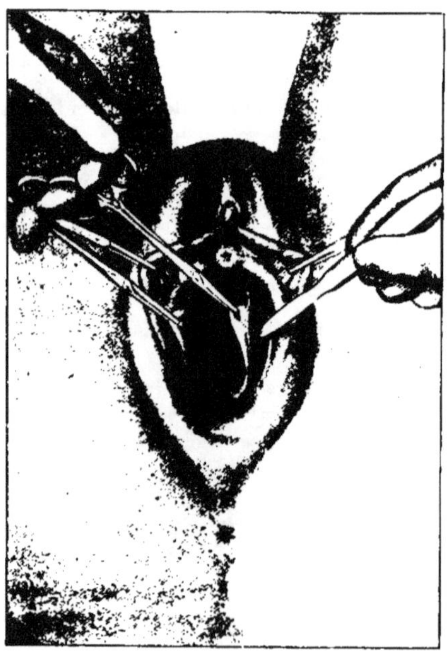

Fig. 246. — Dissection d'une collerette vaginale. (Proust.)

pour but de créer un large accès vers l'utérus, en mettant à ciel ouvert tout

[1] Karl Schuchardt, Ueber die paravaginale Methode der Extirpatio uteri und ihre Enderfolge beim Uteruskrebs. *Arch. f. klin. Chir.*, Berlin, 1901, t. LXIV, p. 289.

le vagin avec ses culs-de-sac. Avant Schuchardt on avait fait des débridements de la vulve ; mais ces débridements n'avaient aucun rapport avec la grande incision paravaginale, longue de 18 à 20 centimètres environ, intéressant tous les plans du périnée et donnant un jour considérable sur la base du ligament large.

Par cette voie on peut réséquer largement le vagin et le paramètre après

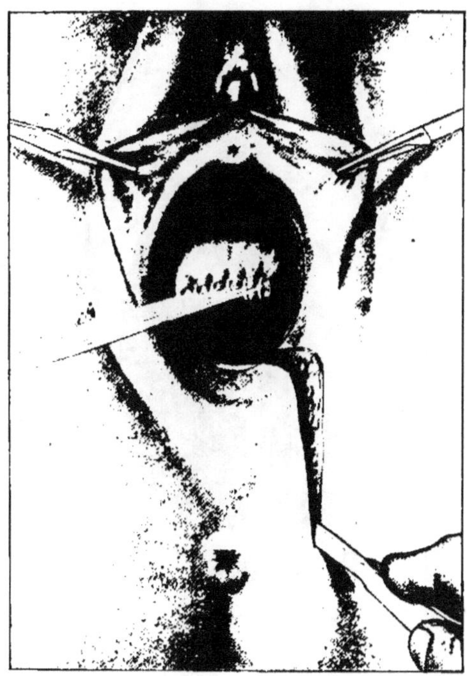

Fig. 247. — La manchette circulaire du vagin a été disséquée, puis fermée, les chefs des fils conservés longs. Tracé de l'incision paravaginale. (Proust.)

dissection des uretères. Adoptée par Schauta[1], cette opération a été défendue en Amérique par Gellhorn[2], en France par Proust[3], en Angleterre par Sinclair[4].

[1] SCHAUTA, *Monatsch. f. Geb. u. Gyn.*, 1902, t. XV, p. 133, et *Ibidem*, 1904, t. XIX, p. 475. Voir aussi *Lehrbuch der gesammt. Gynäkologie*, Vienne, 1907, 3e édit., t. II, p. 111.

[2] GEORGE GELLHORN, Paravaginal or abdominal operation in carcinoma of the uterus. *Americ. Journ. of obstetrics*, New-York, juillet 1905, p. 1.

[3] PROUST, Colpohystérectomie totale par voie vulvo-périnéale. *Presse médicale*, Paris, 16 mars, 1907.

[4] SINCLAIR, On paravaginal section. *Journ. of obst. and gyn. of the British Empire*, London, avril 1906.

Opération. — Schuchardt faisait une incision commençant à la grande lèvre gauche et coupant la partie gauche du conduit vaginal. Partie de là, l'incision tendait à se rapprocher de la ligne médiane, tout en respectant le rectum et la région sphinctérienne.

Schauta y a adjoint la fermeture du vagin, de manière à enlever le cancer

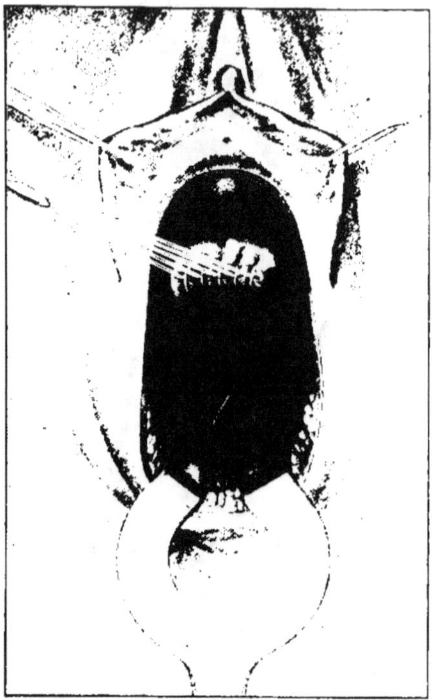

Fig. 248. — L'incision paravaginale est faite, un écarteur est placé en arrière ; en comparant cette figure à la figure 247, on voit l'agrandissement du champ opératoire que donne l'incision de Schauta. (Proust.)

en vase clos et à éviter ainsi l'infection et les greffes opératoires. Proust, qui a publié une très bonne technique de cette opération, la règle de la façon suivante :

Décollement circulaire et fermeture du vagin. — Après cautérisation du néoplasme et désinfection du vagin, on trace une incision circulaire circonscrivant soit la partie moyenne, soit la partie inférieure de ce conduit (fig. 246). Une manchette circulaire de 5 centimètres de long environ ayant été disséquée, on ferme hermétiquement le vagin par des sutures, conservant les chefs des fils longs, de manière à pouvoir s'en servir comme d'agents de traction.

Lorsque la suture est bien étanche, le chirurgien change de gants et d'instruments, pour exécuter les temps aseptiques de l'opération.

Incision paravaginale. — L'incision paravaginale commence, plus ou moins haut, au niveau de la lèvre inférieure de l'incision circulaire du vagin,

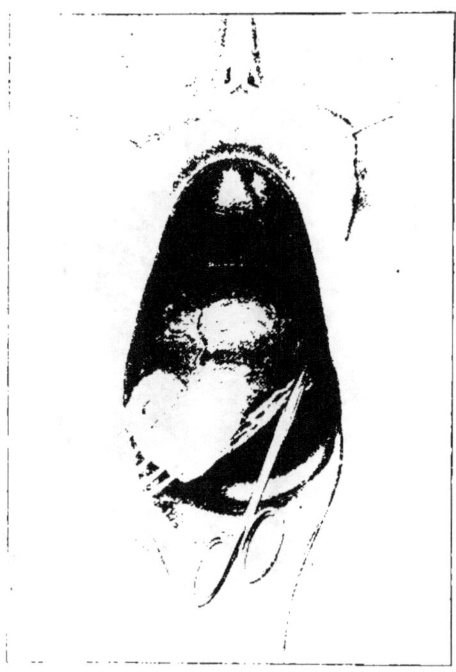

Fig. 249. — Libération des bords latéraux du vagin, fixés par les pédicules vasculaires. (Proust.)

à l'union du quadrant postérieur et du quadrant latéral gauche, et de là se dirige vers la vulve, qu'elle sectionne également à l'union de ses parties postérieure et latérale gauches. Puis elle se prolonge directement en arrière, latéralisée mais parallèle à l'axe du périnée, pour se terminer en dehors de l'anus, pouvant au besoin aller jusqu'au sacrum, pararectale, par conséquent (fig. 247).

L'incision intéresse toute l'épaisseur des parties molles du périnée : elle coupe l'entonnoir du releveur coccy-périnéal près du rectum, mais épargne le sphincter et l'intestin. Le rectum est isolé et récliné à droite. Les vaisseaux sont liés et la plaie tamponnée à la gaze stérilisée.

Dans les cas particulièrement difficiles, on peut, à l'exemple de Staude, faire une incision paravaginale double[1].

Dissection de la vessie et des uretères. — La séparation de la vessie se fait comme dans la colporraphie antérieure et en basculant le vagin en arrière.

Le décollement devient des plus faciles lorsqu'on arrive à la hauteur du

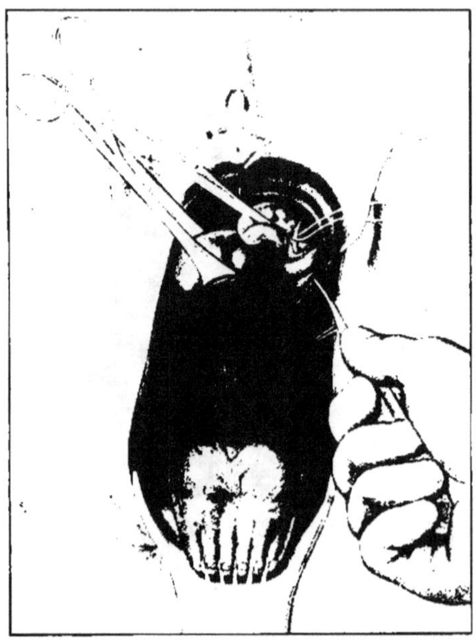

Fig. 250. — Le cul-de-sac péritonéal antérieur est ouvert, l'utérus basculé en avant ; l'opérateur passe une aiguille pour ramener un fil destiné à lier le ligament rond (Proust).

col de l'utérus, en avant duquel se trouve un tissu cellulaire lamelleux, à moins qu'il n'y ait à ce niveau des adhérences néoplasiques, cas où l'on est amené à faire une résection partielle de la vessie.

Une fois la vessie séparée sur la ligne médiane, on passe à l'isolement de ses angles latéraux, « véritables cornes qui se continuent avec les uretères ».

<hr>

[1] Staude, Ueber Totalexstirpation der carcinomatösen Uterus mittels doppelseitiger Scheidenspaltung. *Mon. f. Geb. u. Gyn.*, Berlin, 1902, t. XV, p. 863.

Reconnaissables à leur coloration rougeâtre, elles se dirigent vers le paramètre et leur isolement conduit à l'uretère, oblique en arrière et en dehors, sous forme d'un cordon plongeant dans la base du ligament large. Dans quelques cas, on a sculpté l'uretère dans une gouttière de tissu cancéreux. Pour poursuivre suffisamment en arrière cette dissection des uretères, il faut, lorsque leur situation est reconnue et leur isolement amorcé, bien libérer le vagin.

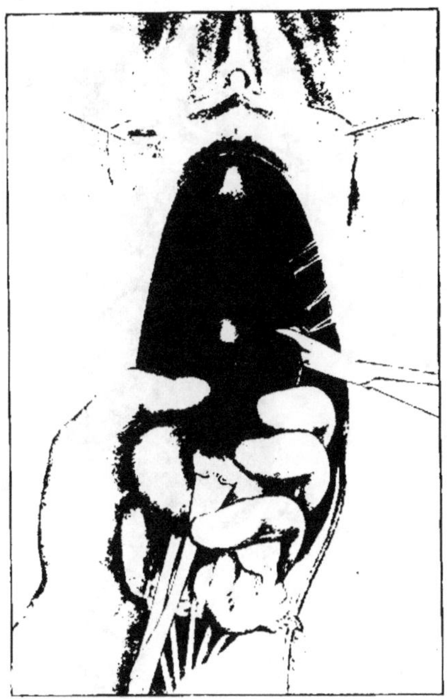

Fig. 251. — Section du ligament utéro-sacré préalablement lié (Proust).

Libération des bords latéraux du vagin et dissection de la base du paramètre. — On commence la libération du vagin par sa face postérieure, marchant dans la zone décollable avasculaire qui résulte de la coalescence des deux feuillets du cul-de-sac péritonéal embryonnaire et qui conduit jusqu'au cul-de-sac recto-utérin de l'adulte. L'isolement du vagin ne présente de difficultés qu'au niveau de ses bords latéraux, sur lesquels arrivent les vaisseaux, branches vaginales longues venues de la crosse utérine, artères vaginales, branches de l'hypogastrique, ramifications de l'hémorrhoïdale moyenne et veines collatérales vésico-vaginales. Accompagnées de tractus fibreux,

ces diverses ramifications vasculaires constituent le principal moyen de
fixité du vagin, les releveurs ne contractant avec ce conduit que de simples
rapports de contact. Il faut sectionner et lier ceux-ci un à un, veillant à
rester au-dessous de la zone urétérale et à ne pas ouvrir le vagin (fig. 249).

Cette libération des bords latéraux du vagin permet son abaissement et
facilite l'accès du paramétrium, dont l'extirpation méthodique constitue un •

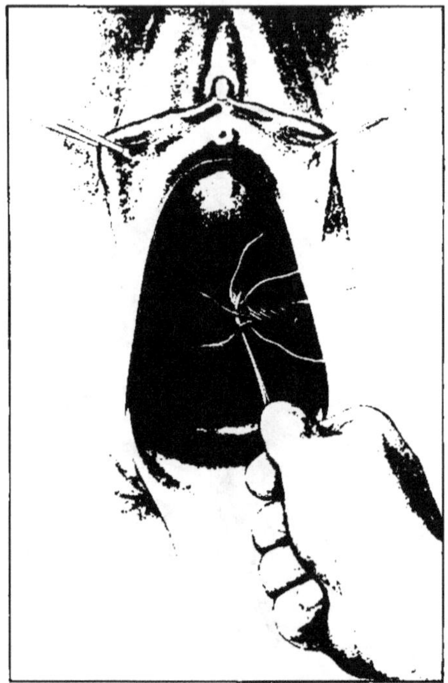

FIG. 252 — Fermeture en surjet du cul-de-sac péritonéal (Proust).

des temps principaux de l'opération. Sous le contrôle de la vue, on dissèque
l'uretère dans son trajet latéro-cervical ; on peut lier l'utérine à ce moment
ou réserver cette ligature pour la fin de l'opération.

Ouverture du péritoine. Ablation de l'utérus et du vagin. — Une fois les
uretères bien dégagés, on passe à l'ouverture des culs-de-sac péritonéaux,
l'antérieur d'abord, puis le postérieur. Cette ouverture faite avec des ciseaux,
on bascule le fond de l'utérus en avant. On lie et on sectionne successivement le ligament rond, puis le ligament utéro-ovarien du même côté, en

dehors des annexes (fig. 250). Le ligament large est coupé à son tour et l'artère utérine est liée, si elle ne l'a pas été préalablement. On termine par la ligature et la section du ligament utéro-sacré (fig. 251).

La même manœuvre est répétée du côté opposé. Ainsi se trouvent enlevés en bloc les annexes, l'utérus et le vagin fermé contenant le cancer.

Fermeture du péritoine. Reconstitution de l'anneau vulvaire. — Le péri-

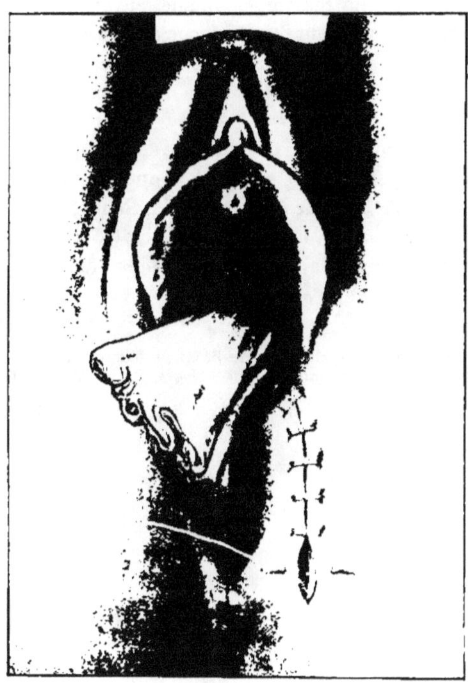

Fig. 253. — Aspect des parties à la fin de l'opération Proust.

toine est refermé (fig. 252). Deux points de suture antérieurs adossent les bords latéraux de la collerette vaginale restante de manière à créer un soutien à la vessie, puis l'incision vulvo-vaginale est refermée au moyen de points profonds chargeant en masse tous les tissus. Par l'orifice vulvaire ainsi reconstitué sortent les mèches de gaze qui drainent la cavité opératoire (fig. 253).

Résultats et indications. — Les résultats doivent être envisagés au point de vue immédiat et au point de vue éloigné.

Résultats immédiats. — Schuchardt, sur 87 cas, a 8 morts, 9,6 p. 100 ; 2 fois il y a eu lésion de la vessie, 2 fois lésion de l'uretère, 2 fois lésion du rectum. Schauta [1]. sur 336 cas, relève 36 morts opératoires, soit 10,7 p. 100. En réalité, la *mortalité* est actuellement bien moins considérable. En 1907-1908, elle était encore de 5 sur 28, soit 17,8 p. 100 ; en 1908-1909, elle n'est plus que de 2 sur 50, soit 4 p. 100.

Les accidents opératoires ont, de même, été en diminuant :

En 1901-1902, 4 lésions de l'uretère sur 47 opérations = 8,7 p. 100.

En 1902-1903, 2 lésions de l'uretère sur 29 opérations = 6,7 p. 100.

En 1904-1905-1906, 1 seule lésion de l'uretère sur 49 opérations = 2 p. 100.

En 1907-1908-1909, o lésion de l'uretère sur 78 opérations.

La vessie a été lésée 23 fois sur les 336 opérations, le rectum 4 fois.

Résultats éloignés. — Sur 42 cas suivis, Schuchardt trouve 15 malades guéries plus de 2 ans après l'opération, soit 35,7 p. 100. Schauta relève 36 malades bien portantes après 5 ans, 19 après 4 ans, 21 après 3 ans, 20 après 2 ans.

[1] SCHAUTA, Les résultats éloignés de l'extirpation du cancer du col de l'utérus par la voie vaginale élargie. *Annnales de gynécologie*, Paris, 1909, p. 642.

CHAPITRE X

VOIE PÉRINÉALE ET VOIE SACRÉE

SOMMAIRE. — Périnéotomie, transversale et sagittale. — Opérations par la voie sacrée, incision parasacrée, résection du sacrum.

La voie périnéale et la voie sacrée ont été employées, dans quelques rares occasions, par un certain nombre de gynécologistes.

§ 1. — Périnéotomie.

La périnéotomie a été pratiquée soit par une incision à direction générale transversale, soit par une incision antéro-postérieure.

Périnéotomie transversale. — Dans la périnéotomie transversale[1], conseillée et décrite par Otto Zuckerkandl, on taille sur le périnée un lambeau en forme de à base tournée vers le sacrum. La partie transversale de l'incision mesure 7 centimètres et se trouve à 3 centimètres en avant de l'orifice anal ; les deux côtés divergents se dirigent vers les ischions ; en creusant cette incision, on peut pénétrer dans l'espace recto-vaginal et arriver ainsi jusqu'au cul-de-sac recto-utérin.

Opération. — Après avoir incisé la peau et le fascia superficialis, on décolle le lambeau, on sectionne les fibres du sphincter externe qui vont au voisinage de la fourchette et l'on sépare le rectum du vagin dans toute la hauteur du sphincter. On coupe ensuite les fibres du muscle recto-vaginal, quelques fibres du releveur, et l'on tombe dans l'espace décollable intermédiaire au rectum et au vagin, cheminant alors facilement jusqu'au cul-de-sac péritonéal. Il suffit de récliner en arrière le rectum pour avoir sous les yeux une plaie largement béante dont le fond répond au cul-de-sac péritonéal. Cette plaie est limitée en arrière par le rectum, en avant par la face postérieure du vagin, latéralement par les ischions, que recouvre la graisse de la fosse ischio-rectale.

Le péritoine ouvert transversalement, on peut y engager la main, basculer dans la

---

[1] HARTMANN, *Annales de gynécologie*, Paris, 1889, t. II, p. 368.

plaie l'utérus et les annexes, sectionner, après ligature, les ligaments larges, couper
en avant le péritoine vésico-utérin, décoller la vessie et enlever l'utérus.

Cette opération a été pratiquée pour ouvrir certains abcès du bassin, pour enlever
des néoplasmes du vagin, pour extirper des cancers avancés de l'utérus.

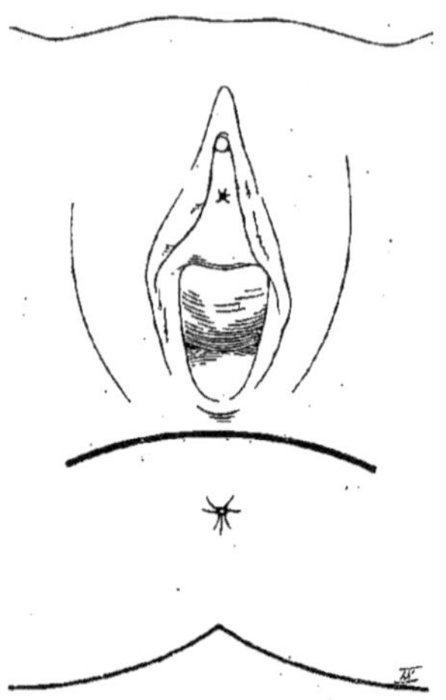

Fig. 254. — Périnéotomie transversale.   Fig. 255. — Périnéotomie sagittale.

Périnéotomie sagittale. — Dans la périnéotomie sagittale, dite le plus souvent
périnéotomie verticale, l'incision a une direction générale antéro-postérieure.Sänger[1].
qui y a eu le plus fréquemment recours, fait une incision à côté de la ligne médiane,
commençant au niveau du tiers postérieur de la grande lèvre, se terminant à 2 centimètres en dehors de l'anus, entre cet orifice et la tubérosité de l'ischion. Il sectionne
les releveurs.

§ 2. — Voie sacrée.

L'incision peut être simplement parallèle au sacrum, c'est la *voie parasacrée ;* elle
peut s'accompagner d'une résection plus ou moins étendue du sacrum, c'est la *voie
sacrée* proprement dite[2].

Voie parasacrée. — La voie parasacrée présente quelques variantes:
E. Zuckerkandl fait une incision parallèle au bord du sacrum, étendue de l'épine
iliaque postéro-inférieure au creux ischio-rectal, à égale distance de la tubérosité et
du rectum ; il coupe les muscles et les ligaments sans crainte d'intéresser les vaisseaux et les nerfs de l'échancrure sciatique, qui sont très en dehors.

[1] Sänger, *Archiv. f. Gyn.*, Berlin, 1890, t. XXXVII, p. 100.
[2] Terrier et Hartmann, *Annales de gynéc.*, Paris, 1891, t. II, p. 81.

Wölffer trace une incision qui part au-dessous et à 1 ou 2 centimètres en dehors de l'incision du coccyx et du sacrum; cette incision, recourbée en arc de cercle, passe près du rectum et se termine dans le périnée à 2 ou 3 centimètres de la commissure inférieure de la vulve. Il incise le grand fessier, les ligaments sciatiques, grand et petit, au voisinage de leur insertion. le releveur de l'anus, puis il sépare le rectum du vagin.

Voie sacrée. — Dans la voie sacrée, la résection osseuse peut être plus ou moins étendue ; Kraske résèque le coccyx et la partie gauche du sacrum suivant une ligne

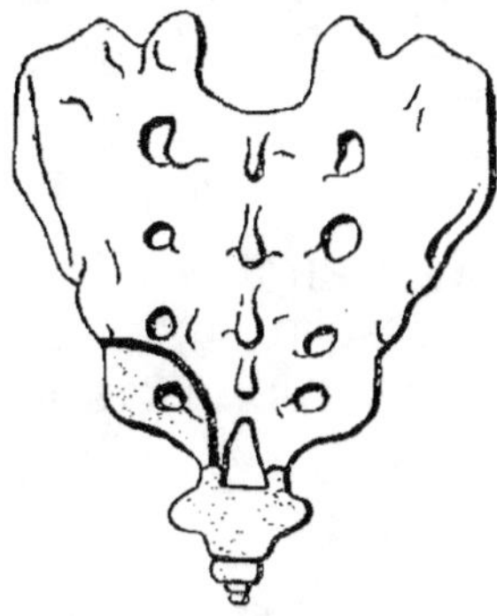

FIG. 256. — Kraske.

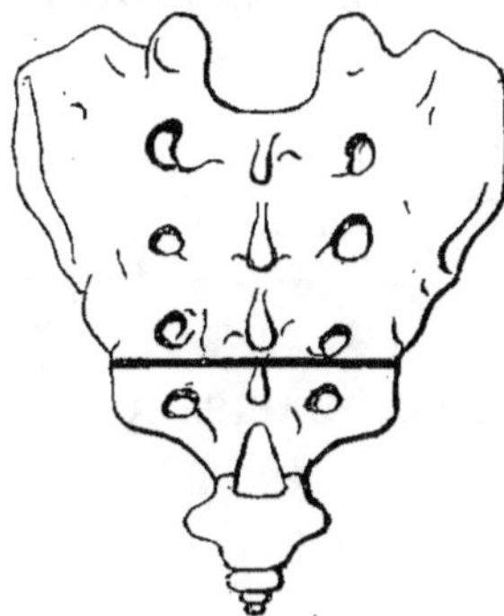

FIG. 257. — Roux.

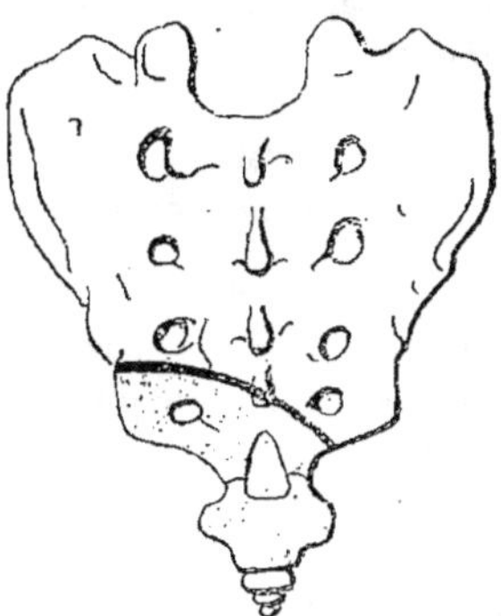

FIG. 258. — Hochenegg.

dont la partie horizontale passe au-dessous du troisième trou sacré. Roux fait une section transversale au-dessous du troisième trou sacré ; Hochenegg fait une résection, en quelque sorte intermédiaire aux deux précédentes, respectant à droite les nerfs du quatrième trou sacré et les ligaments sacro-sciatiques droits.

D'autres ont fait des résections temporaires, sectionnant transversalement le sacrum au-dessous du troisième trou, après libération de son bord droit (Roux), ou faisant une section oblique qui passe à droite entre le troisième et le quatrième trou sacré; à gauche, sur la partie latérale de la corne (Hegar et Wiedow).

Le point important est d'avoir beaucoup de jour; l'ouverture du canal sacré est sans importance, car le sac dure-mérien n'est pas atteint et il se forme ultérieurement une cicatrice fibreuse et résistante.

Ces opérations par la voie sacrée sont aujourd'hui à peu près abandonnées ; elles présentent certaines difficultés et exposent à des accidents. On a quelquefois de la peine à reconnaître et à ouvrir le péritoine ; on a lésé l'intestin, la vessie et l'uretère. Un point intéressant à noter est que l'uretère lésé a toujours été celui du côté où l'on opère, ce qui s'explique par ce fait qu'il se sépare facilement de ses connexions celluleuses avec la paroi pelvienne et que, mobilisable, il se laisse facilement attirer et atteindre.

TROISIÈME PARTIE

OPÉRATIONS PAR LA VOIE ABDOMINALE

CHAPITRE PREMIER

RACCOURCISSEMENT INGUINAL DES LIGAMENTS RONDS

SOMMAIRE. — Rappel anatomique. — Manuel opératoire. — Résultats et indications.

Le raccourcissement inguinal des ligaments ronds a été conseillé dès 1840 par Alquié ; mais le travail de ce chirurgien était tombé dans l'oubli, lorsque Alexander fit, en 1881, sa première opération, qu'Adams contribua à vulgariser dès 1882.

Communément décrit sous le nom d'opération d'Alexander, le raccourcissement des ligaments ronds est quelquefois dénommé opération d'Alquié-Alexander-Adams.

Rappel anatomique. — Le ligament rond, parti de la corne utérine, soulève l'aileron antérieur du ligament large, traverse le canal inguinal, où le cordon qu'il forme se dissocie en une série de fibres qui vont se fixer au tissu conjonctif et à la peau du mont de Vénus, aux piliers du trajet inguinal, au périoste et à l'épine du pubis.

Dans son trajet inguinal, le ligament rond se présente sous l'aspect d'une véritable corde, qu'accompagne quelquefois un diverticule péritonéal (canal de Nuck), situé en dedans de lui.

Le ligament rond, le canal péritonéal lorsqu'il existe et de nombreuses veines sont réunis par une toile celluleuse en un cordon, que croisent en arrière, en haut et en dehors, les vaisseaux épigastriques. Au-dessus de lui se trouve le nerf abdomino-génital inférieur.

Au niveau de l'orifice inguinal externe, les fibrilles terminales du ligament rond sont en grande partie incluses dans une boule graisseuse, boule de Imlach, qui pénètre sous forme d'une fusée graisseuse dans le canal.

Manuel opératoire. — Le ligament rond se ramifiant, comme nous venons de le voir, au niveau de la boule graisseuse qui recouvre l'orifice inguinal externe, il est indiqué de le chercher dans le canal inguinal, où on le trouve à l'état de cordon arrondi.

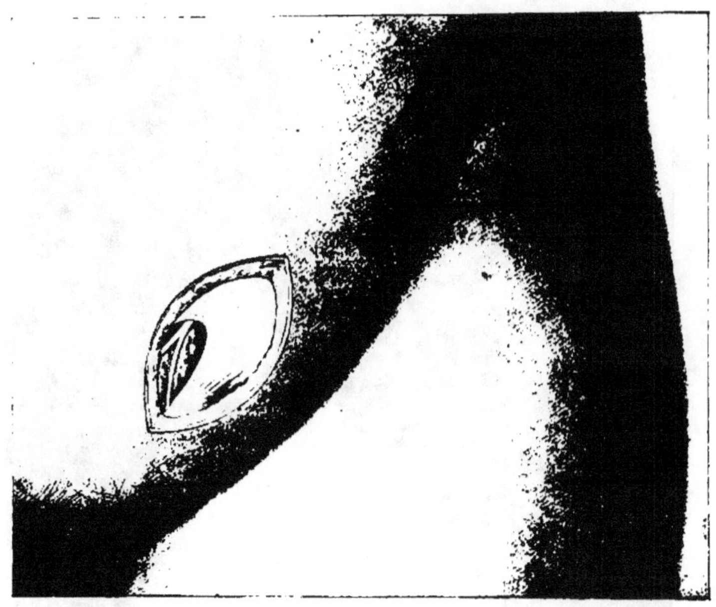

Fig. 259. — Orifice externe du canal inguinal.

Le premier temps de l'opération consiste donc à *découvrir le trajet inguinal*. Pour cela, on fait, à partir de l'épine pubienne, une incision de 7 à 8 centimètres, parallèle à l'arcade crurale, incision qui, le plus souvent, sera dissimulée par les poils. Afin d'être sûr de ne pas prendre le *fascia transversalis* pour l'aponévrose du grand oblique, ce qui, chez certaines femmes grasses, pourrait arriver, si l'on travaillait dans l'angle inféro-interne de la plaie, on creuse l'incision dans la partie externe, en un point où l'on est sûr de rencontrer le plan solide et résistant, constitué par l'aponévrose nacrée du grand oblique. Celle-ci mise à nu, on traîne sur elle la sonde cannelée de haut en bas et de dehors en dedans, ce qui conduit nécessairement à l'orifice externe du canal inguinal toujours facilement découvert de cette façon. On voit les piliers, interne et externe, le ligament rond et les nerfs qui sortent de l'anneau.

On ouvre le canal sur la sonde cannelée dans une étendue de 4 centimètres environ ; puis réclinant, si c'est nécessaire, le bord inférieur du petit oblique avec un écarteur, *on découvre le ligament rond* qui, même lorsqu'il est atrophié dans ses parties superficielles, se présente toujours profondément, sous la forme d'un cordon bleu rosé où l'on voit des vaisseaux. Ce ligament

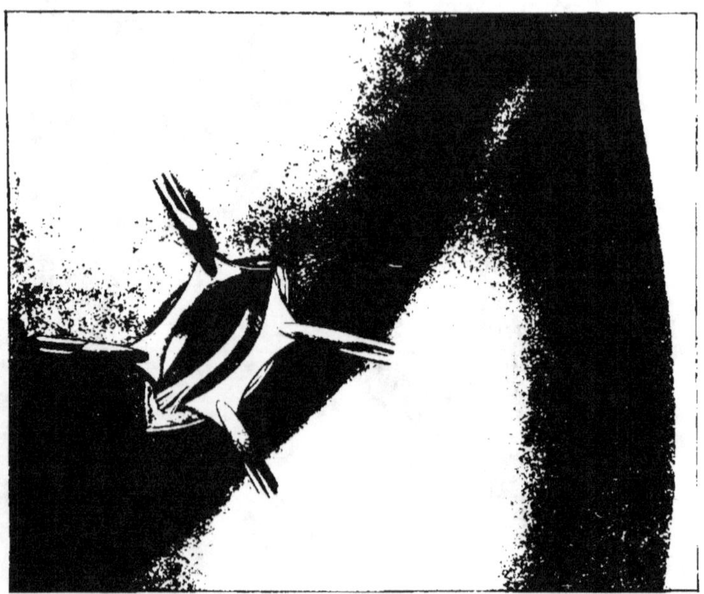

Fig. 260. — Le ligament rond dans le trajet inguinal.

reconnu, *on l'isole*, déchirant avec la sonde les tractus fibreux qui l'unissent aux parois du canal, refoulant avec une compresse de gaze le péritoine qui l'enveloppe, l'évaginant, en quelque sorte, du repli séreux qui l'accompagne lorsqu'on l'attire au dehors. Par des tractions douces et continues, on l'amène peu à peu au dehors, jusqu'à ce qu'on ait dégagé environ 10 à 12 centimètres du cordon qu'il constitue. A ce moment, le décollement du péritoine devient plus difficile, la corne utérine appuie contre la face profonde de la paroi et oppose de la résistance aux tractions. Il arrive fréquemment qu'au cours de ces manœuvres on ouvre le ventre ; non seulement, cela n'a pas d'importance, mais il est même bon d'ouvrir systématiquement le péritoine, de manière à pouvoir explorer avec le doigt les annexes du côté correspondant et à libérer, s'il y a lieu, les adhérences qui existeraient. Le point important est de toujours agir avec une grande douceur, de manière à ne pas rupturer le ligament.

On ferme alors le canal comme dans l'opération de la hernie inguinale suivant le procédé de Bassini, suturant le péritoine, réunissant le petit oblique et le transverse à l'arcade crurale, prenant simplement soin de comprendre dans les deux ou trois points inférieurs le ligament rond (fig. 262).

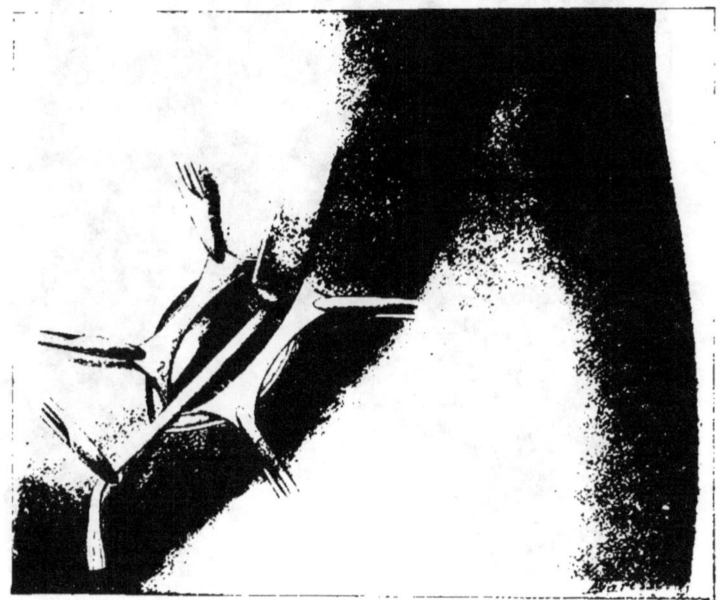

Fig. 261. — Ligament rond dévaginé du péritoine, dont on aperçoit le cul-de-sac immédiatement au-dessous de l'écarteur.

On termine la fixation par quelques points réunissant le ligament à la partie superficielle de l'aponévrose. Puis on résèque la partie terminale du ligament rond.

L'aponévrose du grand oblique et la peau sont suturées sans drainage.

Les mêmes manœuvres sont répétées du côté opposé ; l'opération est terminée par l'application d'un tampon vaginal ou par celle d'un pessaire, destinée à empêcher l'utérus d'exercer par son poids des tractions sur les sutures fixatrices du ligament pendant les premiers jours.

Diverses *modifications* ont été apportées au procédé type que nous venons de décrire. Au lieu de faire deux incisions symétriques, quelques opérateurs font une incision unique curviligne, à convexité affleurant le pubis (Bumm[1], Flaischlen[2]), etc. D'autres ferment le canal en se servant du ligament rond qu'ils enfilent successivement suivant un trajet spiroïde à travers chacune de ses parois (Abbe[3]), en le dédoublant et enfilant chacune de ses moitiés à travers une des lèvres du canal incisé, puis les nouant l'une à l'autre (Juvara[4]). D'autres replient le ligament rond en haut et en dehors et le fixent sur la face externe de l'aponévrose du grand oblique, jusque vers

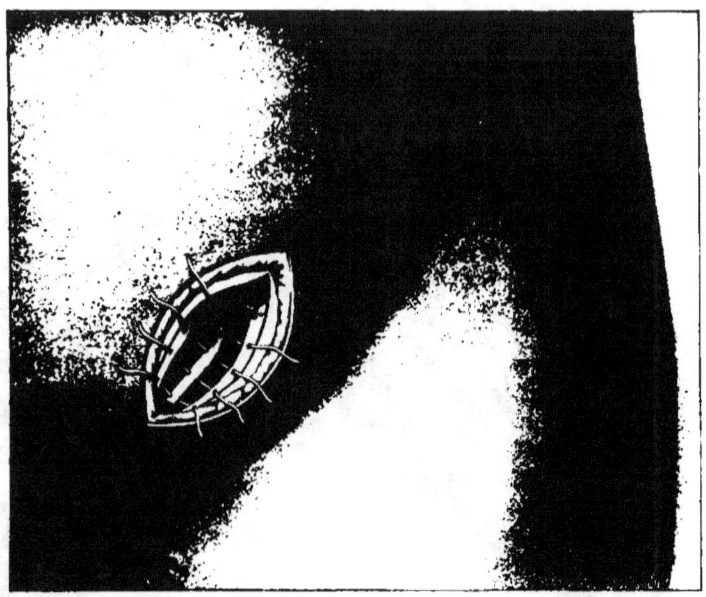

Fig. 262. — Suture du ligament rond et de la paroi postérieure du trajet inguinal.

les épines iliaques antéro-supérieures (Kocher[5]), d'autres enfin ont réuni l'une à l'autre les extrémités des ligaments ronds réséqués (Doléris[6]). Boursart, après avoir attiré fortement le ligament rond, incise le péritoine immédiatement en dehors de lui : les tractions exercées sur le ligament rond proprement dit entraînent l'utérus en avant ; celles sur le cône péritonéal externe agissent sur les annexes ; on peut ainsi graduer l'action sur l'utérus et sur l'ovaire, suivant les besoins, fixant le ligament rond à

[1] Bumm, in H. Stadfelt, *Arch. f. Gyn.*, Berlin, 1899, t. LVIII, p. 192.
[2] Flaischlen, *Monatschr. f. Geb. u. Gyn.*, Berlin, 1899, t. IX, p. 261, et t. XI, p. 300.
[3] Robert Abbe, *Fixation of the round ligaments in Alexander's operation. Annals of surgery*, Philad., décembre 1896, p. 699.
[4] Juvara, *Presse médicale*, Paris, 1901, p. 178.
[5] Kocher, *Chir. Operationlehre*, et in Lanz, *Arch. f. Gyn.*, Berlin, 1893, t. XLIV, p. 548.
[6] Doléris, *Nouvelles Archives d'obstétrique et de gynécologie*, février 1889, p. 19.

l'aponévrose, puis fermant le péritoine en suturant le cône externe au ligament rond, plus ou moins loin de l'utérus, suivant qu'il y a lieu d'attirer plus ou moins les annexes en avant [1].

Résultats et indications. — Les *résultats immédiats* sont bons ; la mortalité est nulle. Il n'y a pas de troubles dans le fonctionnement de la vessie qui se développe latéralement. Les résultats *éloignés* doivent être envisagés à un triple point de vue : orthopédique, thérapeutique et obstétrical.

Au point de vue orthopédique, lorsqu'on a pris soin d'amener, comme nous l'avons indiqué, l'utérus en antédéviation forcée, les cornes contre la paroi abdominale, les résultats sont en général bons ; on n'a guère observé de récidives que dans les cas d'adhérences rétro-utérines ou lorsque l'opération avait été dirigée contre un prolapsus.

Au point de vue thérapeutique, des douleurs ne se sont montrées que lorsqu'il existait, en même temps que la déviation, des lésions inflammatoires, en particulier des annexites. La crainte d'une hernie consécutive semble négligeable, si l'on fait une bonne suture de la paroi.

Au point de vue des grossesses ultérieures, le raccourcissement inguinal des ligaments ronds ne semble avoir aucune influence fâcheuse.

L'examen des résultats, tant immédiats qu'éloignés, conduit donc à cette conclusion que l'opération est indiquée dans les rétrodéviations simples et dans les prolapsus, à la condition que, dans ces derniers cas, on la combine à une réfection plastique vagino-périnéale. Elle ne doit cependant être faite que dans la période active de la vie génitale, alors que les ligaments sont encore bien développés et capables de soutenir le poids de l'utérus.

En pratique, nous n'avons personnellement que peu de tendance à pratiquer cette opération :

1° Parce que, pour qu'elle donne de bons résultats, il est nécessaire qu'il n'y ait pas d'adhérences rétro-utérines, ni de lésions inflammatoires du côté de l'utérus et des annexes ; que, dans de pareils cas, les rétrodéviations, ne déterminant aucun symptôme pénible, peuvent le plus souvent être abandonnées à elles-mêmes ;

2° Parce que nous possédons aujourd'hui, comme nous le verrons plus loin, des moyens plus simples et plus rapides de fixer l'utérus en bonne situation.

---

[1] BOURCART, *Ann. de gynéc.*, Paris, 1907, p. 705.

CHAPITRE II

COELIOTOMIE ABDOMINALE

Sommaire. — Technique générale. — Soins préparatoires (opérateur, milieu, opérée). — Cœliotomie médiane (Incision, limitation du champ opératoire, traitement des adhérences, hémostases, péritonisation, examen de l'appendice, fermeture de la paroi, drainage). — Cœliotomie transversale. — Soins consécutifs. — Complications (choc, hémorragies, péritonite, occlusion intestinale, accidents pulmonaires, suppurations pariétales, fistules, phlébites, éventration).

On désigne sous le nom de *cœliotomie* l'ouverture de la cavité péritonéale ou cœlome. Les voies d'accès de cette cavité sont multiples. Nous avons déjà étudié son ouverture par le vagin, décrite sous le nom de cœliotomie vaginale ou encore plus justement de *colpo-cœliotomie*. Le plus souvent on pénètre dans le péritoine en incisant les parois de l'abdomen : c'est la *cœliotomie abdominale*.

Ce terme de cœliotomie abdominale tend à remplacer à l'étranger celui impropre de *laparotomie*, qui signifie littéralement : incision latérale. Il est à souhaiter que cette modification de la terminologie acquière chez nous droit de cité. Le mot laparotomie doit être rejeté comme celui de *gastrotomie* qu'on employait au début et qui a été abandonné dans ce sens pour être réservé à l'ouverture de l'estomac.

§ 1. — Technique générale de la cœliotomie abdominale.

La cœliotomie abdominale était autrefois regardée comme une opération extrêmement grave. Les malades mouraient d'hémorragie ou succombaient à la péritonite, et les rares guérisons étaient considérées comme d'heureux hasards. Actuellement, l'ouverture de la cavité péritonéale, exécutée selon les règles, par un chirurgien sachant son métier, ne présente plus aucun danger.

Cette innocuité de l'ouverture du ventre est due, avant tout, à l'introduction, dans la pratique chirurgicale, de l'antisepsie et de l'asepsie.

C'est là un point sur lequel il est inutile d'insister à l'heure actuelle. Il importe cependant de souligner l'importance de l'emploi des méthodes purement aseptiques dans le cas particulier de la chirurgie abdominale. *Dès que le péritoine est ouvert, il faut laisser de côté tout agent antiseptique et se limiter strictement à l'asepsie.*

L'action des antiseptiques sur les agents pathogènes est en effet largement contre-balancée par leurs effets nocifs sur l'endothélium péritonéal. Cette destruction de l'endothélium péritonéal, sur l'existence de laquelle des expériences de laboratoire, telles que celles de notre collègue Delbet, confirmant les données de la clinique, ne laissent subsister aucun doute, peut avoir les conséquences les plus désastreuses.

Certes, l'asepsie absolue n'est jamais réalisée, quelles que soient les précautions prises. Elle n'est pas indispensable ; on doit s'en rapprocher le plus possible, mais lorsqu'on ne l'obtient pas, on trouve heureusement dans l'organisme des moyens de défense contre les quelques agents infectieux qui ont pu ensemencer le champ opératoire. Le péritoine possède à cet égard une résistance considérable que la clinique établit. Il n'est pas rare de voir des opérées guérir sans la moindre réaction péritonéale, alors qu'elles présentent, dans les jours ou les semaines qui suivent l'opération, une petite suppuration pariétale. Mais, pour que cette lutte soit efficace, il faut que les tissus aient conservé toute leur force de résistance et que l'action d'un antiseptique trop énergique ne soit pas venu supprimer ou diminuer outre mesure leur réaction phagocytaire.

L'emploi des antiseptiques présente encore d'autres inconvénients, qui, pour être moins immédiats, n'en sont pas moins très importants. Nous voulons parler de la formation d'adhérences étendues, provoquées par l'irritation de la séreuse. La production de ces adhérences a de trop nombreux inconvénients, pour ne pas constituer une contre-indication de plus à l'emploi des antiseptiques en chirurgie abdominale.

Dans un autre ordre d'idée, les *perfectionnements apportés à la technique* ont contribué pour leur part à réduire les risques de la cœliotomie.

Ces perfectionnements sont au nombre de trois principaux : la limitation du champ opératoire, la suppression des gros moignons, la suppression des surfaces cruentées intra-péritonéales.

La limitation du champ opératoire restreint, autant que faire se peut, la zone susceptible d'être infectée, elle rend l'opération aussi extra-péritonéale que possible. On arrive à ce résultat :

1° Par l'emploi du plan incliné ; 2° par l'isolement méthodique de la cavité pelvienne avec des compresses stérilisées.

Bien que Scultet ait autrefois employé la position élevée du bassin, réa-

lisée avec un plan incliné, pour favoriser la réduction de l'intestin au cours
de certaines kélotomies, c'est à Trendelenburg que revient le mérite d'avoir
érigé cette manière de faire en principe pour toute opération portant sur la
cavité pelvienne.

Depuis 1890, j'ai, à Paris, constamment eu recours au plan incliné, qu'au
même moment mon ami Delagénière préconisait de son côté au Mans ; à
l'heure actuelle, son emploi s'est généralisé.

Dans cette position élevée du bassin, inclinant le corps à 45°, les anses
intestinales, entraînées par leur poids vers le diaphragme, dégagent le champ
opératoire, l'intervention gagne en facilité en même temps qu'en sécurité.
On a reproché à la position déclive d'exposer à des accidents de congestion pulmonaire ou céphalique. Chez quelques femmes grasses à cœur
fatigué, on observe, en effet, parfois un peu de cyanose du visage
pendant les premières minutes ; mais il est exceptionnel que ces troubles s'aggravent au point de forcer à replacer la malade dans la position
horizontale.

L'*emploi des compresses de toile aseptiques*, que notre maître Terrier a
vulgarisé, est le complément naturel du plan incliné. En les plaçant méthodiquement, on peut arriver à isoler complètement la cavité pelvienne du
reste de la cavité abdominale et l'on réduit ainsi au minimum les risques
d'infection de la grande cavité péritonéale. A cet égard, une *bonne anesthésie*, en assurant une respiration calme et régulière, permet le maintien
constant des intestins au-dessous des compresses et constitue pour l'opérateur un adjuvant considérable. Personnellement je considère qu'en matière
de chirurgie pelvienne un bon anesthésiste est plus important qu'un bon
aide immédiat.

La suppression des gros moignons constitue un perfectionnement non
moins important. La ligature en masse des pédicules, d'une pratique courante autrefois, présente de nombreux inconvénients. Elle est compliquée,
dangereuse et le plus souvent inutile. Compliquée, il suffit, pour s'en con-
vaincre, de songer aux différents procédés de ligature préconisés pour
étreindre ces gros moignons (ligature en chaîne, nœud de Tait, de Bantock, etc.). Dangereuse, car il n'est pas rare que, quelque soin que l'on ait
mis à serrer le fil, celui-ci ne vienne à glisser ; de là des hémorragies d'autant plus graves qu'elles peuvent ne survenir que lorsque le ventre est déjà
refermé. Inutile enfin, car ces gros pédicules sont le plus souvent avascu-
laires sur la plus grande partie de leur étendue. C'est ainsi que, lorsqu'on
procède à l'ablation des annexes, deux petites ligatures, placées l'une en
dehors sur l'utéro-ovarienne, l'autre en dedans sur l'utérine, suffisent à parfaire l'hémostase. Dans ces conditions, pourquoi jeter un énorme fil sur
toute la partie supérieure du ligament large? Ce n'est pas encore tout. A
côté de ces inconvénients immédiats, les gros moignons ont encore

des inconvénients éloignés ; ils présentent une large surface cruentée, prête à contracter des adhérences ; tout chirurgien a vu autrefois des femmes ayant subi une ablation bilatérale des annexes et chez lesquelles l'opération n'avait eu d'autre résultat que de remplacer les trompes malades par deux pédicules plus ou moins infectés et aussi douloureux que les organes enlevés.

La *suppression de toute surface cruentée intra-péritonéale* constitue un perfectionnement du même ordre. La reconstitution du péritoine au-dessus du foyer traumatique et des ligatures, la *péritonisation*, comme on dit communément, a l'avantage d'empêcher les surfaces de décollement de verser dans la cavité péritonéale leurs produits d'exsudation ; elle met aussi à l'abri de la production secondaire d'adhérences, source de douleurs et même d'accidents graves, tels que l'occlusion intestinale.

§ 2. — Soins préopératoires.

Il y a lieu d'envisager, au point de vue des soins préopératoires, trois facteurs : l'opérateur, l'opérée, le milieu [1].

Opérateur. — Le chirurgien, qui entreprend une cœliotomie, doit être bien portant. Un état physique parfait assure seul à l'opérateur la résistance morale qui lui permet de prendre et d'exécuter rapidement les décisions que peut comporter une éventualité imprévue. Il doit être aseptique et non seulement lui, mais ses aides et son matériel.

Nous n'insisterons pas sur les moyens de réaliser cette asepsie ; il n'y a là rien de particulier aux opérations abdominales. Les gants de caoutchouc doivent être toujours employés ; on peut avec eux pratiquer toutes les opérations abdominales ; au contraire, les masques, si l'opérateur a soin de ne pas parler en opérant, nous semblent inutiles ; personnellement nous n'y avons recours que si nous sommes atteint de coryza ou d'angine.

Milieu. — Le milieu n'a pas une importance aussi grande qu'on serait tenté de le croire a priori. Il est cependant prudent d'éviter d'opérer les cas septiques dans la même salle que les cœliotomies. Il est bon aussi de faire revêtir aux personnes qui assistent à l'opération des blouses, de leur recommander de ne rien toucher, de ne pas pencher la tête sur le champ opératoire, de ne pas parler et de ne pas respirer sur la plaie.

[1] Consulter, sur la question des soins ante et post-opératoires en chirurgie abdominale, la discussion du *Congrès français de chirurgie* de 1909 et HOLYBACH, Einige Bemerk. über Vor und Nachbehandlung gynec. Operat., *Samml. klin. Vortr.*, 1910.

Opérée. — C'est l'opérée qui doit être surtout l'objet des soins préopératoires. Il faut, quand il n'y a pas urgence absolue, la préparer à l'opération :

1° Augmenter le plus possible sa résistance à l'infection, activer le fonctionnement de ses émonctoires, de manière à obtenir une élimination facile des matières toxiques dans le cas où se produirait une infection.

2° Aseptiser son tégument.

1° *Préparation générale de la malade*. — Afin de mettre la malade dans les meilleures conditions de résistance, il faut, avant de l'opérer, exiger d'elle un repos moral et physique de quelques jours, donnant au besoin des hypnotiques pour assurer le sommeil chez les malades nerveuses ; nous croyons qu'il est bon de ne pas indiquer le jour exact de l'opération, pour éviter l'appréhension, la nuit sans sommeil et l'état de terreur qui, quelquefois, expose à des accidents au début de l'anesthésie. Si la malade est un peu agitée, nous lui faisons prendre, la veille de l'opération, un calmant pour qu'elle ait une bonne nuit.

Le *régime* ne présente rien de particulier ; d'une manière générale, il suffit d'éviter les aliments d'une digestion difficile. Seuls les glycosuriques, les albuminuriques et quelquefois les obèses doivent être soumis à un régime spécial.

D'une manière générale, il faut, dans la mesure du possible, éviter toute opération chez les *diabétiques*, surtout s'il s'agit de polyuriques, polydipsiques à chairs flasques ; au contraire, la simple présence d'une quantité de sucre modérée, avec un état général bon, ne contre-indique pas une opération. Mais il est sage, avant de la pratiquer, de faire suivre à la malade un régime, de lui donner du lait et des alcalins de manière à réduire la quantité de sucre [1].

L'*albuminurie*, que quelques gynécologues considèrent comme une contre-indication à toute opération, constitue évidemment une condition défavorable ; il n'en est pas moins vrai que dans certains cas, fibromes utérins par exemple, où elle n'est que le résultat du trouble apporté au fonctionnement rénal par la tumeur pelvienne, sa présence, bien loin de faire écarter toute idée d'intervention, en établit la nécessité. Chez de pareilles malades, nous n'hésitons pas à opérer, mais après les avoir soumises à une quinzaine de jours de régime lacté. On se défiera cependant des malades qui, avec de l'albumine en quantité considérable, présentent dans l'urine des cylindres épithéliaux.

Chez les *obèses*, les cœliotomies sont plus difficiles, plus longues et plus dangereuses. Aussi quand rien ne presse, est-il bon de faire suivre avant l'opération une cure d'amaigrissement. Pauchet dit s'être bien trouvé d'un

---

[1] Quelques auteurs ont incriminé le chloroforme lors de coma diabétique ; en réalité, la question de l'anesthésique est secondaire. Le coma est survenu plusieurs fois après simple rachianesthésie (Füth, Holzbach).

régime essentiellement constitué de bouillon de légumes, de légumes verts, de fruits et d'oranges, avec de l'eau comme boisson ; d'autres ont conseillé le régime lacté intégral mais réduit, deux litres et demi par jour.

Lorsque les malades sont *affaiblies*, chez celles qui ont travaillé jusqu'à la dernière extrémité et qui arrivent à l'hôpital épuisées, il est sage de surseoir momentanément à l'opération, de faire garder le repos au lit, de donner des bains, une alimentation reconstituante, des toniques, de stimuler les émonctoires, et même, si le cœur est faible, de prescrire un peu de digitale ou de strychnine.

Nous attachons une grande importance au *nettoyage soigné de la bouche*; on diminue ainsi la fréquence des complications pulmonaires, des parotidites post-opératoires, etc. On fera enlever le tartre dentaire, on brossera les dents, etc.

L'*évacuation de l'intestin* par des purgatifs, outre qu'elle constitue le meilleur des désinfectants, a encore l'avantage de débarrasser le tube digestif de son contenu solide, liquide ou gazeux, ce qui réduit le volume de l'intestin et facilite par là même les manœuvres intra-abdominales. Il est bon cependant de ne pas multiplier les purgations et d'éviter les drastiques. Nous nous contentons, à moins d'indications spéciales, de donner un purgatif huileux ou un laxatif salin l'avant-veille de l'opération, ne redonnant la veille un laxatif ou un lavement que dans les cas où l'effet de la purgation a été insuffisant. On peut ainsi être sûr d'obtenir une évacuation suffisante et l'on se met à l'abri des ennuis résultant d'une continuation de queue de purgation le matin de l'intervention. Jamais nous ne donnons de purgatifs violents, la fatigue de la musculature intestinale pouvant augmenter la parésie intestinale post-opératoire à un moment où il est nécessaire de provoquer des contractions pour amener l'évacuation de gaz intestinaux.

2° *Désinfection de la région opératoire*. — La *peau* est rasée la veille de l'opération, puis la malade prend un bain savonneux, nettoyant tout le tégument de manière à activer les fonctions cutanées, s'attachant en particulier à bien débarrasser le champ opératoire des débris épidermiques qui peuvent s'y trouver.

Le *vagin* est désinfecté par des irrigations antiseptiques répétées et même soigneusement savonné le matin de l'opération, puis tamponné à la gaze iodoformée.

Dans ces dernières années, quelques chirurgiens ont cherché à prévenir par un traitement anté-opératoire les hémorragies, les coagulations intra-veineuses et les infections secondaires à l'intervention.

Ils ont fait précéder leurs opérations d'un examen de la coagulation, cherchant à rendre au sang sa coagulabilité normale à l'aide de substances coagulantes (sels de calcium, injections sous-cutanées de gélatine à 5 p. 100, de sérum animal, régime lacté), ou anticoagulantes (acide citrique, citrate potassique, régime végétarien, bleu de Prusse en injections intra-veineuses), et à prévenir ainsi l'apparition des hémorragies ou celle des thromboses et des embolies (Wright).

D'autres ont proposé d'immuniser la malade contre l'infection chirurgicale en faisant une vaccination préalable contre la streptococcie, la staphylococcie ou l'infection colibacillaire. Malheureusement, il n'existe pas encore de sérum qui puisse empêcher le développement d'une infection chez l'homme. Aussi a-t-on cherché simplement à augmenter la résistance à l'infection en provoquant une leucocytose préopératoire. L'injection sous-cutanée de 20 centimètres cubes d'une solution de nucléinate de soude au centième a été particulièrement conseillée dans ce but (Myake, Mikulicz).

Personnellement nous n'avons jamais eu recours à ces divers moyens, dont l'utilité ne nous semble pas encore établie. Au contraire, lorsque la malade est affaiblie, nous n'hésitons pas à faire, la veille et le matin de l'opération, une injection sous-cutanée de 3 à 500 centimètres cubes de sérum physiologique.

Opération d'urgence. — En cas d'urgence, il est évident que le traitement préopératoire doit être réduit au minimum. On se contentera de remonter la malade par des injections sous-cutanées ou même, en cas d'anémie extrême, intra-veineuses de sérum physiologique, par des injections de strychnine et l'on désinfectera la peau par deux badigeonnages à la teinture d'iode faits à quelques minutes d'intervalle (Grossich).

§ 3. — **Opération.**

L'ouverture de l'abdomen est ordinairement pratiquée sur la ligne médiane ; quelques opérateurs préfèrent cependant à l'incision verticale médiane une incision transversale sus-pubienne, de là la distinction en cœliotomie *médiane* et cœliotomie *transversale*.

A. — Cœliotomie médiane.

Préliminaires de l'opération. — Le chirurgien et ses aides, après avoir désinfecté leurs mains suivant le procédé habituel, avoir mis des gants de caoutchouc, préparent dans des plateaux tout ce qui leur est nécessaire :

En dehors des champs opératoires de toile, de la gaze stérilisée pour éponger, du catgut simple ou chrômé, des crins de Florence, des instruments habituels pour toute opération, peu d'instruments spéciaux sont nécessaires, des écarteurs en fil métallique, une grande valve avec point d'appui interfémoral, une aiguille mousse pour charger les vaisseaux à lier, quelques pinces porte-tampons, des pinces de Museux fines et fortes constituent tout le matériel nécessaire. Les aiguilles destinées aux sutures sont enfilées à l'avance et placées entre deux compresses stérilisées.

Pendant ces préparatifs, la malade est endormie dans son lit ou dans une pièce à côté de la salle d'opération. La vessie est vidée. Nous nous servons constamment pour l'anesthésie du chloroforme, qui procure une respiration plus calme que l'éther et qui, ne déterminant pas de congestion cépha-

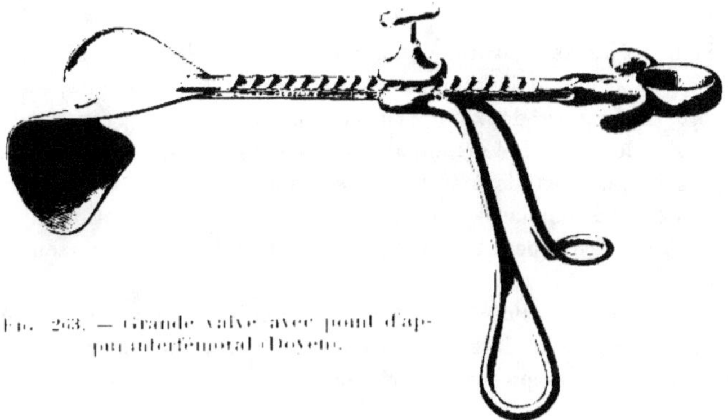

Fig. 263. — Grande valve avec point d'appui interfémoral (Doyen).

lique, conserve encore sa supériorité lorsqu'on élève le bassin pour opérer sur un plan incliné, comme on le fait constamment aujourd'hui.

Lorsque l'anesthésie est assez complète pour qu'on puisse transporter la malade, elle est amenée dans la salle d'opérations et placée sur une table à bascule pourvue d'épaulières, pour éviter que la malade soit suspendue par les genoux lorsqu'on la mettra en position élevée du bassin. L'articulation du genou doit répondre au point de jonction des deux segments du plan incliné ; les bras sont fixés le long du corps par des serviettes ou par une bande ; il ne faut jamais les placer, comme on le faisait fréquemment autrefois, en abduction forcée ; on s'expose ainsi à des paralysies radiculaires du plexus brachial, qui, bien que spontanément curables, n'en sont pas moins pendant un temps une cause d'ennuis pour la malade.

Une serviette chaude est placée sur la poitrine, une deuxième est insinuée sous les reins, après avoir relevé la chemise, de manière à éviter de souiller celle-ci au cours de l'opération.

Une toilette nouvelle de la paroi abdominale est faite par un des aides : brossage savonneux [1], éther, alcool et sublimé à 1 p. 1000. Il faut s'attacher

____

[1] Pour effectuer ce brossage savonneux, nous nous servons d'un tampon de paille de bois, enveloppé dans une compresse de gaze et stérilisé avec les compresses à l'autoclave. Comme ce tampon n'a aucune valeur, il ne sert qu'une fois et est jeté

en particulier, dès le début du nettoyage, à la désinfection de l'ombilic, que l'on déplisse lorsqu'il est excavé, attirant au dehors son fond avec une pince de Kocher.

Lorsque la désinfection de la peau de l'abdomen est terminée, on circonscrit la région à inciser avec des compresses de toile stérilisée, légèrement humides, qui limitent le champ opératoire. Le plan incliné est placé à 45°, inclinaison minima pour obtenir un résultat utile [1]. L'opération peut alors commencer.

Le chirurgien est à droite de la malade, ayant derrière lui une table sur laquelle se trouvent les plateaux contenant les instruments, une boîte de compresses de gaze, deux boîtes de compresses de toile (grandes et petites); en face de lui est l'aide principal avec une table où se trouvent des compresses de gaze, les fils à suture et à ligature. A la droite du chirurgien se tient l'aide secondaire, qui tiendra au cours de l'opération une valve ou un écarteur, et qui peut être supprimé si l'on se sert d'écarteurs automatiques.

Pendant tout le cours de l'opération, le chirurgien et ses aides éviteront de pencher la tête au-dessus de la plaie; ils s'abstiendront de parler et veilleront à ne pas respirer dans le ventre, le milieu buccal étant un milieu infecté.

Incision de l'abdomen. — L'incision la plus employée est l'*incision sous-ombilicale verticale et médiane*. Cette incision doit être assez longue pour permettre d'exécuter facilement les manœuvres intra-abdominales que nécessite l'opération que l'on a à pratiquer, pas trop longue pour que les anses d'intestin n'aient pas tendance à sortir par l'angle ombilical de la plaie. Elle varie de 4 à 12 centimètres et plus. Une simple boutonnière exploratrice ne mesurera pas plus de 3 à 4 centimètres ; une incision destinée à permettre l'extraction de volumineux fibromes peut atteindre au contraire des dimensions considérables.

D'une manière générale, on commence par une petite incision un peu au-dessous du milieu de l'espace qui sépare l'ombilic du pubis [2]. On coupe la peau, le tissu cellulaire sous-cutané, l'aponévrose au niveau de la ligne

ensuite. Nous l'imbibons simplement d'un peu d'eau et de savon liquide (savon blanc 1, savon noir 1, huile 1, eau 5, naphtol 0,025, essence de citron Q. S. pour parfumer). Il faut avoir soin de ne pas frotter trop fortement la peau pour ne pas l'excorier.

[1] Exceptionnellement cette élévation du bassin est mal supportée : chez certaines femmes grasses, le diaphragme ne peut supporter le poids des viscères qui viennent le comprimer, la respiration devient rapide, stertoreuse, le pouls irrégulier, la face se cyanose, les pupilles se dilatent, il faut relever le tronc.

[2] Chez les femmes extrêmement grasses, Kelly conseille de faire l'incision exploratrice au niveau de l'ombilic, point où la paroi abdominale est très amincie par suite de l'absence de graisse et de tissu musculaire entre la peau et le péritoine.

blanche. En fait, l'incision est rarement exactement médiane, elle ouvre le plus souvent la gaine de l'un des muscles droits ; on reconnaît le bord interne du muscle ainsi découvert et on le libère d'un coup de bistouri traîné le long de ce bord interne. On découvre ainsi le feuillet postérieur de sa gaine. Il faut alors aller prudemment, pour ne pas léser les intestins au contact immédiat de la face profonde du péritoine. Pour éviter de les

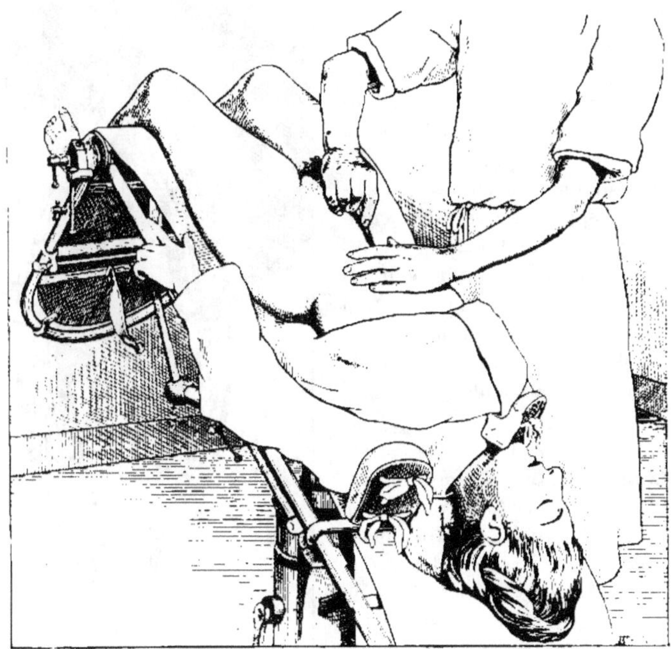

FIG. 264. — Incision de la paroi abdominale.

léser, pinçant avec une pince à griffes un pli de ces couches profondes de la paroi, on le soulève, on saisit l'autre côté de ce pli avec une pince hémostatique et on le sectionne entre les deux pinces, en dédolant, avec le bistouri (fig. 265). Souvent le péritoine est immédiatement ouvert ; quelquefois il est nécessaire de répéter à plusieurs reprises la même manœuvre pour couper en plusieurs fois les plans fibro-graisseux et le péritoine, avant d'ouvrir la cavité abdominale. Dès que celle-ci est ouverte, on agrandit l'incision avec des ciseaux à extrémités mousses.

Insinuant deux doigts dans l'incision ainsi faite, on soulève toute l'épaisseur de la paroi, que l'on incise avec les ciseaux d'abord dans l'angle pubien de la plaie, prenant soin de ne pas inciser la vessie, ensuite vers l'ombilic.

Lorsque les dimensions de la tumeur obligent à dépasser ce dernier, nous prolongeons l'incision en contournant sa partie gauche, de manière à éviter le ligament suspenseur et lui donnons ainsi les dimensions suffisantes.

Cette incision ne coupe en général que quelques vaisseaux sans importance et il est inutile de multiplier, comme le font quelques gynécologues, les pinces hémostatiques sur tous les points qui saignent. L'application de deux compresses de toile stérilisée sur les lèvres de la plaie suffit pour arrêter au bout d'un instant tout écoulement sanguin. Une ou deux artérioles dans l'angle pubien de la plaie méritent seules d'être pincées.

Limitation du champ opératoire. — Le péritoine ouvert, on repère ses lèvres avec quatre pinces, on place deux écarteurs en fil métallique et l'on examine le contenu de l'abdomen. Ceci fait et le plan opératoire arrêté, on maintient l'intestin refoulé vers la concavité diaphragmatique ; il y tombe du reste le plus souvent, par suite de la position élevée du bassin. Pour éviter qu'au cours de l'opération une anse ne tende à sortir ou ne

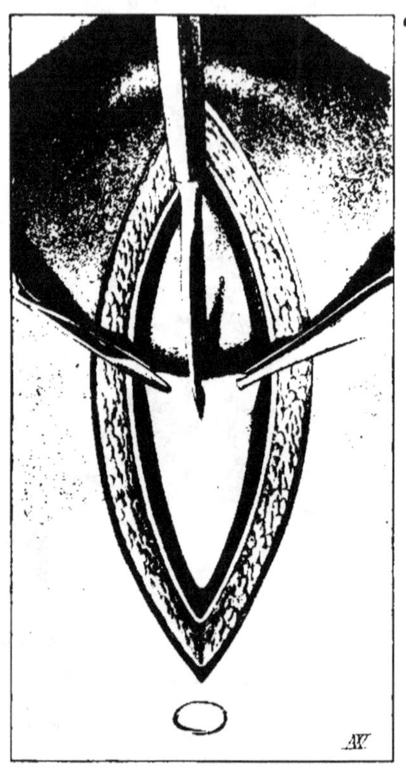

Fig. 265. — Incision du péritoine soulevé entre deux pinces.

vienne dans le champ opératoire, nous commençons par insinuer dans l'angle ombilical de la plaie, entre la face profonde de la paroi et la masse intestinale, l'extrémité d'une compresse que nous rabattons ensuite sur la paroi abdominale vers l'appendice xyphoïde. Cette compresse nous assure contre l'issue possible d'une anse d'intestin dans l'angle ombilical de la plaie, puis nous plaçons d'autres compresses pour limiter le champ opératoire. La masse intestinale doit être maintenue sous des compresses chaudes,

légèrement humides, hors du champ opératoire, à l'abri du refroidissement
et des traumatismes.

Une première compresse est placée dans l'angle supérieur de la plaie,
largement étalée en avant de la masse intestinale qu'elle refoule, elle s'étend
de l'incision jusqu'au promontoire. Les deux écarteurs latéraux sont alors
successivement soulevés et deux compresses latérales sont insinuées sous
la paroi pour tamponner les fosses iliaques. Il est souvent utile de doubler
et même de tripler cet appareil de protection de l'intestin, lorsque l'examen des lésions fait craindre la rupture d'une poche suppurée au cours

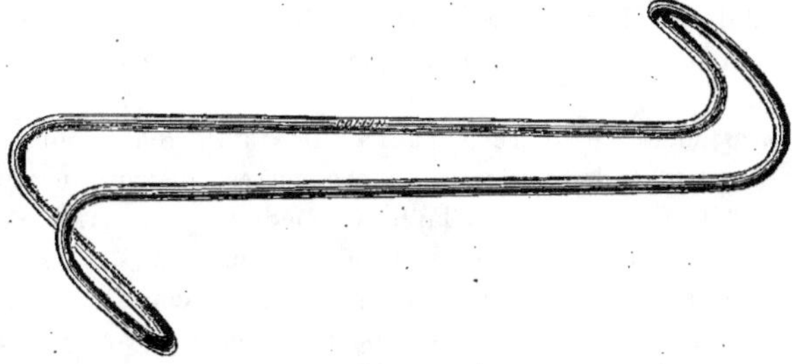

Fig. 266. — Écarteurs doubles en fil d'acier (Hartmann).

des manœuvres de décortication. Dans aucun cas, une compresse ne doit
être entièrement plongée dans la cavité abdominale ; toujours une des
extrémités doit rester extérieure. On évite ainsi de courir le risque d'oublier
une d'entre elles dans le ventre et on n'a pas l'ennui d'avoir à les compter
avant la fin de l'intervention.

La cavité pelvienne ainsi exposée, on pratique l'opération que l'on a en
vue. Celle-ci sera plus ou moins facile suivant le but poursuivi et l'état des
lésions. Dans tous les cas, la présence d'adhérences peut compliquer les
manœuvres.

Traitement des adhérences. — On peut distinguer ces adhérences en
deux groupes : les adhérences inflammatoires, les adhérences naturelles.

Adhérences inflammatoires. — Les *adhérences à la paroi* sont en général faciles à libérer ; dans quelques cas cependant elles compliquent l'ouverture de la cavité abdominale et l'on peut avoir quelques hésitations
pour savoir si l'on se trouve ou non à l'intérieur du péritoine. Le plus
simple, en pareil cas, est de prolonger l'incision vers l'ombilic pour pénétrer
dans une cavité libre d'adhérences et s'orienter facilement.

Les adhérences les plus fréquentes sont *les adhérences de l'épiploon*.
Lorsqu'elles sont récentes, on peut se contenter de les décoller ; il est bon
de pincer les portions d'épiploon décollées, parce qu'elles peuvent être le

siège d'un suintement sanguin plus ou moins abondant et qu'il est le plus souvent nécessaire d'en pratiquer la résection. Lorsqu'il s'agit d'adhérences anciennes, elles sont trop solides pour qu'on puisse songer à les libérer ; mieux vaut alors ne pas s'attarder à des manœuvres inutiles et détacher le grand épiploon en le sectionnant au-dessus des parties fixées par les adhérences. Lorsqu'il faut pratiquer des résections étendues, les pinces à écrasement rendent de grands services, en permettant de réduire au minimum le volume des moignons épiploïques.

Les *adhérences péri-utérines* sont très gênantes lorsqu'elles masquent le corps de l'utérus. Il peut être alors difficile de s'orienter. Dans ces cas, on procédera à la recherche méthodique du corps utérin de la façon suivante :

On commencera par libérer les adhérences immédiatement en arrière du pubis, au niveau de la vessie, et on progressera d'avant en arrière, ayant soin de rester exactement sur la ligne médiane. On arrivera ainsi sur le cul-de-sac vésico-utérin et sur la face antérieure de l'utérus. Poursuivant le décollement en se maintenant en contact avec le corps utérin, on dégagera successivement son fond et sa face postérieure. A partir de ce moment, on se trouve dans les conditions d'une opération où seules les annexes sont adhérentes.

La libération des *adhérences annexielles* est ordinairement assez facile, lorsqu'elles adhèrent seulement au péritoine pariétal ou à la face postérieure des ligaments larges. Elle doit toujours être faite de la ligne médiane vers les parties latérales et de bas en haut, l'extrémité des doigts allant dès le début accrocher les annexes au fond du cul-de-sac recto-utérin. Cette libération ne devient pénible que lorsqu'il existe des adhérences avec l'intestin.

Les *adhérences intestinales* sont celles qui doivent être détachées avec le plus de soin, parce qu'il faut éviter à tout prix l'ouverture de la cavité digestive, dont souvent la paroi, altérée par le fait d'une propagation inflammatoire, est infiltrée, cartonnée et friable ; aussi lorsqu'on ne trouve pas immédiatement un plan de clivage facile à séparer, le mieux est de prendre le bistouri et d'inciser sur l'annexe adhérente, puis de chercher de nouveau à décoller. Dans aucun cas il ne faut agir avec brutalité, et si c'est nécessaire, il faut laisser un fragment de trompe ou de poche adhérent à l'intestin. Quelques précautions que l'on prenne, la paroi intestinale peut être plus ou moins lésée au niveau des points adhérents. Si les lésions portent seulement sur la musculo-séreuse, quelques points de Lembert en assurent facilement la réparation. Si la muqueuse est ouverte, un double plan de suture, l'un total, l'autre séro-séreux, est absolument nécessaire.

Très exceptionnellement, dans quelques cas d'adhérences étendues et intimes, on peut être amené à pratiquer la résection de l'intestin.

Les *adhérences vésicales*, beaucoup plus rares, seront traitées comme les adhérences de l'intestin.

ADHÉRENCES NATURELLES. — Sous le nom d'ailleurs impropre d'*adhérences naturelles*, on désigne l'inclusion de tumeurs sous un feuillet péritonéal. Cette inclusion s'observe particulièrement dans les fibromes nés de la partie antéro-latérale du segment inférieur de l'utérus et se développant au-dessous des feuillets séreux du ligament large qu'ils décollent, arrivant ainsi sous le péritoine jusqu'au contact du côlon iliaque à gauche, du cæcum à droite. La disposition anatomique des parties dicte la conduite à suivre dans ces cas. On incise circulairement le péritoine dans le voisinage de la base de la tumeur, posant sur la lèvre inférieure de cette incision une couronne de pinces hémostatiques, et on décolle le feuillet séreux, ayant soin de se maintenir en contact direct avec la tumeur. On évitera ainsi la blessure de l'intestin et surtout celle de l'uretère, qui est plus particulièrement exposé dans ces cas de tumeurs incluses dans le ligament large.

Hémostase. — La tumeur libérée, on pratique l'hémostase. Nous rappelons qu'il est illogique et dangereux de former de gros moignons ; il faut lier isolément les différents pédicules vasculaires. On emploie pour cela un fil de soie, de lin, ou mieux un catgut. Dans tous les cas, le fil employé doit avoir un petit calibre, les fils peu volumineux ont le double avantage de mieux serrer et d'être mieux tolérés que les énormes fils de soie plate dont quelques chirurgiens font encore à tort usage. Comme les pédicules vasculaires ont une situation constante et correspondent à des rapports anatomiques connus, il est facile de savoir quels sont les points où l'on aura à porter des ligatures. En dehors des utérines, des utéro-ovariennes et des artères funiculaires, on n'a guère à placer que quelques fils sur des points saignants correspondant à des vaisseaux secondaires ; le seul point important est de ne jamais placer une pince à l'aveugle et de toujours bien voir ce que l'on fait.

Péritonisation. — Les parties malades enlevées, l'hémostase assurée, il faut péritoniser les surfaces cruentées du petit bassin, faisant une suture exacte du péritoine, enfouissant sous un surjet les ligatures et les parties cruentées. C'est en général facile en se servant d'une aiguille courbe tenue avec un porte-aiguille. Lorsque les surfaces à recouvrir sont trop étendues, ou que le péritoine enflammé, épaissi, friable, se laisse déchirer sous la striction du fil, il peut être nécessaire de faire, suivant l'expression de Chaput, un véritable cloisonnement transversal du bassin. On suture alors le péritoine rétro-vésical à celui qui recouvre le côlon pelvien et la partie supérieure du rectum, isolant de la grande cavité péritonéale le foyer opératoire qu'on

laisse en communication avec le vagin (fig. 267). Ce cloisonnement, de
même que toutes les péritonisations du pelvis, s'exécute très rapidement

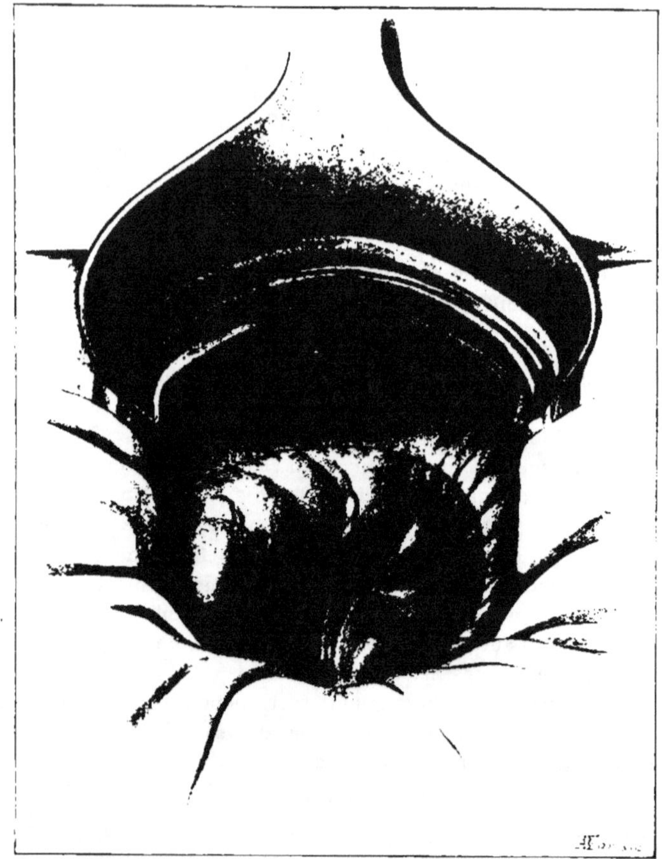

Fig. 267. — Cloisonnement du bassin par suture du côlon pelvien
au péritoine antérieur au-dessus d'un drainage vaginal.

avec une aiguille courbe tenue avec un porte-aiguille et enfilée d'un catgut
fin; cette manière de faire nous semble très supérieure, comme facilité
et comme rapidité, à la suture avec l'aiguille de Reverdin, qu'emploient
encore beaucoup de mes collègues à Paris.

Examen de l'appendice. — Avant de refermer la paroi abdominale, il est toujours bon d'attirer le cæcum, d'examiner l'appendice et, pour peu que ce dernier présente quelques lésions, de l'enlever séance tenante. L'ablation systématique de l'appendice a même été conseillée par quelques opérateurs dans tous les cas où le ventre a été ouvert pour une lésion d'ordre gynécologique[1].

Fermeture de la paroi abdominale. — Une dernière toilette de la cavité pelvienne étant faite, il ne reste qu'à fermer la paroi. Il est bon, au préalable, d'abaisser le plan incliné et de voir si rien ne saigne dans la cavité pelvienne, lorsque la malade est replacée dans la position horizontale. Il arrive, en effet, que des artérioles, qui ne donnaient pas de sang tant que la malade était en position élevée du bassin, se mettent à saigner lorsqu'on abaisse celui-ci. Cette dernière vérification terminée, on enlève les compresses qui protègent l'intestin. On laisse celui-ci revenir dans la cavité pelvienne, puis on va chercher l'épiploon qu'on étale au-devant de la masse intestinale ; cette dernière manœuvre a son intérêt ; elle contribue à isoler la séreuse péri-intestinale du foyer opératoire, elle met à l'abri des occlusions intestinales secondaires dues à une couture du côlon transverse tombé au moment de l'élévation du bassin dans la concavité diaphragmatique et resté dans cette situation anormale au moment où l'on a replacé la malade horizontalement.

Chaque chirurgien referme à sa manière la paroi abdominale ; à vrai dire,

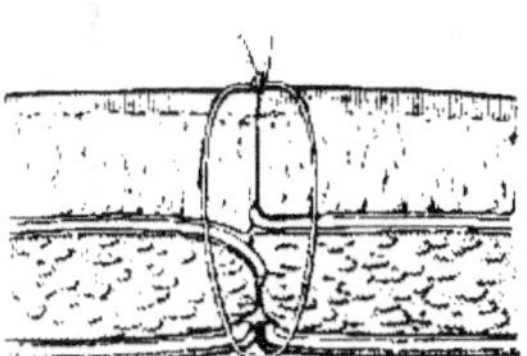

Fig. 268. — Suture en masse ; les parties ont été mal affrontées, l'aponévrose a été repliée entre les muscles.

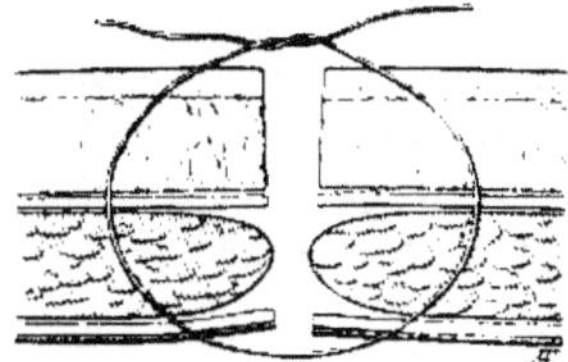

Fig. 269. — Suture en masse ; les parties ont été bien affrontées, péritoine à péritoine, muscle à muscle, aponévrose à aponévrose.

le procédé employé importe peu, pourvu que la *suture reste aseptique et maintienne en rapport des parties similaires*.

On peut employer la *suture à un plan* ou la *suture à plusieurs plans*.

[1] Kelly conseille de profiter de l'ouverture faite à la cavité abdominale pour explorer les divers organes de l'abdomen ; il a pu ainsi découvrir non seulement des lésions de l'appendice mais un rein mobile, des calculs biliaires, des lésions de l'uretère et même une tumeur pylorique (HOWARD A. KELLY, The exploration as an adjunct to every cœliotomy. *Medical News*, 15 décembre 1899, p. 784). Nous croyons que cette exploration systématique de l'abdomen ouvert est inférieure à un examen précis associé à un interrogatoire méthodique avant l'opération.

La suture à un plan peut s'exécuter à l'aide de gros crins de Florence, de grosses soies ou mieux de fils métalliques (fils d'argent, fils de bronze aluminium).

L'exécution de cette suture ne présente rien de spécial. Il importe cependant de veiller à ce que l'aiguille ne laisse échapper ni le muscle, ni l'aponévrose, et soit enfoncée le plus près possible de la section au niveau de la peau et surtout du péritoine. Mieux que toute description, les figures 268 et 269 montrent les points où

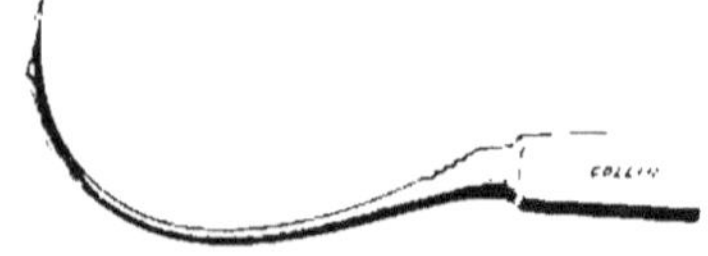

Fig. 270. — Aiguille à manche de Doyen.

l'aiguille doit traverser les différents plans. Cette manière de faire a pour but d'éviter que le péritoine soit entraîné entre les deux lèvres de la plaie et que la peau soit sectionnée par les fils d'argent qui en embrasseraient une trop grande étendue. Les points sont espacés de 2 centimètres environ, passés à l'aide d'une aiguille solide pourvue d'un manche. On les place tous avant de les serrer et l'on prend soin au moment de la torsion des fils de ne prendre ni intestin, ni épiploon dans l'anse qu'ils constituent.

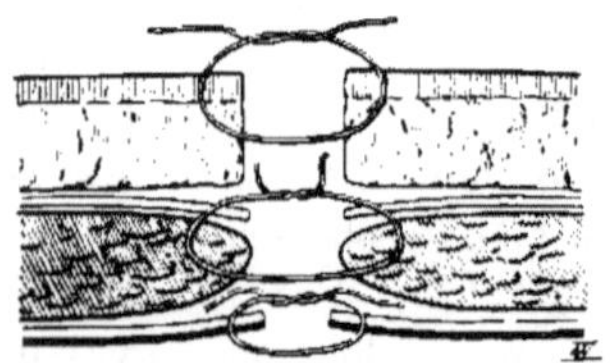

Fig. 271. — Suture à 3 plans.

Les points profonds placés, on pose entre eux quelques crins superficiels ou des agrafes de Michel pour assurer un affrontement exact de la peau.

Lorsqu'on emploie une *suture à plusieurs étages*, on réunit d'habitude isolément le péritoine, la couche musculo-aponévrotique, enfin les téguments (fig. 271). On peut employer à volonté la soie, le fil de lin, le catgut, etc.

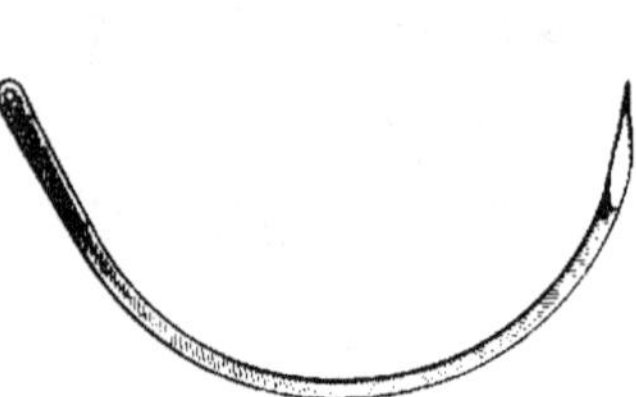

Fig. 272. — Aiguille d'Hagedorn.

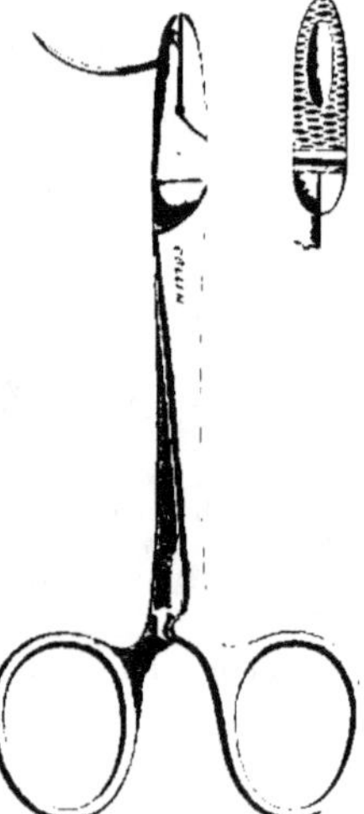

Fig. 273. — Aiguille montée sur le porte-aiguille de Doyen.

Nous nous servons de catgut stérilisé à l'alcool sous pression pour la suture du péritoine, de catgut légèrement chromé pour la suture des couches musculo-aponévrotiques [1], de crins de Florence pour la peau.

Nous faisons la suture du péritoine en surjet, avec une aiguille d'Hage-dorn que nous tenons à la main, arrêtant le surjet tous les quatre ou cinq points. Pour la suture des couches musculo-aponévrotiques plus dures à perforer, nous nous servons de l'aiguille dite à fistule, tenue avec un

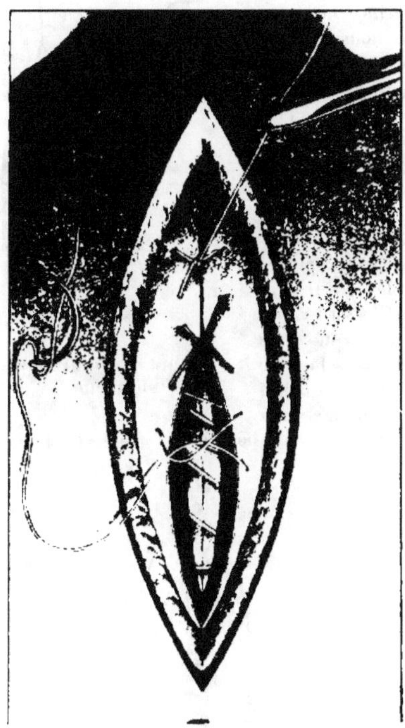

Fig. 274. — La suture péritonéale en surjet est terminée. Suture de la paroi musculo-aponévrotique.

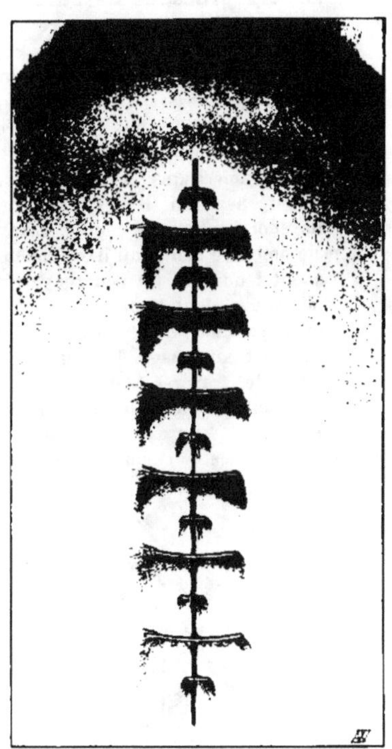

Fig. 275. — Suture cutanée (points profonds et superficiels).

porte-aiguille. Nous faisons de même un surjet prenant dans un point toute l'épaisseur de la couche musculo-aponévrotique, dans le suivant le feuillet aponévrotique antérieur seulement, ayant soin d'arrêter le fil tous les deux

Le catgut stérilisé simplement dans l'alcool sous pression se résorbe très vite; au bout de 5 à 6 jours il a perdu toute résistance; le catgut chromé dont nous nous servons met, au contraire, 25 jours environ à se résorber; aussi croyons-nous son emploi particulièrement indiqué pour la suture de la partie résistante de la paroi, les muscles et l'aponévrose.

points, chaque fois qu'il a traversé toute l'épaisseur de la couche musculo-
aponévrotique (fig. 274). La suture de la peau
est faite à points séparés avec l'aiguille de Reverdin (fig. 275).

Divers procédés de suture. — De nombreux
procédés de suture ont encore été décrits ; nous ne
pouvons ici les mentionner tous et nous nous conten-
terons d'exposer brièvement les principaux d'entre eux.

Une suture assez fréquemment employée pour la
réunion de la peau est la *suture intra-dermique*, décrite
il y a longtemps par Chassaignac, reprise par les chirurgiens américains et recommandée par Pozzi. Elle
s'exécute avec un fil très fin enfilé dans une aiguille
d'Hagedorn, petite et courbe. L'angle supérieur de la
plaie doit être maintenu fixe ; chaque lèvre est successivement tendue et un peu renversée avec deux pinces
à disséquer, dont l'une est tenue par le chirurgien,
l'autre par son aide. L'aiguille pénètre d'abord à un
centimètre au-dessus de la plaie, ou sur le côté, près
de l'angle, traverse toute la peau, ressort dans la plaie
entrainant avec elle le fil, jusqu'au niveau d'un nœud
qui l'arrête. Elle s'engage ensuite dans le derme de la
lèvre opposée, y chemine, ressort, etc. fig. 276 . Au bout de la plaie elle perfore

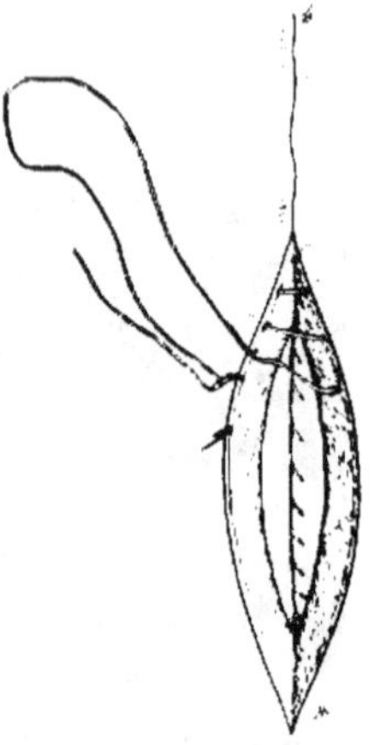

Fig. 276. — Suture intra-
dermique.

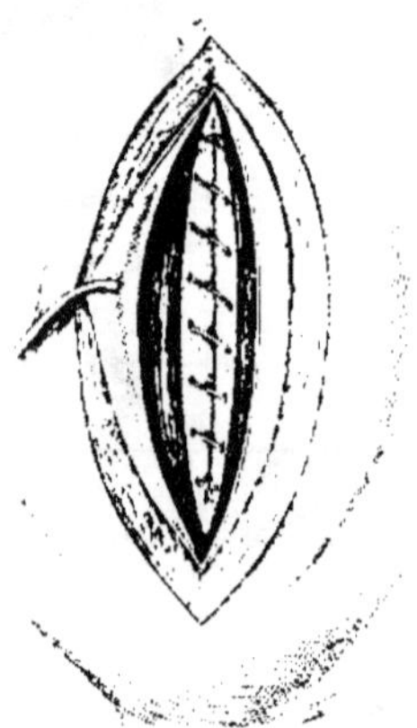

Fig. 277. — Le péritoine est suturé ;
sur le côté gauche on a enlevé la
graisse qui recouvrait la face antérieure de l'aponévrose, qui va être
doublée par la superposition de
l'aponévrose du côté droit Noble .

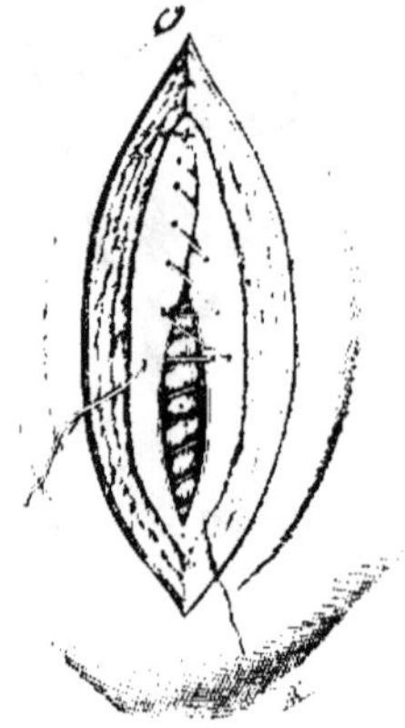

Fig. 278. — Les muscles droits
sont suturés. L'aponévrose
est doublée, maintenue par
une suture en surjet Noble .

toute l'épaisseur de la peau ; un nœud arrête le fil à ce niveau.

La *suture par doublement de l'aponévrose*, que nous utilisons depuis longtemps dans la cure des éventrations avec grand écartement des muscles droits, est couramment pratiquée par Noble. Après avoir réuni le péritoine par une suture continue avec du catgut résorbable, il prend un catgut chromé, rapproche par un surjet l'aponévrose du transverse et le muscle droit, puis, arrivé à l'extrémité de la plaie, il passe le même fil à travers le feuillet antérieur de l'aponévrose qu'il suture à l'aponévrose du côté opposé, en superposant une des lèvres de l'aponévrose à la lèvre du côté opposé (fig. 277 et 278).

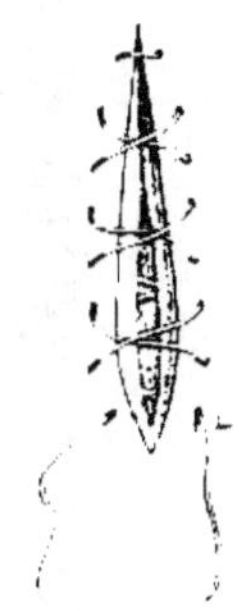

Fig. 279. — Suture en lacet desserrée (Roggers).

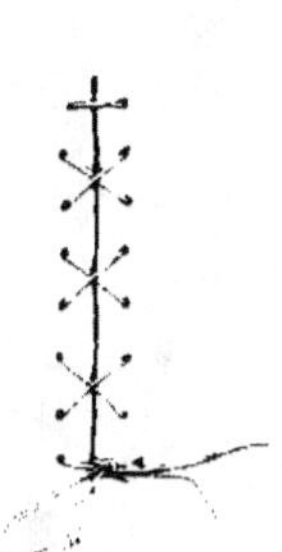

Fig. 280. — Suture en lacet serrée et nouée (Roggers).

La *suture en lacet* de Roggers, lorsqu'elle comprend les trois plans de la paroi, coapte fortement les parties et peut, dans quelques cas de cœliotomie itérative, être dénouée et délacée comme un corset; il suffit de couper les fils au-dessous du nœud fait à l'extrémité pubienne de la plaie.

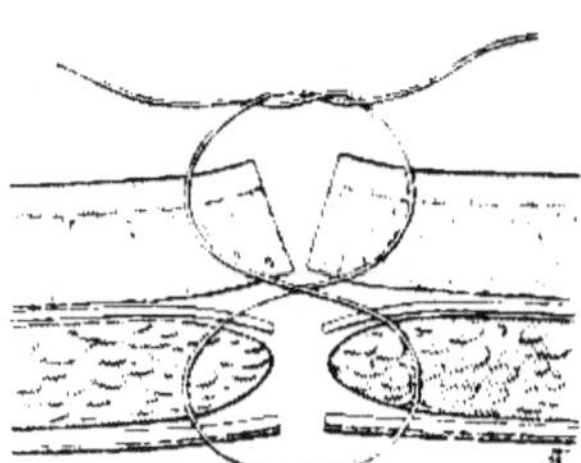

Fig. 281. — Suture en 8 de chiffre.

La *suture en 8 de chiffre* donne un très bon affrontement. Elle a été faite le plus souvent totale (fig. 281); personnellement, lorsque nous y recourons, nous faisons un surjet au catgut sur le péritoine et ne plaçons les fils en 8, au crin de Florence, que sur la couche musculo-aponévrotique et la peau.

Jonesco se sert d'*une seule rangée de fils métalliques en U*, dont les extrémités sortent du même côté cutané de la plaie, dont les anses embrassent les deux aponévroses profondes, les deux muscles droits, les deux feuillets antérieurs de la gaine,

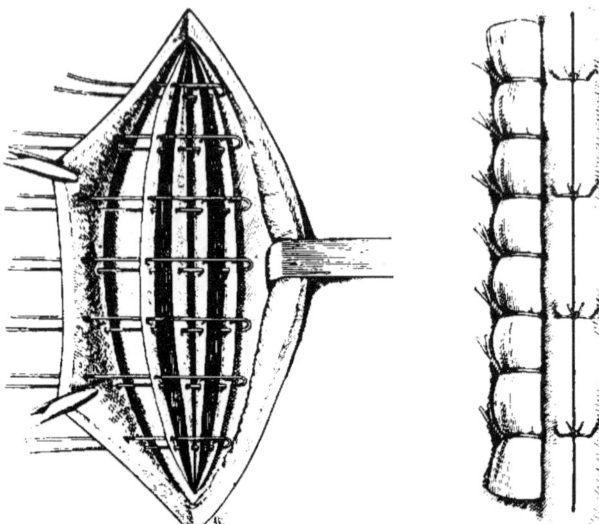

Fig. 282. — Suture de la paroi abdominale sans fils perdus. Pose des fils.

Fig. 283. — Suture de la paroi abdominale sans fils perdus (opération terminée).

sans intéresser la peau de la lèvre opposée. Ces fils sont noués sur un rouleau de gaze. Quelques points complémentaires de crin de Florence complètent l'affrontement cutané (fig. 282 et 283). Gauthier a employé le *point de la machine à coudre* (fig. 284).

La *suture d'Amann* est un peu spéciale et se comprend très bien en jetant un coup d'œil sur les schémas ci-joints (fig. 285 et 286). On remarquera, en regardant ces figures, qu'Amann, au lieu de faire une incision exactement médiane, fend le feuillet antérieur de la gaine du grand droit latéralement, récline la lèvre interne de l'incision aponévrotique puis sépare les muscles et ouvre le péritoine sur la ligne médiane ; de cette manière l'incision aponévrotique répond à un muscle intact, ce qui diminue les risques d'éventration.

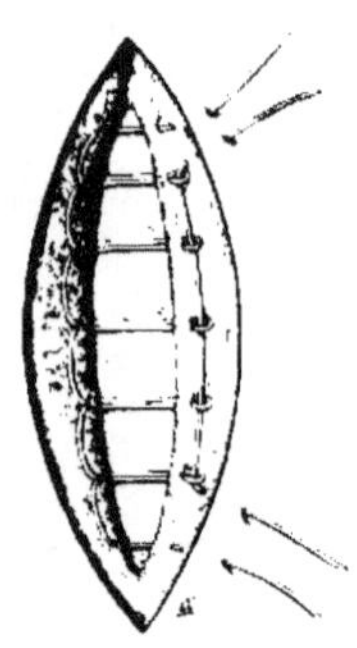

Fig. 284. — Point de la machine à coudre.

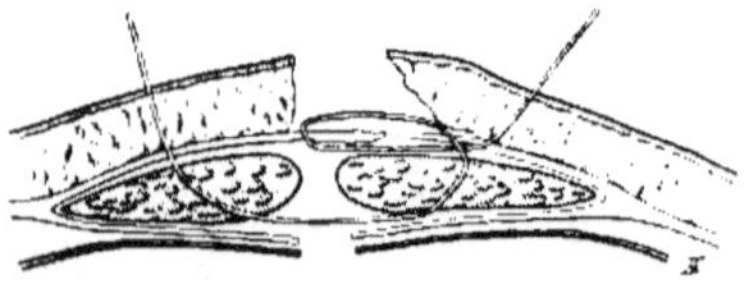

Fig. 285. — Suture d'Amann non serrée.

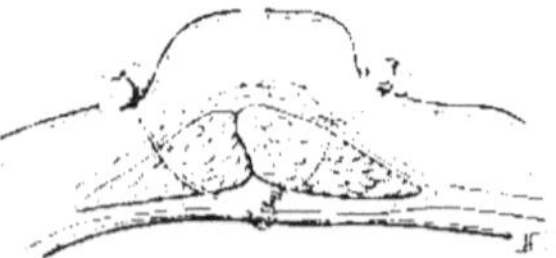

Fig. 286. — Suture d'Amann serrée.

Drainage. — Dans ces 15 dernières années on a eu tendance à restreindre
le domaine du drainage. C'est là, croyons-nous une erreur. Certes le péritoine
jouit d'un pouvoir d'absorption considérable et possède des propriétés de
défense très réelles ; les perfectionnements apportés à la technique, en
particulier la péritonisation des surfaces cruentées, l'ont mis dans de meilleures conditions qu'autrefois pour lutter contre les processus infectieux ;
il n'en persiste pas moins que le drainage non seulement ne présente aucun
inconvénient mais qu'il améliore notablement les résultats opératoires dans
un certain nombre de cas, comme nous l'avons récemment montré dans un
mémoire reposant sur l'analyse d'un millier de cœliotomies consécutives [1].

Dans toute opération, conduite aseptiquement et terminée par une hémostase parfaite, le drainage est inutile. Il est, au contraire, indispensable, lorsque, pour une raison ou pour une autre, on craint de n'avoir pu
éviter, d'une façon absolue, l'infection de la cavité pelvienne ou lorsqu'on
redoute la production d'un suintement, soit séreux, soit hémorragique.

C'est dire que le drainage est indiqué lorsqu'au cours de l'opération on a
crevé une poche suppurée [2], quand on se trouve en présence d'un intestin
malade, lorsqu'on a dû laisser dans le ventre un fragment de poche enflammée.

Il est de même nécessaire lorsque l'hémostase n'est pas parfaite, que la
péritonisation est incomplète, qu'il reste des surfaces pouvant donner un
suintement secondaire.

Par où faut-il drainer ? Les uns drainent par le vagin, les autres par la
partie inférieure de la plaie abdominale. Les deux manières
de faire ont leurs défenseurs et semblent donner l'une et l'autre de bons
résultats. Le point important est de *drainer une cavité limitée*. Aussi, au
moment de placer le drain, amenons-nous à son contact toutes les surfaces d'intestin altéré, isolant, avec le côlon pelvien et le grand épiploon

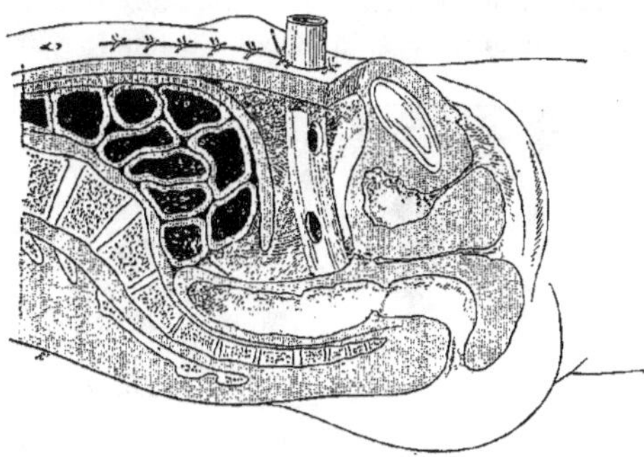

Fig. 287. — Drainage abdominal après castration
totale ; l'épiploon descend comme un tablier au-
devant de la masse intestinale, qu'il isole du foyer
drainé.

---

[1] Hartmann et Metzger, Le drainage abdominal en gynécologie, à propos de 997 cœliotomies consécutives. *Ann. de Gynécol.*, Paris, 1910, p. 329.

[2] Schauta, Wertheim, Küstner ne drainent que si le pus, examiné au cours de
l'opération, semble encore virulent (présence de nombreux leucocytes, microbes se
colorant bien).

rabattu en tablier, la grande séreuse péri-intestinale du foyer pelvien.

La rapidité avec laquelle se forment les adhérences fait que ce foyer est presqu'immédiatement circonscrit et que l'on n'a pas à craindre le développement d'accidents infectieux dans le reste du ventre (fig. 287).

Chacune de ces voies présente ses indications. Toutes les fois que l'utérus n'a pas été enlevé en totalité, nous drainons par l'abdomen. Le reproche, adressé à ce mode de drainage, de ne pas assurer l'écoulement des liquides exsudés au fond de la cavité pelvienne, la pesanteur s'opposant à leur ascension, n'est pas fondé, parce qu'il ne tient pas compte de la pression intraabdominale. Un gros drain de caoutchouc placé dans l'angle inférieur de la plaie et fixé à la peau par un crin, assure parfaitement l'évacuation des liquides, même sans aspiration. Nous préférons ce mode de drainage aux drains de verre, qui peuvent se briser ou exercer des pressions dangereuses sur les parties voisines, et aux mèches de gaze, parce que l'ablation de ces dernières est toujours un peu pénible pour la malade et que si la mèche n'est pas en contact intime avec la partie où se fait le suintement, elle peut quelquefois agir comme un bouchon et emprisonner les liquides exsudés.

Pendant les 24 ou 48 premières heures, le suintement quelquefois abondant oblige à renouveler assez fréquemment le pansement. Le drain peut être retiré, dans les opérations aseptiques, dès le deuxième jour. Pour éviter l'entrée de l'épiploon dans les orifices latéraux du tube, il est bon de lui faire exécuter un mouvement de rotation avant de le retirer.

Lorsque l'utérus a été enlevé en totalité, en particulier lorsque la péritonisation exacte du pelvis n'a pu être faite et que l'on

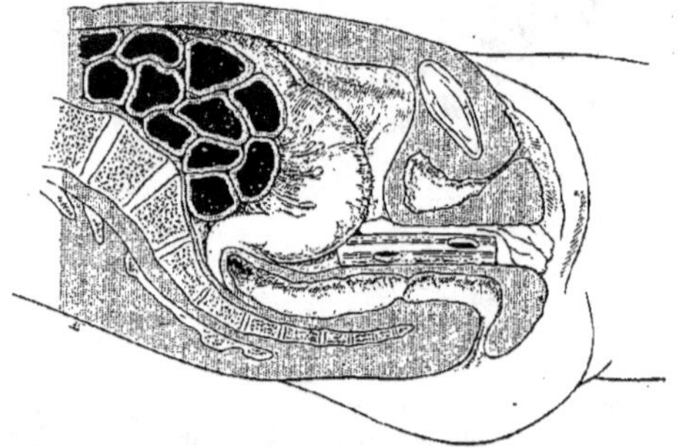

FIG. 288. — Drainage vaginal. A côté du drain se voit dans le vagin une mèche. Le foyer drainé est isolé de la grande séreuse péri-intestinale par une suture du côlon pelvien au péritoine rétro-vésical.

a dû recourir au cloisonnement du bassin, nous drainons par le vagin, fixant par un catgut non chrômé l'extrémité du drain aux bords de la section vaginale (fig. 288).

Drainage par la gaze. — Le drainage par la gaze a été surtout conseillé par Mikulicz, qui opérait de la manière suivante : on prend un morceau de gaze stérilisée, carré, grand comme un mouchoir de poche, au centre duquel est fixé un fil de soie long et solide. On plie la gaze en forme de cornet, on saisit son fond avec une pince et on le porte au fond du foyer opératoire. Il suffit ensuite d'introduire dans le sac une série de mèches pour le remplir et pour tamponner le bassin. On enlève les mèches au bout de 48 heures, le sac de gaze du quatrième au cinquième jour.

Quelques chirurgiens combinent la gaze et les tubes à drainage, se servant d'un sac à la Mikulicz à l'intérieur duquel ils placent un drain en même temps que des mèches de gaze ; d'autres introduisent simplement un drain et placent autour de lui des mèches de gaze qui tamponnent les surfaces cruentées. Tous ces procédés, bons à une époque où l'on cherchait autant à faire un tamponnement hémostatique qu'à drainer, doivent être délaissés aujourd'hui, les chirurgiens réalisant une hémostase parfaite du petit bassin avant de fermer la plaie abdominale.

En Amérique, on se sert assez fréquemment du drain-cigarette, constitué par une feuille de caoutchouc enroulée autour d'une lanière de gaze.

Lavage du péritoine. — Quelques gynécologues conseillent encore de faire le *lavage du péritoine* dans les cas où l'opération a présenté une longue durée, dans ceux où il y a lieu d'entraîner au dehors des débris, du liquide kystique épanché, etc. L'introduction d'une certaine quantité de solution salée physiologique, à une température un peu plus élevée que celle du corps, aurait, à leur dire, l'avantage d'entraîner au dehors les corps étrangers, d'agir comme stimulant général contre le choc, de diluer les substances toxiques et de favoriser l'action des leucocytes. Personnellement nous n'y avons jamais recours, cherchant, au contraire, à exécuter toute l'opération en cavité limitée et préférant de beaucoup, dans les cas où l'indication s'en présente, combiner le drainage aux larges injections sous-cutanées de sérum.

Pansement. — Le pansement ne présente rien de particulier. On recouvre la plaie de compresses de gaze stérilisée, mettant, s'il y a un drain, un certain nombre de compresses chiffonnées à son niveau. Par-dessus la gaze, on place de l'ouate hydrophile stérilisée, puis de l'ouate ordinaire et l'on maintient le tout avec une ceinture de flanelle fortement serrée de manière à exercer sur le ventre une compression élastique, à immobiliser la plaie, à la protéger des chocs extérieurs et à entretenir à son niveau une température constante.

Si l'opération a été un peu longue, si la malade a perdu une quantité notable de sang, il est indiqué, avant de la reporter dans son lit, d'injecter, avec un bock et une sonde de caoutchouc un peu longue, 3 à 5oo centimètres cubes de solution salée à 7 p. 1.000, dans l'intestin.

B. — CŒLIOTOMIE TRANSVERSALE.

Lorsqu'il n'existe pas de tumeur volumineuse, pas de lésions suppurées, et que l'opération ne semble pas devoir présenter de difficultés spéciales, on peut substituer à l'incision verticale et médiane l'incision transversale de la paroi. A l'incision transversale sus-pubienne, généralement adoptée par les gynécologues allemands, nous préférons une incision curviligne à sommet

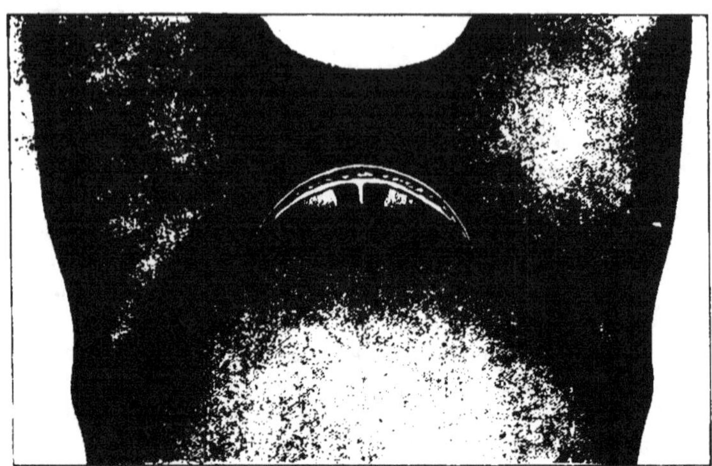

Fig. 289. — Incision de la cœliotomie transversale.

affleurant le pubis, à extrémités remontant latéralement jusqu'à la limite de
la région pourvue de poils.

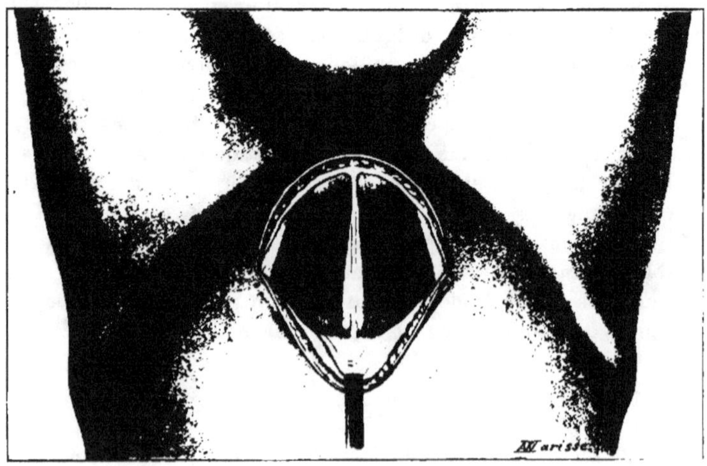

Fig. 290. — Le lambeau cutanéo-aponévrotique est relevé.

Après avoir incisé la peau, le tissu cellulo-graisseux sous cutané, on coupe de même l'aponévrose abdominale antérieure, puis on relève le lambeau formé par l'ensemble peau, tissu cellulo-graisseux, aponévrose antérieure de l'abdomen, plaçant des pinces sur les points assez nombreux qui saignent. A partir de ce moment, l'opération continue comme à l'ordinaire. Les muscles droits sont écartés l'un de l'autre sur la ligne médiane, le fascia transversalis et le péritoine sont ouverts verticalement[1].

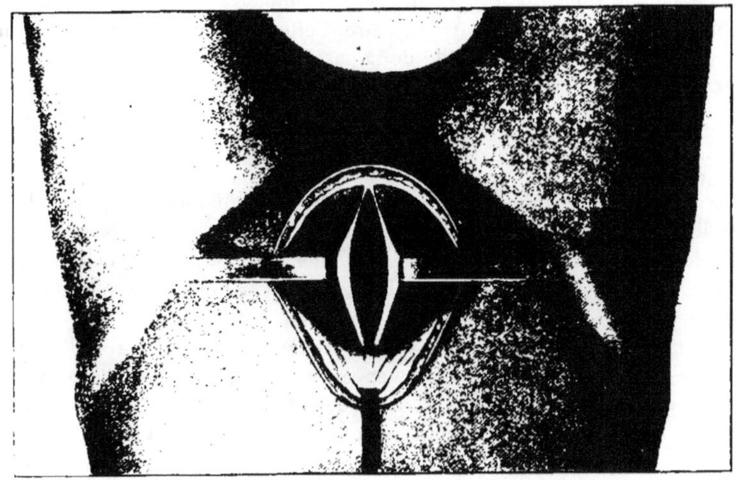

Fig. 291. — Le péritoine est incisé verticalement après écartement des muscles droits.

L'opération intra-abdominale terminée, on referme le ventre en suturant verticalement le péritoine, puis les muscles droits, transversalement l'aponévrose antérieure, puis la peau.

L'avantage de cette opération est de laisser une cicatrice dissimulée dans les poils et de fournir une paroi solide, les lignes de suture de la paroi se trouvant dans deux plans réciproquement perpendiculaires.

Les inconvénients sont que l'opération est plus longue, qu'elle nécessite une antisepsie plus parfaite, qu'elle ne donne qu'un jour limité. A ce dernier point de vue, l'incision légèrement curviligne que nous conseillons est supérieure à l'incision rectiligne transversale des Allemands. Si l'on a

---

[1] Küstner avait conseillé, dans un but purement cosmétique, l'incision cutanée transversale; celle-ci faite, il relevait la peau et le tissu cellulo-graisseux sous-cutané, puis incisait la paroi musculo-aponévrotique verticalement. Pfannenstiel modifia l'opération, en coupant transversalement l'aponévrose et écartant verticalement les muscles de manière à obtenir une paroi plus solide. J. Pfannenstiel, *Ueber die Vortheile des suprasymphysären Fascienquerschnitts für die gynäkologischen Kœliotomien. Sammlung klin. Vortr.* 1900.

besoin d'un peu plus de jour, on peut, en effet, prolonger les extrémités de l'incision en haut et en dehors, avoir un lambeau à base plus large, qu'on peut relever plus haut et agrandir ainsi l'espace accessible entre les deux muscles droits.

Bardenheuer emploie assez souvent une *grande incision* convexe en bas, étendue d'une *épine iliaque à l'autre*, et sectionne les muscles grands droits au-dessus de leur insertion symphysaire. Cette incision, qui donne un jour considérable, diminue la solidité de la paroi.

§ 4. — **Soins consécutifs**.

Le pansement terminé, la malade doit être immédiatement reportée dans son lit, préalablement chauffé ; on emploie le plus souvent dans ce but des bouillottes d'eau chaude ; il faut les surveiller avec grand soin, et ne pas les laisser au contact de la peau, la malade anesthésiée pouvant être brûlée par elles.

Il est nécessaire, tant que la malade n'est pas complètement réveillée, que le chloroformisateur ou une garde expérimentée reste auprès d'elle. Avant même que le réveil soit complet, on injecte dans l'intestin avec une canule longue, ou sous la peau, une certaine quantité de sérum artificiel.

Pendant les quelques heures qui suivent l'intervention, l'opérée est mainte-nue la tête basse, les cuisses relevées en demi-flexion, par un coussin placé sous les jarrets. Cette position horizontale est utile pour combattre les effets de l'anémie aiguë, le collapsus, le choc et aussi, dans une certaine mesure, les vomissements chloroformiques. Mais il ne faut pas la prolon-ger ; dès que la malade est sortie du sommeil anesthésique, on doit mettre des oreillers, faisant exécuter de grands mouvements d'inspiration, faisant faire en un mot une véritable gymnastique respiratoire.

Le *calme* le plus complet doit régner autour de l'opérée, qu'on laisse même pendant les premières heures dans une demi-obscurité, tout en assurant la ventilation de la chambre afin de ne pas avoir une atmosphère pleine des vapeurs chloroformiques exhalées par les poumons.

S'il y a des douleurs, on prescrit un peu de morphine ou d'héroïne par la voie sous-cutanée (un quart ou un demi-centigramme, qu'on peut répéter au besoin).

Dès le soir, si les vomissements chloroformiques ont cessé, on commence à donner des boissons légèrement alcoolisées (champagne ou grog). Le len-demain, on peut permettre le lait et le surlendemain un potage léger, reprenant, en somme, très vite une alimentation à peu près normale.

Dès le lendemain de l'opération et sans attendre comme autrefois que la malade ressente quelques coliques ou que survienne un peu de météorisme, il y a lieu de placer une sonde dans le rectum ; la présence de celle-ci suffit souvent pour provoquer l'émission de gaz, qui amènent un réel soulagement. De même le lendemain, ou au plus tard le second jour, on administre un *laxatif*[1] ou un lavement. Si des adhérences intestinales péniblement libérées et ayant nécessité une suture font craindre pour la solidité de l'intestin, le purgatif doit être préféré au lavement.

Aux liquides donnés dès le début, on adjoindra progressivement, dès que l'intestin aura été évacué, des aliments solides.

Les fils sont enlevés du septième au dixième jour, le septième s'il s'agit d'une suture à plusieurs étages, le dixième ou même le onzième si la suture a été faite en masse, à un seul plan ; souvent même, on n'enlève pas toutes les sutures en une fois, on commence par celles qui sont rouges, un peu gonflées, qui coupent la peau, remettant l'ablation des dernières à un pansement ultérieur.

Lorsqu'on a eu recours au drainage, une autre question se pose : *A quel moment faut-il enlever le drain?* On peut souvent le retirer au bout de 24 ou 48 heures, si les suites opératoires sont normales. Mais il est quelquefois nécessaire de prolonger le drainage pendant plusieurs jours. D'une façon générale, on se basera, pour prendre une décision, sur la feuille de température et sur la quantité de liquide à laquelle le drain donne issue.

Lorsque la convalescence évolue sans incidents, on laisse très rapidement l'opérée remuer dans son lit, on l'assied avec plusieurs oreillers et on la fait lever vers le quinzième jour.

Il n'y a, du reste, rien de fixe dans ce chiffre. Il est certain qu'on peut laisser se lever rapidement une malade n'ayant subi qu'une opération de peu d'importance et dont la paroi bonne a été très exactement suturée, qu'il y a, au contraire, avantage à prolonger le séjour au lit des malades ayant subi de grands délabrements, ayant perdu une grande quantité de sang, ayant été drainées ou ayant des parois abdominales, flasques, relâchées, mauvaises pour la réunion.

Nous ne croyons pas, contrairement à l'opinion d'un certain nombre d'Allemands, que le lever précoce mette à l'abri des thromboses et des embolies ; ce sont des accidents d'ordre septique, et nous ne comprenons pas comment une mobilisation précoce des opérées peut mettre à l'abri de cette complication. Des travaux récemment publiés, un fait se dégage néanmoins, c'est que nous insistions trop sur l'immobilisation des malades et que, sans aller jusqu'à les faire lever 48 heures ou 3 jours après l'opération, il est bon de

---

[1] L'excitation précoce de la péristaltique intestinale est une bonne chose. Vogel, R. v. Hippel y insistent et injectent immédiatement après l'opération un milligramme de physostigmine, qu'ils répètent toutes les trois heures jusqu'à ce qu'apparaissent des mouvements de l'intestin (R. v. H. HIPPEL, *Centr.-Bl. f. Chir.*, 1907, p. 1345). Lucas-Championnière, en France, avait depuis longtemps insisté sur les avantages de la mobilisation précoce de l'intestin.

les mobiliser précocement dans leur lit ; on active ainsi leur circulation et leur respiration ; on les met dans de meilleures conditions pour reprendre rapidement une existence normale.

Il est habituel de conseiller ensuite aux malades le *port d'une ceinture* ; celle-ci n'a probablement pas grande utilité chez les malades maigres, à parois abdominales solides ; elle est indispensable chez les grasses, à parois flasques et chez celles qui ont été drainées.

§ 5. — **Complications de la cœliotomie.**

On peut observer après la cœliotomie une série d'accidents.

Choc. — Sous le nom de choc, on décrit un complexus symptomatique essentiellement caractérisé par de l'hypothermie, de la pâleur de la face et des phénomènes de collapsus cardio-vasculaire ; les extrémités sont froides, la respiration courte, fréquente et irrégulière, le pouls petit, fuyant ; il y a de la torpeur cérébrale, une physionomie indifférente, bien que l'intelligence soit conservée.

Il faut réchauffer la malade par tous les moyens (bouillottes, couvertures, etc.), stimuler le cœur par des injections de strychnine, de spartéine, de caféine, d'huile camphrée, la respiration par des inhalations d'oxygène, la flagellation de la face, au besoin par des tractions rythmées de la langue, il faut combattre l'hypotension vasculaire par des injections de sérum.

Le plus souvent la malade se relève peu à peu ; quelquefois cependant les accidents continuent et aboutissent plus ou moins rapidement à une terminaison fatale.

Hémorragie interne. — Lorsque les accidents de choc, au lieu de disparaître, continuent et s'aggravent, il faut craindre une hémorragie interne. Le plus souvent celle-ci ne se manifeste qu'au bout d'un certain nombre d'heures ; la malade s'est réveillée ; elle semble devoir aller bien, lorsqu'elle éprouve une douleur abdominale ; le pouls devient petit et filiforme, la face et les muqueuses pâlissent ; il y a tendance à la syncope, etc. L'évolution ultra-rapide de ces accidents, qui surviennent ordinairement peu d'heures après l'opération, ne permet pas de les confondre avec des signes d'infection péritonéale d'apparition plus tardive et de marche moins galopante.

En présence d'une hémorragie interne, il ne faut pas s'attarder à des moyens thérapeutiques anodins, tels que glace sur le ventre, etc. On perd ainsi un temps précieux, alors que la vie de l'opérée dépend peut-être de quelques minutes de retard. Il faut immédiatement rouvrir le ventre, trouver le point qui saigne et en pratiquer l'hémostase. Des injections intra-veineuses de sérum rendent dans ces cas des services signalés.

Péritonite septique. — La péritonite septique commence à se manifester cliniquement vers le milieu du deuxième jour. Des vomissements ou plus souvent simplement du hoquet, de l'hypothermie, du refroidissement des extrémités, l'accélération de la respiration, un facies spécial, une voix grêle et cassée, et par-dessus tout la petitesse et la rapidité du pouls, tels sont les principaux symptômes qui annoncent l'apparition de cette complication. Les signes locaux sont des plus variables. Dans les formes graves et rapides, le ventre reste souple, indolore et parfois non ballonné. Dans les formes plus lentes, la réaction péritonéale peut se traduire par une douleur plus ou moins vive, un ballonnement plus ou moins marqué. Cette complication est ordinairement fatale. Les tentatives faites jusqu'à présent pour enrayer ces péritonites post-opératoires (drainage secondaire, irrigation continue du péritoine, etc.) ne semblent guère avoir donné de résultats, et la thérapeutique reste jusqu'à nouvel ordre purement médicale (injections massives de sérum, collargol, électrargol, caféine, etc.).

Dans les formes moins graves de l'infection, s'il n'existe pas de drainage, il est indiqué de faire sauter quelques sutures, de mettre un gros drain au fond du pelvis, réduisant l'intervention au minimum, et de placer la malade en position demi-assise, faisant en même temps des injections sous-cutanées et intra-veineuses de sérum, injectant lentement et avec une sonde longue du sérum dans le rectum, commençant huit heures après l'intervention à donner du calomel à doses fractionnées, appliquant en somme à ces péritonites post-opératoires le traitement préconisé par Murphy dans la péritonite aiguë.

Péritonite légère. — Dans les infections légères, caractérisées principalement par de la tympanite, une élévation du pouls et de la température, des vomissements, un arrêt complet des matières et des gaz, il est indiqué de donner un purgatif à doses fractionnées, toutes les 20 minutes une cuillerée à soupe d'une solution de 6o grammes de sulfate de soude dans 2oo centimètres cubes d'eau de Vichy, s'arrêtant dès qu'il y a émission de gaz ou de matières par l'anus, continuant, dans le cas contraire, à donner la totalité de la potion sans s'occuper des vomissements.

En même temps, on injecte sous la peau, toutes les trois heures, un centimètre cube d'huile camphrée au dixième pour soutenir le cœur. Par ces moyens simples, on obtient souvent la cessation des accidents.

Occlusion intestinale. — L'occlusion intestinale est un accident beaucoup plus rare que les précédents. Elle est caractérisée par des vomissements, un arrêt complet des matières et des gaz, du ballonnement avec ondulations péristaltiques de l'intestin, conservation d'un bon facies, d'un bon pouls et sans élévation de température.

Il faut rouvrir le ventre, explorer la région siège de la première intervention ; le plus souvent, on trouvera une anse adhérente, coudée. Si l'on ne trouve rien de ce côté, il faut penser à une couture du côlon ; si l'on ne trouve encore rien, on se borne à fistuliser l'intestin.

Dilatation aiguë de l'estomac. — Dans la dilatation aiguë de l'estomac que caractérisent des vomissements, une altération des traits, une accélération avec petitesse du pouls, un ballonnement d'abord épigastrique qui s'étend peu à peu, il y a lieu de laver l'estomac puis de mettre la malade en position ventrale, ces symptômes semblant correspondre à un étranglement de la troisième portion du duodénum par le pédicule mésentérique.

Parotidite. — La parotidite résulte d'une infection partie de la bouche et remontant dans une glande dont la sécrétion est diminuée par suite de la déshydratation de la malade et de l'absence de mastication. On en préviendra le développement par une antisepsie rigoureuse de la bouche et par l'ingestion précoce de liquides. Si la parotidite est développée, on en obtiendra souvent la résolution par l'expression de la glande combinée à des applications extérieures de compresses humides chaudes et au nettoyage de la bouche. Quand un abcès est évident, il y a lieu de l'ouvrir par une petite incision dirigée parallèlement aux filets du facial.

Complications pulmonaires. — Les complications pulmonaires sont souvent associées à une des complications précédentes, occlusion ou infection.

Elles peuvent néanmoins survenir indépendamment de ces dernières et constituent par elles-mêmes une grave complication. Il faut particulièrement les redouter chez les opérées âgées, souffrant déjà d'une affection pulmonaire chronique ou porteuses de lésions cardiaques ou rénales. Les femmes obèses sont tout spécialement exposées à cette complication. On la prévient, en assurant le maintien de la propreté de la bouche, en empêchant, au cours de l'anesthésie, la chute de matières vomies dans les voies respiratoires, en évitant soigneusement les refroidissements pendant et après l'opération, en faisant asseoir après l'opération les malades dans leur lit et en maintenant le tronc sensiblement vertical pendant la majeure partie de la journée. Nous conseillons aussi, dès qu'il y a la moindre gêne, de faire une véritable gymnastique respiratoire, obligeant la malade à exécuter de temps à autres une série d'inspirations larges et profondes. Lorsque la congestion pulmonaire est constituée, on la traite par des applications répétées de ventouses, par des toniques cardiaques (huile camphrée, caféine, etc.) et par tous les moyens susceptibles de relever l'état général.

Intoxication tardive par les anesthésiques. — L'intoxication tardive par les agents anesthésiques a été particulièrement étudiée en France par Tuffier. Légère, elle se traduit par une albuminurie minime et transitoire, quelquefois par un ictère passager ; grave, par une diminution de la quantité des urines, qui contiennent de l'albumine, de l'urobiline, de la bile, de l'acétone, un excès de matières azotées, par des phénomènes nerveux (délire, tremblement, etc.), respiratoires (polypnée irrégulière), par des vomissements qui peuvent prendre l'aspect du vomito negro. Le plus souvent ces symptômes aboutissent au coma et la mort survient du troisième au septième jour.

On a conseillé contre ces accidents l'administration de glucose, les alcalins et l'inhalation d'oxygène.

Rétention d'urine. — La rétention d'urine est fréquente, on la combat par le cathétérisme, qui doit être pratiqué sous le couvert d'une asepsie aussi parfaite que possible pour éviter l'infection secondaire et la cystite consécutive.

Abcès de la paroi. — Les abcès de la paroi sont dus à une infection des fils, qui peut tenir soit à leur stérilisation insuffisante, soit plus souvent à leur contamination au cours de l'opération. Aussi importe-t-il de recommander à l'aide de maintenir constamment une compresse stérilisée au-dessus du plateau qui contient le matériel à suture et de ne toucher aux fils qu'autant que cela est absolument indispensable.

Ces abcès pariétaux peuvent survenir plus ou moins rapidement après l'opération. On en a vu, dans les cas où l'on s'est servi de fils non résorbables, se produire au bout de mois et même d'années, alors que la plaie s'était réunie par première intention, si bien que l'on a pu se poser la question d'une infection secondaire par voie sanguine.

Lorsque l'abcès est ouvert, il laisse après lui une fistule, qui ne guérit qu'après élimination du fil, cause première de tout le mal. Cette élimination est souvent spontanée. On peut l'accélérer en curettant le trajet fistuleux avec une curette très fine, qui ramène le fil contaminé.

Dans d'autres cas, il faut faire un léger débridement pour pouvoir enlever le corps du délit. L'anesthésie à la cocaïne suffit d'ordinaire pour cette recherche, qui peut cependant être beaucoup plus pénible qu'on ne pourrait le croire au premier abord. Avec le catgut que nous employons systématiquement, on se met à l'abri de ces fistulisations tardives d'abcès, et, en cas d'infection, on obtient, après ouverture de l'abcès, une guérison rapide.

Fistules pyo-stercorales. — Les fistules pyo-stercorales se produisent dans les cas où l'on a dû libérer l'intestin adhérent. La suture des parties altérées ne suffit pas toujours à empêcher la fistule. Celle-ci guérit souvent spontanément. Dans certains cas la fistule persiste et il faut avoir recours à une intervention pour obtenir sa fermeture.

Fistules urinaires. — Les fistules urinaires sont ordinairement dues à une faute opératoire. Elles peuvent porter sur la vessie ou sur l'uretère. Lorsqu'elles sont dues à une section de ces organes, section qui est passée inaperçue, l'écoulement d'urine pathognomonique se produit immédiatement après l'opération. Lorsque la fistule est due à la striction de la vessie ou de l'uretère par un fil ou par un clamp, l'écoulement ne se produit que plusieurs jours après l'opération. Les fistules urinaires, à part peut-être quelques petites fistules vésicales, ont peu de tendance à la guérison spontanée. Elles réclament donc une intervention, qui sera souvent complexe ; nous aurons l'occasion de revenir sur ce point.

Phlébites. — La phlébite, avec l'embolie qui la suit quelquefois, constitue une complication grave des opérations abdominales ; elle résulte d'une infection légère chez des malades présentant un système veineux défectueux (varices, ectasies veineuses par suite de la présence de grosses tumeurs abdominales), un sang dont la coagulabilité est accrue (fibromateuses, infectées chroniques, anémiées, etc.), une circulation insuffisante (cœur gras, flasque, tube digestif atone).

On a conseillé, comme moyens prophylactiques, de chercher à relever la tension sanguine, de désinfecter le tube digestif, de donner de l'acide citrique. La thrombose survenue, on fait un enveloppement ouaté, qui comprime légèrement le membre et l'immobilise, mettant le pied en bonne position.

Dans le cas d'embolie, Trendelenburg a conseillé l'ouverture de l'artère pulmonaire et l'ablation du caillot, pratique que l'on n'aura qu'exceptionnellement l'occasion de suivre et dont l'efficacité n'est pas encore démontrée.

Éventration. — L'éventration peut être immédiate ou tardive. *Immédiate*, survenant dans la journée qui suit l'ablation des fils, elle s'accompagne de l'issue sous le pansement d'anses intestinales. Chose curieuse, cette complication en apparence très grave n'est le plus souvent le point de départ d'aucun accident Il suffit de rentrer les anses d'intestin et de refermer le ventre pour voir la malade guérir. On se mettra à l'abri de cette complication en se servant d'un matériel de sutures lentement résorbables (catgut chrômé) et, dans le cas de suture en masse, en n'enlevant que tardivement les fils si l'état général défectueux de la malade fait craindre un retard dans l'établissement d'une réunion solide.

L'éventration tardive est justiciable d'une opération reconstituant une paroi abdominale solide.

CHAPITRE III

HYSTÉRECTOMIE ABDOMINALE

Sommaire : Hystérectomie abdominale. Procédé type. — Procédés divers (H. par décollation, H. par ablation première de l'utérus, H. par section continue transverse, H. par hémisection utérine, H. totale par décortication sous-péritonéale avec ouverture première du cul-de-sac postérieur du vagin). — Indications et modifications de la technique suivant la nature des lésions (annexites, fibromes, cancer, prolapsus, infection puerpérale, ruptures utérines).

Il y a une quinzaine d'années, l'hystérectomie abdominale était l'objet de discussions nombreuses ; des controverses avaient lieu sur la manière de traiter le pédicule ou moignon résultant de l'abbation de l'organe. Les uns préconisaient la fixation du moignon à l'extérieur de la plaie, faisant ce qu'on appelait l'hystérectomie à pédicule externe, d'autres réduisaient le moignon dans l'abdomen ; d'autres enfin le fixaient à la partie profonde de la paroi abdominale antérieure. On discutait, sans arriver à s'entendre, sur la valeur respective de ces divers procédés.

Aujourd'hui, l'hystérectomie abdominale a bénéficié des progrès généraux de la technique des opérations abdominales : suppression des pédicules, ligature isolée des vaisseaux, péritonisation des surfaces cruentées intra-abdominales. L'opération est devenue simple, excellente dans ses résultats immédiats et dans ses résultats éloignés.

§ 1. — Procédé type.

La malade étant placée en position élevée du bassin, le chirurgien à sa droite fait sur la paroi abdominale une incision médiane suffisante pour lui permettre de bien voir.

Ayant placé des écarteurs latéraux ou une grande valve médiane sus-pubienne, il dégage la cavité pelvienne, en refoulant les anses intestinales vers le diaphragme, et les maintient sous des compresses de toile stérilisées chaudes.

Un examen rapide par la vue et par le palper permet de préciser les connexions des organes du pelvis, les adhérences qu'ils peuvent présenter, etc.

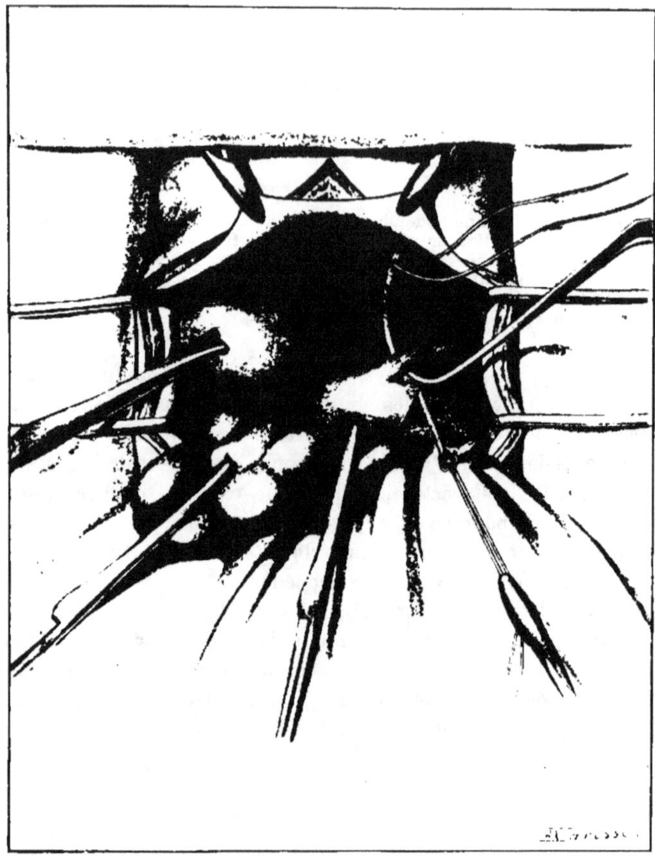

Fig. 292. — Hystérectomie abdominale. Les vaisseaux utéro-ovariens ont été sectionnés
entre une ligature et une pince. L'aiguille mousse, armée d'un fil, charge le ligament
rond qu'on va lier et couper.

Ces constatations faites, l'opérateur amène l'utérus dans la plaie, le sort
du ventre, l'attirant avec la main, se servant, en cas de nécessité, de pinces
à griffes, ou même, dans le cas de fibrome, d'un tire-bouchon.

Dès que l'utérus est extériorisé, on place en arrière de lui une grande compresse pour protéger l'intestin, si cela n'a pas été fait dès le début de l'opération, et l'on circonscrit avec plusieurs autres compresses de toile le champ opératoire, maintenant la masse intestinale abritée sous ces compresses, qui l'empêchent de venir dans le bassin, ce qui pourrait arriver malgré la position inclinée du tronc, dans un accès de toux, dans un effort de vomissement, etc.

Il faut alors procéder à la ligature du pédicule utéro-ovarien droit. Pour cela, l'utérus est porté à gauche et en avant. L'opérateur saisit entre le pouce et l'index gauches le pédicule utéro-ovarien, le soulève et passe au-dessous de lui une aiguille mousse (fig. 293), qui lui sert à ramener une anse de catgut n° 1 ou 2. On serre et l'on noue ce catgut immédiatement en dehors des annexes sur le ligament infundibulo-pelvien.

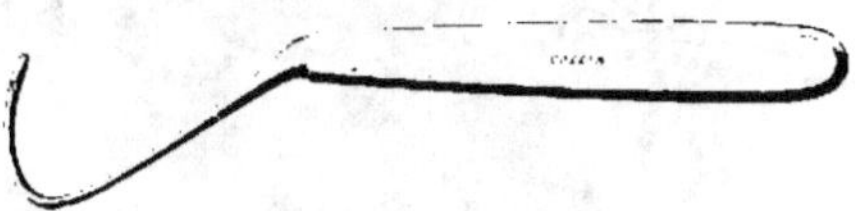

Fig. 293. — Aiguille mousse Hartmann. Cette aiguille permet de charger avec facilité les vaisseaux au fond de l'excavation et contre sa paroi, par suite de la disposition angulaire du manche par rapport à l'aiguille.

Une pince étant placée un peu en dedans de cette ligature, on sectionne le pédicule au ras de la pince. D'un coup de ciseau, on coupe le ligament large, jusqu'au niveau du ligament rond. Ce segment de ligament large est avasculaire et toute forcipressure préalable est inutile. Par contre, avant de couper le ligament rond, il est bon de jeter sur lui une ligature, car il contient généralement une petite artériole (fig. 292). On le sectionne ensuite, après avoir placé une pince un peu en dedans de la ligature qui l'étreint. On procède de même du côté opposé.

Sur les six pédicules artériels de l'utérus, quatre sont déjà liés. Il ne reste plus qu'à s'occuper des deux pédicules utérins. Ce sont, il est vrai, les plus importants.

Pour les découvrir, on réunit par une incision transversale les deux sections du ligament large ; l'incision passe sur la face antérieure de l'utérus un peu au-dessus du fond du cul-de-sac vésico-utérin. On décolle au milieu la vessie, sur les côtés le feuillet antérieur des ligaments larges, refoulant le tout en avant. Le décollement de la vessie est ordinairement aisé ; cependant, il faut quelquefois se servir des ciseaux pour sectionner quelques adhérences plus denses au niveau de la ligne médiane ; quant au feuillet antérieur du ligament large, il se laisse toujours décoller avec la plus grande facilité. Ce décollement expose les pédicules utérins, qui sont isolés avec la sonde cannelée ; cet isolement doit se faire doucement, pour éviter la déchirure des plexus veineux périartériels, déchirure sans importance mais qui

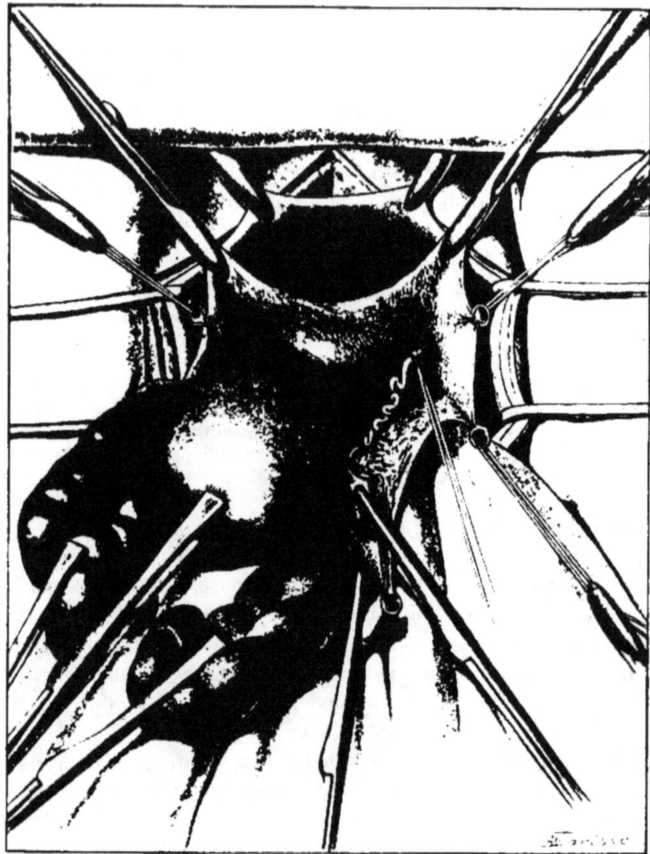

Fig. 291. — Hystérectomie abdominale. Les pédicules utéro-ovariens et les ligaments ronds ont été liés et coupés ; le péritoine vésico-utérin sectionné a été décollé. Ligature de l'utérine droite.

peut devenir gênante et qu'il vaut mieux éviter. Les pédicules ainsi isolés sont chargés avec une aiguille mousse. On se servira avec avantage de notre aiguille mousse fig. 293 , qui est plus commode que les modèles communément employés toutes les fois qu'il s'agit de passer un fil autour d'un pédicule profondément situé dans une cavité. Le catgut ramené par cette aiguille mousse est immédiatement lié.

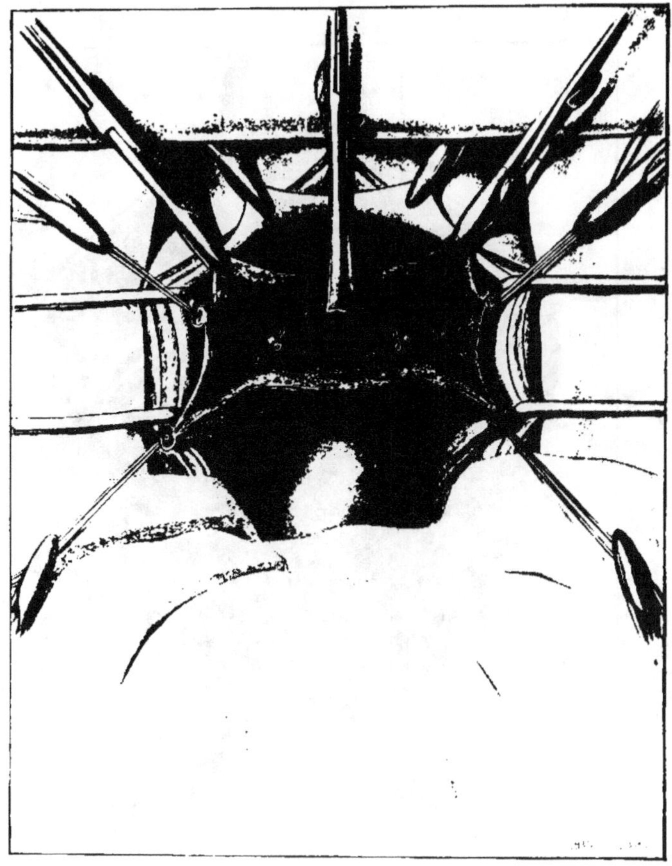

Fig. 295. — Hystérectomie abdominale subtotale. Le col évidé va être suturé.

Une pince est placée un peu au-dessus du fil et les deux pédicules utérins sont sectionnés entre la pince et la ligature.

Il ne reste plus alors qu'à achever de détacher l'utérus.

Ce temps de l'opération varie suivant que l'on veut pratiquer une *hysté-rectomie totale* ou sectionner l'utérus immédiatement au-dessus du vagin en laissant la portion vaginale du col, faisant ce qu'on appelle ordinairement une *hystérectomie subtotale*.

Dans l'*hystérectomie subtotale*, on sectionne transversalement l'utérus im-

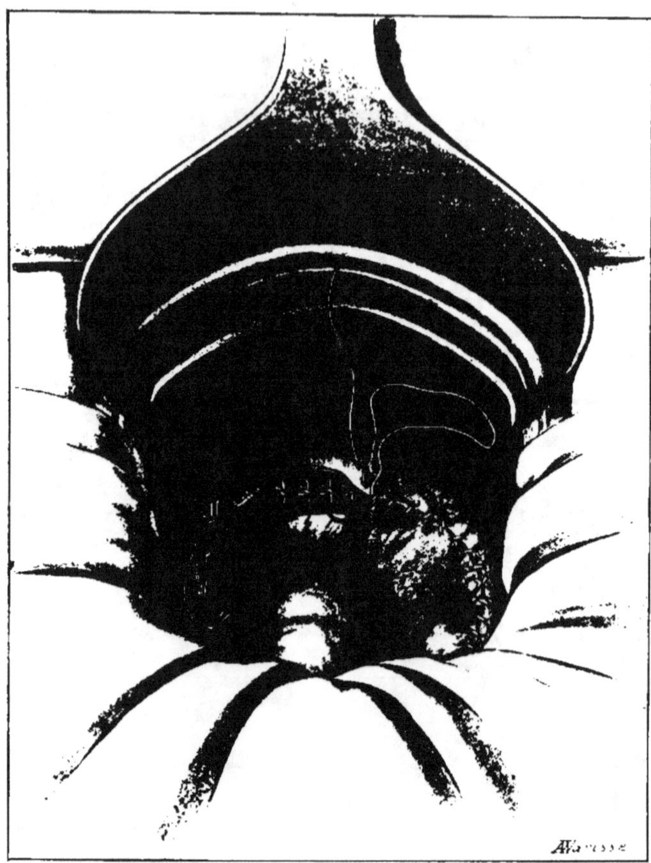

FIG. 296. — Hystérectomie abdominale subtotale. Le col évidé est suturé ; un surjet péritonéal, arrêté tous les 4 ou 5 points, enfouit les moignons de ligature et le col, péritonisant complètement les parties.

médiatement au-dessus de l'insertion du vagin. Cette section est faite au bistouri d'avant en arrière ; puis on évide le col ; toutes ces sections saignent peu ; s'il y a un léger suintement, les pinces à traction suffisent à l'hémostase temporaire. Ce temps opératoire s'exécute de la manière suivante :

L'utérus étant attiré en haut et un peu en arrière, on coupe avec le bis-

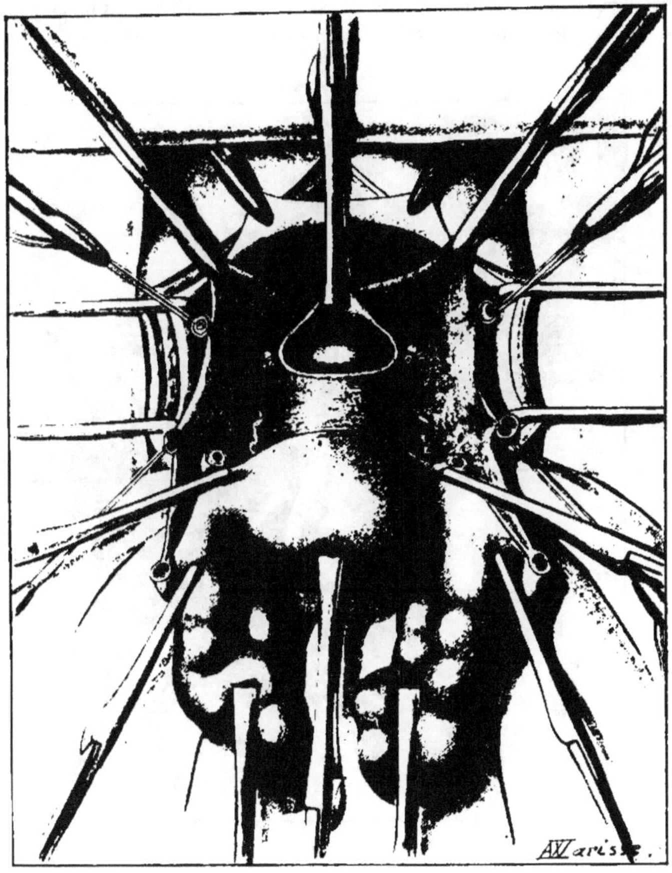

Fig. 297. — Hystérectomie totale. Le décollement de la vessie ayant été poussé assez loin, le vagin est ouvert en avant ; une pince de Museux saisit la lèvre antérieure de la boutonnière. Il ne reste plus qu'à continuer la désinsertion du vagin autour du col

touri sa face antérieure, ne complétant pas immédiatement la section mais s'amarrant avec une pince de Museux sur la partie antérieure du col dès que l'incision est amorcée, continuant ensuite la section d'avant en arrière jusqu'à ce que toute l'épaisseur de l'organe ait été sectionnée. Comme le col est maintenu par la pince antérieure placée dès le début de la section, il ne fuit pas dans la profondeur. Rien n'est plus simple, une fois la section terminée, que de placer une deuxième pince de Museux sur le bord de la face postérieure, puis, exposant avec ces deux pinces la partie supérieure du col, de l'évider de manière à exciser en coin le tissu musculaire et à enlever en

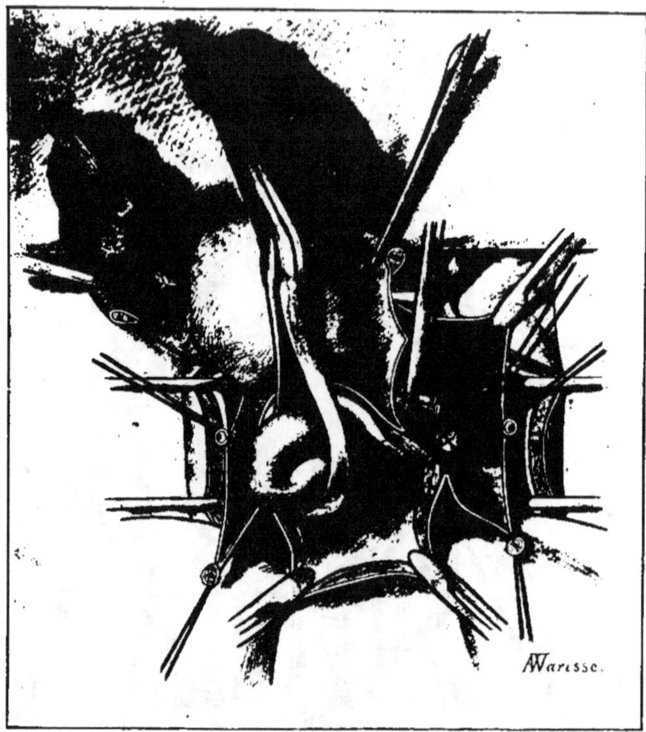

Fig. 298. — Hystérectomie totale. Le col est attiré à travers une boutonnière faite à la paroi postérieure du vagin.

totalité la muqueuse intra-cervicale. Il ne reste finalement que deux lambeaux de col en avant et en arrière. Cette manière de faire a l'avantage de donner des lambeaux souples, s'adaptant facilement l'un à l'autre pour la suture, et de supprimer la muqueuse endocervicale quelquefois malade. Trois catguts réunissent la lèvre antérieure et la lèvre postérieure de la surface de section, assurant en même temps l'hémostase.

Quand on veut pratiquer *l'hystérectomie totale*, on continue en avant le décollement de la vessie jusqu'à ce que la paroi antérieure du vagin soit accessible, on l'ouvre, puis, saisissant avec des pinces de Museux la lèvre vaginale de l'incision, on désinsère circulairement ce conduit avec des ciseaux qui agissent obliquement pendant que l'on tire fortement l'utérus en haut et du côté opposé à celui où l'on agit (fig. 297).

Si l'on a quelques hésitations sur la situation du vagin, on peut, à l'exemple de Doyen, l'ouvrir franchement au niveau de sa ligne médiane postérieure sur l'extrémité d'une pince introduite par la vulve.

Il est alors facile de saisir le col avec une pince spéciale (fig. 309) à travers la boutonnière faite à la paroi postérieure du vagin, de l'attirer et de désinsérer à son pourtour le vagin (fig. 298).

L'utérus enlevé, ou introduit par l'ouverture béante que présente l'orifice supérieur du vagin une mèche de gaze iodoformée et l'on referme ce conduit par une série de points de catgut, qui servent en même temps à hémostasier les points saignants assez nombreux au niveau des parties latérales.

Si l'on désire établir un drainage vaginal, on se contente de fermer les parties latérales saignantes, laissant ouverte la partie moyenne du vagin.

Quelle que soit l'opération pratiquée, qu'il s'agisse d'une totale ou d'une subtotale, à partir de ce moment la fin de l'opération reste la même. Il faut péritoniser les surfaces cruentées, ce que l'on fait avec un surjet de catgut fin qui enfouit sur les côtés les pédicules vasculaires, au milieu la suture vaginale ou le moignon utérin, suivant que le col a été ou non enlevé en totalité.

L'opération terminée, le fond du bassin présente une surface absolument lisse ; lorsqu'on a l'occasion d'examiner anatomiquement la cavité pelvienne d'une femme ainsi opérée plusieurs mois auparavant, on est frappé par l'absence complète d'adhérences, par la régularité du fond du pelvis ; si l'utérus et les annexes ne faisaient point défaut, rien ne rappellerait l'opération.

Nous ne reviendrons pas sur la question du drainage par l'abdomen ou par le vagin, sur le cloisonnement transversal du bassin par suture du côlon pelvien au péritoine rétro-vésical, renvoyant à ce que nous avons dit au chapitre de la cœliotomie en général [1].

§ 2. — Procédés divers.

HYSTÉRECTOMIE PAR DÉCOLLATION

Partant de ce fait que le principal moyen de fixité de l'utérus est sa continuité avec le vagin, J.-L. Faure conseille de commencer par séparer l'uté-

[1] Voir plus haut, p. 284 et 292.

rus du vagin en le sectionnant au-dessus de ses insertions vaginales. Cette section du col utérin, *cette décollation utérine*, qu'on exécute avant toute autre manœuvre, est le point capital de l'opération.

L'utérus est attiré au dehors et renversé autant que possible sur le pubis. On voit alors le fond du Douglas et l'isthme utérin, que l'on reconnaît, en général, facilement à la présence d'un rétrécissement correspondant au bord

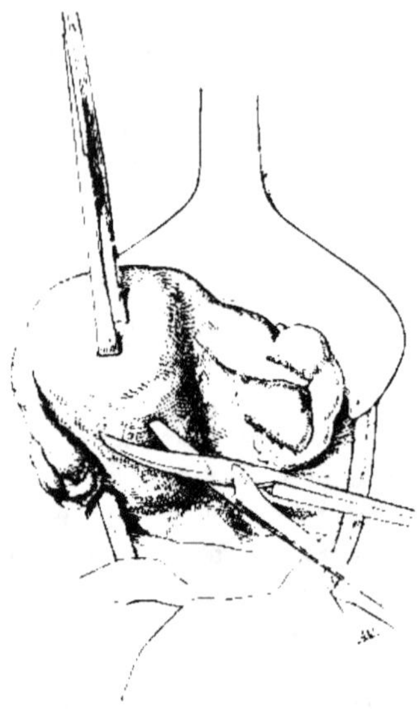

Fig. 299. — Hystérectomie par décollation. L'utérus étant attiré en haut et en avant, les ciseaux tranchent l'isthme utérin (Faure).

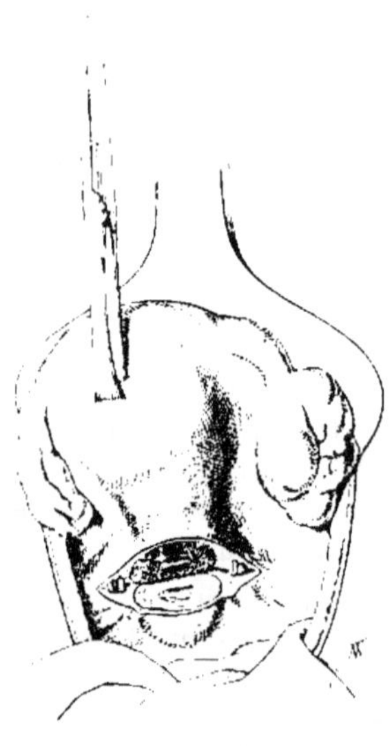

Fig. 300. — Hystérectomie par décollation. L'isthme a été sectionné. Le corps ne tient plus au col que par une languette antérieure de tissu utérin (Faure).

supérieur des ligaments utéro sacrés, au-dessous du corps utérin qui va s'évasant, au-dessus du col lisse et légèrement bombé.

Lorsque l'utérus est déformé par des bosselures fibromateuses, l'isthme est moins nettement visible ; on le reconnaît alors au toucher. L'index porté dans le fond du Douglas, entre les deux ligaments utéro-sacrés, déprime en avant la paroi souple et dépressible du vagin. En remontant vers l'utérus, le doigt sent bientôt la saillie du col ; à 2 ou 3 centimètres au-dessus se trouve l'isthme.

Celui-ci reconnu, on le sectionne avec de forts ciseaux courbes à pointes mousses. La traction sur le corps de l'utérus faisant bâiller l'incision, on voit la cavité centrale qui sert de repère, et l'on peut continuer la section sans crainte de léser la vessie (fig. 299 et 300).

Du reste, même si l'on dépassait l'utérus, dans le plus grand nombre des cas on tomberait au niveau du cul-de-sac vésico-utérin ou au-dessus.

Dès que la séparation est complète entre le col et le corps, on tire sur ce dernier, qui se laisse attirer vers le haut ; on pousse alors deux ou trois doigts de la main droite dans l'espace qui sépare les deux segments de l'uté-

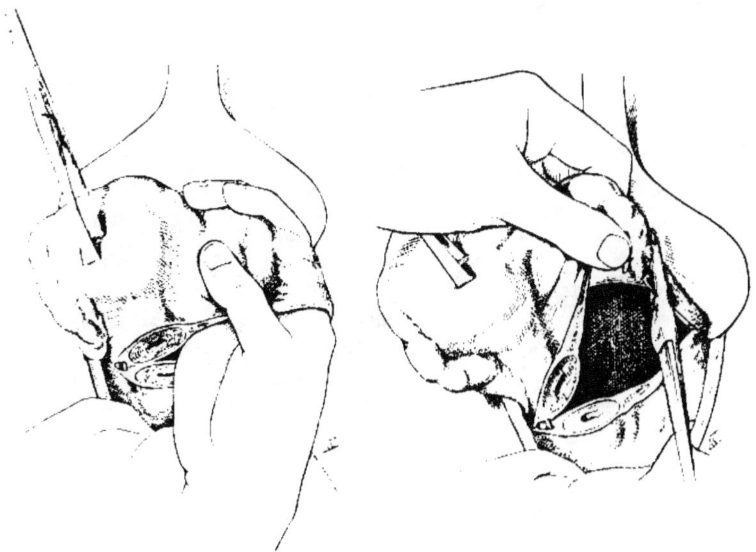

Fig. 301. — Hystérectomie par décollation. La main droite, ayant effondré le feuillet péritonéal antérieur, soulève et pédiculise le ligament large droit (Faure).

Fig. 302. — Hystérectomie par décollation. La main gauche saisit le ligament large que la droite étreint dans une pince en dehors des annexes (Faure).

rus divisé, les engageant d'arrière en avant, la face palmaire en haut. Le bout des doigts butte contre le péritoine du cul-de-sac vésico-utérin qu'il effondre. Les doigts se trouvent alors en avant de l'utérus et des ligaments larges, le pouce restant en arrière. En portant la main vers la droite, on ramasse entre le pouce et l'index le ligament large droit qui se trouve ainsi pédiculisé. Rien n'est plus simple que de l'isoler en le soulevant de bas en haut, jusqu'à son insertion pelvienne en dehors des annexes (fig. 301).

Avec la main gauche, on saisit le ligament large pédiculisé, pendant que la droite étreint dans une pince ce pédicule, qu'on tranche ensuite d'un coup de ciseaux (fig. 302).

L'utérus ne tenant plus à droite est basculé vers la gauche, le ligament large gauche se déroule, une pince le pédiculise en dehors des annexes et un coup de ciseaux suffit pour terminer la séparation (fig. 3o3).

Les utérines sont liées, de même que les autres points qui saignent et l'opération terminée comme à l'ordinaire.

Quand l'utérus ne peut être attiré en avant, *on sectionne le col par devant,* au niveau du cul-de-sac vésico-utérin. Une pince de Museux est amarrée sur

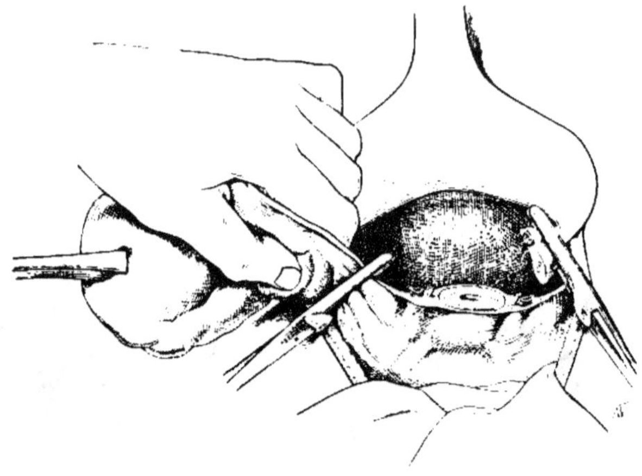

Fig. 3o3. — Hystérectomie par décollation. Le ligament large droit a été sectionné. L'utérus est basculé à gauche et une pince saisit le ligament large gauche (Faure).

la partie inférieure du corps de l'utérus, puis, avec des ciseaux courbes, on sectionne l'isthme d'avant en arrière. Il est alors, en général, assez simple d'amener en avant la partie inférieure du corps de l'utérus, d'introduire les doigts derrière lui et de décoller de bas en haut les adhérences qui le fixaient en arrière.

HYSTÉRECTOMIE PAR ABLATION PREMIÈRE DE L'UTÉRUS

Ce procédé, indiqué tout d'abord par Villar, a été surtout vulgarisé par Terrier. L'utérus étant saisi au niveau de son fond avec une pince à traction, une longue pince de Kocher est placée de haut en bas contre le bord de l'utérus jusqu'au niveau de l'isthme; une deuxième pince identique est placée un peu plus en dehors, sur toute la hauteur du ligament large, qu'on sectionne entre les deux pinces. Une manœuvre identique est exécutée du

côté opposé. L'utérus ne tient plus que par le col, qu'on sectionne au niveau
de l'isthme après avoir pincé et lié les artères utérines.

A la place de l'utérus enlevé se trouve un espace vide, où la main peut
manœuvrer à l'aise pour attaquer de chaque côté les annexes adhérentes.

HYSTÉRECTOMIE PAR SECTION CONTINUE TRANSVERSE

L'hystérectomie par section continue transverse, exécutée et décrite tout
d'abord par Péan, est le plus souvent connue sous le nom de procédé améri-
cain, de procédé de H.-A. Kelly. Elle consiste à couper successivement d'un
côté à l'autre les parties, commençant par un pédicule utéro-ovarien, sectionnant le ligament large du même côté, l'utérus, le ligament large du côté
opposé et terminant par la ligature et la section du deuxième pédicule
utéro-ovarien.

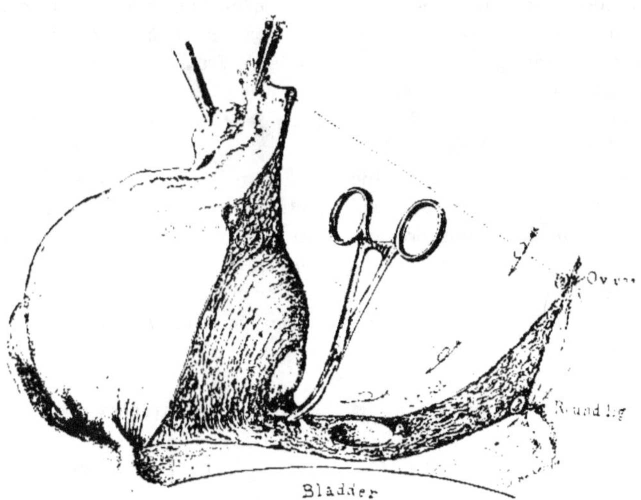

Fig. 304. — Hystérectomie par section continue transverse (Kelly).

On commence l'opération indifféremment par la droite ou par la gauche,
choisissant le côté où les parties sont le plus facilement accessibles, où
l'opération paraît le plus simple.

Attirant l'utérus du côté opposé, on lie les vaisseaux utéro-ovariens d'un
côté et on coupe de même le ligament rond ; puis, relevant les annexes, on
sectionne obliquement le ligament large jusqu'au col utérin.

Le péritoine vésico-utérin étant à son tour incisé et la vessie refoulée en avant, on voit l'artère utérine, qu'on charge sur une aiguille mousse très bas, près du col.

Celui-ci est sectionné à son tour avec le bistouri ou avec de forts ciseaux mousses, immédiatement au-dessus de l'insertion du vagin. Avec une pince à traction, on saisit la lèvre supérieure de l'incision que l'on fait bâiller, coupant progressivement le tissu utérin sous le contrôle de la vue jusqu'à ce qu'il ait été sectionné dans toute son épaisseur. Continuant alors à tirer doucement sur la pince, on voit l'utérus, en basculant, se décoller du ligament large du côté opposé ; la deuxième artère utérine apparaît ; on la lie et on la coupe à son tour (fig. 304).

Continuant le mouvement de bascule, on déroule le deuxième ligament large ; le bloc utéro-annexiel ne tient plus que par le ligament rond et le pédicule utéro-ovarien, que l'on pince et que l'on coupe sans la moindre difficulté.

Lorsque l'on veut pratiquer par ce procédé l'*hystérectomie totale*, au lieu de couper le col, après avoir lié la première artère utérine, on poursuit le décollement des parties molles au ras de l'utérus, entre celui-ci et l'utérine liée, jusqu'à ce que l'on arrive sur le cul-de-sac latéral du vagin, que l'on reconnaît à la différence de consistance des tissus. On ouvre ce cul-de-sac latéralement d'un coup de ciseaux.

On saisit sa tranche avec une pince pour ne pas la laisser fuir dans la profondeur ; puis, prenant avec de fortes pinces à griffes le col, on l'attire vers le haut, désinsérant le vagin tout autour de lui avec de forts ciseaux qui ne doivent pas s'écarter du tissu utérin.

La désinsertion terminée, l'artère utérine opposée est liée, sectionnée, l'utérus est basculé et l'opération terminée comme dans l'hystérectomie subtotale.

HYSTÉRECTOMIE PAR HÉMISECTION UTÉRINE

Ce procédé a été décrit et exécuté par J.-L. Faure qui opère de la manière suivante : L'utérus étant saisi au niveau de son fond avec deux pinces solides, qui mordent chacune un peu en dehors de la ligne médiane, on le sectionne sur celle-ci, avec de forts ciseaux droits, du fond vers le col. On poursuit cette section jusqu'à l'isthme, au niveau du cul-de-sac vésico-utérin. Il est très facile, en se repérant sur la cavité utérine, qu'on n'a qu'à suivre, de se tenir exactement au milieu de l'utérus et d'éviter toute hémorragie. Dès que la cavité utérine est ouverte, on la stérilise en la cautérisant fortement avec la lame du thermo-cautère.

L'utérus se trouve ainsi partagé en deux moitiés jusqu'à l'isthme. On saisit une des moitiés avec une pince à traction qui vient s'amarrer près de l'isthme et, d'un coup de gros ciseaux courbes donné au niveau de celui-ci, on sépare cette moitié utérine du col auquel elle tenait encore (fig. 3o5 et 3o6).

Tirant sur cette moitié utérine, on la retourne en la faisant pivoter autour de l'insertion des annexes. On aborde par leur côté interne les vaisseaux utérins qu'on coupe après les avoir pincés. Continuant à tirer sur la moitié utérine renversée, on attire les annexes qu'on décolle par-dessous;

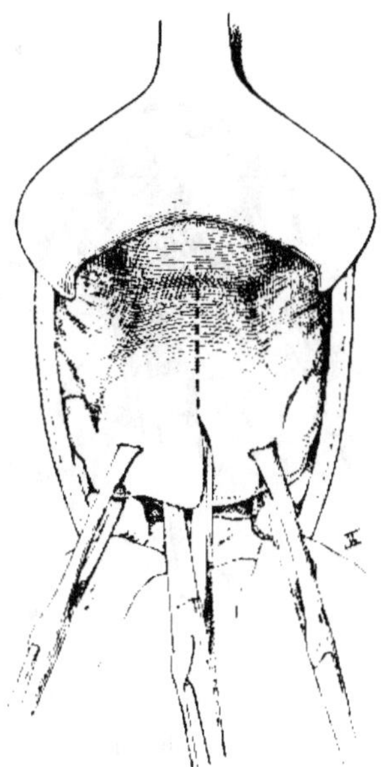

Fig. 3o5. — Hystérectomie par hémisection. L'utérus attiré avec deux pinces en haut, on commence l'hémisection (Faure).

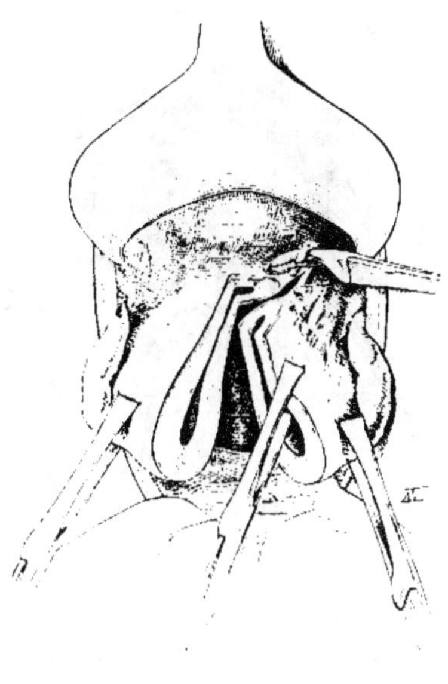

Fig. 3o6. — Hystérectomie par hémisection. La moitié utérine droite détachée au niveau de l'isthme est attirée en haut. Pincement de l'utérine droite (Faure).

on termine par le pincement et la section du ligament rond, puis de l'utéro-ovarienne.

Les mêmes manœuvres sont répétées du côté opposé. On opère en somme sur chaque moitié de l'utérus comme on le fait dans la deuxième partie de l'hystérectomie par section continue transverse.

Lorsqu'on veut pratiquer par ce procédé l'*hystérectomie totale*, on incise le cul-de-sac vésico-utérin, on refoule la vessie, libérant complètement la face antérieure du col et la partie supérieure du vagin. Puis, au lieu de s'arrêter dans la section médiane au niveau de l'isthme, on continue l'incision jusqu'à la cavité vaginale. Saisissant une des moitiés du col avec une forte pince à traction, on l'attire en haut et en dehors, on sectionne avec

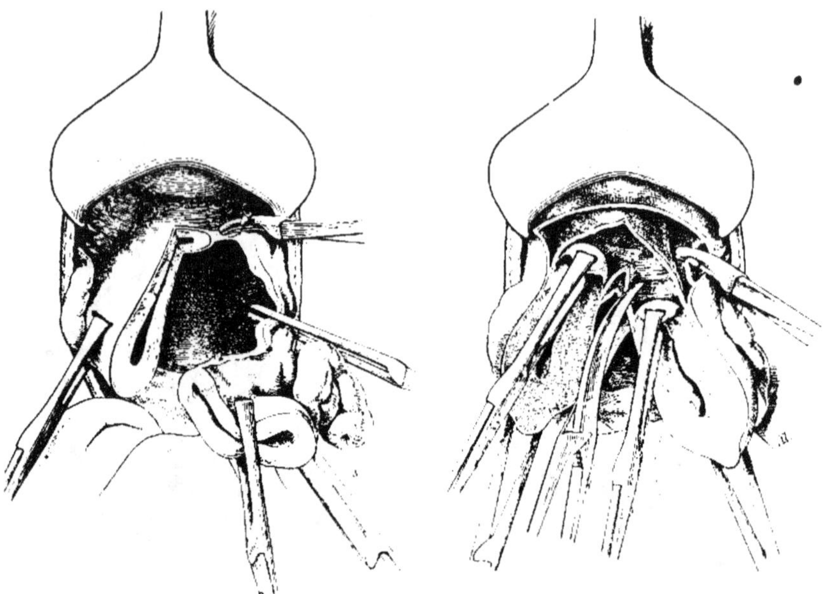

Fig. 307. — Hystérectomie par hémisection. Renversement de la moitié utérine droite. Pincement du ligament large correspondant qu'on va sectionner (Faure).

Fig. 308. — Hystérectomie totale par hémisection. Désinsertion du vagin au niveau de la moitié droite du col (Faure).

des ciseaux courbes le vagin tendu à ras du tissu utérin et l'on continue comme précédemment (fig. 307 et 308).

HYSTÉRECTOMIE TOTALE PAR DÉCORTICATION SOUS-PÉRITONÉALE AVEC OUVERTURE PREMIÈRE DU CUL-DE-SAC POSTÉRIEUR DU VAGIN ET SANS HÉMOSTASE PRÉALABLE.

Ce procédé, exposé par Doyen, repose sur le rejet de toute hémostase préventive ; on l'exécute de la façon suivante :

Le chirurgien se place à la gauche de la malade ; l'utérus est fortement renversé sur la symphyse. On ouvre le cul-de-sac postérieur du vagin. que rend saillant une pince courbe enfoncée dans la cavité vaginale. On introduit le doigt dans la boutonnière vaginale, on reconnaît le col et on l'accroche avec une érigne spéciale. Nous préférons à l'érigne de Doyen, qui dérape facilement, une pince solide (fig. 309). Le col est alors attiré en haut et apparaît entre les lèvres de la boutonnière vaginale. Il est facile de reconnaître avec l'index gauche ses attaches latérales, qui le brident étroitement. Un coup de ciseau ou bien une section au bistouri est pratiquée de chaque côté, au contact du tissu utérin, on libère le museau de tanche de ses attaches latérales à l'étage infé-

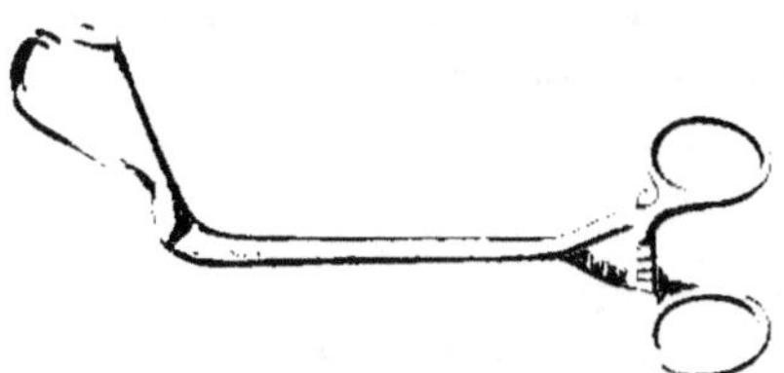

Fig. 309. — Pince pour saisir le col à travers une boutonnière vaginale postérieure.

rieur du ligament large. Aussitôt il s'élève sous les tractions de la pince qui l'attire vigoureusement en haut.

Le cul-de-sac vaginal antérieur, visible alors, est sectionné avec les ciseaux au contact du col. Tirant énergiquement sur la pince, on détache avec l'index droit la vessie.

L'utérus n'est plus retenu que par ses connexions vasculaires latérales. Il suffit, pour le détacher entièrement, d'introduire à droite, au-dessus du ligament large, l'index gauche, de perforer le péritoine vésico-utérin et d'achever, avec le doigt recourbé en crochet, le décollement du ligament large droit. Ce dernier est saisi par l'assistant entre le pouce et l'index et coupé entre les annexes et l'utérus. La tumeur est alors rapidement basculée vers la gauche. Elle se dépouille, en se dévidant en quelque sorte, de son enveloppe

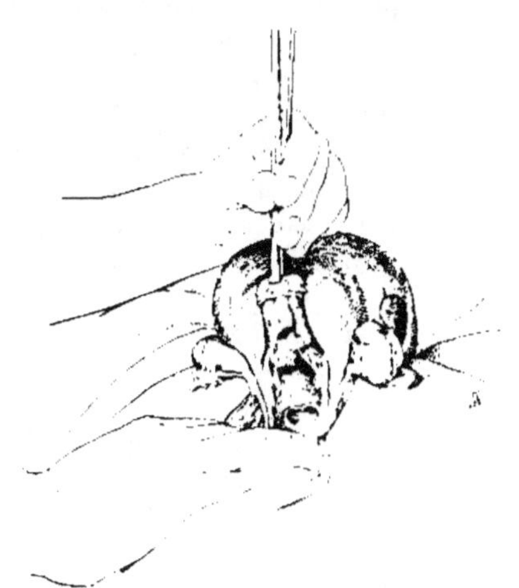

Fig. 310. — Hystérectomie par décortication sous-péritonéale. Le vagin ouvert en arrière a été sectionné circulairement autour du col que l'on attire en haut, le détachant de la vessie (Doyen).

séreuse antérieure, qui est sectionnée si elle offre quelque résistance, puis de ses connexions avec le ligament large gauche et n'adhère bientôt plus qu'au bord supérieur de ce dernier. Un dernier coup de ciseaux libère l'utérus, qui, entièrement détaché, est reçu par un aide. Le chirurgien saisit alors le ligament large de son côté, le gauche. Il ne reste plus qu'à procéder à l'hémostase définitive des ligaments larges. Deux ligatures de chaque côté suffisent à la réaliser dans les cas simples.

Les pédicules utéro-ovariens sont attirés dans le vagin, et l'ouverture péritonéo-vaginale est fermée par une suture en bourse ou, si celle-ci est impossible, par un surjet.

§ 3. — Indications de l'hystérectomie abdominale et modifications de la technique suivant la nature des lésions.

HYSTÉRECTOMIE ABDOMINALE POUR ANNEXITES

La technique de l'hystérectomie abdominale ne présente rien de bien spécial dans le cas d'annexites. Il importe cependant de remarquer l'importance toute spéciale qu'acquiert l'exacte délimitation du champ opératoire lorsqu'on se trouve en présence d'annexites suppurées. C'est dans ces cas qu'il est utile de doubler et même de tripler le rempart de compresses, qui protègent la grande cavité péritonéale ; on peut ainsi remplacer les compresses superficielles souillées sans que les anses intestinales, toujours maintenues par les compresses profondes, risquent de s'infecter.

L'existence d'adhérences, tout en ne changeant rien à la marche générale de l'hystérectomie, peut en compliquer beaucoup l'exécution. La libération de ces adhérences est plus ou moins facile suivant les cas. On la commence par le point de moindre adhérence. Ordinairement le doigt suffit à les détacher ; il faut avoir soin de toujours les déchirer contre l'organe à enlever ; c'est le meilleur moyen d'éviter les lésions de l'intestin adhérent. Lorsque les adhérences sont trop serrées, on les dissèque à l'aide du bistouri et des ciseaux, prenant soin de toujours couper du côté de l'organe qu'on enlève. Nous avons vu que l'intestin pouvait être lésé dans ces manœuvres de libération et indiqué la conduite à suivre dans ces cas [1].

Avec de la patience et de la méthode, on arrive toujours à mener à bien l'opération, même dans des cas qui de prime abord semblaient inextricables.

Lorsque les adhérences sont si nombreuses qu'elles arrivent à rendre méconnaissables les organes pelviens, masqués par l'épiploon ou l'intestin adhérents, il faut, pour s'orienter, chercher tout d'abord le corps de l'utérus. Pour cela on commence par décoller les parties sur la ligne médiane en arrière du pubis ; on tombe ainsi sur la face postérieure de la vessie ; en libérant peu à peu cette face, on arrive infailliblement dans le cul-de-sac vésico-utérin et l'on est conduit sur la face antérieure de l'utérus. On libère peu à peu le fond puis la face postérieure de cet organe. Ceci fait, on

---

[1] Voir plus haut p. 283.

est maître de la situation et il devient relativement facile de dégager les annexes. Il ne reste plus qu'à procéder à l'hystérectomie, suivant le procédé général que nous avons indiqué.

Les procédés spéciaux, que nous avons décrits, peuvent quelquefois rendre des services, en particulier celui de l'hystérectomie par section continue transverse, qui trouve nettement son indication dans les cas d'annexite facilement accessible d'un côté, très adhérente du côté opposé. Commençant l'opération par le côté facile, on se trouve ensuite bien placé pour attaquer de bas en haut et de dedans en dehors les annexes fortement adhérentes du côté opposé.

Lorsque le col utérin est à peu près normal, il suffit de l'évider et de faire une hystérectomie subtotale ; lorsqu'au contraire il est très malade, il est illogique de le laisser et l'on doit pratiquer une hystérectomie totale. Celle-ci est de même indiquée lorsque les surfaces cruentées du pelvis ne peuvent être péritonisées et qu'il y a lieu de terminer l'opération par un cloisonnement du bassin au-dessus d'un foyer drainé par le vagin.

Récemment Beuttner, tout en enlevant les trompes malades, a cherché à faire une opération conservatrice[1]. Il taille un coin transversal sur le fond de l'utérus, ménageant avec soin les ligaments ronds. Les incisions sont prolongées sur les faces, antérieure et postérieure, des ligaments larges. Après avoir fait sur la ligne médiane une hémisection du coin utérin préalablement taillé, il saisit avec une pince de

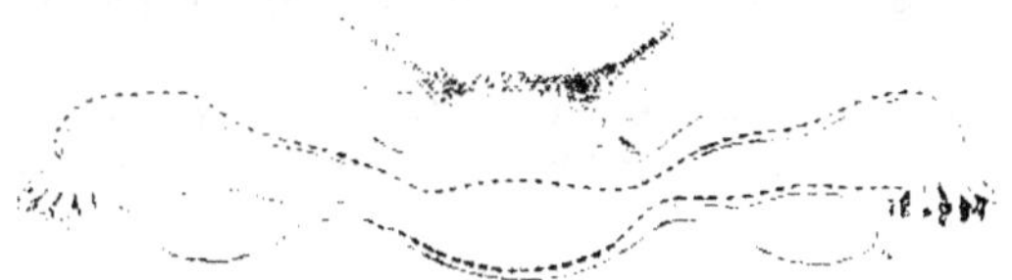

Fig. 311. — Ablation des trompes avec conservation partielle de l'utérus et des ovaires. (La ligne pointillée indique le tracé de l'incision.)

Museux une des moitiés du fond de l'utérus et la détache avec les ciseaux.

Arrivé à la corne utérine, il coupe et pince immédiatement l'artère utérine et ses branches, enlève la trompe malade et, si c'est nécessaire d'un côté, à la fois la trompe et l'ovaire, terminant alors l'excision par la ligature du ligament infundibulo-pelvien. Mêmes manœuvres du côté opposé.

La plaie utérine est fermée par une suture profonde musculo-muqueuse au catgut, puis par une deuxième suture séro-séreuse, au besoin par une troisième suture séro-séreuse.

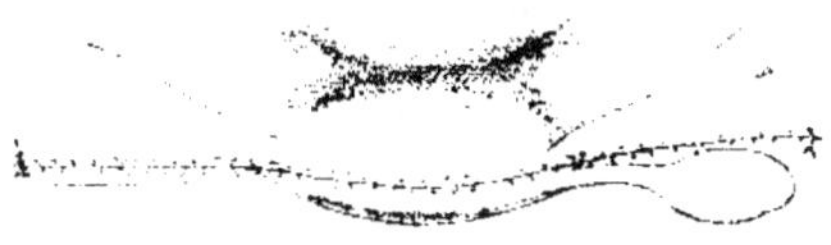

Fig. 312. — Opération terminée.

L'opération terminée, le chirurgien se trouve en présence d'un petit utérus accompagné d'un ovaire ou des fragments de l'un ou des deux ovaires qui ont pu être con-

---

[1] ACHARD. De l'extirpation des annexites bilatérales avec excision transversale de l'utérus par le procédé de Beuttner. *Revue médicale de la Suisse romande*, 1909, p. 78.

servés ; les ligaments ronds existent encore, les rapports de l'utérus avec la vessie n'ont point été changés et les ligaments larges n'ont été sacrifiés que dans une très petite étendue. Les fonctions menstruelles pouvant s'effectuer, la femme ne se considère pas comme mutilée.

Autant que possible on péritonise la suture utérine, la recouvrant au besoin de l'anse sigmoïde ou même pratiquant une hystéropexie abdominale antérieure sur la face postérieure de l'utérus.

Résultats. — La mortalité de l'hystérectomie abdominale est dès à présent très faible et va se réduisant de plus en plus.

Elle était, pour notre première série, de 4 morts pour 104 opérations, soit 3,35 p. 100 ; pour notre deuxième série de 139 cas, elle était de 2 morts, soit 1,43 p. 100. Si les lésions sont de gravité différente des deux côtés, nous reconstituons un des ligaments larges suivant le mode habituel et nous bornons à cloisonner le côté opposé du bassin. Il suffit, pour cela, après avoir refermé par un surjet au catgut le ligament large du côté le moins malade, de placer dans le vagin un drain dont l'extrémité arrive au contact des parties cruentées du côté opposé, puis, reprenant l'aiguille, de continuer le surjet en suturant le péritoine rétro-vésical à la face antérieure du rectum puis au côlon pelvien, jusqu'à ce que toutes les parties cruentées aient disparu sous la suture.

Les *résultats immédiats* sont donc excellents. Les *résultats éloignés* sont non moins satisfaisants. Nous y reviendrons lorsque nous étudierons le traitement des annexites.

HYSTÉRECTOMIE ABDOMINALE POUR FIBROMES

Dans le cas de fibrome, l'exécution de l'hystérectomie abdominale présente un certain nombre de particularités.

Ouverture de l'abdomen. — La paroi abdominale doit être ouverte avec précaution. Sa section trop rapide peut intéresser le fibrome, qui la soulève, et ouvrir un des gros sinus veineux, qui rampent souvent à la surface de la tumeur ; c'est là un accident évidemment sans grande importance, mais qui néanmoins peut donner lieu à un suintement gênant bien que sans danger.

Une incision prudente permet également d'éviter la blessure de la vessie, à laquelle on est exposé dans les cas où cet organe a été entraîné vers l'ombilic par un fibrome développé au-dessous du cul-de-sac vésico-utérin. Il faut craindre une pareille ascension de la vessie, lorsque, après avoir incisé la couche musculo-aponévrotique, on tombe sur une masse graisseuse, épaisse, faisant penser à celle qui double la vessie en avant. En pareil cas, il y a lieu de se rapprocher de l'ombilic pour ouvrir le péritoine au-dessus de la zone dangereuse.

Extraction du fibrome. — Le ventre ouvert, on explore rapidement la tumeur, de manière à en préciser les connexions et la mobilité, agrandissant

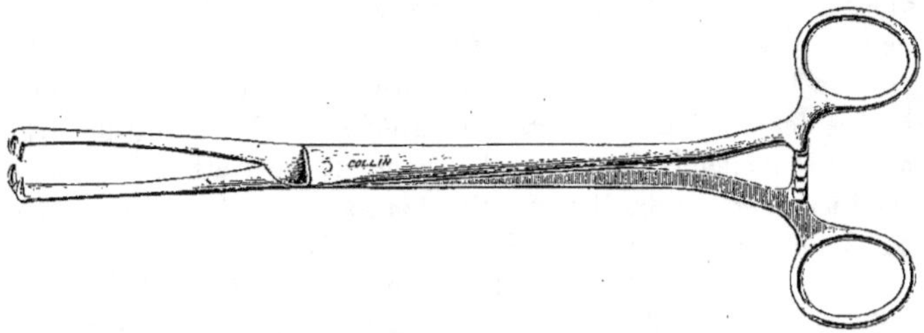

Fig. 313. — Pince de Museux forte.

au besoin l'incision faite à la paroi, puis on attire le fibrome à l'extérieur avec la main ou avec une forte pince de Museux, ce qui le plus souvent ne présente pas de difficultés.

Dans certains cas, cette extraction du fibrome peut être difficile. Il faut alors se servir d'une sorte de tire-bouchon (fig. 314) qu'on implante solidement dans la tumeur, prenant soin de ne pas l'entrer dans des parties voisines du pubis, mais de l'enfoncer dans des parties aussi hautes que possible, de manière à pouvoir amener facilement le pôle supérieur du fibrome à l'extérieur de la plaie et à le faire basculer hors du ventre, sans courir le risque de lutter contre la symphyse. De fortes tractions exercées à l'aide de ce tire-bouchon suffisent généralement à amener le fibrome hors du bassin d'abord, de l'abdomen ensuite. Si l'enclavement résiste à tous les efforts, on

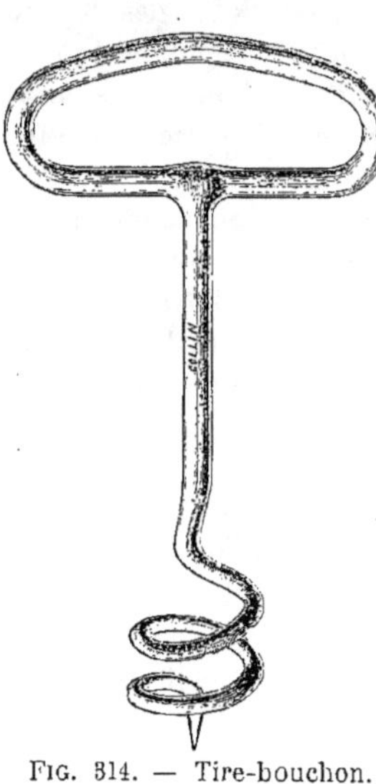

Fig. 314. — Tire-bouchon. (Doyen.)

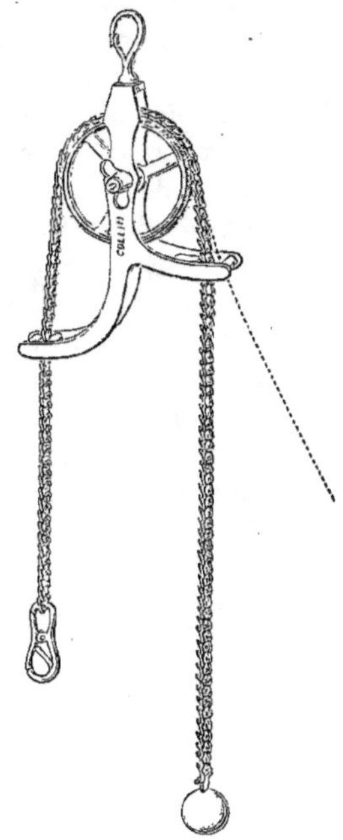

Fig. 315. — Poulie de A. Reverdin.

a recours au morcellement, énucléant de leur loge une ou plusieurs masses fibromateuses. Des pinces à traction referment les lèvres de ces cavités vidées de leur contenu, et l'utérus, ainsi réduit, se laisse extraire sans difficultés.

Pour les tumeurs énormes, l'appareil à suspension d'A. Reverdin peut rendre des services (fig. 315) ; maintenant soulevée la tumeur, il permet d'évoluer facilement autour d'elle et de procéder aisément aux temps successifs de l'opération. Il est inutile de se servir de la pince spéciale imaginée par ce chirurgien ; il suffit d'accrocher à l'appareil de suspension le tire-bouchon solidement fixé dans le fibrome.

La ligature des différents pédicules vasculaires ne présente rien de spécial.

Hystérectomie totale ou subtotale ? — Faut-il pratiquer l'hystérectomie *totale* ou la *subtotale ?* Richelot a beaucoup insisté sur la nécessité d'enlever l'organe en totalité, corps et col, afin, dit-il, de se mettre à l'abri des dégénérescences cancéreuses secondaires du moignon cervical conservé. Il est certain que cet argument a sa valeur, étant donné que l'on a déjà publié un certain nombre d'observations de cet ordre. Il perd beaucoup de son importance si l'on a soin, comme nous le conseillons, d'évider le moignon de col jusqu'à son extrémité et d'extirper en totalité la muqueuse intra-cervicale. Il est certain qu'on ne se mettra pas à l'abri des dégénérescences de la face vaginale du col ; mais l'ablation même totale de ce dernier ne préserve pas du développement secondaire d'un épithélioma sur la cicatrice vaginale, comme le prouvent les observations de Pierre Duval, de Témoin, de Bazy et d'autres.

Nous croyons que la ligne de conduite à tenir est commandée par l'état du col. S'il contient des noyaux fibromateux, s'il y a soupçon de carcinome intra-cervical, l'hystérectomie totale s'impose. Si, au contraire, le col est absolument sain, nous préférons nous en tenir à la subtotale, qui a l'avantage d'être un peu plus simple et plus rapide, ce qui a son intérêt lorsque l'opération a présenté une certaine durée.

Hystérectomie pour fibromes inclus. — Lorsqu'on se trouve en présence de *fibromes inclus* dans un des ligaments larges, l'opération présente quelques particularités.

L'inclusion reconnue, ce qui est facile, le péritoine, qui recouvre la tumeur, formant un feuillet mobile à sa surface, on commence par couper l'utéro-ovarienne au niveau du ligament infundibulo-pelvien, puis de ce pédicule on fait descendre deux incisions curvilignes, croisant la face antérieure et la face postérieure de la tumeur et gagnant le corps utérin.

On délimite ainsi, sur le fibrome même, une collerette péritonéale, qu'on décolle avec soin pour dégager le fibrome. Cette énucléation de la partie incluse doit être exécutée avec le plus grand soin et l'on doit redoubler d'attention en arrivant vers la base du ligament.

A ce niveau, on est, en effet, exposé à blesser l'uretère ; on l'évitera à coup sûr, si l'*on se maintient constamment au contact immédiat de la tumeur*. Cette manière de procéder a aussi l'avantage de ne pas exposer à se perdre dans de mauvais plans de clivage et de se mettre à l'abri de la lésion d'autres organes qui peuvent être au voisinage de la tumeur, des gros vaisseaux ou même du côlon pelvien et du cæcum, lorsque le fibrome, soulevant le péritoine et déplissant les mésos, arrive au voisinage du gros intestin. Les masses incluses étant énucléées, on termine l'opération comme une hystérectomie ordinaire.

Hystérectomie pour fibromes gangrenés. — La technique doit de même être un peu spéciale dans les cas de *fibromes gangrenés*.

Il faut commencer par enlever le plus possible de la tumeur par le vagin, bourrer ensuite la cavité utérine avec de la gaze iodoformée, suturer le col, puis faire par l'abdomen une hystérectomie totale sans incision de l'utérus, sans manœuvres de morcellement, sectionnant le vagin entre des pinces coudées ; Krönig, sur 14 cas opérés, a obtenu 13 guérisons.

Rochard [1] a conseillé une technique analogue ; il fait une colpohystérectomie et ne coupe le vagin qu'après avoir placé sur lui des pinces coudées

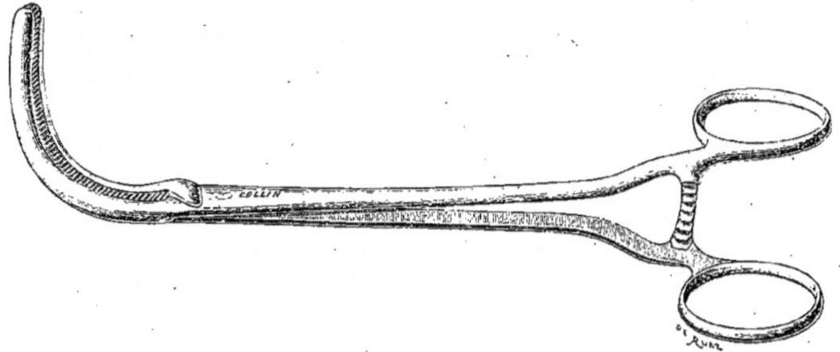

FIG. 316. — Pince coudée.

réalisant l'hystérectomie en vase clos, telle que l'avait exécutée Goullioud dès 1896. L'important est d'éviter tout écoulement de liquides sanieux au niveau de la plaie.

Opérations conservatrices. — Dans ces dernières années, quelques gynécologues ont pratiqué des *opérations conservatrices*.

[1] ROCHARD, Ablation de l'utérus en vase clos dans les cas de fibromes gangrenés. *Bull. et M m. de la Soc. de Chir.*, Paris, 1904, p. 778.

Ils ont tout d'abord conservé un ou deux ovaires, lorsqu'ils étaient sains. Il suffit pour cela, au lieu de lier l'utéro-ovarienne au niveau du ligament infundibulo-pelvien, de la lier en dedans de l'ovaire, enlevant simplement la trompe avec l'utérus.

Zweifel va plus loin [1] : Il fait une amputation aussi haut que le permet la tumeur et reconstitue une cavité utérine, conservant en même temps les ovaires de manière à obtenir une persistance de la menstruation. Pour conserver à l'ovaire une irrigation artérielle complète, il faut ménager le rameau important qu'il reçoit de l'utérine, laissant au besoin contre le tronc de celle-ci une lame de tissu utérin. On enlève la portion d'utérus contenant les fibromes, liant les vaisseaux qui saignent ; puis on suture le moignon à deux étages, enfouissant le premier rang de sutures sous une suture séro-séreuse, qui attire en même temps, au contact de ce qui reste d'utérus, les moignons des annexes.

Dans plus de la moitié des cas, la menstruation est conservée.

L'opération conservatrice par excellence est la *myomectomie* [2], qui peut être pratiquée dans deux conditions différentes, pour des myomes pédiculés ou pour des myomes interstitiels.

L'ablation des *myomes pédiculés* est des plus simples ; il suffit de sectionner le pédicule, liant les vaisseaux s'il y en a et suturant au catgut la petite plaie utérine résultant de l'intervention. Les seules difficultés que l'on peut rencontrer sont celles qui résultent des adhérences assez fréquentes à l'épiploon ou à l'intestin. Le plus simple est alors quelquefois de commencer par la section du pédicule, attaquant secondairement les adhérences, liant et réséquant l'épiploon, libérant l'intestin ou même laissant à son contact les couches les plus superficielles de la tumeur si l'adhérence est intime.

Quand on se trouve en présence de *myomes interstitiels*, on incise la coque utérine au niveau du myome et jusqu'à la capsule qui entoure ce dernier. Avec un instrument mousse, l'extrémité de ciseaux courbes ou une spatule spéciale, on libère la tumeur de la coque qui l'entoure. S'il y a plusieurs myomes voisins les uns des autres, on les enlève par une même incision.

On a conseillé, dans les cas de myomes volumineux, de faire une incision elliptique ; si on recourt à cette pratique, on prendra soin, comme le conseillent Kelly et Cullen, de ne pas enlever une étendue trop grande de coque utérine, celle-ci se rétractant après l'ablation de la tumeur et la réunion pouvant alors devenir difficile. Mieux vaut se contenter de la simple incision,

---

[1] FRANKENSTEIN, Ueber die Bedeutung der Resectio Uteri bei Myoma zur Erhaltung der Menstruation nach der Operation. *Arch. f. Gyn.*, Berlin, 1907, t. 83, p. 477.

[2] LOUBET, *Enucléation par voie abdominale des fibromes utérins*. Th. de Paris, 1901-1902, n° 319. — KELLY et CULLEN, *Myomata of the uterus*, Philadelphia, 1909.

quitte s'il y a lieu, à réséquer secondairement la portion exubérante des lambeaux utérins.

Autant que possible on évitera, au cours de l'énucléation, d'ouvrir la cavité utérine et pour cela on aura soin de toujours rester très exactement au contact de la tumeur. Si par mégarde elle est ouverte, on dilatera le col et l'on placera pendant quelques jours un drain dans son intérieur.

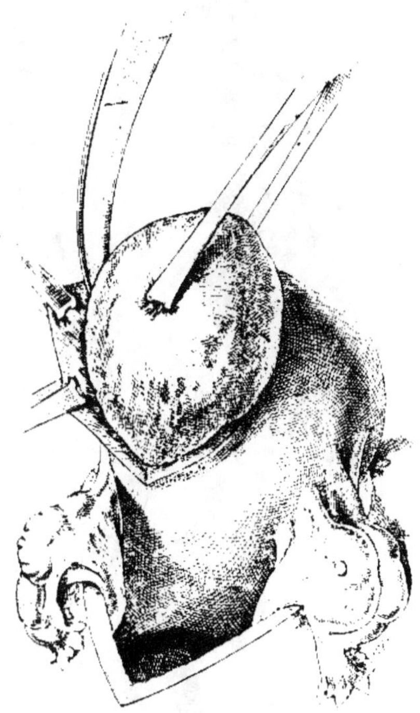

Fig. 317. — Le tissu utérin a été incisé jusqu'à la coque du fibrome ; une pince tire ce dernier, que l'on isole avec l'extrémité de ciseaux courbes.

Une fois l'énucléation terminée, on suture la plaie à étages, avec des points de catgut qui cheminent dans l'épaisseur du tissu utérin, prenant bien soin d'affronter en totalité les parties, de manière à ne laisser aucune cavité virtuelle où pourraient s'accumuler des liquides.

S'il y a plusieurs myomes, on peut, suivant les cas, faire des incisions multiples sur l'utérus, ou, quand c'est possible, passer de la cavité du myome principal dans celle des tumeurs de moindre importance de manière à n'avoir qu'une plaie utérine à suturer.

Nous ne pouvons encore apprécier, d'une manière définitive, la valeur de

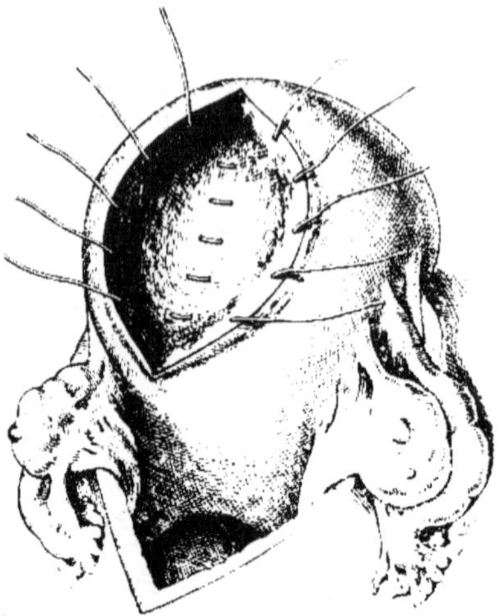

Fig. 318. — Passage des catguts perdus affrontant les parois de la coque.

ces opérations conservatrices. Mais si nous envisageons l'excellence habi-

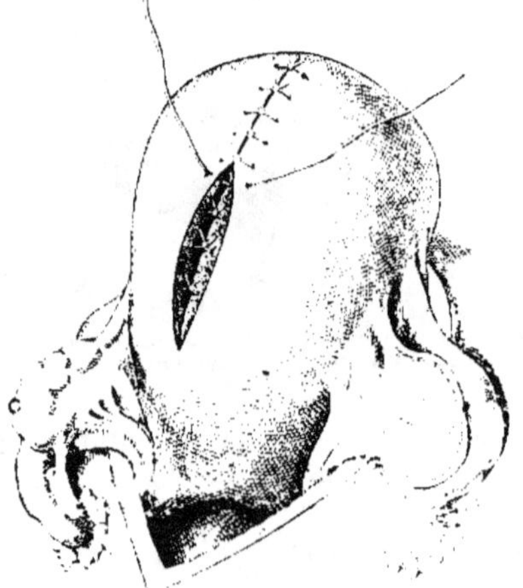

Fig. 319. — Deuxième plan de sutures.

tuelle des résultats de l'hystérectomie, nous sommes assez peu tenté d'y recourir et préférons une opération complète, qui met la malade à l'abri de toute récidive et de toute douleur ultérieure tenant à une lésion possible des annexes. Notre mortalité moyenne pour les opérations abdominales de fibromes est de 4,1 p. 100, 11 morts sur 268 cas.

HYSTÉRECTOMIE ABDOMINALE POUR CANCER DE L'UTÉRUS

Historique. — Le premier chirurgien qui pratiqua de propos délibéré par l'abdomen l'*ablation totale de l'utérus cancéreux* est Freund (30 janvier 1878). Cette intervention fut rapidement suivie d'une série d'autres. Mais la mortalité opératoire fut telle [1], qu'on abandonna rapidement l'opération de Freund pour lui substituer l'hystérectomie vaginale, que préconisa, en particulier, Czerny dès 1880. Les résultats immédiats de l'opération par cette voie furent incontestablement meilleurs, mais les résultats éloignés restèrent des plus médiocres.

Aussi la technique de la cœliotomie s'étant notablement perfectionnée, on ne tarda pas à revenir à la voie abdominale, dont le pronostic immédiat s'était considérablement amélioré et qui permettait de réaliser des exérèses plus étendues que celles que l'on pouvait exécuter par la voie vaginale. On fit par l'abdomen l'*ablation large du cancer*. A cette technique nouvelle de l'opération abdominale se rattachent les noms de Mackenrodt, de Riess, de Rumpf, de Clark, de Werder, de Wertheim, etc. On chercha à faire des opérations de plus en plus étendues, enlevant à la fois le tissu cellulaire péri-utérin et les ganglions recevant les lymphatiques efférents de l'utérus. Le Congrès de Rome de 1902 marqua l'apogée de ces tentatives. C'est à ce congrès que Jonesco conseilla la ligature préalable de l'artère hypogastrique et « l'évidement lombo-iléo-pelvien », extirpant tout le tissu cellulo-graisseux du pelvis, des fosses iliaques et des régions lombaires inférieures avec les vaisseaux et les ganglions qu'il renferme. Vers la même époque, on vit, en Amérique, Franklin-H. Martin préconiser l'excision partielle de la vessie avec implantation des uretères dans le rectum; Sampson, l'excision systématique des uretères avec la réimplantation de leur bout supérieur dans un point plus élevé de la vessie.

On ne tarda pas à revenir de ces excès opératoires. En particulier, on abandonna la recherche systématique de tous les ganglions envahis, des études anatomo-pathologiques précises ayant montré que cette ablation était le plus souvent inutile ou impossible.

Pour l'établir, il nous suffira de rappeler ce qu'ont montré les travaux poursuivis dans ces dernières années. Nous étudierons, à ce point de vue,

---

[1] Ahlfed, en 1881, réunissant tous les cas publiés d'opération de Freund, trouve 72 p. 100 de morts; Gusserow, rassemblant 148 cas, note 106 morts, 71,6 p. 100.

séparément les cancers du corps et ceux du col, car, au point de vue des propagations ganglionnaires, il y a une grande distinction à établir entre eux.

Sur 34 cas de *cancers du corps*, Krönig ne trouve que 5 fois des engorgements ganglionnaires, 1 fois les ganglions inguinaux étaient pris, 2 fois les ganglions iliaques, 2 fois les ganglions lombaires. Or, dans 4 de ces cas, le cancer utérin avait dépassé les limites de l'opérabilité, dans le cinquième on avait antérieurement enlevé un cancer de l'ovaire.

Par conséquent, dans tous les cas de cancer du corps de l'utérus extirpable, il n'y avait pas d'engorgement ganglionnaire. *La conclusion à tirer de ces constatations, c'est qu'on n'a pas à s'occuper de la recherche des ganglions dans les cancers du corps de l'utérus.*

Dans le *cancer du col*, l'envahissement ganglionnaire est, au contraire, beaucoup plus important. Schauta, examinant les cadavres de 50 femmes mortes des suites d'un cancer du col de l'utérus, trouve 32 fois des ganglions pris, soit dans 64 p. 100 des cas. La recherche des ganglions semble donc a priori indiquée. Mais si nous regardons où se trouvent les ganglions cancérisés, nous voyons que, dans le plus grand nombre des cas d'engorgements ganglionnaires, il y a, soit à l'état isolé, soit dégénérés, en même temps que des ganglions pelviens, des ganglions aortiques. Dans 13 p. 100 des cas seulement, la dégénérescence cancéreuse est limitée aux ganglions pelviens, les seuls que puisse aborder, et encore pas toujours, le chirurgien.

On peut objecter à cette statistique qu'elle est faite avec une série d'autopsies de femmes mortes de leur cancer, se trouvant, par conséquent, dans des conditions différentes de celles pour lesquelles l'opération est discutable. Voyons donc ce que montrent les autopsies de malades ayant succombé aux suites d'une intervention. Schauta sur 10 femmes ne trouve que 2 fois des ganglions cancéreux; Oehlecker, sur 7 cas, 2 fois. Il est vrai que Krönig trouve, sur 18 opérées, 9 fois des ganglions ; mais il faut ajouter que Krönig tente l'opération sur beaucoup de femmes que d'autres regarderaient comme inopérables par suite de l'extension évidente du cancer en dehors des limites de l'utérus.

Kundrat, qui a étudié consciencieusement la question des propagations ganglionnaires à la clinique de Wertheim, trouve 54 cas sur 80 indemnes de tout envahissement ganglionnaire, soit 59 p. 100. Dans 26 cas, il y avait des ganglions pris, mais ces ganglions n'étaient extirpables que dans 13 p. 100 des cas. Nous revenons ainsi à un chiffre identique à celui qui résultait de l'ensemble des autopsies faites par Schauta.

Ce chiffre de 13 *p.* 100 *de dégénérescences ganglionnaires justiciables de la chirurgie* autorise-t-il à faire l'ablation systématique des ganglions et à exposer les femmes à des recherches qui aggravent incontestablement le pronostic opératoire immédiat ? Nous ne le croyons pas. Nous le croyons d'autant moins que des examens anatomo-pathologiques précis, en particulier ceux faits par Oehlecker, Rosthorn, Krömer, Cullen, Sampson, montrent que le volume des ganglions, seul facteur décelable au cours d'une cœliotomie, n'est pas l'indice certain d'une dégénérescence cancéreuse. On voit quelquefois chez la même femme de gros ganglions simplement enflammés alors que des ganglions plus petits sont dégénérés. Si l'on voulait être sûr d'enlever les ganglions pris, il faudrait systématiquement enlever toute la chaîne ganglionnaire, ce qui est impossible.

Y a-t-il là une faillite de l'opération abdominale ? Pas le moins du monde. L'étude des récidives, après les opérations anciennes, nous montre que le mal reparaît au niveau de la cicatrice dans l'immense majorité des cas, fait en rapport avec les constatations de Kundrat qui, sur 160 cas opérés par Wertheim, trouve le *paramétrium envahi dans 55 p. 100 des cas*, avec celles de Brunet qui, *dans 72 p. 100 des cas* où le paramétrium était cliniquement et macroscopiquement indemne, y trouve, *dans 72 p. 100 des cas*, des infiltrations cancéreuses, avec celles de Pankow, qui, sur 60 cas opérés par Krönig, trouve le *paramétrium pris dans 68,2 p. 100 des cas*, avec celles de Sampson, qui, étudiant les cas opérés par Kelly, constate que le *paramétrium est envahi dans 20 cas sur 27* [1].

Un autre point anatomo-pathologique intéressant, bien mis en lumière par les examens de Brunet [2] sur les pièces de Mackenrodt et par ceux de Assereto [3] sur les pièces de Döderlein, c'est que, dans un certain nombre de cas, il existe un *envahissement de la paroi vaginale par le cancer, alors qu'il n'existe aucune modification de la muqueuse correspondante*. Nous avons eu l'occasion de constater les mêmes faits.

L'OPÉRATION ABDOMINALE, PERMETTANT L'EXCISION LARGE DU VAGIN ET DU PARAMÉTRIUM, CONSERVE DONC, MÊME EN L'ABSENCE DE TOUTE EXTIRPATION GANGLIONNAIRE, UNE SUPÉRIORITÉ INCONTESTABLE SUR L'HYSTÉRECTOMIE VAGINALE et comme telle mérite de lui être substituée.

Indications. — Tous les cas de cancer de l'utérus ne sont pas justiciables de l'opération abdominale et l'on doit assez fréquemment se borner à un traitement purement palliatif. Afin de poser exactement les indications de l'opération dite radicale, il faut pratiquer un certain nombre d'explorations par le toucher vaginal, le toucher rectal, la cystoscopie.

---

[1] SAMPSON, A careful study of the parametrium in 27 cases of carcinoma cervicis uteri and its clinical significance. *The American Journal of Obstetrics*, New-York, oct. 1906, p. 433.

[2] BRUNET, Ergebnisse der abdominalen Radikaloperation des Gebarmutter-scheidenkrebses mittels Laparotomia hypogastrica. *Zeitschr. f. Geb.*, Stuttgart, 1905, t. LVI, p. 1.

[3] ASSERETO (L.), La propagazione del carcinoma del collo uterino al tessuto paravaginale. *Annali di ostetricia e ginecologia*. Milano, 1907.

On doit s'abstenir lorsque le *toucher vaginal* montre soit un envahissement étendu du vagin, en particulier de sa paroi antérieure en rapport avec la vessie, soit une infiltration en masse des ligaments larges s'étendant jusqu'à leur tiers externe. On se bornera de même à un traitement palliatif lorsque le *toucher rectal* fera constater une induration en chapelet des replis utéro-sacrés ou la présence de ganglions présacrés. L'*examen cystoscopique* devra aussi être toujours pratiqué. Il est évident que l'envahissement direct de la vessie doit arrêter le chirurgien. Il en est de même de certaines lésions qui, au dire d'Hannes, indiqueraient l'envahissement partiel des tuniques vésicales. Telle une saillie du trigone ne s'expliquant pas par une cause mécanique (refoulement de la vessie par un gros champignon intra-vaginal, par un corps utérin fortement antéfléchi), telle encore la présence de plis, de bourrelets, d'un œdème bulleux de la muqueuse [1]. D'après Clark, l'oblitération d'un uretère aurait aussi une grosse valeur, des infiltrations purement inflammatoires des ligaments larges n'arrivant jamais à amener l'arrêt du passage de l'urine.

Traitement préopératoire. — Y a-t-il un *traitement préopératoire* à instituer? Quelques gynécologues ont conseillé de faire, 8 à 10 jours avant l'hystérectomie, le curettage du cancer. Cette pratique est généralement abandonnée. On fait bien encore le curettage suivi de cautérisation avant d'enlever l'utérus, mais on le fait dans la même séance. Le curettage préalable a cependant son utilité dans certains cas déterminés.

Lorsqu'une femme est très anémiée par des hémorragies continues, il y a lieu de curetter et de cautériser son cancer sans anesthésie ou après une courte anesthésie par le chlorure d'éthyle. Ce curettage, suivi d'un tamponnement iodoformé, arrête les hémorragies et permet de remonter les malades en une dizaine de jours avant de leur faire subir l'hystérectomie.

Opération. — Avant d'ouvrir le ventre, on commence par un *curettage* soigneux du cancer, qu'on fait suivre d'une cautérisation. On a objecté à cette manière de faire la crainte de disséminer des germes infectieux ou des cellules cancéreuses. Nous croyons que cette crainte est chimérique et nous n'hésitons dans aucun cas à recourir à ce curettage et à cette cautérisation préliminaires.

Outre qu'on supprime ainsi les végétations cancéreuses ulcérées, habitat d'une flore bactérienne aérobie et anaérobie des plus riches, qu'on diminue les risques de contamination septique au cours de l'opération, on arrive, dans

---

[1] La proéminence en forme de tonneau de la muqueuse vésicale avec production de nodules d'état papillomateux a une grosse importance (Scheib). Au contraire l'œdème bulleux, d'après des recherches inédites faites dans notre service par notre interne Cruet, serait sans valeur.

nombre de cas, à constater des propagations jusqu'alors méconnues et qui contre-indiquent toute intervention plus sérieuse.

Lorsque ce curettage semble pouvoir être suivi d'une hystérectomie, on change les gants de caoutchouc dont on s'est servi jusqu'alors, on prend un nouveau matériel opératoire et l'on aborde l'intervention abdominale.

La malade est mise en position élevée du bassin, le chirurgien fait à la paroi abdominale une longue incision de manière à avoir un large accès sur les parties malades. Il place une grande valve dans l'angle pubien de la plaie, des compresses sur l'intestin et, avant de commencer l'hystérectomie, il recherche avec grand soin, par un examen intra-abdominal, les *conditions d'opérabilité* du cas en présence duquel il se trouve.

A ce point de vue, il doit examiner tout d'abord le pli vésico-utérin et voir s'il est envahi par un noyau cancéreux ; en l'absence de pareils noyaux, il y a lieu de tenir compte de l'existence de simples froncements cicatriciels de ce pli. L'examen doit ensuite porter sur les ligaments larges, où l'on recherchera les infiltrations étendues, sur les ganglions aortiques et sur les ganglions présacrés. Suivant les résultats de cette exploration, on décidera s'il y a lieu de faire l'opération radicale ou de se limiter à une intervention palliative. Celle-ci pourra du reste comporter une hystérectomie, l'ablation de l'utérus constituant dans certains cas le meilleur des palliatifs. Mais il est évident qu'alors on ne cherchera pas à faire des extirpations étendues du tissu cellulaire, et que, pour réduire au minimum les risques opératoires immédiats, on se bornera à une opération simple, ne comportant pas les manœuvres complexes de l'évidement pelvien.

Lorsqu'on se décide pour l'opération dite radicale, nous conseillons de procéder de la manière suivante :

L'utérus, saisi avec précaution, est attiré en haut et un peu latéralement. Il faut éviter toute violence dans sa préhension, à cause de la friabilité de l'organe lorsqu'il est dégénéré ; il est même bon, dans les cancers du corps, d'éviter l'emploi de pinces pourvues de dents qui peuvent pénétrer jusqu'au niveau du néoplasme.

Après ligature des utéro-ovariennes et section de ce pédicule vasculaire, on incise la partie supérieure du ligament large entre l'aileron moyen où se trouve la trompe et l'aileron antérieur qui contient le ligament rond. On lie ce dernier à une petite distance de l'utérus et on le coupe ; puis on incise le péritoine pré-utérin au-dessous du repli vésico-utérin. On décolle la vessie de la face antérieure du col, ce qui est, en général, facile et peut se faire par refoulement avec une compresse de gaze ; s'il existe des adhérences, on les sectionne à petits coups avec l'extrémité de ciseaux mousses. Lorsque le décollement a été poussé assez loin sur le vagin, on revient aux ligaments larges pour découvrir les uretères et lier les utérines. Le plus souvent les deux lames, antérieure et postérieure, du ligament large, s'il n'y a pas d'infiltration marquée du paramètre, se laissent écarter comme les feuillets d'un livre. L'uretère, dans lequel il est inutile de placer préalablement un

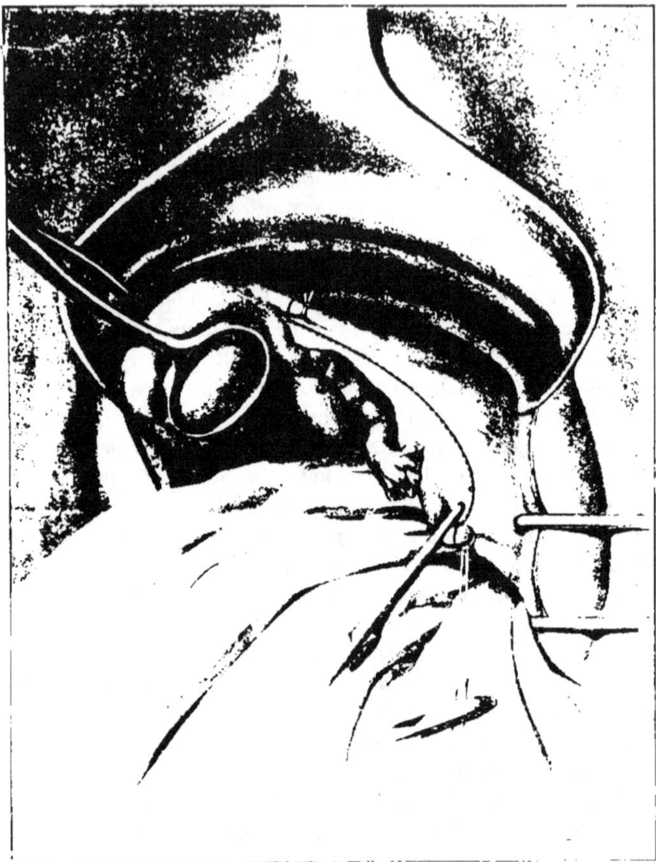

Fig. 320. — L'utérus est attiré en haut et à gauche : on voit, marqué par une ligne imprimée en rouge, le tracé de l'incision que l'on va faire au ligament large. Les vaisseaux utéro-ovariens et le ligament rond sont liés.

cathéter, suit dans son déplacement en arrière le feuillet postéro-interne du ligament large auquel il reste accolé. Pour se donner un peu plus de jour, on peut débrider en dehors le péritoine vers la fosse iliaque, jusqu'au voisinage du cæcum à droite, du côlon iliaque à gauche, passant en avant des vaisseaux utéro-ovariens. S'il existe à ce niveau des ganglions augmentés de volume, on les détache par le côté externe et on les rabat vers l'utérus avec le tissu cellulaire qui les englobe.

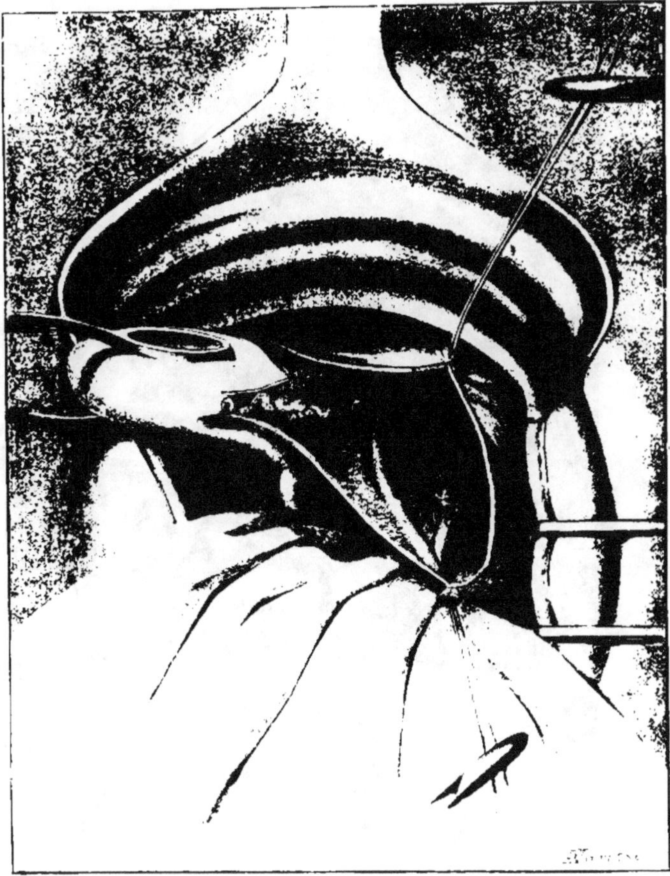

Fig. 321 — Le ligament large est ouvert ; on voit l'uretère qui suit le feuillet postéro-interne dans son déplacement.

Décollant les parties de la paroi latérale du bassin, on met à nu les gros vaisseaux, les lymphatiques et l'uretère qui, comme nous l'avons dit, suit le feuillet postéro-interne du ligament large tendu par suite de la traction de l'utérus du côté opposé. On lie les vaisseaux utérins facilement accessibles en dehors du point où ils croisent l'uretère, sans cependant aller trop en dehors de manière à conserver les artères vésicales qui naissent quelquefois de l'hypogastrique par un tronc commun avec l'artère utérine. Puis on place une pince de Kocher sur ce pédicule vascu'aire au ras de

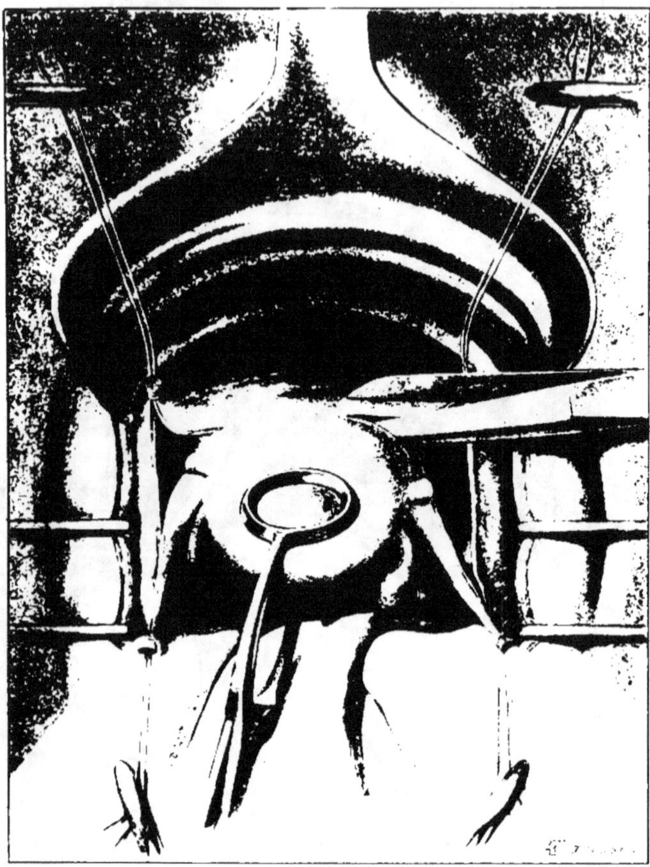

Fig. 322. — Section du péritoine vésico-utérin, qui va être suivie du décollement et du refoulement de la vessie en avant.

l'utérus, de manière à empêcher tout reflux sanguin par les veines et l'on coupe veine et artère utérines immédiatement en dedans de la ligature.

Soulevant le moignon des vaisseaux utérins avec le tissu cellulaire qui les englobe, on le refoule vers la ligne médiane, et on libère l'uretère avec un instrument mousse jusqu'à la vessie, conservant sa gaine conjonctivo-vas-

culaire et autant que possible ses connexions en arrière, de manière à
ne pas détruire ses moyens de nutrition. Au voisinage de la vessie,
il est impossible cependant de ne pas isoler de toutes parts ce conduit
(fig. 323).

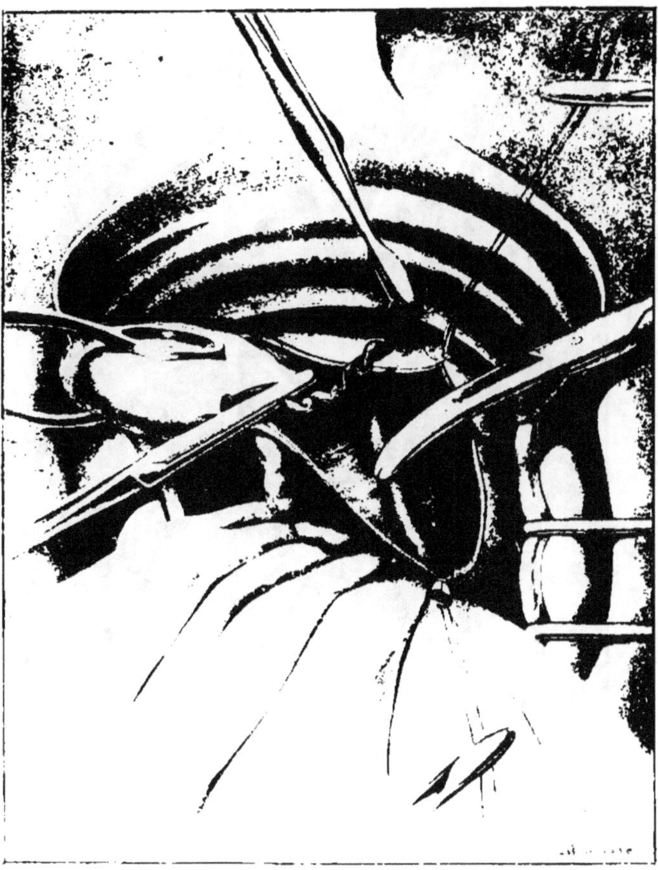

Fig. 323. — L'artère utérine a été liée et sectionnée. Avec l'extrémité de ciseaux
courbes et mousses on isole l'uretère, tout en ménageant sa gaine celluleuse propre.

Tirant alors fortement l'utérus en avant et en haut, on sectionne les
ligaments utéro-sacrés, après les avoir chargés et liés en arrière et au-dessous de l'uretère, le plus près possible de la paroi de l'excavation. Il faut,
en général, plusieurs charges successives et autant de ligatures pour prendre

les artères, les veines et les lymphatiques qui se trouvent dans ces ligaments.

Dès que leur étage supérieur a été sectionné, se servant des fils déjà placés, on tend le péritoine recto-utérin, on le sectionne et l'on décolle par refoulement avec une compresse de gaze la face antérieure du rectum. A

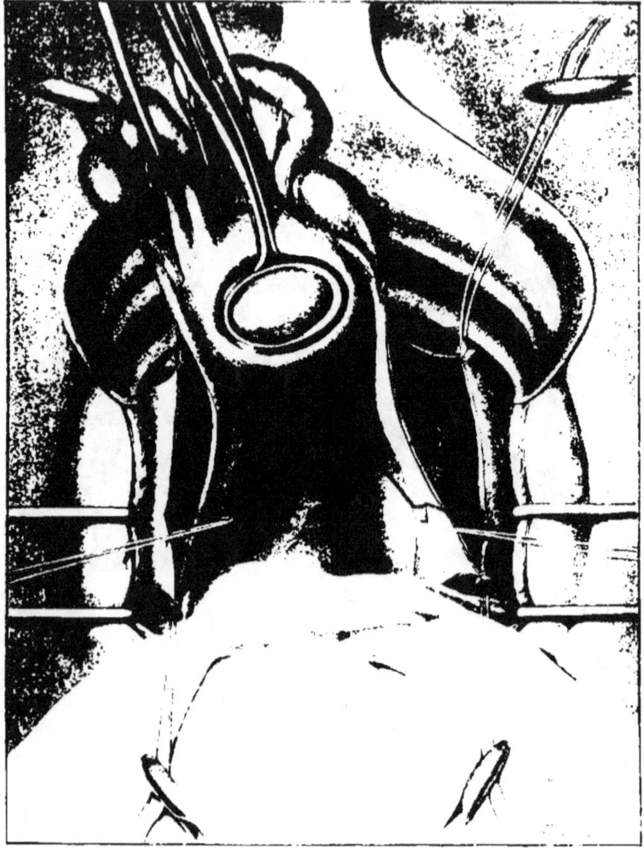

Fig. 324. — L'utérus est attiré en haut et en avant, le péritoine postérieur et les ligaments utéro-sacrés vont être sectionnés suivant la ligne imprimée en rouge.

mesure que l'on sectionne les ligaments utéro-sacrés, on voit l'utérus et le vagin monter vers la plaie, ce qui facilite le clivage du vagin et du rectum. Finalement on voit émerger de l'excavation le tiers ou même la moitié supérieure du vagin (fig. 324).

On peut alors placer sur ce dernier des pinces coudées (fig. 316) à l'exemple de Wertheim, ayant soin que les deux pinces se croisent de manière à fermer toute la largeur du vagin ; puis on sectionne ce dernier avec le bistouri au-dessous des pinces, de manière à enlever le cancer en vase clos. Bumm,

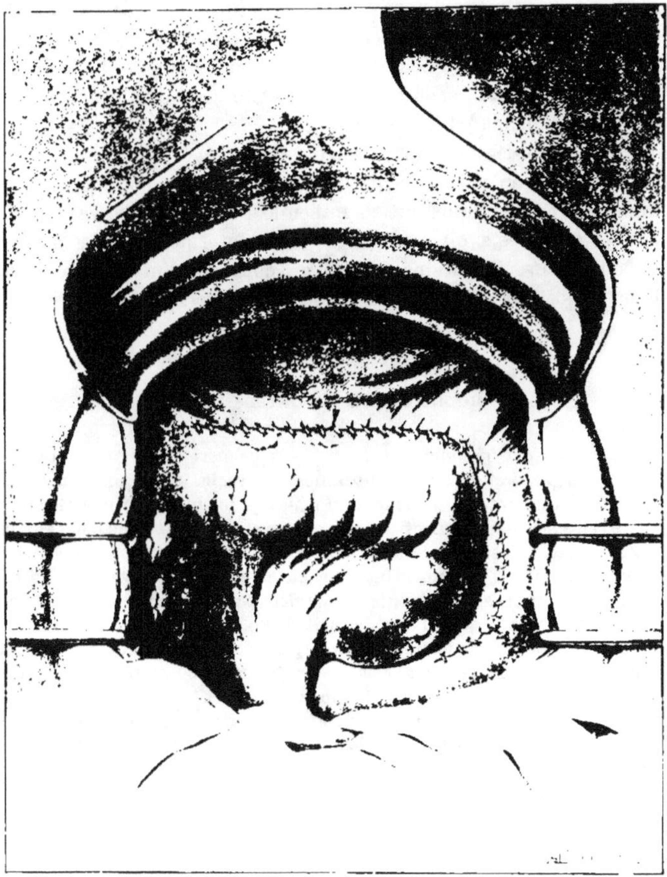

Fig. 325. — L'opération est terminée, le petit bassin est péritonisé, le péritoine pré-rectal est suturé au milieu au péritoine rétro-vésical.

dont nous avons plusieurs fois suivi la pratique, ne se sert pas de ces pinces coudées, qui gênent un peu pour l'ablation large des parties. Il ouvre le vagin le plus loin possible, commençant par le côté le moins atteint, s'attaquant en dernier lieu aux parties les plus malades et pédiculisant en quelque sorte le cancer pour arriver à donner à son niveau le maximum d'extension à l'extirpation.

Pollosson recommande, une fois l'utérus et le vagin enlevés avec le paramètre et les ganglions y inclus, de chercher les glandes qui peuvent exister sur la paroi pelvienne au niveau de la bifurcation des iliaques, le long des vaisseaux iliaques primitifs et dans la fosse obturatrice. On les reconnaît à la vue ou au toucher. Leur présence étant constatée, leur dissection doit être faite avec soin, sans les écraser, s'efforçant d'enlever avec eux le tissu cellulaire dans lequel ils sont plongés.

L'ablation terminée, on révise le champ opératoire, liant les points qui saignent et l'on suture le péritoine latéralement comme après l'hystérectomie ordinaire, réunissant au milieu le péritoine rétro-vésical au péritoine pré-rectal, après avoir placé de la gaze iodoformée dans le vagin (fig. 325).

Pour assurer le drainage, Amann conseille d'inciser au thermocautère la paroi postérieure du vagin jusqu'à la limite inférieure des décollements latéraux.

MODIFICATIONS APPORTÉES A L'OPÉRATION

Libération préliminaire du vagin. — Quelques chirurgiens[1] ont conseillé de commencer l'opération par la libération du vagin. Après incision circonférentielle de l'orifice vulvaire, ils dissèquent un manchon muqueux sur une étendue de 4 centimètres environ, puis ferment par une suture en bourse le manchon disséqué. Les surfaces cruentées, résultant de ce décollement, sont rapprochées par des sutures et la vulve est fermée, à part un point laissé ouvert pour le passage d'un drain.

Le temps périnéal terminé, le chirurgien passe au temps abdominal et enlève en bloc l'utérus et le vagin à l'état de cavité close.

On évite ainsi la contamination de la plaie par des produits septiques du cancer et l'on se met en même temps à l'abri des greffes cancéreuses au cours de l'opération. De plus, la section première du vagin, supprimant la résistance qu'oppose à l'ascension de l'utérus la continuité, de ce conduit avec le périnée, permettrait, dit J.-L. Faure, d'élever ensuite, dans le temps abdominal, l'utérus et la région péri-cervicale presque au niveau de la plaie abdominale, ce qui faciliterait beaucoup la dissection délicate de l'uretère et du paramétrium.

Incision transversale de la paroi et cloisonnement de l'abdomen. — Dans des cas de cancers étendus, Mackenrodt, Amann conseillent de faire une incision transversale de la paroi abdominale et de couper les grands droits, ce qui donne un jour considérable. Le ventre ouvert, ils décollent le péritoine de la face profonde de la paroi abdominale antérieure et le suturent à la face postérieure du cul-de-sac recto-utérin, fermant ainsi la grande cavité abdominale et isolant complètement par ce septum les anses intestinales du foyer opératoire.

Pour avoir une cloison plus solide, Krönig prend avec le péritoine le fascia trans-

---

[1] IMBERT et PIERI, *Bull. de la Soc. de chir.*, 1905, p. 925, et *Annales de gynécologie*, t. LXIII, p. 655; P. DUVAL, *Bull. de la Soc. de chir.*, juin 1906, *Rapport* par J.-L. FAURE, p. 573.

versalis, ce qui évite la nécrose du lambeau et l'irruption consécutive de l'intestin dans le foyer suppurant de l'opération, irruption observée dans quelques cas.

Dans ce procédé on fait une incision courbe, qui passe à un doigt au-dessus du pubis et qui s'arrête latéralement à trois travers en dedans des épines iliaques antéro-supérieures ; on coupe la peau et l'aponévrose, puis les grands droits à un demi-travers de doigt au-dessus du pubis. On lie les vaisseaux épigastriques qu'on voit sur la face externe du péritoine.

Tirant le lambeau musculo-cutané en haut, on tend le péritoine qui forme le fond de la plaie et l'on voit les limites de la vessie. Il ne faut pas tirer trop fort pour ne pas décoller la vessie de la symphyse ; si on ne voit pas bien ses limites, on les reconnaît au palper, puis on ouvre, au-dessus d'elle, le péritoine.

On augmente, à ce moment, l'inclinaison du bassin, les intestins tombent vers le diaphragme, on suture le lambeau, formé par le péritoine et le fascia transversalis, au péritoine de la paroi pelvienne postérieure, commençant par un point qui réunit les pédicules utéro-ovariens au lambeau, puis fixant celui-ci au-devant du rectum ; latéralement on isole la cavité péritonéale, en suturant la lèvre antérieure du ligament large ouvert au péritoine de la paroi latérale de l'abdomen. On a ainsi un jour énorme et en même temps une occlusion de la cavité péritonéale, qui prévient toute saillie de l'intestin. L'utérus, la partie supérieure du vagin et le paramétrium sont extirpés suivant le procédé habituel.

Mackenrodt recommande de détacher le paramétrium de la paroi pelvienne pour l'enlever en totalité, avec les ganglions juxta-rectaux et pré-sacrés. On voit alors les ganglions le long des vaisseaux iliaques et sur l'obturateur, qu'on enlève secondairement. On termine en plaçant une mèche vaginale. Il est important que l'uretère ne se trouve pas au contact de la gaze ; dans ce but, on l'enfouit en suturant la partie latérale du bout de vagin conservé soit à la vessie, soit au péritoine vésical. On referme en haut le foyer, en réunissant le péritoine vésical au péritoine rectal et prolongeant latéralement les sutures jusqu'aux pédicules utéro-ovariens.

Le cinquième jour on commence à enlever la gaze et l'on fait asseoir la malade pour que la pression intra-abdominale diminue le plus possible la cavité existante.

Complications. — La complication la plus importante est l'*infection* soit du *péritoine*, soit du tissu cellulaire, ce qui tiendrait, au dire de Bumm [1], à ce que, dans les cas de cancer, l'infection s'étend bien plus loin que la tumeur et à ce que les tissus avoisinant l'utérus contiennent presque constamment du streptocoque. Opérant sur des tissus infectés, on ne doit pas s'étonner d'avoir des infections de la plaie et du péritoine. Les malades qui ont, antérieurement à l'opération, de la fièvre, sont les plus dangereuses à cet égard.

Le curettage, suivi d'une cautérisation au thermo, généralement préconisé est insuffisant, l'action du thermo-cautère s'exerçant à peine à 1 centimètre de profondeur.

Pour avoir une désinfection plus complète, Mackenrodt, après le curettage fait la veille de l'opération, tamponne le vagin et la cavité cancéreuse

---

[1] Bumm, Zur Technik der abdominalen Extirpation der karzinomatösen Uterus. *Zeitsch. f. Geb. u. Gyn.*, Stuttgart, 1905, t. LV, p. 173.

avec une bande de gaze trempée dans une solution de formol du commerce à 10 p. 100 et modérément exprimée, graissant à la vaseline la vulve, l'anus et la face interne des cuisses pour éviter l'action irritante des quelques gouttes de formol qui pourraient s'écouler.

Bumm a fait des essais de vaccination anti-streptococcique, mais, jusqu'ici, n'en a obtenu aucun résultat.

De nouvelles recherches nous paraissent nécessaires pour établir la cause de ces infections post-opératoires, encore assez fréquentes après l'hystérectomie abdominale. Nous croyons cependant qu'il est inutile d'invoquer l'infection préalable du tissu cellulaire des ligaments larges, et que la longueur de l'opération, les manœuvres contusives exercées, etc., suffisent à expliquer quelques cas de cellulite ou de péritonite.

Les mêmes raisons font que le *choc* est à redouter, en particulier chez les malades grasses, atteintes d'affections cardio-pulmonaires.

En dehors de l'infection et du choc, les complications les plus fréquemment observées portent sur l'appareil urinaire.

L'*albuminurie* avec néphrite n'est pas exceptionnelle et peut entraîner la mort.

La *cystite* est très fréquente et doit être traitée par le cathétérisme et les lavages vésicaux. Les *lésions traumatiques de la vessie* se produisent pendant son détachement ; les *nécroses tardives* sont plus rares ; elles sont en rapport avec une dénudation étendue et un recouvrement insuffisant de l'organe.

Pour Mackenrodt, la cause principale de ces nécroses tardives serait la participation de la vessie au processus inflammatoire péri-cancéreux. Il conseille, dans les cas d'adhérences, de réséquer franchement la vessie, conservant si possible la muqueuse, et de faire une suture immédiate.

Les *lésions de l'uretère* [1] sont beaucoup plus importantes ; ce conduit peut être lésé au cours de l'opération ; il l'a été par Wertheim 8 fois sur une première série de 200 cas ; 3 fois sur une deuxième série également de 200 cas. La nécrose secondaire, suivie de fistule urinaire, survenant du 7e au 18e jour, a été observée sur 24 de ces 400 cas, soit dans 6 p. 100 des cas.

Elle est la conséquence d'une dénudation trop étendue de l'uretère, qui flotte comme un fil télégraphique dans le foyer, ou de ce que l'uretère, fixé par le cancer au voisinage du col, a dû être déterré, ce qui a diminué la résistance de sa paroi.

Pour l'éviter, il faut, au cours de l'opération, ne jamais perdre l'uretère

---

[1] Wilhelm Weibel, Das Verhalten der Ureteren nach der erweiterten abdominalen Operation der Uteruskarzinoms. *Zeitsch. f. Geb. u. Gyn.*, Stuttgart, 1908, t. LXII, p. 184. — Kronig a réséqué l'uretère volontairement 12 fois, pour augmenter l'opérabilité, 1 fois par crainte d'une nécrose secondaire.

de vue, ne pas le pincer, ne pas le tirailler, ne pas l'isoler du tissu cellulaire ambiant[1].

Dans les lésions traumatiques, on pratiquera immédiatement une urétéro-cysto-néostomie ; au contraire, dans les fistules consécutives à des nécroses du conduit, il n'y a pas lieu de se hâter d'intervenir. Ces fistules guérissent spontanément dans 70 p. 100 des cas, de deux semaines à quatre mois après l'opération et avec conservation de la perméabilité de l'uretère. On ne doit recourir à la néphrectomie précoce que s'il y a des signes marqués d'infection ascendante ; l'urétéro-cysto-néostomie doit être pratiquée dans les cas de fistule persistante, lorsque le rein correspondant est sain ou lorsqu'il est malade mais qu'une maladie du rein opposé contre-indique la néphrectomie.

Résultats. — L'hystérectomie abdominale, avec résection du vagin et du paramètre, doit être envisagée à un triple point de vue : 1° opérabilité ; 2° résultats immédiats ; 3° résultats éloignés.

1° *Opérabilité.* — L'opération abdominale, telle qu'on la pratique depuis une dizaine d'années, a permis d'étendre le domaine des opérations radicales.

Pollosson arrive à opérer 56 p. 100 des cancers qui se présentent à l'hôpital ; Wertheim, 60 à 65 ; Döderlein, 69 ; Bumm, 80 ; Krönig, 87.

C'est dire qu'actuellement un grand nombre de chirurgiens n'hésitent pas à recourir à l'opération radicale dans des cas où l'on n'aurait pas songé à la faire autrefois.

2° *Résultats immédiats.* — Malgré cette grande extension donnée à l'opération, la mortalité n'est guère plus élevée qu'elle ne l'était autrefois avec l'hystérectomie vaginale. Laissant de côté les *cancers du corps*, dont la mortalité opératoire est à peu près nulle, et n'envisageant que les *cancers du col*, nous arrivons aux résultats suivants :

Mackenrodt[2], 69 cas, 14 morts = 20 p. 100. En réalité, la mortalité est actuellement beaucoup moindre, car au début Mackenrodt réservait l'opération abdominale aux cas inextirpables par le vagin. Depuis qu'il opère tous les cancers par l'abdomen, sa mortalité opératoire est tombée à 11 p. 100.

---

[1] Amann conseille d'inclure la partie terminale de l'uretère dans l'épaisseur de la paroi vésicale, en plaçant quelques points de suture qui chargent la partie la plus déclive de la face postérieure de la vessie et l'unissent au péritoine vésical ; il maintient sa partie initiale appliquée contre la paroi latérale du bassin en réunissant le moignon de l'artère utérine au péritoine latéral un peu attiré par en bas. L'uretère se trouve ainsi maintenu à cheval sur une fourche formée par l'artère utérine et l'artère hypogastrique, ce qui le soulève, l'applique contre la paroi latérale du bassin. (AMANN, Ureterdeckung und Drainage bei ausgedehnter Beckenausraümung wegen Uteruskarzinom. *Zeitsch. f. Geb. u. Gyn.*. Stuttgart, 1907, t. LXI, p. 2.)

[2] MACKENRODT, Ergebnisse der abdominalen Radikaloperation der Gebärmutterscheidenkrebses mittels Laparotomia hypogastrica. *Zeitsch. f. Geb. u. Gyn.*, Stuttgart, 1905, t. LIV, p. 514.

Döderlein [1], 47 cas, 7 morts = 14,8 p. 100.

Bumm [2], 82 cas, 17 morts = 22 p. 100.

Pollosson [3], 133 cas, 17 morts = 12 p. 100.

Scheib [4], 149 cas, 30 morts = 20,1 p. 100.

Franqué [5], 51 cas, 8 morts = 15,7 p. 100.

Schindler [6], 117 cas, 16 morts = 13,67 p. 100.

Wertheim [7], première série de 200 cas, 49 morts = 24,5 p. 100.

Dernière série de 200 cas, 20 morts = 10 p. 100.

Comme le montre la dernière statistique de Wertheim décomposée en deux séries, la mortalité tend à se réduire considérablement. Il en est de même pour la statistique de Pollosson. Tandis que la première série donnait une mortalité de 18,5 p. 100, la troisième série ne donne qu'une mortalité de 8,5 p. 100 et même les 36 dernières malades opérées ont toutes guéri.

Cette amélioration dans les résultats immédiats est générale. Si on ne prenait que les cas le plus récemment opérés, on arriverait, dit Scheib, à trouver pour Wertheim une mortalité de 7,5 p. 100, et pour Döderlein 5 p. 100, chiffres qui concordent avec ceux de Köblank, 5,4 p. 100 de mortalité d'après l'analyse des dernières statistiques.

On assiste en somme pour l'opération abdominale à une diminution progressive de la mortalité identique à celle de l'hystérectomie vaginale, qui de 20 p. 100 s'est abaissée à 4 et 8 p. 100.

3° *Résultats éloignés.* — Pour les *cancers du corps*, les résultats éloignés sont excellents : sur 13 cancers du corps opérés par Döderlein, 2 sont morts de maladies intercurrentes, 2 sont morts de métastases préexistant à l'opération, 8 sont sans récidive après plus de 3 ans et demi écoulés. D'après la statistique de Scheib, 75 p. 100 des cancers du corps sont guéris définitivement [8].

Pour les *cancers du col*, sans être parfaits, les résultats éloignés restent très supérieurs à ceux que donnait autrefois l'hystérectomie vaginale, étant donné surtout que l'on enlève par l'abdomen des cancers regardés comme inopérables à l'époque où l'on n'intervenait que par la voie vaginale.

---

[1] DÖDERLEIN und KRÖNIG, *Operative Gynäkologie*, 2e éd., Leipzig, 1907.

[2] BUMM, Zur Technik der abdominalen Exstirpation der karzinomatösen Uterus. *Zeitschr. f. Geb. u. Gyn.*, Stuttgart, 1904, t. LV, p. 173.

[3] POLLOSSON, Hystérectomie avec évidement pelvien. *Lyon chirurgical*, 1909, t. I, p. 333.

[4] SCHEIB, Klin. u. anatom. Beitr. z. operativ. Behandl. des Uteruscarcinom. *Arch. f. Gyn.*, Berlin, 1909, t. LXXXVII, pp. 1 et 233.

[5] FRANQUÉ (OTTO v.), Zur Statistik der operativen Behandlung bei Uteruskarzinoms. *Mon. f. Geb. u. Gyn.*, Berlin, 1909, t. XXX, p. 29.

[6] SCHINDLER, Statist. u. anat. Ergebnisse bei der Freund-Wertheimtchen Radikaloperation der Uteruskarzinom. *Mon. f. Geb. u. Gyn.*, Berlin, 1905, p. 78.

[7] WERTHEIM, *Soc. internation. de chir.*, Bruxelles, 1908, t. I, p. 541.

[8] SCHEIB, Klinische und anatomische Beitrage zur operativen Behandlung des Uteruskarzinoms. *Archiv f. Gyn.*, Berlin, 1909, t. LXXXVII, pp. 1 et 233.

Bumm, sur 46 malades ayant survécu à l'opération, note 17 récidives, 6 malades perdues de vue et 23, dont 20 opérées depuis plus de 2 ans, sans récidive, soit 57 p. 100.

Wertheim, sur 151 malades opératoirement guéries, trouve 4 morts de maladies intercurrentes, 59 récidives et 88 guérisons constatées après plus de 5 ans écoulés, soit 59 p. 100 de guérisons durables.

Mackenrodt, sur 144 cas, trouve 74 p. 100 de malades survivant après une période d'observation de 1 an et demi à 6 ans et demi.

Scheib, revoyant les cas de la clinique de Prague, trouve, survivant après 2 ans, 62,5 p. 100 des cas ; après 3 ans, 58,8 ; après 5 ans, 28,5 ; après 6 ans, 27,2.

Pollosson, en 1909, compte 35 p. 100 des malades opérées avant juin 1905 bien portantes, 61 p. 100 de celles opérées en 1905 et 1906, 69 p. 100 de celles opérées en 1907.

Il est encore difficile de poser des conclusions définitives au point de vue de la cure radicale du cancer utérin, les opérations n'étant pas toujours faites dans des conditions identiques. Il semble, à la lecture des travaux publiés, que certains gynécologues, Bumm, Mackenrodt et Krönig par exemple, interviennent dans des cas de cancer avec envahissement très étendu et qu'ils font des extirpations extrêmement larges, recherchant les ganglions et curant l'excavation jusqu'au releveur, ce qui explique la mortalité immédiate plus considérable de leurs statistiques. D'autres, en particulier les chirurgiens français, ne sont pas très partisans de l'opération radicale dans les cas de cancer ayant manifestement dépassé l'utérus. Ces différences dans l'extension donnée à l'opérabilité et dans l'étendue des excisions faites expliquent les différences qu'on trouve entre les statistiques.

Quoi qu'il en soit, un fait est aujourd'hui acquis, c'est que l'opération abdominale est supérieure à l'hystérectomie vaginale, tant au point de vue des résultats immédiats qu'à celui des résultats éloignés.

HYSTÉRECTOMIE POUR PROLAPSUS

L'hystérectomie abdominale n'est qu'exceptionnellement pratiquée dans les cas de prolapsus utérin.

Sa technique ne présente de particulier que la nécessité de profiter de l'opération pour fixer aussi solidement que possible le moignon de col ou le dôme vaginal, soit à l'aponévrose et aux muscles [1], soit aux moignons des ligaments larges (trachélopexie ligamentaire de Jacobs).

---

[1] A. POLLOSSON, Hystérectomie abdominale totale avec colpopexie dans le traitement de certains prolapsus. *Bull. de la Soc. de chir. de Lyon*, avril 1906, t. IX, p. 137.

HYSTÉRECTOMIE DANS L'INFECTION PUERPÉRALE

La technique de l'hystérectomie abdominale dans l'infection puerpérale ne présente rien de spécial. Ici l'hystérectomie totale s'impose sans discussion possible. La protection minutieuse de la cavité péritonéale devra constituer la principale préoccupation de l'opérateur à cause de la virulence extrême du contenu utérin. Il y aurait avantage, comme dans les hystérectomies pour épithéliomas de la cavité utérine, à fermer le col par quelques points de suture avant de commencer l'ablation de l'utérus.

L'hystérectomie abdominale, pour infection puerpérale, donne une mortalité élevée, 6 morts sur 12 cas (Mouchotte[1]).

HYSTÉRECTOMIE DANS LES RUPTURES UTÉRINES

L'hystérectomie est indiquée dans les ruptures complètes de l'utérus. Sur 23 ruptures non opérées, Pinard relève 20 morts ; sur 9 opérées, 5 morts seulement ; encore faut-il ajouter que dans deux de ces derniers cas, l'opération a été faite in extremis [2].

La technique opératoire doit, selon nous, varier suivant le siège de la rupture, en arrière ou en avant du pédicule vasculaire utérin.

Si la rupture siège en arrière du pédicule vasculaire utérin, on fera l'hystérectomie comme à l'ordinaire, sectionnant l'utérus au niveau de la partie la plus inférieure de la déchirure.

Si la rupture siège en avant du pédicule vasculaire utérin, comme il y a généralement des lésions étendues du tissu cellulaire, on fera une hystérectomie supra-vaginale un peu irrégulière, coupant, comme dans le cas précédent, l'utérus au niveau de la partie inférieure de la rupture, mais terminant en fixant le moignon utérin suturé à la face profonde de la paroi abdominale, marsupialisant et drainant le foyer de contusion du ligament large. S'il existe des phénomènes d'infection ou si la déchirure s'étend au vagin, il y a avantage à faire, comme le conseillent Dragiescu et Cristeanu, l'hystérectomie totale avec drainage vaginal [3].

---

[1] Mouchotte, *Documents pour servir à l'étude de l'hystérectomie dans l'infection puerpérale post-abortum.* Thèse de Paris, 1902-1903, p. 412.

[2] Sauvage, *Anatomie pathologique et traitement des ruptures utérines pendant le travail.* Th. de Paris, G. Steinheil, 1901-1902, n° 305. — La statistique de la clinique de Munich montre de même la supériorité de l'intervention sur l'abstention. Tous les cas non opérés sont morts, alors que l'opération a permis de sauver 40 p. 100 des femmes. (F. Weber, Die kompletten Uterusrupturen der letzten 50 Jahre an den Münchner Frauenklinik. *Beitr. z. Geb. u. Gyn.*, 1909, t. XV, p. 53.)

[3] Dragiescu et Cristeanu, Sur le traitement des ruptures utérines. *Ann. de Gynécol.*, Paris, février 1902.

CHAPITRE IV

OPÉRATIONS SUR LES TROMPES ET LES OVAIRES

Sommaire : Ablation des annexes (saines, enflammées, néoplasiques); opérations conservatrices sur la trompe, sur l'ovaire.

§ 1. — Ablation des annexes.

La technique opératoire de l'ablation des annexes varie suivant que l'on a affaire à des annexes saines, ou à des annexes atteintes, soit de lésions inflammatoires, soit de lésions néoplasiques.

I. — Annexes saines.

L'ablation des annexes saines est une opération des plus simples.

Opération. — Une petite incision verticale ou, mieux encore, une incision cruciale de la paroi suffit.

Le ventre ouvert, l'intestin refoulé grâce à l'élévation du bassin et protégé par des compresses, on va à la recherche de la trompe et de l'ovaire. La main, introduite en arrière du ligament large, atteint sans peine les annexes et les amène dans la plaie. On lie et l'on sectionne le pédicule utéro-ovarien au niveau du ligament infundibulo-pelvien. On sectionne ensuite la trompe au ras de l'utérus, sans ligature préalable ; cette section faite, on jette un fil sur l'artère utérine, au niveau de l'angle utérin, et on la sectionne en dehors de la ligature. On peut alors détacher les annexes du bord supérieur du ligament large, sans le moindre écoulement sanguin.

Le point important est d'enlever la totalité de l'ovaire, coupant le ligament à distance, de manière à éviter une faute fréquemment commise, qui est de laisser une sorte de queue de l'organe à ce niveau.

L'hémostase a été très simplement réalisée par la ligature isolée des vaisseaux. Il ne reste plus qu'à réunir les deux lèvres du ligament large, enfouissant les ligatures des pédicules artériels et l'insertion utérine de la trompe.

Ce mode d'ablation est tout aussi rapide que le procédé, trop longtemps

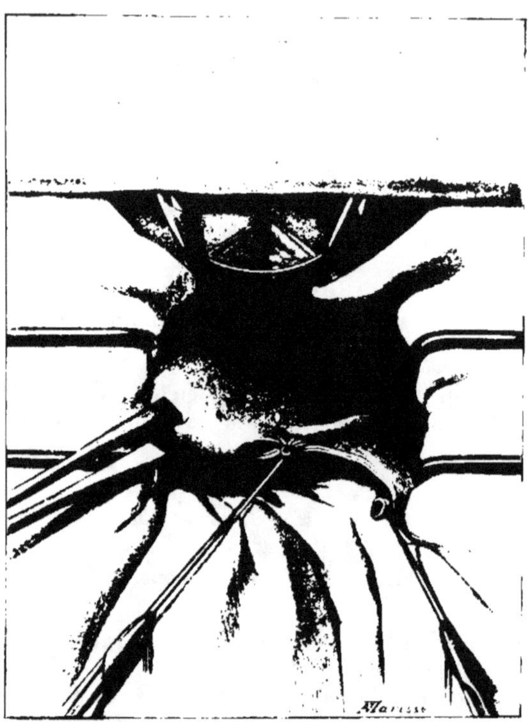

Fig. 326. — Ablation unilatérale des annexes. Deux ligatures sont placées l'une contre l'utérus sur la terminaison de l'utérine, l'autre en dehors sur les vaisseaux utéro-ovariens.

classique, qui consiste à étreindre dans une ligature, avec deux gros fils entre-croisés, toute la partie supérieure du ligament large. Il a l'avantage de remplir les trois desiderata que nous avons déjà plusieurs fois formulés : suppression des gros moignons, ligature isolée des vaisseaux, reconstitution du péritoine pelvien.

Indications. — L'ablation des annexes saines a été conseillée dans un certain nombre de cas. A l'instigation de Battey on l'a autrefois pratiquée pour des *troubles nerveux* (hystérie, folie, épilepsie, manie, mélancolie, nymphomanie, etc.); elle n'a donné aucun résultat satisfaisant. Le seul cas où l'on pourrait être autorisé à la pratiquer, et encore, serait celui où les troubles nerveux seraient en rapport avec la menstruation et où, après échec

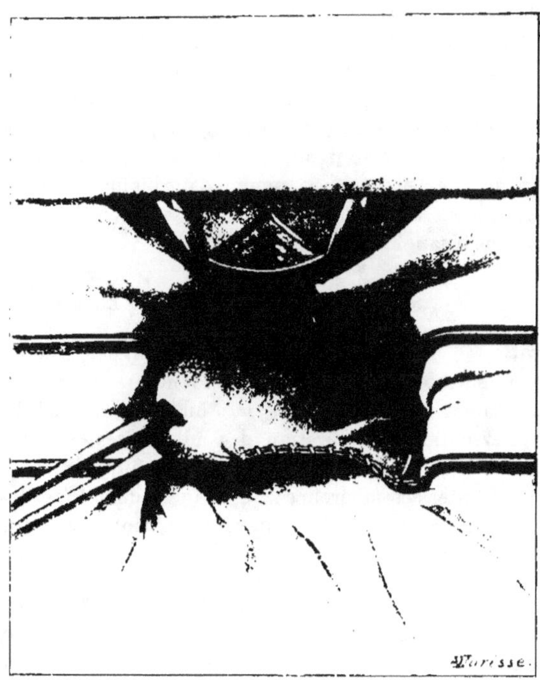

Fig. 327. — *Ablation unilatérale des annexes. Un surjet de catgut rapproche les feuillets du ligament large, enfouissant les ligatures vasculaires.*

de tous les moyens médicaux, ils seraient suffisamment intenses pour rendre la vie misérable.

Hegar l'a proposée comme *traitement palliatif des fibromes utérins*; aujourd'hui que la technique de l'hystérectomie est simplifiée, on l'a abandonnée pour les opérations qui s'attaquent directement aux fibromes.

L'oophorectomie a encore été pratiquée dans la *dysménorrhée* dite ovarienne et attribuée à une ovulation difficile. L'examen des ovaires enlevés n'a permis d'y trouver aucune lésion; il semble qu'on se trouve en présence de simples névroses, aussi n'a-t-on plus guère recours à l'opération.

Le *prolapsus des ovaires*, qui s'accompagne souvent de douleurs irradiées, de douleurs dans le coït ou la défécation, etc., a été regardé comme une indication de l'oophorectomie; aujourd'hui on lui préfère l'ovariopexie.

Fehling a conseillé l'ablation des ovaires dans l'*ostéomalacie*, Beatson dans les *cancers inopérables du sein*. Il est certain que l'on a obtenu des améliorations dans l'ostéomalacie mais dans les tumeurs inopérables du sein les résultats annoncés sont contestés.

Enfin quelques accoucheurs l'ont pratiquée lorsqu'un rétrécissement du bassin a nécessité une opération césarienne, afin d'empêcher la production d'une nouvelle grossesse. Il est plus logique, dans ces cas, d'enlever seulement les trompes ou tout au moins d'en réséquer un segment entre deux ligatures; on met ainsi la femme dans l'impossibilité de concevoir de nouveau, tout en lui laissant le bénéfice de la sécrétion interne de l'ovaire et d'une menstruation normale.

II. — Annexes atteintes de lésions inflammatoires.

Opération. — Lorsque les annexes présentent des lésions inflammatoires, la marche générale de l'opération reste identique à ce qu'elle est dans le cas d'annexes saines. Mais ici se surajoute un temps spécial, le plus délicat de toute l'intervention : la libération des adhérences. En étudiant l'hystérectomie abdominale, nous avons insisté sur les différentes dispositions que peuvent présenter ces adhérences, sur la façon dont il faut les détacher et sur la manière dont il convient de traiter les accidents consécutifs à cette libération [1]. Nous n'y reviendrons pas.

Indications. — L'ablation bilatérale des annexes a été pendant longtemps considérée comme le traitement de choix des annexites. Aujourd'hui il est de règle de toujours pratiquer en même temps une hystérectomie. Conserver l'utérus lorsqu'on enlève les annexes des deux côtés est, à notre avis, un non-sens.

Si l'on veut faire de la conservation, c'est avant tout l'ovaire qu'il comporte de garder. L'utérus, une fois les annexes enlevées, ne sert plus à rien. Généralement enflammé, il constitue un organe sans utilité, gros, lourd, point de départ de douleurs et d'écoulements variés. Sa suppression, bien loin de compliquer l'opération, simplifie les suites opératoires en supprimant les culs-de-sac du pelvis, en régularisant sa cavité, en assurant un meilleur drainage dans les cas où ce dernier est nécessaire.

L'ablation limitée aux annexes ne comporte donc qu'une indication, celle de lésions irréparables d'un côté, avec conservation possible de l'utérus et des annexes du côté opposé.

[1] Voir plus haut, p. 321.

III. — Néoplasmes des annexes.

Les néoplasmes des annexes se présentent sous des aspects si variés qu'il est impossible de tracer un manuel opératoire de leur ablation qui, même dans ses grandes lignes, soit applicable à tous les cas.

Opération. — Au point de vue opératoire, on peut diviser les néoplasmes en deux groupes : 1º les néoplasmes solides ou liquides de petit volume ; 2º les grands kystes (ovariens ou parovariens).

1º L'extirpation des *néoplasmes de petit volume* (papillomes, sarcomes, carcinomes de la trompe, tumeurs solides de l'ovaire, etc.) se rapproche beaucoup de l'ablation des annexes saines ou enflammées. L'incision abdominale doit être assez longue pour permettre une exécution facile des manœuvres intra-abdominales.

Les tumeurs un peu molles et les papillomes saignent quelquefois lorsqu'on les attire au dehors. Il est inutile de chercher à arrêter l'hémorragie au niveau de leurs tissus friables, ce serait perdre du temps ; ce qu'il faut, c'est arriver le plus rapidement possible aux troncs vasculaires, le long du bassin et près de l'utérus, pour les pincer et les lier. Quand l'hémorragie est menaçante, il faut hardiment enlever le plus vite possible la masse de la tumeur, quitte à faire ensuite, une fois le sang arrêté, une toilette minutieuse du pelvis, afin de voir et d'enlever, s'il y a lieu, des fragments abandonnés de néoplasme.

Comme dans les lésions inflammatoires, l'ablation concomitante de l'utérus s'impose lors de lésions bilatérales.

2º L'ablation des grandes *tumeurs kystiques* présente, au point de vue opératoire, un certain nombre de particularités.

Dans la forme habituelle du kyste de l'ovaire, la question d'une ponction préalable peut se poser. Il ne s'agit pas ici de la ponction en tant que moyen de diagnostic, que tout le monde rejette et à laquelle on préfère à juste titre la cœliotomie exploratrice, moins aveugle et moins dangereuse. Il ne s'agit pas non plus de la ponction comme moyen thérapeutique ; on ne peut guère la pratiquer que chez des malades dont l'état presque désespéré ou l'âge trop avancé contre-indique toute intervention sérieuse. Nous faisons allusion ici à des cas de kystes de l'ovaire énormes, avec gêne respiratoire, infiltration œdémateuse de la paroi, cas dans lesquels la tension abdominale est telle que la décompression, conséquence de l'ablation, semble devoir produire des troubles plus ou moins graves.

Dans ces cas, la ponction préliminaire peut rendre des services. Pratiquée deux ou trois jours avant l'opération, elle ne présente aucun inconvénient et prépare la malade à supporter l'ablation de l'énorme masse avec laquelle elle est habituée à vivre.

L'opération proprement dite est conduite de la façon suivante : La table sur laquelle repose la malade est laissée à peu près horizontale et les premiers temps de l'opération exécutés dans cette position. Quel que soit le volume du kyste, on commence par ne faire qu'une incision de longueur moyenne, l'évacuation du liquide intra-kystique permettant le plus souvent de réduire le volume de la tumeur dans des proportions considérables. Le péritoine doit être ouvert avec précautions pour éviter la blessure des sinus veineux qui serpentent dans l'épaisseur de la paroi du kyste et surtout pour ne pas ouvrir prématurément la poche. Cette ouverture aurait comme conséquence le passage du contenu kystique dans la cavité abdominale. Bien que ce contenu soit ordinairement aseptique, son effusion dans le péritoine peut faciliter l'explosion d'accidents infectieux; de plus il expose à la greffe d'éléments épithéliaux et au développement de tumeurs secondaires[1].On doit donc l'éviter.

Le ventre ouvert, on limite très exactement le champ opératoire avec des compresses aseptiques qu'on insinue entre le kyste et la paroi, qui tampon-

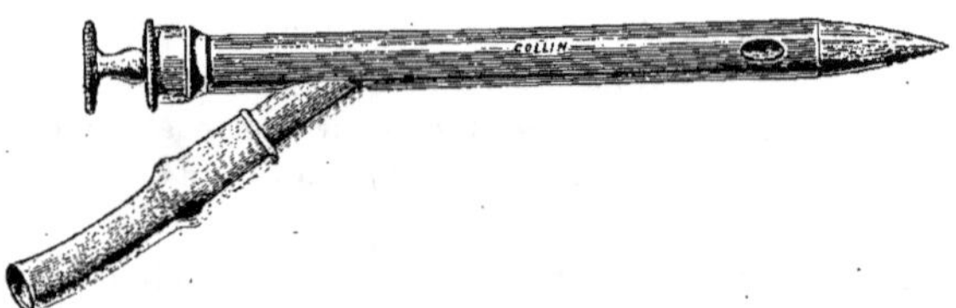

Fig. 328. — Trocart à kystes de l'ovaire.

nent complètement la cavité péritonéale et qui recouvrent les lèvres de l'incision abdominale. On ponctionne la masse kystique en un point sans gros vaisseaux avec un trocart de fort calibre, auquel fait suite un tube de caoutchouc en relation avec un appareil aspirateur, ou venant simplement aboutir dans un récipient placé à côté de l'opérateur. Dès que le kyste commence à se vider, les mains de l'aide exercent sur la paroi abdominale une pression lente et continue qui force cette paroi à suivre dans son retrait la poche kystique. Lorsque celle-ci présente à sa surface des plis indiquant qu'elle n'est plus tendue, l'opérateur la saisit avec des pinces de manière à l'attirer doucement au dehors. Il faut se garder de tirer trop brutalement sur ces pinces, la paroi des kystes de l'ovaire présentant fréquemment une grande friabilité. Lorsque le kyste est uniloculaire, comme cela arrive en particulier dans les kystes parovariens, le sac se vide complètement et peut, avec la plus grande facilité, être amené au dehors à travers une très petite incision de

[1] Hartmann et Lecène, Les greffes néoplasiques. *Annales de Gynécol*, Paris, 1907, p. 65.

la paroi. Lorsqu'il existe plusieurs poches, on vide les plus volumineuses d'entre elles, en perforant avec la pointe du trocart, laissé dans le premier orifice de ponction, les cloisons intérieures qui séparent les différentes logés les unes des autres.

Une fois le volume du kyste suffisamment réduit, on retire le trocart, on oblitère l'orifice de la ponction à l'aide d'une pince spéciale, dite pince à kyste, et on attire la poche, avec le gâteau polykystique qui l'encadre, hors

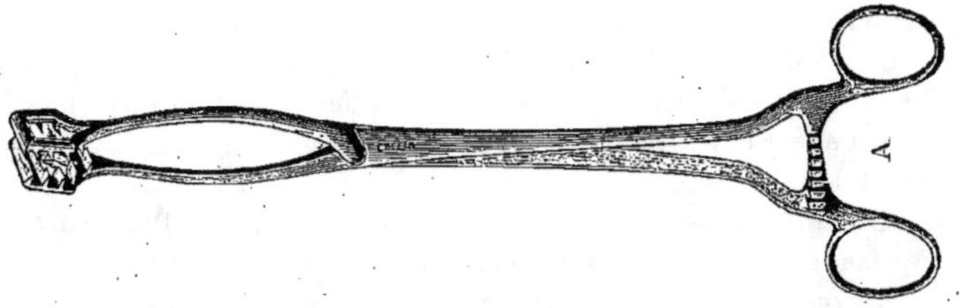

Fig. 329. — Pince à kyste.

de l'abdomen. C'est à ce moment seulement qu'on élève le bassin, isolant avec soin l'intestin avec des compresses, et l'on arrive au traitement du pédicule.

La longueur et l'épaisseur de celui-ci sont extrêmement variables. Formé par la partie supérieure du ligament large étiré, il contient à la fois les vaisseaux utérins et les utéro-ovariens, qui tendent à se confondre en un groupe unique. Comme dans les cas d'ablation des annexes saines ou enflammées, on doit cependant s'efforcer de lier séparément le pédicule vasculaire interne et le pédicule vasculaire externe, sans solidariser leurs deux ligatures en les entre-croisant. La partie centrale intermédiaire aux deux pédicules ne saigne ordinairement pas, et si un vaisseau a échappé aux deux ligatures principales, rien n'est plus simple que de jeter sur lui une pince et de le lier isolément. On termine en réunissant par un surjet les deux feuillets du ligament large au niveau de l'espace intermédiaire aux deux pédicules vasculaires, que l'on a soin d'enfouir sous la ligne de suture.

Avant de refermer le ventre, il faut toujours examiner l'état de l'autre ovaire et le sacrifier sans hésiter, s'il présente la moindre trace de lésions.

Complications opératoires. — L'opération présente parfois un certain nombre de difficultés.

Adhérences. — Celles-ci peuvent tenir à l'existence d'*adhérences* :

Les *adhérences pariétales* étendues exposent, au moment de l'incision de la paroi, à deux accidents, tenant tous deux à ce qu'on ne sait pas exactement le moment où l'on incise le péritoine ; on va trop loin et l'on incise le kyste sans s'en douter, ou, au contraire, prenant la face externe du péritoine plus modifiée pour la face externe du kyste, on la décolle des autres plans profonds de la paroi, croyant libérer des adhérences périkystiques.

Il est un moyen très simple d'éviter ces deux fautes opératoires, c'est, quand on a quelques hésitations, d'agrandir, vers le haut, l'incision abdominale ; en la prolongeant suffisamment, on arrive toujours sur un point où le péritoine est libre. Il est alors facile de s'orienter et de poursuivre l'opération.

Il y a intérêt à libérer ces adhérences pariétales, avant de ponctionner le kyste. La tumeur tendue donne à la main de l'opérateur un plan résistant sur lequel elle glisse, s'insinuant entre elle et la paroi, ce qui facilite le détachement des adhérences.

Les *adhérences viscérales* sont traitées comme à l'ordinaire ; nous ne reviendrons pas sur ce que nous avons dit antérieurement [1].

KYSTES INCLUS. — Le kyste inclus peut être, soit un kyste de l'ovaire, soit un kyste du parovarium. Dans le premier cas l'inclusion est toujours incomplète ; elle est au contraire toujours complète pour certaines productions kystiques intra-ligamentaires dont le point de départ est encore discuté. La conduite à suivre est sensiblement la même dans les deux cas.

En présence d'un kyste de l'ovaire inclus, on commence par rechercher les deux pédicules vasculaires, qui ne sont plus réunis en un seul cordon comme dans le cas ordinaire, où le kyste, par son développement, a étiré en un pédicule le bord supérieur du ligament large. Ces pédicules vasculaires n'apparaissent pas toujours immédiatement, surtout le pédicule interne, dont les éléments dissociés rampent à la surface externe du kyste ; on est, dans ce cas, obligé de lier successivement les vaisseaux isolés. Ces ligatures terminées, les deux pédicules sont sectionnés en dedans et en dehors de la masse kystique ; on les réunit par une incision circulaire circonscrivant une vaste collerette péritonéale autour de la portion de kyste incluse. On repère les bords de cette collerette avec des pinces à forcipressure, puis on commence le décollement du kyste. Il faut avoir soin, dans cette libération de la portion intra-ligamentaire du kyste, de ne pas perdre son contact, de manière à éviter la blessure de l'uretère, des vaisseaux utérins, ou même du gros intestin [2].

Dans les productions kystiques du ligament large, l'énucléation de la ou des poches se fait suivant les mêmes principes : on suit la paroi du kyste sans s'en écarter d'un millimètre, et cela sans ligature préalable de pédicules vasculaires. Il arrive souvent qu'on enlève ainsi en totalité la poche kystique sans avoir une seule ligature à poser.

---

[1] Voir plus haut, p. 282.
[2] Voir plus haut, traitement des tumeurs incluses, p. 284.

Le kyste enlevé, il reste une poche qui n'est autre que le ligament large dédoublé. On fait avec soin l'hémostase de cette cavité, que l'on isole ensuite de la grande cavité péritonéale en suturant l'un à l'autre les deux feuillets séreux. Lors de suintement sanguin persistant dans cette cavité, il faut la marsupialiser à la paroi et la drainer.

HYSTÉRECTOMIE CONCOMITANTE. — Dans les cas de kystes bilatéraux il est indiqué d'enlever avec les annexes l'utérus ; on peut être aussi amené à pratiquer l'hystérectomie au cours de l'extirpation d'un kyste inclus. Dans les cas de kystes inclus bilatéraux, Olshausen et Fritsch conseillent même de pratiquer systématiquement l'ablation préliminaire de l'utérus ; l'extirpation se trouve ainsi très simplifiée.

§ 2. — Opérations conservatrices.

En présence de lésions inflammatoires des annexes, on peut pratiquer un certain nombre d'opérations conservatrices [1], qui portent soit sur la trompe, soit sur l'ovaire.

Opérations conservatrices sur la trompe. — La plus simple de ces interventions consiste dans la *libération des adhérences*. Lorsqu'on se trouve en présence d'une trompe dont le volume et la consistance ne sont point

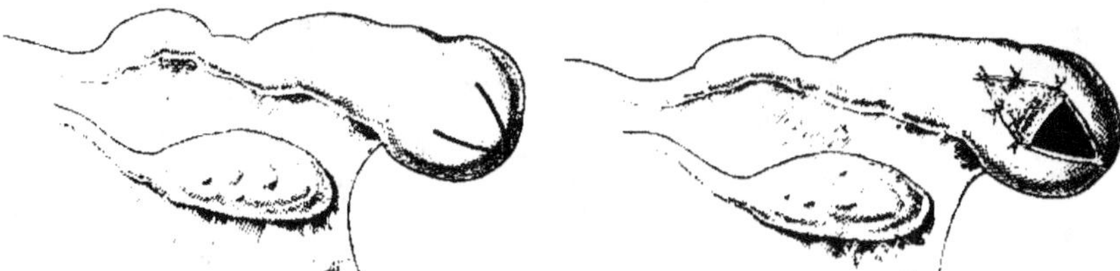

FIG. 330. – Salpingostomie latérale.
Tracé de l'incision de la trompe.

FIG. 331. — Le lambeau est rabattu,
séreuse contre séreuse, puis fixé.

modifiés et dont le pavillon est resté perméable, mais qui est prolabée dans le Douglas et plus ou moins adhérente au péritoine pelvien, on peut se contenter de détacher les adhérences et de ramener l'organe dans sa situation normale. Mais on n'obtiendra la persistance de la réduction qu'en maintenant la trompe par un ou deux points de suture, qui la relient à

[1] MONTANA. *Contribution à l'étude des résultats éloignés des opérations conservatrices des annexes*. Thèse de Paris, 1898-1899, n° 620. — F. N. BOYD. Conservative surgery of the tubes and ovaires. *Journal of obst. and gyn. of the British Empire*, London, 1903, t. III, p. 241. Bibliogr.

une portion fixe de péritoine, au ligament infundibulo-pelvien par exemple. En d'autres termes on fait suivre la libération de la trompe d'une *salpingo-pexie*. Après des résections partielles de l'ovaire on a quelquefois fixé les franges du pavillon étalé sur le moignon ovarien, afin d'empêcher la séparation des deux organes par des adhérences ultérieures (fig. 334, Pozzi).

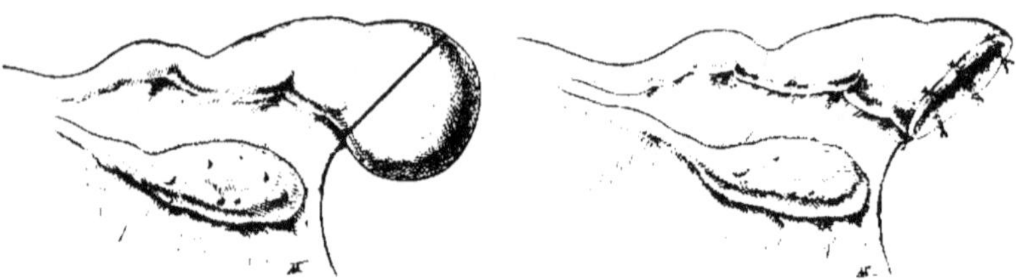

<table>
<tr><td>Fig. 332. — Salpingostomie terminale.
Tracé de l'excision.</td><td>Fig. 333. — La muqueuse tubaire
est suturée au péritoine.</td></tr>
</table>

Polk a essayé de conserver des trompes atteintes de lésions catarrhales de la muqueuse, en les traitant par l'*expression*. Après avoir isolé avec soin la trompe malade par des compresses stérilisées, on l'exprime doucement depuis son insertion tubaire jusqu'au pavillon et on en expulse ainsi le contenu. On peut alors laver la muqueuse tubaire à l'aide d'un liquide approprié, que l'on injecte dans le pavillon avec une seringue.

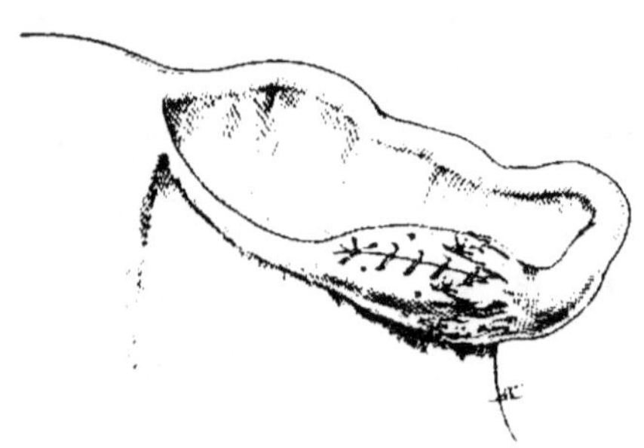

Fig. 334. — Fixation des franges tubaires sur l'ovaire après excision partielle de ce dernier.

Une opération conservatrice plus souvent pratiquée est la *salpingostomie*, opération plastique ayant pour but de remédier à l'occlusion de l'orifice péritonéal de la trompe.

Exécutée pour la première fois par Skutsch, la salpingostomie peut être latérale ou terminale[1].

Pour pratiquer une salpingostomie latérale (Skutsch), on fait une excision ovalaire du sac tubaire et l'on suture la muqueuse tubaire au péritoine. On peut encore, ainsi que nous l'avons fait, rabattre un lambeau de

<hr>

[1] Skutsch, *Ver. d. deutsch. Ges. f. Geb. u. Gyn.*, 1889, t. III, p. 376. — Jansoulon, *De la salpingostomie et autres opérations conservatrices des trompes utérines*. Th. de Lyon, 1899-1900, n° 19. — Kahn, *Des opérations conservatrices de la trompe*. Thèse de Paris, 1901.

trompe, basculé séreuse contre séreuse et fixé dans sa nouvelle situation (fig. 330 et 331).

Dans la salpingostomie terminale (Martin) on abrase l'extrémité oblitérée du pavillon, puis on suture la muqueuse tubaire au péritoine (fig. 332 et 333). Clado[1], après avoir refait un pavillon tubaire, l'a fixé sur l'ovaire (*salpingo-ovaro-syndèse*).

Ces opérations conservatrices ne sont évidemment applicables qu'aux cas où le contenu de la trompe est aseptique. Elles sont d'une grande bénignité. Sont-elles réellement utiles ? Les grossesses constatées par Gersuny, par Delbet, par Martin, etc., prouvent que, tout au moins pour un certain nombre de cas, la salpingostomie peut être suivie de conception.

Pour en terminer avec les opérations plastiques sur les trompes, nous mentionnerons un fait de *salpingoplastie* de Vidal, qui fit, sur la trompe sténosée, une opération en tous points comparable à la pyloroplastie[2].

Opérations conservatrices sur l'ovaire. — Contrairement aux opérations sur la trompe, les opérations conservatrices sur l'ovaire ont été fréquemment pratiquées, en France, à la suite des nombreuses communications faites par Pozzi, depuis 1893[3]. Ces opérations sont indiquées lorsque la trompe est saine et qu'une portion de l'ovaire reste intacte (kystes dermoïdes, kystes isolés, dégénérescence micro-kystique laissant la région du hile indemne).

On peut faire la *résection* ou l'*ignipuncture* de kystes inflammatoires avec la pointe du thermocautère.

Lorsque l'on veut faire une résection partielle de l'ovaire, on le saisit à sa base entre le pouce et l'index, ce qui assure sa fixité et une hémostase pro-

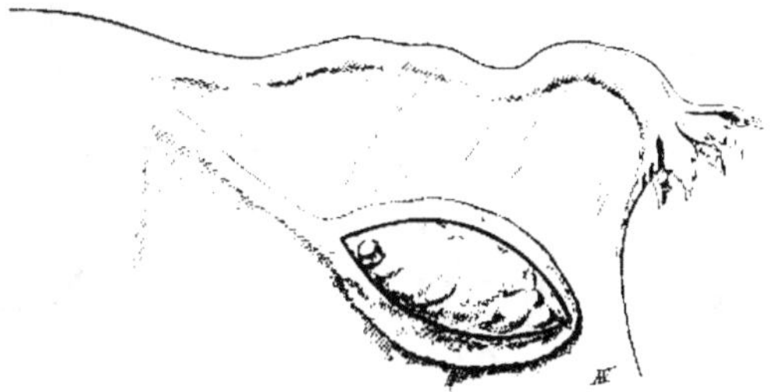

FIG. 335. — Tracé de l'incision pour résection partielle d'ovaire kystique.

visoire. Deux incisions, se rejoignant et allant jusqu'au tissu sain, circon-

[1] Clado, *Semaine gynécologique*, Paris, 24 janvier 1891. — Ayrolles, *De la salpingo-ovaro-syndèse*, Thèse de Paris, 1898-1899, n° 256.

[2] Vidal, *Rev. de gynéc. et de chir. abdomin.*, Paris, 1900, t. IV, p. 81.

[3] Consulter en particulier, Pozzi, Résection et ignipuncture de l'ovaire. *Revue de gynéc. et de chir. abdom.*, Paris, 1897, p. 1.

scrivent la partie malade et en permettent l'excision. Celle-ci faite, on suture la plaie avec des catguts fins, cheminant dans l'épaisseur du tissu ovarien et affrontant la totalité de la plaie (fig. 335 et 336).

Cette résection partielle de l'ovaire a été combinée à l'extirpation de la trompe par Polk, Lejars, Jayle [1].

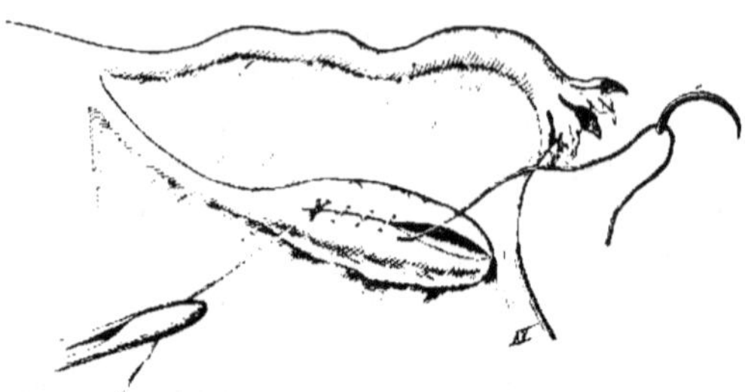

Fig. 336. — Surjet de catgut refermant la plaie résultant de l'excision partielle de l'ovaire.

Les résultats sont loin d'être constants au point de vue de la disparition des douleurs, mais les fonctions sont conservées. Martin, qui a fait un grand nombre de ces opérations, note que 19 p. 100 de ses opérées sont devenues enceintes secondairement.

L'*ovariopexie* a été pratiquée dans des cas d'ovaires sains prolabés dans

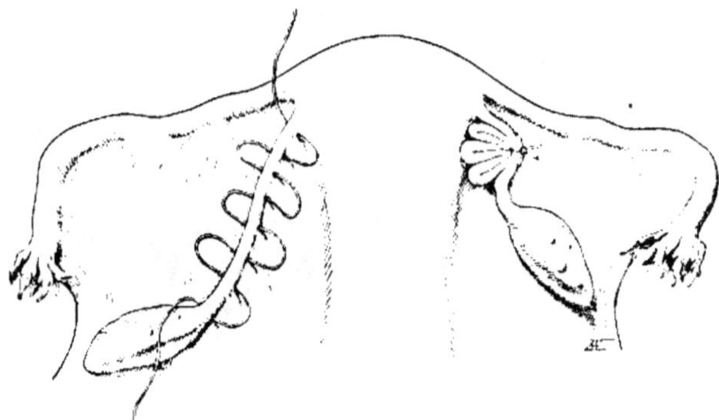

Fig. 337. — Plicature du ligament utéro-ovarien dans un cas de prolapsus de l'ovaire.

le cul-de-sac recto-utérin et douloureux. Imlach s'était contenté de rac-

---

[1] BLAGNY, *De la salpingectomie avec ovariectomie partielle*. Thèse de Paris, 1899. — JAYLE, *Presse médicale*, 30 décembre 1899.

courcir le ligament infundibulo-pelvien ; Bonney[1] a fait la plicature en zig-zag du ligament utéro-ovarien (fig. 337); Mauclaire[2] et Barrows[3] ont transposé l'ovaire en avant du ligament large, le faisant passer d'arrière en avant à

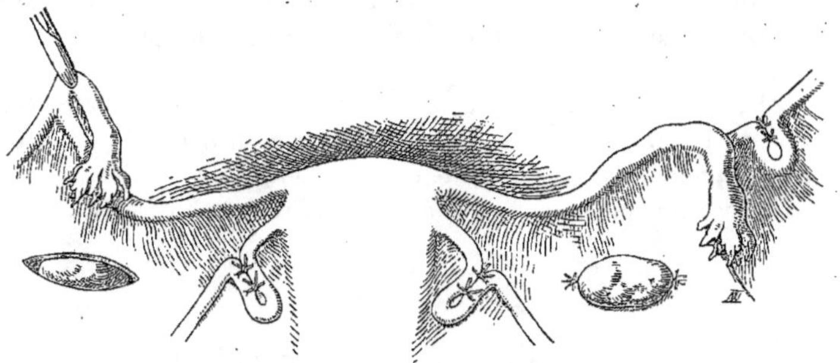

Fig. 338. — Opération de Barrows. Transposition de l'ovaire en avant du ligament large, raccourcissement du ligament rond et du ligament infundibulo-pelvien.

travers une fente du ligament large, qu'on rétrécissait une fois l'ovaire placé en avant (fig. 338).

Parmi les opérations conservatrices, nous pouvons ranger les *greffes ovariennes*, qui, dans ces quinze dernières années, depuis les mémoires de Morris, en 1895, et de Knauer, en 1896, ont fait l'objet de travaux nombreux[4].

Il est aujourd'hui établi expérimentalement que la greffe ovarienne peut prendre sans procédés compliqués, notamment sans anastomoses vasculaires, mais que, si l'autogreffe réussit dans plus de 50 p. 100 des cas, l'hétéro-greffe ne réussit, au contraire, qu'exceptionnellement. Ces greffes ont été pratiquées soit dans le péritoine, soit dans le tissu cellulaire sous-cutané. En France, c'est à la dernière qu'on a eu le plus souvent recours parce que, s'il y a des accidents, on peut l'enlever avec la plus grande facilité.

On a donné comme indications de la greffe ovarienne les accidents de ménopause anticipée, l'infantilisme général et génital. Ces indications sont un peu théoriques ; il n'est pas encore certain que ces greffes persistent sans modifications, la persistance d'une tuméfaction n'est pas l'indice certain d'une persistance de la greffe, le tissu noble pouvant avoir disparu de l'or-

---

[1] BONNEY, The treatment of ovarian prolapse by shortening the round ligament. *Trans. of the obstetr. Soc.*, London, 1906, t. XLVIII, p. 339.

[2] MAUCLAIRE, *Semaine gynécologique*, Paris, 1903, p. 278, et 1905, p. 41.

[3] BARROWS, *Med. Record*, N.-Y., 1904, t. LVI, p. 601. En même temps qu'il transpose l'ovaire en avant du ligament large, Barrows raccourcit le ligament rond et le ligament infundibulo-pelvien (voir fig. 338).

[4] SAUVÉ, *les Greffes ovariennes envisagées au point de vue chirurgical*. Thèse de Paris, G. Steinheil, 1909, et *Annales de gynécologie*, Paris, 1910, p. 155.

gane réduit à un noyau purement fibreux ; le fait même du développement
d'une grossesse après une greffe chez une femme ayant subi l'ablation bilatérale des ovaires ne prouve rien, l'ablation pouvant, à l'insu de l'opérateur,
avoir été incomplète et un troisième ovaire existant chez 4 p. 100 des
femmes.

Si l'on ajoute que, dans un certain nombre de cas, il a été nécessaire
d'enlever l'ovaire greffé à cause des douleurs dont il était le siège, on comprendra que, malgré la simplicité de sa technique, la greffe ovarienne n'ait
pas encore conquis les suffrages de la majorité des chirurgiens.

CHAPITRE V

OPÉRATIONS ABDOMINALES CONTRE LES DÉPLACEMENTS ET LES DÉVIATIONS DE L'UTÉRUS

Sommaire : Hystéropexie abdominale antérieure. — Hystéropexie indirecte.— Raccourcissement intra-abdominal des ligaments ronds. — Cunéo-hystérectomie. — Raccourcissement intra-abdominal des ligaments utéro-sacrés.

On a pratiqué contre les déplacements et les déviations de l'utérus de nombreuses opérations abdominales [1], que l'on peut classer en deux grands groupes :

1o Opérations portant directement sur l'utérus ;

2° Opérations portant sur les ligaments.

Enfin on a cherché à redresser l'utérus par des excisions partielles du muscle utérin.

§ 1. — Hystéropexie abdominale antérieure.

L'hystéropexie abdominale antérieure, encore décrite sous le nom d'hystérorraphie, de ventro-fixation, de suspension de l'utérus, consiste dans la création, entre l'utérus et la paroi abdominale antérieure, d'adhérences constituant une sorte de ligament suspenseur pour cet utérus.

Au début on a fait la fixation extra-péritonéale, amenant avec deux doigts vaginaux l'utérus au contact de la face profonde de la paroi abdominale, puis l'embrochant avec une grande aiguille courbe passée à travers toute l'épaisseur de la paroi non incisée.

On s'exposait ainsi à de nombreux accidents, aussi ce procédé a-t-il été rapidement abandonné et a-t-il fait place à l'opération intra-abdominale, qui

---

[1] Baudouin (M.), Thèse de Paris, 1890.

permet l'exploration du pelvis, le détachement des adhérences et le passage de fils en un point déterminé de l'utérus.

Opération. — La malade étant en position élevée du bassin, on fait une incision de 4 à 5 centimètres s'arrêtant à 2 centimètres environ du pubis; on peut aussi recourir à l'incision transversale de la paroi.

Le ventre ouvert, on va avec deux doigts chercher le fond de l'utérus, déchirant, s'il y a lieu, les adhérences, et on l'amène au niveau de l'incision abdominale.

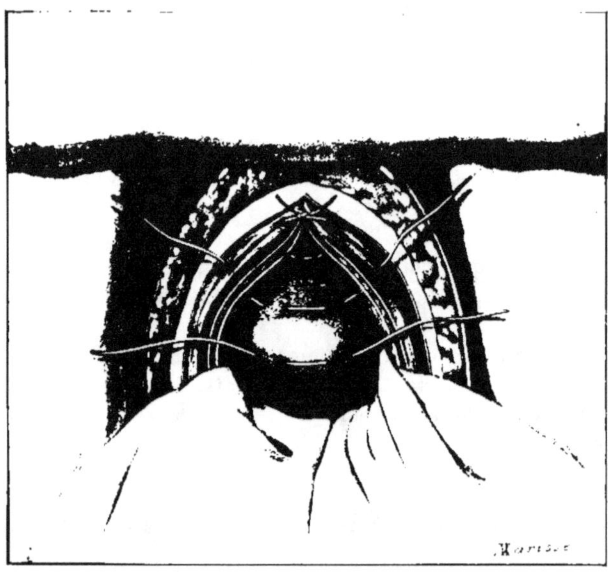

Fig. 339. — Hystéropexie abdominale.

Il ne reste plus qu'à fixer l'utérus à la paroi. Les procédés les plus divers ont été conseillés, tant au point de vue du segment utérin à fixer, qu'à celui des plans de la paroi à traverser avec le fil suspenseur.

Depuis la face antérieure de la portion immédiatement sus-isthmique de l'utérus, choisie par Pierre Delbet, jusqu'à la partie supérieure de la face postérieure, adoptée par Kelly, tous les points intermédiaires ont été fixés. Un des procédés les plus employés est celui de Terrier :

Il consiste dans le passage de plusieurs fils faufilés à travers la paroi antérieure de l'utérus, le plus élevé restant au-dessous de l'insertion des trompes, les trois ou quatre fils étant distants de 1 centimètre environ. Tous les fils sont successivement placés, leurs extrémités maintenues avec des pinces à pression, avant d'être nouées; ils traversent toute l'épaisseur de la paroi abdominale, à l'exception de la peau et de la couche graisseuse sous-cutanée. Avant de les serrer et de les nouer, il faut s'assurer qu'il ne s'est insinué, entre la face antérieure de l'utérus et la paroi abdominale, ni anse intestinale, ni fragment d'épiploon (fig. 339).

Pour assurer une fixation plus complète de l'utérus à la face profonde de la paroi, Léopold a conseillé de gratter l'utérus, Thiriar de l'aviver; dans le même but on s'est servi de fils peu ou pas résorbables et l'on a pris dans leur anse toute ou presque toute l'épaisseur de la paroi abdominale.

Au contraire, d'autres opérateurs ne chargent dans leur anse de fil qu'un point limité de l'utérus d'une part, que le péritoine et le tissu cellulaire immédiatement sous-jacent d'autre part. C'est la pratique de Kelly, qui dit obtenir ainsi la formation d'adhérences s'étirant peu à peu et arrivant au bout de quelques mois à ne constituer que des brides plus ou moins longues, suffisantes pour maintenir l'utérus en antéversion légère, mais lui laissant néanmoins une certaine mobilité.

La manière de disposer les fils a de même varié à l'infini; la majorité des opérateurs les placent transversalement, les uns chargeant en faufilant une certaine largeur du tissu utérin (Terrier), les autres ne chargeant qu'un point (Czerny, Kelly); Legueu dispose ses fils comme Guyon dans la néphropexie, réalisant la suspension en hamac de l'utérus [1].

Pozzi fixe l'utérus par une suture en surjet.

Quelques-uns passent leurs fils verticalement, plaçant deux sutures, l'une à droite, l'autre à gauche de la ligne médiane (Zinsmeister), ou trois, une médiane, au niveau de l'angle inférieur de l'incision abdominale, deux latérales (Faucon).

On a conseillé de placer après l'opération un pessaire ou de faire un tamponnement vaginal, pour soutenir pendant les premiers jours l'utérus. Ces précautions nous semblent inutiles.

Chez les femmes ayant dépassé la ménopause, Harris a pratiqué l'inclusion du corps utérin dans l'épaisseur de la paroi abdominale. Il coud les bords de l'incision du péritoine pariétal, tout autour de l'utérus, à la jonction du corps et du col; puis il tire fortement le fond de l'utérus vers l'ombilic, dénude sa face antérieure et la fixe aux plans fibreux de la paroi [2].

Résultats. — Les résultats *immédiats* sont bons; l'opération est une des plus bénignes de la chirurgie abdominale. Les résultats *éloignés* doivent

---

[1] Voir HARTMANN, *Chirurgie des organes génito-urinaires de l'homme*, Paris, G. Steinheil, 1904.

[2] PHILANDER A. HARRIS, Intramural sequestration and fixation of the corpus and fundus uteri. *Am. J. of obstet.*, N.-Y., 1910, t. II, p. 36.

être envisagés au triple point de vue orthopédique, thérapeutique et obstétrical.

Au point de vue *orthopédique*, les résultats sont bons dans les cas où l'opération a été pratiquée pour remédier à une rétrodéviation simple de l'utérus; ils sont. au contraire, nuls lorsque l'hystéropexie a été exécutée pour une rétrodéviation compliquant unprolapsus, si l'on n'a pas en même temps reconstitué un plancher pelvien solide.

Au point de vue *thérapeutique*, ils sont également bons si la déviation constitue toute la maladie; malheureusement, il est rare d'avoir à opérer pour de simples déviations non compliquées, ces déviations ne donnant le plus souvent lieu à aucun trouble fonctionnel. Le résultat thérapeutique de l'hystéropexie dépendra donc en grande partie du traitement appliqué aux lésions compliquant la déviation. Lorsque l'adhérence n'est pas très serrée, elle s'élonge, arrive à constituer une bride, sur laquelle on a observé des étranglements intestinaux [1].

Les opérations de fixations utérines étant le plus souvent pratiquées chez des femmes n'ayant pas encore atteint la ménopause, on comprend l'importance qu'il y a à étudier leurs suites éloignées au point de vue *obstétrical*.

C'est ce qu'a fait Andrews dans un important travail, où il a réuni 395 cas de grossesses après hystéropexie [2].

Sur ces 395 grossesses, il y a eu 36 avortements, 9 p. 100 ; il est certain que plusieurs de ces avortements n'ont rien à voir avec l'opération et n'ont été que la conséquence d'opérations criminelles ; un fait est à noter, c'est que, dans quelques cas, après un avortement il y a eu plusieurs grossesses à terme (Negri, Olshausen, Sänger). Neuf de ces grossesses se sont terminées par un accouchement prématuré.

Sur 189 observations publiées avec détails, Andrews a relevé 10 présentations transversales, 3 par le siège, 3 ruptures utérines, 16 opérations césariennes.

Réunissant les statistiques de Noble, de Milænder, de Küstner, Montandon arrive à un total de 386 grossesses avec 44 avortements, 9 accouchements prématurés, 87 accouchements pathologiques [3]. Il semble donc

---

[1] Wallace, pour se mettre à l'abri de cet accident, suture le péritoine du cul-de-sac utéro-vésical au-dessous du point d'utérus hystéropexié (ARTHUR J. WALLACE, A modification in the performance of ventrifixation of the uterus. *Journ. of obst. and gyn. of the British Empire*, août 1907.

[2] HENRY RUSSELL ANDREWS, On the effect of ventral fixation of the uterus on subsequent pregnancy and labour, based on the analysis of 395 cases. *Journ. of obst. and gyn. of the British Empire*, 1905, t. II, p. 97. — Consulter aussi OUI, l'Hystéropexie envisagée au point de vue de son influence sur les grossesses ultérieures. *Ann. de gyn.*, 1904, p. 225. — SEEGERT, *Zeitschr. f. Geb. u. Gyn.*, 1905, t. LV, p. 883.

[3] MONTANDON, *Hystéropexie abdominale ou raccourcissement intra-péritonéal des ligaments ronds*. Thèse de Genève, 1907, n° 160.

que l'opération apporte, dans une proportion assez grande de cas, des troubles à l'évolution normale de la grossesse. Un point est établi, c'est que ces accidents sont en rapport avec la manière dont l'opération a été pratiquée, *et qu'ils sont d'autant plus marqués que la fixation de l'organe est plus solide et qu'elle porte sur un point plus près de son fond ou de sa face postérieure.*

D'une manière générale on constate une position haute du col, souvent porté au-dessus du promontoire ; pendant le travail les contractions utérines poussent vers le sacrum, au lieu de pousser suivant l'axe pelvien. Par suite de la fixation du fond de l'utérus, l'expansion de la paroi antérieure est empêchée ; cette paroi antérieure s'est bien hypertrophiée mais elle s'est repliée sur lele-même et forme une masse dure au-dessus de la symphyse (fig. 340) ; l'utérus ne se dilate qu'aux dépens de sa paroi postérieure et prend une forme irrégulière. Les dystocies observées sont la conséquence de ces déformations utérines ; l'amincissement extrême de la paroi postérieure surdistendue est peut-être aussi la cause de l'inertie utérine

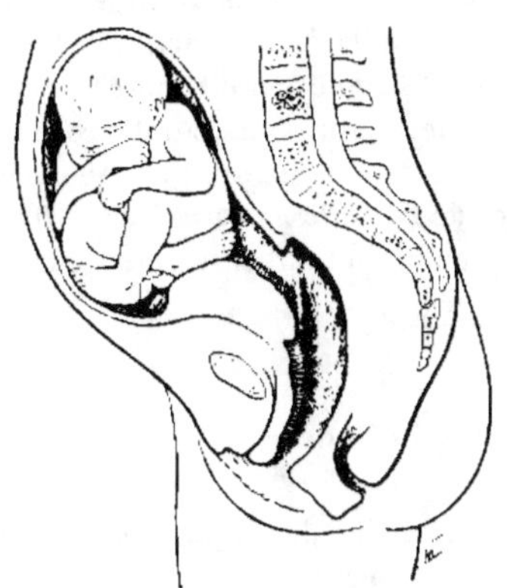

Fig. 340. — Grossesse dans un utérus fixé à la paroi abdominale antérieure.

qui a suivi, dans un certain nombre de cas, l'opération césarienne.

En présence de ces accidents, on comprend qu'il y ait lieu de surveiller les grossesses chez les malades ayant subi une hystéropexie. Si dès le début il y a des douleurs vives, si l'utérus se dilate asymétriquement, son col se déplaçant en haut et en arrière, il n'y a pas d'hésitation à avoir ; tant qu'on n'a pas atteint le septième mois, il faut ouvrir le ventre et libérer les adhérences, pour permettre à l'utérus de se développer régulièrement. Quand la grossesse a dépassé le septième mois, il est préférable d'attendre le terme. À ce moment on cherchera encore à libérer les adhérences, ce qui permet immédiatement l'élévation du fond, la remise en place du col et l'accouchement par les voies naturelles, recourant séance tenante à l'opération césarienne si cette libération est impossible. Elizabeth Hurden[1] a publié 5 cas de libérations d'adhérences au moment du terme, avec une mortalité maternelle nulle, une mortalité fœtale de 2.

---

[1] ELISABETH HURDEN, Dystocia following ventrofixation of the uterus. Amer. *J. of obstetr.*, 1907, t. II, p. 21.

Indications. — L'hystéropexie a été surtout appliquée au traitement des *rétrodéviations*, lorsque celles-ci semblent être par elles-mêmes le point de départ de troubles variés, qu'il n'y a pas de lésions des annexes, du col ou de la muqueuse utérine, que les phénomènes congestifs semblent causés ou tout au moins entretenus par la gêne circulatoire résultant de l'attitude vicieuse. Elle a été pratiquée comme *opération complémentaire* après une opération plastique vagino-périnéale, pour remédier à une rétroflexion compliquant un prolapsus ; après une ablation unilatérale d'annexes malades pour maintenir l'utérus en bonne position et l'empêcher d'adhérer en arrière aux surfaces cruentées du plancher pelvien ; après un curettage ou une amputation du col chez une femme atteinte de métrite avec rétroflexion.

Condamin l'a appliquée au traitement de l'*antéflexion utérine* ; là fixation assez haute du corps utérin redresse la coudure et fait cesser les symptômes pénibles dont se plaint la malade [1].

§ 2. — Hystéropexie indirecte.

H.-A. Kelly a fixé l'utérus par l'intermédiaire des ligaments tubo-ovariens, Olshausen par la partie interne des ligaments ronds, Winiwarter par la face antérieure des ligaments larges, etc. Tous ces procédés doivent être aujourd'hui abandonnés pour celui qu'ont adopté, avec des variantes, Doléris, Richelot, Gilliam, Mayo et nous-même [2]. L'opération consiste essentiellement dans un raccourcissement des ligaments ronds, après incision médiane de l'abdomen, avec inclusion dans l'épaisseur de la paroi abdominale d'une partie de leur longueur. C'est le procédé qui éloigne le moins les parties de leur état normal, ce qui lui a valu d'être quelquefois désigné sous le nom d'hystéropexie physiologique (Doléris).

Opération. — Le début de l'opération : incision de la paroi, libération des adhérences, redressement de l'utérus, ne présente rien de particulier. Seul

---

[1] Condamin, De l'hystéropexie abdominale antérieure dans le traitement de l'antéflexion utérine. *Arch. provinc. de chir.*, 1896, p. 233.

[2] Doléris, *La Gynécologie*, Paris, 1898, p. 494. — Fumey, *Du traitement des rétrodéviations par le procédé de Doléris.* Thèse de Paris, 1900. — Gouin, *Avantages de l'hystéropexie au point de vue obstétrical.* Thèse de Paris, 1904-1905, n° 25 et *la Gynécologie*, Paris, août 1905, p. 289. — Gilliam, Round ligament ventrosuspension of the uterus. *Am. J. of obstetr.*, N.-Y., 1900, t. XLI, p. 299. — Ferry, *Valeur comparée de l'hystéropexie médiale.* Th. Paris, 1905-1906, n° 202. — Harold W. Barker, Results of Mayo's modification of Gilliam's operation for shortening round ligaments. *Boston med. and surg. Journ.*, 2 sept. 1909, p. 322. — Chevrier, *Annales de gynécologie*, Paris, 1910, p. 257. — Poullet (Hystéropexie tendineuse, *Congrès français de chirurgie*, 1908, p. 293) passe, à travers un trou fait à travers l'aileron antérieur du ligament large, une bandelette détachée du tendon du grand droit. Il charge avec elle le ligament rond puis rétablit par une suture les connexions de la bandelette tendineuse avec le pubis.

le mode de fixation diffère de ce que nous avons dit lorsque nous avons exposé la technique de l'hystéropexie directe.

Chaque ligament rond est saisi à 3 ou 4 centimètres de la corne utérine, point où, même dans les cas où il est peu développé, on le trouve sous forme d'un cordon solide et résistant ; un catgut chromé est passé à travers l'anse ainsi attirée et noué peu serré. Faisant fortement rétracter la lèvre antérieure de l'incision faite à l'aponévrose anté-

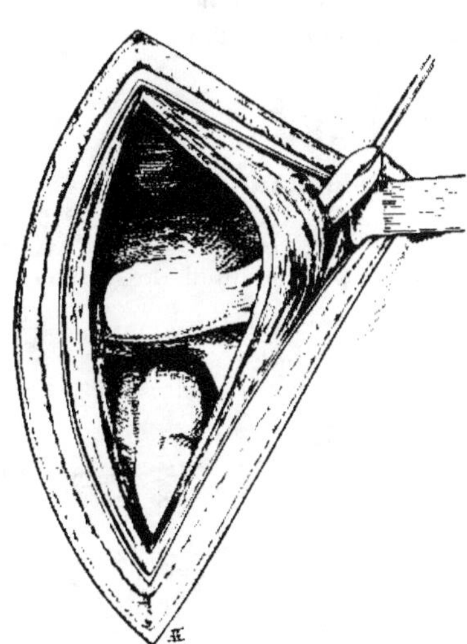

Fig. 341. — Le ligament rond est attiré à travers une boutonnière faite dans le muscle droit.

rieure, le chirurgien engage une pince de Kocher entre les fibres du muscle droit, perfore avec elle le péritoine, saisit les chefs conservés longs du catgut qui a lié le ligament rond et l'attire à travers la boutonnière musculaire, amenant avec lui le ligament. On suture les deux ligaments l'un à l'autre au-devant du muscle ; puis on reconstitue la paroi abdominale par une suture à étages, prenant le soin de recharger encore au passage les ligaments ronds avec le fil qui réunit le feuillet aponévrotique antérieur, de manière à assurer ainsi une fixation très complète des parties.

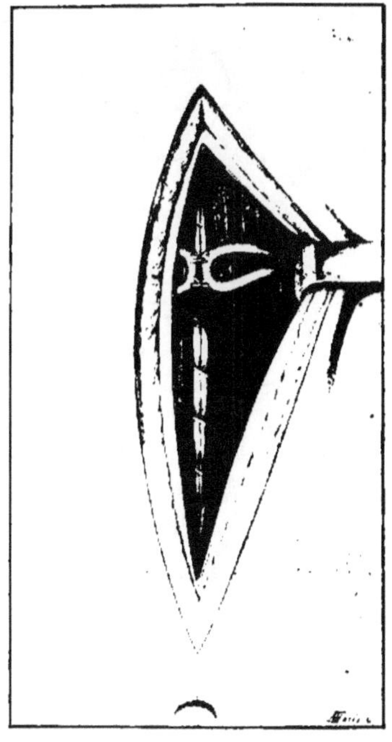

Fig. 342. — Suture des ligaments ronds en avant de la partie interne des muscles droits.

Indications et résultats. — Les indications sont celles que nous avons données pour l'hystéropexie abdominale directe. Les résultats sont excellents au point de vue orthopédique, aussi bons que ceux de l'hystéropexie directe. Ils lui sont très supérieurs au point de vue de la grossesse, ce mode de fixation ne gênant en rien le développement de l'utérus gravide.

§ 3. — **Raccourcissement intra-abdominal des ligaments ronds.**

Les procédés de raccourcissement intra-abdominal des ligaments ronds

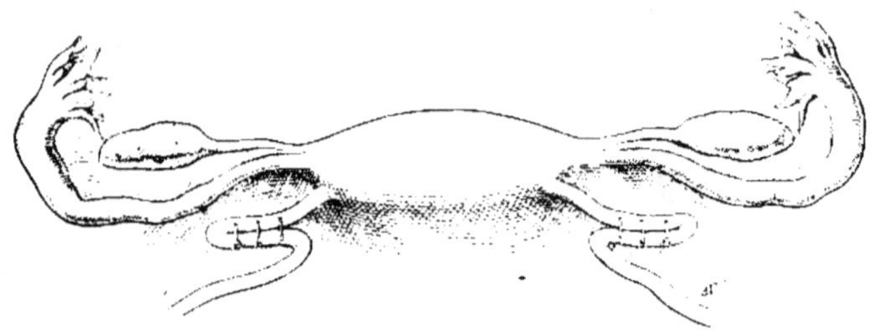

Fig. 343. — Raccourcissement des ligaments ronds par plissement transversal.

sont très nombreux ; on peut les classer en trois groupes.

1° **Simple plicature du ligament rond.** — Wylie fait un pli unique trans-

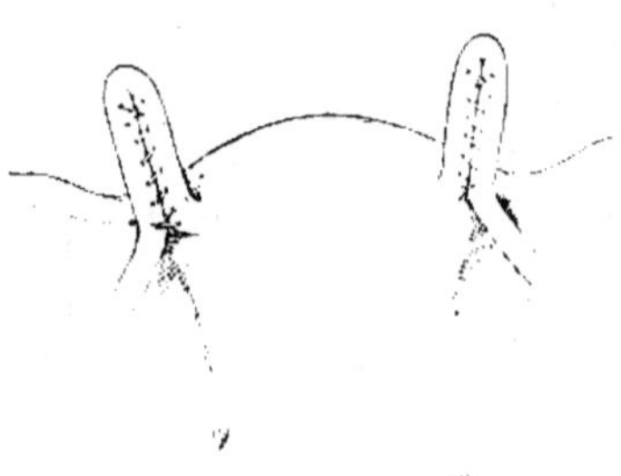

Fig. 344. — Raccourcissement des ligaments ronds par plissement vertical.

versal et le fixe, après avivement de sa face concave (fig. 343); Ruggi le fait vertical à convexité supérieure (fig. 344). Nous avons autrefois assez fréquemment ramassé en une masse unique le ligament rond, le plissant en

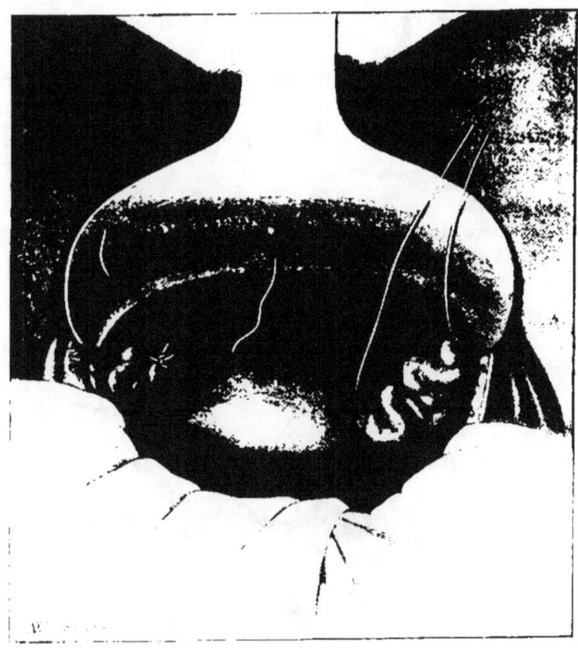

Fig. 345. — Raccourcissement des ligaments ronds par plissement.

accordéon avec un fil faufilé (fig. 345).

2° **Plicature et fixation à la paroi antérieure de l'utérus.** — Polk avive
la face interne des ligaments ronds à 20 ou 25 millimètres de leur extrémité

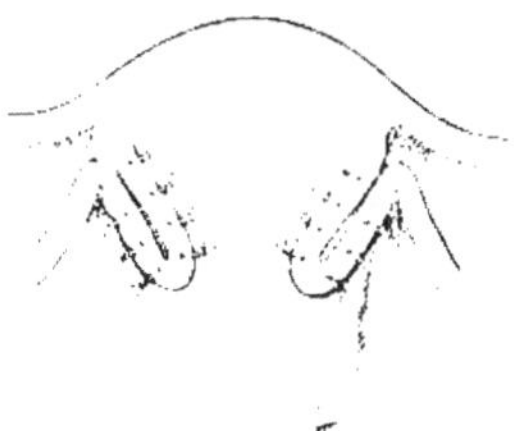

Fig. 346. — Plicature et fixation des ligaments ronds à la face antérieure de l'utérus.

utérine; il les rapproche au-devant de l'utérus, puis les suture l'un à l'autre
et à la face antérieure de l'utérus.

Palmer Dudley avive un ovale à grand axe vertical de la partie moyenne de la face antérieure de l'utérus ; les ligaments ronds sont suturés l'un à l'autre et à cette surface.

Menge tire en anse le ligament rond et fixe son insertion au niveau de l'orifice du canal inguinal, ce qui amène la corne utérine contre celui-ci. Il suture les deux côtés de l'anse de ligament l'un à l'autre puis à la face antérieure de l'utérus.

3° **Plicature des ligaments ronds et fixation du pli à la face postérieure de l'utérus**. — Cette fixation en arrière a été réalisée de manières

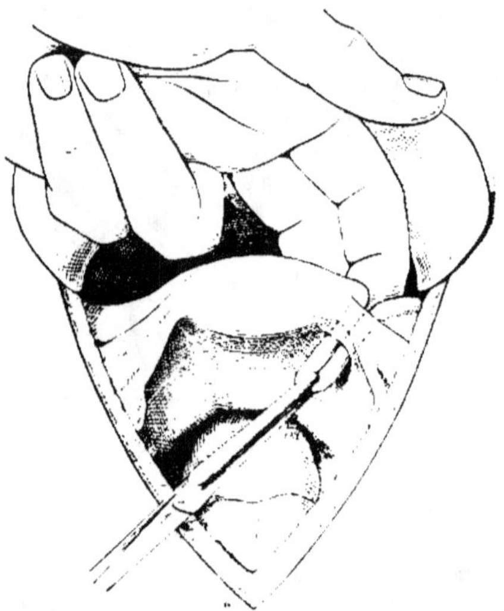

Fig. 347. — Le ligament rond est attiré en arrière à travers un trou du ligament large.

diverses. Tantôt on a fait passer le pli du ligament rond par-dessus le bord supérieur du ligament large, tantôt on l'a fait passer à travers un trou de ce dernier, le fixant soit sur la partie latérale, soit sur la partie moyenne de la face postérieure de l'utérus, pouvant dans ce dernier cas suturer en même temps les deux ligaments l'un à l'autre.

Le procédé le plus employé est celui de Baldy [1], qui l'a décrit pour la première fois en 1892 et qui y est revenu à diverses reprises. En France, Dar-

[1] J. M. BALDY, Treatment of uterine retrodisplacements. *Surgery, gyn. and obst.*, Chicago, 1909, t. VIII, p. 421.

tigues et Caraven [1] l'ont préconisé ; nous-même l'avons pratiqué avec succès.

Soulevant avec deux doigts de la main gauche la partie supérieure du ligament large, on perfore celui-ci avec une pince, d'arrière en avant, au niveau d'une zone avasculaire près du bord utérin, au-dessous du ligament

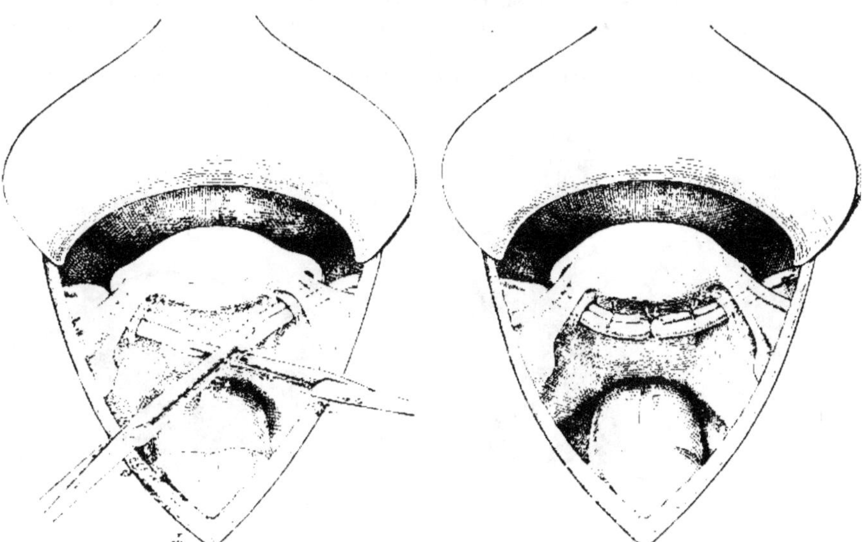

Fig. 348. — Les deux ligaments ronds sont attirés l'un vers l'autre en arrière de l'utérus.

Fig. 349. — Suture des deux ligaments ronds l'un à l'autre et à la face postérieure de l'utérus.

utéro-ovarien, et l'on saisit le ligament rond à 3 centimètres environ de la corne utérine (fig. 347). La pince ramène, à travers le trou du ligament large, l'anse formée par le ligament rond attiré. On termine l'opération en suturant les deux ligaments ronds l'un à l'autre et à la face postérieure de l'utérus.

§ 4. — Cunéo-hystérectomie.

Thiriar et Jonnesco ont pratiqué contre la rétroflexion la *cunéo-hystérectomie antérieure* [2].

[1] DARTIGUES et CARAVEN, Ligamentopexie rétro-utérine et sous-tubo-ovarienne. *Presse médicale*, Paris, 1906, p. 217.
[2] THIRIAR, *Congrès international de gynécologie et d'obstétrique*, Bruxelles, 1892, p. 512. — JONNESCO, *Travaux de chirurgie*, 1899, p. 11.

L'opération consiste à diminuer la longueur de la paroi antérieure de l'utérus. Après incision du péritoine, on dénude 2 à 3 centimètres de cette paroi, réclinant la vessie avec la ligne inférieure de la séreuse incisée. Deux incisions courbes, à direction générale transversale, circonscrivent sur la partie dénudée une ellipse dont le petit axe mesure 1 centimètre et demi à 2 centimètres, dont le grand axe transversal mesure à peu près la largeur de l'organe, sans cependant atteindre ses bords, de manière à ménager les vaisseaux qui s'y trouvent. On résèque à ce niveau un segment cunéiforme comprenant toute l'épaisseur de la paroi musculaire mais ménageant la muqueuse.

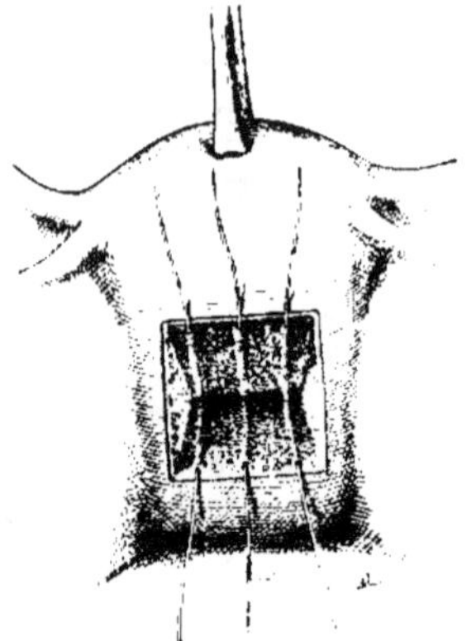

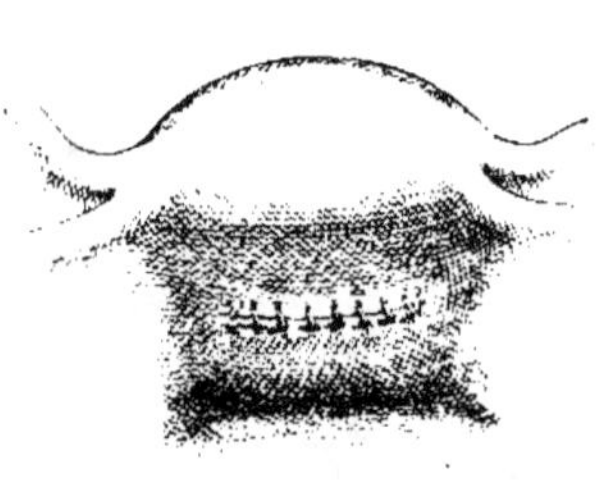

Fig. 350. — Cunéo-hystérectomie. Avivement et passage des fils.

Fig. 351. — Cunéo-hystérectomie. Opération terminée.

3 à 4 catguts réunissent les lèvres de la plaie; un second plan de sutures accole les bords de l'incision péritonéale.

Nous pouvons rapprocher de cette opération celle exécutée par Pestalozza[1]. A la limite supérieure du segment inférieur de l'utérus, Pestalozza incise, sur la face antérieure, la séreuse et la lame musculaire sous-jacente. Il décolle avec le doigt le lambeau jusqu'au niveau du dôme vésical, puis, passant un fil sur la face antérieure de l'utérus ramené en antéflexion, il traverse le lambeau en son milieu. Une série de points secondaires sont placés latéralement jusqu'aux ligaments larges de manière à refermer complètement la surface cruentée.

En passant plus ou moins haut les fils sur la face antérieure de l'utérus, on recouvre une étendue plus ou moins grande de celle-ci avec le lambeau et l'on détermine la production d'une antéflexion plus ou moins marquée.

[1] Pestalozza. Per la cura operativa della retroflessione uterina. *Atti della soc. ital. d'obst. e. gin.*, t. XII. et Montuoro, *Zentr.-Bl. f. Gyn.*, 1910, p. 197.

§ 5. — Raccourcissement intra-abdominal des ligaments utéro-sacrés.

L'utérus étant attiré en avant et en haut, les ligaments utéro-sacrés sont tendus ; une ou plusieurs sutures sont alors placées sur ces ligaments : les fils passent de

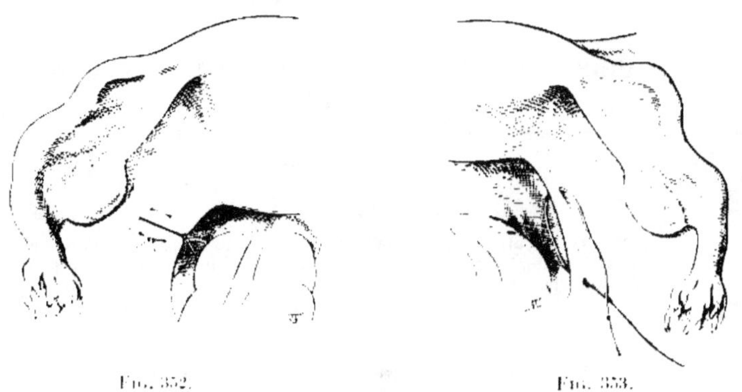

Fig. 352.   Fig. 353.

Raccourcissement des ligaments utéro-sacrés.

dehors en dedans à 2 centimètres de l'utérus pour repasser à travers le ligament de dedans en dehors à la même distance du rectum. Lorsqu'on les noue, on détermine un plissement du ligament, qui, par cela même, se trouve raccourci (fig. 352 et 353).

CHAPITRE VI

QUELQUES OPÉRATIONS ABDOMINALES RAREMENT PRATIQUÉES

§ 1. — Oblitération du cul-de-sac de Douglas.

Marion, qui préconise cette opération dans le traitement de certains prolapsus avec profondeur exagérée du cul-de-sac de Douglas, conseille d'opérer de la manière suivante [1] :

L'abdomen étant ouvert, le pelvis vidé des anses intestinales qui s'y trouvent, il attire l'utérus en avant, puis procède à l'oblitération du cul-de-sac recto-utérin au moyen de quatre fils de lin étagés en bourse dans le péritoine du cul-de-sac.

Pour placer ces fils, il commence par saisir le fond du cul-de-sac avec une pince, qui l'attire en haut, et place tout autour un fil sous-péritonéal qu'il serre après avoir enlevé la pince. Ce premier fil est attiré en haut à son tour, ce qui permet d'en placer un second, on peut ainsi disposer successivement une série de quatre ou cinq fils, suivant la profondeur du cul-de-sac.

Ces fils doivent saisir non seulement le péritoine de la face postérieure du vagin ou de l'utérus, mais également, sur les côtés, la séreuse qui tapisse le petit bassin.

La mise en place des fils les plus profonds est assez délicate; pour la réaliser aisément, l'opérateur saisit le péritoine avec une pince longue porte-tampon, puis charge le pli ainsi constitué avec l'aiguille à sutures. Les fils étagés doivent remonter jusque sur la face postérieure de l'utérus. La seule précaution est de veiller à ne pas perforer complètement les tuniques du rectum.

On supprime ainsi le cul-de-sac recto-utérin, on attire le col en arrière en provoquant des adhérences avec le rectum et avec le péritoine des parties postéro-latérales de l'excavation (fig. 354 et 355).

---

[1] ROUSSEAU, *Du traitement de certains prolapsus utérins par l'oblitération du cul-de-sac de Douglas.* Th. de Paris, 1908-1909, n° 7.

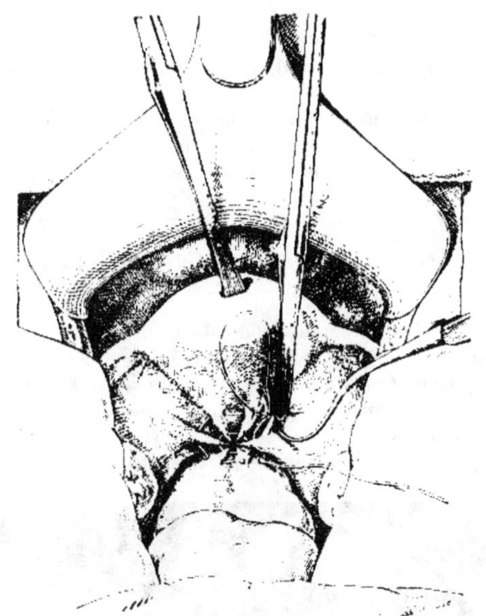

Fig. 354. — Oblitération du Douglas.

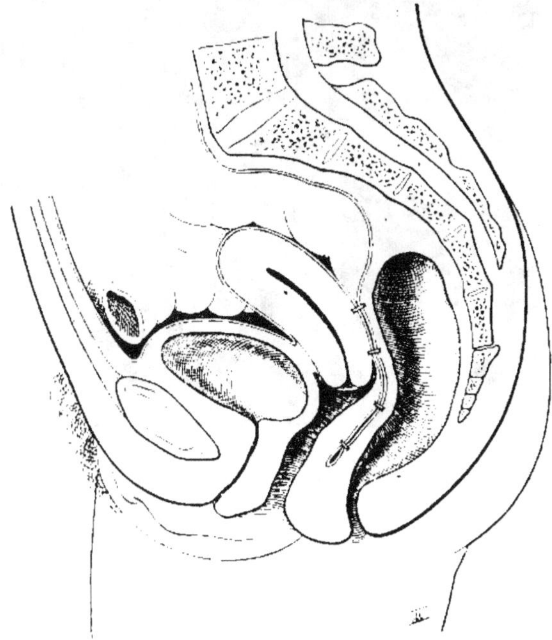

Fig. 355. — Oblitération du Douglas.

Ce procédé nous semble surtout applicable aux *faux prolapsus*, à ceux qui sont constitués par une véritable hernie du Douglas, quelquefois confondue avec les vrais prolapsus. Il est bon, croyons-nous, de le combiner à une colporraphie postérieure.

§ 2. — Ligature de l'artère utérine par la voie abdominale.

L'artère utérine, dont la ligature abdominale a été conseillée dans le but de déterminer l'atrophie de tumeurs[1], peut être pratiquée par deux procédés :

1° *Au niveau de la fossette ovarienne* (Hartmann et Fredet). — Le point de repère, pour pratiquer cette ligature, est le rapport constant que présente l'artère utérine avec l'uretère au niveau de la fossette ovarienne.

L'artère hypogastrique, appliquée contre la paroi osseuse du bassin, en arrière de

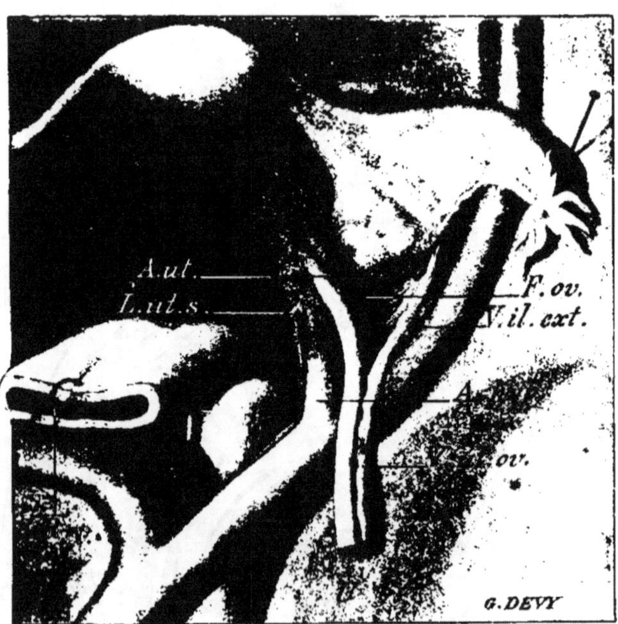

Fig. 356. — La malade est placée dans la position élevée du bassin à 45°. La figure montre les rapports de l'utérine avec l'uretère dans la fossette ovarienne.

l'uretère ou en partie recouverte par celui-ci, émet trois branches antérieures, l'obturatrice, l'ombilicale et l'utérine, qui se dégagent au-devant de l'uretère, sous le péritoine qui tapisse le fond de la fossette ovarienne.

[1] HARTMANN et FREDET, Les ligatures atrophiantes dans le traitement des tumeurs utérines. *Ann. de gynécol.*, Paris, 1898, t. I, pp. 110 et 306.

L'utérine, qu'elle naisse haut ou bas, isolément ou par un tronc commun avec l'ombilicale, apparaît toujours, à un moment donné, au-devant du conduit urinaire. Celui-ci constitue un repère excellent pour la recherche de l'artère à son origine (fig. 356). Si l'on a quelques hésitations en voyant deux vaisseaux, on les lie tous deux ou on lie le tronc commun utéro-ombilical. On ne risquera jamais, par une incision faite dans la fossette ovarienne, d'aborder l'obturatrice, plus élevée et plus pariétale que les deux artères que nous venons de mentionner.

Ceci dit sur les données anatomiques qui doivent guider le chirurgien dans son opération, voyons comment on peut l'exécuter :

La malade étant placée en position élevée du bassin, on fait une incision médiane sous-ombilicale, on relève l'ovaire avec une pince de Museux et l'on met ainsi sous les yeux la fossette ovarienne. A son niveau, au-dessous du psoas, l'uretère se voit par transparence. Parallèlement à lui et un peu en avant, on fait, dans la fossette ovarienne, une incision péritonéale de quelques centimètres. Saisissant entre les mors de deux pinces à longues branches les lèvres de l'incision faite à la séreuse, il suffit de décoller un peu le péritoine avec la sonde cannelée et de le rejeter en arrière pour trouver, à 3 centimètres environ au-dessous du détroit supérieur, l'artère utérine et l'ombilicale au moment où ces vaisseaux se dégagent au-devant de l'uretère.

Rien n'est plus simple, une fois l'artère reconnue, que de passer avec une aiguille mousse un fil au-dessous d'elle et de la lier. Quelques points de soie fine réunissent ensuite le péritoine, assez lâchement pour ne pas comprimer l'uretère sous-jacent ; puis l'abdomen est refermé suivant le mode habituel.

2° *A travers le ligament large* (Altuchoff). — Le procédé repose sur les données anatomiques suivantes :

Il existe dans l'épaisseur du ligament large une sorte de cloison qui monte de sa

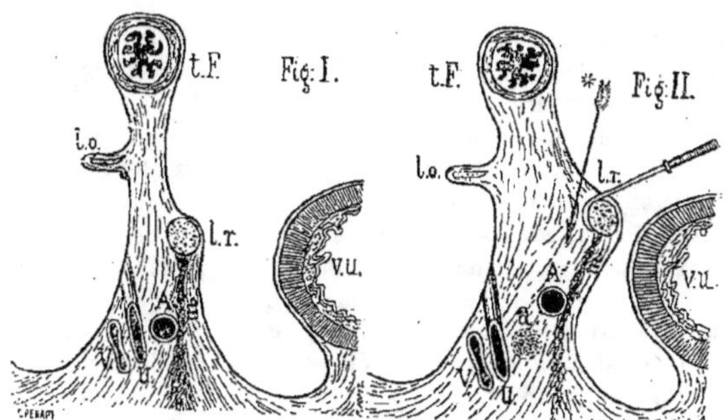

FIG. 357. — Cette figure est la reproduction exacte de celle d'Altuchoff.

Les deux dessins représentent une coupe verticale antéro-postérieure du ligament large passant vers le milieu de la longueur de la trompe (*l. o.*, ligament de l'ovaire ; — *l. F.*, trompe de Fallope ; — *l. r.*, ligament rond ; — *m.*, cloison formant une sorte de mésentère au ligament rond ; — V., veine utérine ; — U., uretère ; — A., artère utérine ; — *v. u.*, vessie urinaire). — A gauche, la figure I montre les parties en place ; à droite, la figure II montre qu'en attirant en avant le ligament rond on entraîne avec lui son mésentère et l'artère utérine qui, normalement en *a*, vient, après traction en avant du ligament rond, se placer en A. Pour atteindre l'artère, on suit le trajet indiqué par la flèche.

base vers le ligament rond, doublant le feuillet antérieur du ligament large. L'artère utérine est adhérente à cette sorte de cloison et la suit lorsqu'on l'attire en avant (voir fig. 357).

Pour faire la ligature de l'utérine par ce procédé, relevant en haut la trompe, on attire le ligament rond en avant; parallèlement à celui-ci et immédiatement en arrière de lui, on fait une incision de 3 centimètres environ, dont l'extrémité externe s'arrête à 1 centimètre de la ligne innominée.

On pénètre alors dans l'épaisseur du ligament large, suivant avec la sonde cannelée son feuillet antérieur qui, renforcé par « le mésentère cellulaire du ligament rond », donne un point d'appui assez résistant. A une profondeur de 12 à 16 millimètres on tombe sur l'artère utérine; cette artère reconnue, rien n'est plus aisé que de la lier plus ou moins haut. L'uretère reste au-dessous et en arrière de l'artère; on ne peut l'intéresser.

§ 3. — Ligature des veines hypogastriques.

La ligature des veines hypogastriques a été conseillée et exécutée avec succès, dès 1902, par Trendelenburg dans un cas de pyohémie puerpérale. Freund et Bumm avaient déjà tenté [1] sans succès d'arrêter des processus pyohémiques à point de départ utérin en liant les veines utéro-ovariennes. Leurs échecs s'expliquent par ce fait que la phlébite des veines hypogastriques est trois fois plus fréquente que celle des utéro-ovariennes, 24 contre 7 (Trendelenburg), fait confirmé par Lenhartz.

1° Voie extra-péritonéale. — Par une incision iliaque, on décolle le péritoine et l'on va à la recherche des vaisseaux hypogastriques.

2° Voie transpéritonéale. — La voie transpéritonéale, qui est plus facile et qui permet en outre de lier s'il y a lieu les veines utéro-ovariennes, est préférée par Vineberg [2]. Après ouverture du ventre sur la ligne médiane, on opère un peu différemment suivant qu'il y a lieu de lier ou non, en même temps que les hypogastriques, les veines utéro-ovariennes. Dans le premier cas, on excise les utéro-ovariennes entre deux ligatures, puis on prolonge l'incision du péritoine en bas, le long des vaisseaux hypogastriques; agrandissant cette dernière incision avec les doigts, on a sous les yeux les gros vaisseaux du pelvis. Rien n'est plus facile alors que de lier la veine iliaque interne qui, à droite, se trouve en arrière et en dehors de l'artère, à gauche en dedans de celle-ci. Lorsque les utéro-ovariennes sont saines, on fait sur la face postérieure des ligaments larges une incision oblique, rappelant celle que fait Wertheim au début de son opération radicale pour cancer, on écarte les bords de l'incision péritonéale et l'on a un large accès sur la base du ligament et sur les gros vaisseaux pelviens qui s'y trouvent.

§ 4. — Réduction de l'inversion utérine par voie abdominale.

Gaillard Thomas, après ouverture du ventre, introduit l'index dans l'utérus inversé, puis guide sur lui une pince dilatatrice, fixant, dilatant le col et rendant le taxis facile.

---

[1] TRENDELENBURG, *Münchener med. Woch.*, 1902, t. XIII.
[2] VINEBERG, Ligation of pelvic veins for puerperal pyemia. *Amer. J. of obst.*, N.-Y., 1909, t. I, p. 412.

Cette méthode, qui permet de se rendre compte, par la vue et le toucher, de l'état de contraction du col, de la forme et de l'étendue des adhérences, semble a priori la méthode de choix.

En réalité elle n'a guère donné de bons résultats par suite de la difficulté que l'on a à dilater l'anneau cervical et de la nécessité où l'on se trouve de le débrider. Il est dès lors plus simple d'opérer par la voie vaginale.

En 1898 Everk a proposé un procédé mixte par *voie abdomino-vaginale*. Il ouvre le ventre, fend la paroi antérieure de l'utérus jusqu'à la vessie, la réduction est impossible ; il fend la paroi postérieure jusqu'à l'insertion du vagin, puis il réduit en pressant avec la main vaginale sur le fond de l'utérus. Il termine en suturant par l'abdomen les incisions utérines, antérieure et postérieure, puis en fixant l'organe à la paroi abdominale antérieure.

§ 5. — **Cystopexie abdominale.**

La cystopexie abdominale a été pratiquée par un certain nombre d'opérateurs. Tuffier fixe la vessie par sa partie extra-péritonéale au-dessus du pubis. Byford la fixe au niveau des anneaux inguinaux ; Laroyenne commence par faire une hystéropexie abdominale, puis suture la paroi postéro-inférieure de la vessie à la face antérieure de l'utérus et sa paroi antérieure à la paroi abdominale au-dessous de la zone de fixation utérine [1].

De Vlaccos, Dumoret [2] et Chiaventone font la fixation intra-péritonéale. Chiaventone, après incision du pli vésico-utérin, décolle la vessie de l'utérus et du vagin jusqu'au point où du tissu conjonctif dense se substitue au tissu lâche, il se trouve au niveau du ligament inter-urétérin qu'il charge et fixe à la face antérieure de l'utérus, 1 centimètre au-dessus du cul-de-sac vaginal antérieur. Il referme alors l'incision du cul-de-sac vésico-utérin et termine par une hystéropexie abdominale antérieure [3].

Tous ces procédés sont aujourd'hui abandonnés.

[1] LAROYENNE, Du traitement du prolapsus génital par la suspension de l'utérus et de la vessie à la paroi abdominale. *Ann. de gynécol.*, Paris, 1900, t. II, p. 366.

[2] TERRIER, De la cystopexie abdominale antérieure. Rapport sur les observations de de Vlaccos, Dumoret et Tuffier. *Bull. et Mém. de la Soc. de Chir.*, Paris, 1890, p. 454.

[3] CHIAVENTONE, De la cystopexie en gynécologie. *Ann. de gynéc.*, Paris, 1902, t. I, pp. 282 et 385.

QUATRIÈME PARTIE

INDICATIONS THÉRAPEUTIQUES DANS LES MALADIES DE L'APPAREIL GÉNITAL DE LA FEMME

CHAPITRE PREMIER

TRAITEMENT DES LÉSIONS INFLAMMATOIRES DE L'UTÉRUS ET DES ANNEXES

Sommaire : Métrites. Évolution des conceptions pathogéniques et du traitement. T. prophylactique. T. curatif des métrites aiguës, des métrites chroniques (traitement général et local). — Indications du traitement des annexites aiguës et chroniques.

§ 1. — Traitement des métrites.

Le traitement des métrites est loin d'être définitivement établi; les divergences des chirurgiens sur ce point spécial de la thérapeutique gynécologique tiennent aux obscurités que présente encore la nature de cette affection.

Ici, comme partout, la thérapeutique a toujours été étroitement liée à la conception pathogénique et les différents modes de traitement, tour à tour employés puis abandonnés, reflètent assez fidèlement les diverses théories par lesquelles ils ont été inspirés.

Il y a une quarantaine d'années encore, on ne voyait dans ce qu'on appelait les métrites que l'expression locale d'un état général ; on décrivait des éruptions herpétiques du col, des métrites rhumatismales, scrofuleuses[1], etc.

---

[1] Martineau, *Traité clinique des affections de l'utérus*. Paris, 1879.

A côté des métrites on rangeait les congestions, les engorgements, les subinvolutions utérines, sans savoir exactement en présence de quelles lésions on se trouvait. La thérapeutique participait à cette incertitude. Elle consistait surtout à instituer un traitement général en rapport avec la diathèse supposée de la malade et à mettre en contact avec le col les topiques les plus divers, tout en ne précisant pas leurs indications respectives.

Les découvertes bactériologiques modernes, la notion de l'infection simplifièrent brusquement la conception et le traitement des inflammations utérines. Le terme métrite devint synonyme de lésion infectieuse de l'utérus et le traitement, dès lors nettement précisé, eut comme but essentiel la désinfection de l'endomètre. On a employé, à cette fin, les moyens les plus variés, allant des simples irrigations vaginales au curettage, qui représentait l'expression la plus énergique de ce traitement antiseptique, en passant par les différents modes de traitements intra-utérins.

Mais on ne tarda pas à revenir de cette conception un peu trop simpliste et ce fut précisément l'échec de la thérapeutique antiseptique dans un certain nombre de cas qui amena les gynécologues à se demander si le rôle de l'infection n'avait pas été quelque peu exagéré. Aussi, dans ces dernières années, voit-on isoler des métrites proprement dites ou métrites infectieuses un certain nombre d'états pathologiques, leur ressemblant plus ou moins au point de vue clinique, mais ne paraissant pas relever de l'infection ; on désigne ces états pathologiques sous les noms de : fausses métrites (Doléris), de métrite chronique simple, non infectieuse, de métrite hypoplastique (Döderlein), de scléroses utérines (Richelot) [1], etc.

Ces métrites non infectieuses ou pseudo-métrites relèvent des causes les plus diverses. Le plus souvent ce sont des causes locales (déchirures du col, prolapsus, déviations utérines, tumeurs de l'utérus, etc.).

L'infection peut en avoir été le point de départ ; le microbe agent initial a disparu ; mais la lésion, qu'il a créée, continue à évoluer en dehors de lui et finit par constituer toute la maladie.

D'autres fois, il s'agit d'une cause générale, le neuro-arthritisme, aboutissant à la production d'une sclérose de l'utérus. Enfin, plus récemment encore, on a insisté sur l'importance des lésions du mésomètre [2], soit qu'il s'agisse d'une insuffisance musculaire liée à la chlorose, à des affections consomptives (tuberculose, fièvre typhoïde), à une congestion ou à une stase déterminée par les excès vénériens, l'onanisme, une hygiène défectueuse, soit qu'il s'agisse de troubles circulatoires sous la dépendance directe de l'artério-sclérose [3].

---

[1] RICHELOT, *Chirurgie de l'utérus.* Paris, 1902.

[2] THEILHABER et MEIER, Zur Anatomie, Pathologie und Therapie der chronischen Endometritis. *Arch. f. Gyn.*, Berlin, 1908, t. LXXXVI, p. 628. — HIRSCH, *Arch. f. path. Anat.*, Berlin, 1909, t. CXCVI, fasc. 3.

[3] PALMER FINDLEY, Arteriosclerosis of the uterus as a causal factor in uterine hemor-

L'existence de ces métrites non infectieuses est aujourd'hui bien démontrée, mais il est souvent difficile de les distinguer des métrites infectieuses chroniques. Au point de vue clinique, les différences sont souvent minimes et parfois nulles. L'enquête étiologique, telle qu'on peut l'établir par l'interrogatoire, est, on le conçoit, souvent incertaine. Reste le contrôle bactériologique, or il peut être lui-même infidèle.

Il importe de ne pas réduire outre mesure le rôle de l'infection et de ne pas majorer le nombre et l'importance de ces pseudo-métrites. Il n'en persiste pas moins qu'au point de vue pratique il existe un certain nombre de cas où la médication antiseptique, visant uniquement la destruction d'agents infectieux, est d'avance frappée d'impuissance.

Enfin, au point de vue thérapeutique, il faut tenir compte des *lésions concomitantes*, déchirures du col, déviations, prolapsus, etc., qui, si elles ne causent pas la métrite, favorisent tout au moins son développement et contribuent à l'entretenir.

I. — TRAITEMENT PROPHYLACTIQUE.

Pour les *métrites infectieuses*, les indications du traitement prophylactique sont nettes. Il faut guérir les infections vulvo-vaginales, qui peuvent suivre une marche ascendante vers l'utérus. Il faut que toute exploration gynécologique, en particulier toute exploration intra-utérine, soit faite sous le couvert de l'asepsie la plus stricte. Ces précautions aseptiques ont chez les femmes enceintes une importance considérable ; la plupart des métrites post-puerpérales relèvent d'une infraction à l'asepsie, au cours d'une exploration ou d'une intervention pendant l'accouchement.

Les rétentions placentaires ont à ce point de vue les plus graves inconvénients, car, si elles ne sont pas, par elles-mêmes, une cause directe d'infection, du moins elles favorisent l'invasion des agents pathogènes.

Dans un autre ordre d'idée, il importe de surveiller l'état de l'urètre marital. Nombre de métrites sont non seulement créées mais entretenues par cette cause et le traitement de la blennorrhée maritale est un des moyens prophylactiques les plus importants. Les jeunes gens devraient être tous prévenus du danger pour la femme d'un écoulement urétral minime et négligé.

Pour les *métrites non infectieuses*, dont la pathogénie est encore mal connue, le traitement prophylactique est encore peu avancé. L'hygiène géné-

rhage. *Am. J. of obstetrics*, juillet 1905, p. 71. — BROOKE M. ANSPACH, Metrorragia myopathica. *University of Penna. medical Bulletin*, février 1906, p. 322. — R. L. DICKINSON, The intractable menorrhagias of arterio-sclerosis of the uterus. *Brooklyn med. J.*, 1906, t. XX, p. 45.

rale de la femme semble le point capital. L'utilité d'un séjour suffisant au lit après l'accouchement ou l'avortement, de l'abstention des excitations sexuelles exagérées ou anormales, des causes de troubles apportés à la menstruation, etc., est généralement admise. Mais il n'y a là rien de définitivement établi.

II. — TRAITEMENT CURATIF.

Le traitement curatif diffère suivant que l'on a affaire à une métrite aiguë ou à une métrite chronique.

Métrites aiguës. — Nous n'envisagerons ici que les deux types de métrites aiguës les plus communes, la métrite blennorrhagique et la métrite septique, dont le type habituel est la métrite puerpérale.

Métrite blennorrhagique. — Dans la métrite blennorrhagique aiguë, le traitement se réduit à peu de chose. La malade est maintenue au lit, dans le repos le plus complet. On se contente de faire des injections vaginales de permanganate de potasse (de 1 p. 5.000 à 1 p. 20.000) et l'on assure une évacuation régulière de l'intestin ; s'il existe des douleurs vives, on applique de la glace sur le ventre et l'on prescrit des suppositoires opiacés ou morphinés. Dans tous les cas on s'abstient de la moindre intervention intra-utérine, par crainte de l'envahissement des trompes ou du péritoine.

Métrite septique. — Dans les métrites septiques, dont la puerpérale constitue le type de beaucoup le plus fréquent, le repos, la diète, de légers laxatifs, des applications de glace sur le ventre, l'administration de médicaments antipyrétiques, d'antiseptiques généraux, tels que le collargol ou l'électrargol, les injections vaginales ont été conseillés. Mais, contrairement aux règles posées pour le traitement de la métrite blennorrhagique aiguë, l'action locale directe sur l'utérus occupe ici le premier plan. Les moyens proposés pour agir sur celui-ci sont au nombre de trois : les irrigations intra-utérines, le curettage, l'hystérectomie.

Les *irrigations intra-utérines* [1], que l'on peut répéter de 1 à 3 fois par 24 heures, constituent le plus simple des moyens que nous ayons à notre disposition. Dans les cas légers, elles donnent d'excellents résultats, surtout si l'on a soin de les combiner non au tamponnement utérin, qui trop souvent fait bouchon, mais au drainage de la cavité, assuré par la pose d'un simple drain de caoutchouc.

En agissant ainsi, on n'a pas la prétention de supprimer complètement les micro-organismes de la cavité utérine, mais on évite la stagnation

---

[1] Pour la technique de ces irrigations intra-utérines, voir plus haut, p. 34.

et l'on diminue les phénomènes de résorption. Lorsque les irrigations intra-utérines sont inefficaces, il ne faut pas s'attarder à en prolonger l'emploi et il y a lieu de recourir à un mode de traitement plus énergique, le *curage de l'utérus*, qui est, du reste, souvent indiqué par une autre cause, l'existence d'une rétention plus ou moins grande de débris placentaires [1].

On a beaucoup discuté sur les indications du curettage dans les cas de métrite puerpérale.

Un certain nombre de gynécologues, en particulier en Allemagne, lui sont opposés.

Son utilité, dans les cas de rétention partielle ou totale du placenta, nous semble indiscutable. Dans tous les cas de lochies septiques avec fièvre, on peut, croyons-nous, y recourir. La crainte de détruire une membrane protectrice de défense, de ne pas évacuer la totalité des germes intra-utérins, ne doit pas arrêter le chirurgien.

Les quelques rares complications, que nous avons observées, ne sont rien en regard du nombre considérable des malades qui ont vu la fièvre cesser à la suite d'un curettage, d'une grande irrigation et du drainage de la cavité utérine [2].

Quand les injections intra-utérines et le curettage sont restés impuissants, la question se pose de savoir s'il y a lieu de recourir à l'*hystérectomie*. Théoriquement il est indiqué d'y recourir, après échec des traitements simples, quand l'utérus est le point de départ unique des accidents, quand il n'y a pas de foyers infectieux en dehors de lui, ni péritonite, ni lésions éloignées déterminées par le transport d'embolies septiques à distance, en un mot quand la vie est mise en danger immédiat par suite de l'existence d'une infection cantonnée à l'utérus.

Malheureusement, dans la pratique, il est souvent difficile d'affirmer que la vie est immédiatement en danger : telle malade, que l'on croyait à peu près perdue, va mieux le lendemain et guérit; telle autre encore assez bien voit subitement les accidents s'aggraver. Les foyers métastatiques secondaires ne sont pas faciles à découvrir. Aussi hésite-t-on beaucoup avant d'intervenir. Les résultats de l'opération ne sont, du reste, pas très brillants. Christeanu [3], qui a réuni 137 cas, trouve une mortalité moyenne de 63 p. 100, plus considérable pour l'hystérectomie après l'accouchement à terme, 64 p. 100, que pour celle faite après avortement, 42,2 p. 100. Aussi comprend-on que nombre de gynécologues soient peu partisans de l'opération radicale. Si l'on s'y résout, il faut préférer l'hystérectomie totale à la subtotale, les lésions infectieuses s'étendant souvent au col utérin. Quant à la voie à suivre,

---

[1] Voir plus haut curage et currettage de l'utérus dans l'état puerpéral, p. 55.
[2] Voir plus haut, p. 63.
[3] CRISTEANU, Hystérectomie et infection puerpérale aiguë. *Revue de gynécol. et de chir. abdomin.*, Paris, 1904, p. 617.

les avis sont différents ; on a objecté à la voie vaginale que l'utérus, mou et friable, se laisse facilement déchirer par la traction des pinces ; l'objection tombe si, au lieu de prendre des pinces dentées, on se sert de pinces à larges plateaux, du genre des pinces à kystes par exemple. La voie abdominale semble cependant celle qui doit mériter nos préférences, parce qu'elle permet, au cas où cela semble nécessaire, d'agir en même temps sur les veines du pelvis, d'exciser et de lier celles qui sont atteintes de phlébite suppurée, point important, les suppurations veineuses juxta-utérines étant loin d'être rares dans les cas qui nous occupent.

Métrites chroniques. — Le traitement des métrites chroniques doit être à la fois général et local.

Traitement général. — L'importance du traitement général varie suivant les cas. Même lorsqu'il s'agit d'une métrite chronique infectieuse, il y a lieu de ne pas le laisser complètement de côté.

Il faut éviter toutes les causes de congestion du petit bassin, en particulier la constipation ; on luttera contre cette dernière par l'usage de lavements, de laxatifs. Le repos est une des premières indications à remplir, repos au lit si les symptômes présentent encore un certain caractère d'acuité ou s'il y a des hémorragies, repos relatif sur une chaise longue si la maladie est, comme c'est le cas habituel, nettement chronique ; on se contente alors d'éviter la fatigue, la marche ou la station debout prolongée. Les rapports sexuels doivent être défendus.

Le port d'une ceinture ou d'un corset approprié, relevant le bas-ventre et empêchant la masse intestinale de peser sur l'utérus, rend aussi des services.

A ce traitement hygiénique on adjoint une médication interne, qui est, suivant les cas, simplement tonique, anti-arthritique ou anti-lymphatique. Le traitement hydrominéral peut rendre de grands services lorsqu'on estime qu'il faut agir surtout sur l'état général. Le choix de la station dépend surtout de la nature des symptômes généraux qui viennent se surajouter aux troubles génitaux [1].

Traitement local. — Le traitement local des métrites chroniques comporte une série de moyens que nous allons simplement énumérer, renvoyant, pour la technique de leur exécution, aux chapitres où ils sont longuement exposés [2]. Nous verrons ensuite quels sont ceux de ces moyens auxquels il faut avoir recours de préférence suivant la forme de métrite en présence de laquelle on se trouve.

[1] Voir plus haut, p. 86 : Traitement hydrominéral.
[2] Voir plus haut, le chapitre : Petite gynécologie, p. 20.

Les *injections vaginales* sont d'un emploi courant. Rappelons l'importance de la position de la malade et de la température de l'injection. Par contre, la nature du liquide employé n'a qu'un intérêt relatif.

Comme *pansements vaginaux*, on emploie des tampons de gaze iodoformée ou salolée trempés dans la glycérine neutre ou légèrement iodée. On peut également se servir d'ovules à base de glycérine. Cette dernière substance jouit, comme agent topique pouvant agir sur le col et le vagin, d'une faveur d'ailleurs méritée, à cause de ses propriétés hydragogues.

Les *cautérisations du col* à l'aide du thermocautère ou d'agents chimiques (teinture d'iode, chlorure de zinc, nitrate d'argent, etc.) peuvent rendre des services. Il en est de même, de la *thérapeutique intra-utérine*, qu'on peut appliquer sous les formes les plus diverses : crayons intra-utérins, tamponnements, lavages utérins, cautérisations chimiques, désinfection avec des attouchements au formol en solution à 3o ou 5o p. 100 [1]. Rappelons l'importance de la dilatation préalable, qui peut d'ailleurs constituer à elle seule le temps principal du traitement, en assouplissant le muscle utérin et en assurant le drainage facile de la cavité utérine.

Le *curettage*, autrefois regardé comme l'*ultima ratio* dans le traitement des métrites, voit aujourd'hui ses indications restreintes, en même temps que mieux déterminées.

Mentionnons, en terminant, les différentes variétés d'*amputation du col* et plus particulièrement l'amputation par le procédé de Schröder type ou modifié, et enfin l'*hystérectomie* vaginale ou abdominale, qui peut être indiquée dans quelques cas exceptionnels.

Tels sont les moyens locaux dont dispose le chirurgien dans le traitement des métrites. Il y a lieu de faire un choix parmi eux suivant la forme de métrite que l'on a à traiter.

D'une manière générale, les métrites dans leur première phase, en particulier celles qui succèdent à la puerpéralité, s'accompagnent de lésions notables de la cavité du corps; plus tard, quand la maladie se caractérise surtout par des écoulements leucorrhéiques abondants, elle semble se cantonner surtout dans la région du col. Le traitement doit donc, suivant les cas, s'adresser plus spécialement au corps ou au col.

Dans la *métrite blennorragique* encore relativement récente, lorsque l'on trouve du gonocoque dans l'écoulement utérin, on a recours à la dilatation

---

[1] MENGE recommande vivement cet agent. Il enroule, autour d'une fine sonde intra-utérine, une mince couche d'ouate, la trempe dans la solution de formol et applique successivement deux tiges l'une après l'autre, la première tournée en divers sens ayant pour but d'absterger la muqueuse, la deuxième de la modifier. Un peu de gaze iodoformée est ensuite placé dans le vagin pour éviter la cautérisation de sa muqueuse. L'application peut être renouvelée au bout de huit jours, puis à intervalles plus grands. (C. MENGE, Die Therapie der chronischen Endometritis in der allgemeinen Praxis. *Arch. f. Gyn.*, Berlin, 1901, t. LXIII, p. 291.)

utérine, suivie de grands lavages avec des solutions tièdes de permanganate de potasse dont le titre varie de 1 p. 4.000 à 1 p. 1.000.

A une période plus avancée, lorsque les gonocoques sont peu nombreux ou ont disparu, il vaut mieux recourir aux cautérisations avec le nitrate d'argent (1 à 5 p. 100), le chlorure de zinc (10 p. 100), la teinture d'iode, etc.

Il faut toujours faire précéder ces cautérisations d'une dilatation préalable. Entre les cautérisations on peut appliquer des crayons médicamenteux.

Dans les *métrites infectieuses non spécifiques*, d'emblée ou l'étant devenues secondairement, le traitement varie suivant la forme anatomo-clinique en présence de laquelle on se trouve.

La *métrite hémorragique* est justiciable du curettage, dont elle constitue le triomphe. Les instillations de chlorure de zinc donnent également d'excellents résultats dans ces formes hémorragiques et peuvent même guérir des cas où le curettage a échoué. Bien que l'atmokausis utérine ait également donné de nombreux succès dans les métrites infectieuses hémorragiques, la difficulté d'appliquer et surtout de régler ce moyen thérapeutique très énergique nous détermine à en rejeter l'emploi. On optera donc suivant les cas pour le curettage ou pour les instillations de chlorure de zinc, après dilatation préalable.

Dans les *formes leucorrhéiques*, on a certainement, pendant un temps, abusé des traitements intra-utérins, raclé, injecté ou cautérisé inutilement bien des cavités utérines. Comme le fait très justement remarquer Richelot, la plupart des leucorrhées purulentes sont en rapport avec des lésions du col ; ce qu'il faut traiter, c'est celui-ci.

Dans les *cas légers* avec col gros ou accompagné de léger ectropion, la guérison peut souvent être obtenue très simplement par la combinaison de cautérisations légères au nitrate d'argent, de badigeonnages iodés, etc., et de pansements vaginaux.

Dans les *cas graves*, il y a lieu de recourir à un traitement plus énergique et de faire des cautérisations avec le caustique de Filhos. Si même le col présente les lésions caractéristiques de la dégénérescence scléro-kystique, il faut, sans hésiter, l'amputer suivant un des procédés anaplastiques que nous avons décrits [1].

Dans les lésions non manifestement infectieuses, quelquefois décrites sous les noms de *congestion* et de *sclérose utérine*, le curettage et les traitements intra-utérins ne sont le plus souvent pas de grande utilité.

Pour les congestions utérines des vierges, le repos au lit, strictement observé pendant toute la durée des règles, et, dans leur intervalle, l'abstention d'exercices violents (équitation, bicyclette, abus de la danse) constituent

[1] Voir p. 17.

les bases du traitement (A. Siredey). Les médicaments utérins (hydrastis canadensis, viburnum prunifolium, piscidia erythrina et surtout le sulfate de quinine, à la dose de 1 gramme ou 1 gr. 50) rendent des services (Richelot).

Chez la jeune femme, le repos, les injections vaginales chaudes, à 50°, de 5 à 10 litres, faites lentement, sous basse pression, diminuent notablement les douleurs et les hémorragies. Les pansements glycérinés, l'électricité, le massage rendent aussi des services. La thérapeutique intra-utérine n'a guère d'utilité que dans les formes hémorragiques.

Dans tous les cas, le traitement général a une grande importance. On doit éviter toute cause de congestion pelvienne, en première ligne la constipation, assurant à l'aide de lavements ou de laxatifs une garde-robe quotidienne, mais ne donnant pas de vraies purgations. Les boissons alcooliques, la viande en excès, les préparations ferrugineuses sont sans utilité et souvent nuisibles. On prescrira des lotions froides chez les déprimées, des douches tièdes chez les excitées. Les bains, en particulier les bains alcalins, les frictions au gant de crin, le massage général, en un mot tout ce qui active la circulation générale est indiqué. Un point qu'il ne faut jamais négliger c'est de chercher à diminuer les pressions sur l'utérus, par conséquent il y a lieu de proscrire les corsets étranglant la taille et chassant le contenu abdominal vers le pelvis. Au contraire on conseillera le port d'une ceinture ou d'un corset relevant fortement le bas-ventre. Une cure thermale ne peut que faire du bien à ces malades. Néris, Luxeuil conviennent aux nerveuses, la première de ces stations à celles chez lesquelles l'éréthisme nerveux est excessif, la deuxième à celles si fréquentes qui présentent, en même temps qu'un état nerveux, des troubles intestinaux répondant au type de l'entéro-colite ; au contraire, lorsque les troubles généraux de la nutrition l'emportent sur les déterminations locales, on conseillera des eaux telles que Vichy, Royat, Châtel-Guyon, Vittel.

Tous ces moyens conviennent encore aux cas où la sclérose utérine est nettement constituée. On peut, surtout dans les formes hémorragiques, y ajouter des traitements locaux, en particulier la dilatation utérine. Les opérations atrophiantes, l'amputation sous-vaginale et surtout l'amputation sus-vaginale du col rendent quelquefois des services dans les cas avancés. Dans les formes plus particulièrement rebelles, avec gigantisme utérin, de même que dans les altérations du mésomètre liées à l'artério-sclérose, ces traitements peuvent échouer et la nécessité d'une intervention plus sérieuse s'imposer pour faire cesser les accidents, les hémorragies en particulier ; c'est pour de pareils cas que l'on a conseillé la destruction complète de la muqueuse par la vaporisation intra-utérine ; l'hystérectomie, mieux réglée dans sa technique, plus sûre dans ses résultats, nous semble devoir lui être préférée ; c'est à elle que nous avons recours dans ces circonstances.

Disons en terminant que, quelle que soit la forme de métrite en présence de laquelle on se trouve, il est toujours nécessaire de *traiter les lésions concomitantes*. De là des opérations quelquefois complexes, curettage, amputation du col, colporraphie, périnéorraphie, hystéropexie, qu'on peut exécuter du reste dans une même séance et qui, combinées, peuvent seules procurer une guérison définitive, un traitement uniquement dirigé contre la lésion inflammatoire n'étant, en général, suivi que d'une amélioration temporaire.

§ 2. — Traitement des annexites.

Le traitement des annexites est passé par des phases très diverses.

Jusqu'à l'avènement de l'antisepsie, les lésions des annexes, dont l'anatomie pathologique était d'ailleurs à peu près inconnue, appartinrent, au point de vue thérapeutique, au domaine médical. Tout au plus intervenait-on pour ouvrir certaines collections péri-utérines, survenant au cours de la période puerpérale.

Lorsque, sous le couvert de l'antisepsie, on put commencer à ouvrir, sans danger, la cavité péritonéale, la question changea de face et la presque totalité des lésions annexielles parut justiciable de l'extirpation. Tait fut un des protagonistes de cette chirurgie radicale; il n'hésitait pas, même dans les cas d'annexite unilatérale, à enlever, en même temps que les annexes du côté malade, la trompe et l'ovaire du côté sain dont il croyait l'infection ultérieure à peu près inévitable.

Il est inutile de rappeler les discussions que souleva, jusque dans les milieux extra-médicaux, l'incontestable abus des ablations annexielles. Ces discussions ont perdu aujourd'hui de leur acuité primitive, en même temps que s'affirmait de plus en plus, par une sorte de réaction, la tendance des chirurgiens à pratiquer, dans la plus large mesure possible, des opérations conservatrices. Dans ces dernières années s'est dessiné, surtout en Allemagne, un mouvement contre les traitements opératoires, même contre les opérations conservatrices. Amann, qui, en 1899, n'opérait déjà plus que 24 p. 100 des femmes atteintes d'annexite, en 1901 que 4,5 p. 100, n'en opère pour ainsi dire plus maintenant, ne considérant l'intervention comme indiquée que dans les cas où l'on pense à une nature tuberculeuse des lésions. Treub avait déjà soutenu la même opinion. Un certain nombre de gynécologues s'y sont ralliés dans une certaine mesure.

En Amérique et en France l'opération reste, au contraire, toujours à l'ordre du jour.

Nous étudierons le traitement des annexites successivement à l'état aigu et à l'état chronique.

I. — ANNEXITES AIGUËS.

Le traitement des inflammations aiguës des annexes, les suppurations
mises à part, est des plus simples. Les manifestations bruyantes du début
sont en rapport avec le retentissement péritonéal qui accompagne les salpingites aiguës. Or, ces foyers inflammatoires péri-annexiels ont généralement une tendance naturelle à guérir spontanément. Il suffit d'aider la nature dans son processus de guérison. Dans les cas légers, le repos au lit,
combiné aux injections vaginales chaudes, à des évacuations régulières de
l'intestin provoquées par des lavements ou des laxatifs légers, à une diète
relative, suffit comme traitement. S'il existe des douleurs vives, l'application
de glace en permanence sur le ventre, quelquefois des médicaments anal-
gésiques, trouvent leur indication.

Le plus souvent les phénomènes s'amendent peu à peu, la malade guérit
ou conserve une inflammation chronique des annexes. Exceptionnellement
les phénomènes généraux s'aggravent, la fièvre et les douleurs augmentent,
il se forme une collection purulente au voisinage de l'utérus ; le chirurgien
doit alors intervenir et inciser la collection du côté où elle est le plus accessible, par la colpotomie le plus souvent, par une incision iliaque quelquefois,
le choix entre la voie vaginale et la voie iliaque étant subordonné aux résultats de l'exploration physique.

II. — ANNEXITES CHRONIQUES.

Dans le traitement des annexites chroniques, la première question qui se
pose est la suivante : quand convient-il de s'en tenir au traitement médical ;
quand faut-il au contraire intervenir chirurgicalement ?

Lorsque l'histoire clinique de la maladie (poussées antérieures de pelvipéritonite, douleurs, fièvre, etc.) et l'examen physique (masse volumineuse fixée) font soupçonner l'existence d'une lésion suppurée, il n'y a
aucune hésitation possible : il faut opérer.

S'il n'existe point de lésion suppurée probable, on doit attendre et essayer
le traitement médical. On a fait au *traitement conservateur* un certain
nombre d'objections : la longue durée, le danger de rechutes, la fréquence
des insuccès. Ces critiques ont peut-être été un peu exagérées. Pratiquement, toutes les fois que nous ne pensons pas à une lésion suppurée, nous
conseillons de commencer par un essai de traitement médical.

La base de celui-ci est la combinaison du repos au lit et des injections
vaginales chaudes. Le repos est la prescription fondamentale ; il s'agit non
pas d'un demi-repos, mais d'un repos complet, absolu, au lit ou sur la
chaise longue. L'emploi de demi-mesures, comme l'autorisation donnée à
la malade de se livrer à quelques occupations même peu fatigantes, doit

être formellement condamné. Aussi convient-il d'avertir toujours l'intéressée de la rigueur que comporte ce mode de traitement et de s'enquérir si sa situation sociale lui permet de l'accepter avec toutes ses conséquences. Les injections chaudes à 48°-50°, l'enveloppement humide chaud du ventre et de grands bains tièdes, salés ou alcalins, constituent le complément du traitement par le repos. On a également préconisé l'emploi de lavements très chauds, qui agissent comme les injections vaginales et donnent aussi de bons résultats. On veillera, bien entendu, à la régularité des fonctions digestives et on traitera, s'il y a lieu, l'état général par des moyens appropriés.

Un certain nombre de gynécologues allemands disent se trouver très bien du traitement par la surcharge et de celui par l'air chaud.

Le traitement par la surcharge n'est en somme qu'un dérivé de l'ancienne columnisation du vagin où, par un tamponnement méthodique, on cherchait à exercer sur les parties malades une compression soutenue. Un des meilleurs moyens de l'appliquer consiste à se servir de l'appareil de Pincus[1] :

La malade étant sur un lit dont la partie correspondant aux membres inférieurs et au bassin est légèrement élevée, on place dans le vagin un ballon de caoutchouc rappelant l'ancien pessaire Gariel. Ce pessaire communique par un tube avec un récipient de verre gradué de forme elliptique, qui présente trois autres tubulures, chacune pourvue d'un robinet; l'une communique avec l'extérieur, la deuxième avec une soufflerie, la troisième avec un deuxième ballon de caoutchouc rempli de mercure (fig. 358). En élevant ce dernier, on fait passer doucement 500 grammes de mercure dans le pessaire vaginal, augmentant progressivement le poids, sans cependant jamais dépasser 1.200 à 1.500 grammes.

La compression est laissée en place pendant une, deux, trois heures et même plus; il ne faut jamais la cesser brusquement pour éviter la congestion pelvienne *a vacuo*. Ici intervient la soufflerie. A mesure qu'on vide le sac vaginal du mercure qu'il contient en abaissant l'appareil extérieur, on y injecte de l'air, puis finalement on ouvre le robinet qui permet à l'air de sortir graduellement à son tour (fig. 359).

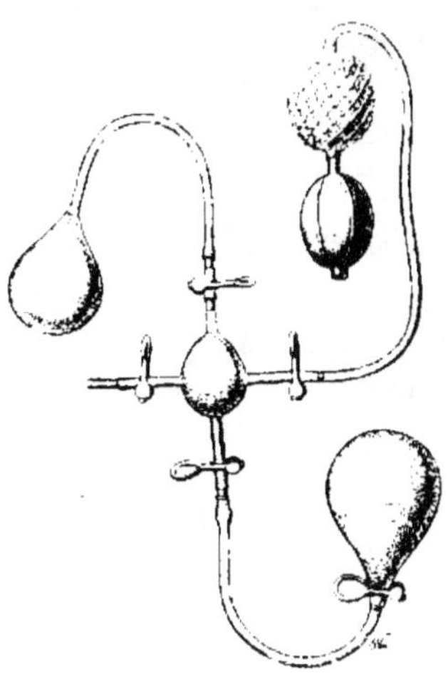

Fig. 358. — Appareil de Pincus.

---

[1] Pincus L., *Belastungslagerung*, Wiesbaden, 1905.

En même temps on exerce une compression extérieure en appliquant sur la paroi abdominale un sac de plomb de chasse, du poids de 2.500 grammes environ ou un gâteau de terre glaise.

Le chauffage du ventre aiderait aussi à la résorption des exsudats. On le réalise avec des appareils spéciaux, sortes de caisses emboîtant toute la partie du tronc correspondant à la hauteur de l'abdomen, appareils chauffés soit par des brûleurs à alcool, soit par des brûleurs à gaz, soit par des

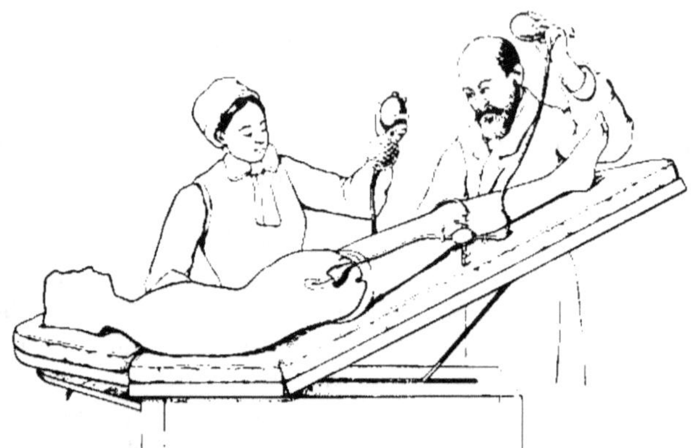

Fig. 359. — Technique de la surcharge vaginale.

lampes électriques [1]. Pour permettre à l'air chaud d'agir non seulement par l'extérieur du ventre mais aussi par le vagin, on place dans ce dernier un speculum tubulaire, en matière peu conductrice de la chaleur (bois ou caoutchouc durci).

L'air est porté dans ces appareils à une température de 100° à 120°. Les séances, d'un quart d'heure seulement au début, sont progressivement prolongées jusqu'à trois quarts d'heure à une heure. La peau ruisselle ; les parties du corps contenues dans l'appareil prennent un aspect marbré, deviennent rouges comme une écrevisse cuite ; par le col se fait un écoulement abondant. Il est bon, pendant la séance, de mettre une compresse imbibée d'eau fraîche sur le front.

Les malades ne doivent éprouver qu'une sensation de picotement ; si elles se plaignent de brûlure, il faut immédiatement abaisser la tempéra-

[1] POLANO, Eine neue Methode der Behandlung chronischen Beckenexsudate. Centr.-Bl. f. Gyn., Leipzig, 1901, p. 857, et Zur Anwendung der Heisslufttherapie in der Gynäkologie. Ibidem, 1902, p. 961. — KEHRER, Beitr. zur Behandlung chronischen Beckenexsudate. Ibidem, 1901, p. 1409. — JUNG, Beitr. z. Heisslufttherapie bei Beckeneiterungen. Münch. med. Woch., 1905, p. 2521

ture, soit en fermant partiellement la rampe de gaz, soit en éteignant une ou plusieurs lampes, suivant l'appareil que l'on emploie. Dès que la séance est finie, on essuie les malades, on enveloppe leur ventre dans de l'ouate chaude, et on les couvre avec des couvertures de laine de manière à maintenir le plus longtemps possible la chaleur. On revient, en somme, en la compliquant beaucoup et en l'améliorant un peu, à l'ancienne pratique des grands cataplasmes, renouvelés méthodiquement pour maintenir une chaleur intense et une congestion active du ventre.

Convient-il, dans les cas d'annexites, d'essayer d'agir sur les lésions annexielles par un traitement intra-utérin? Cette manière de faire a eu de chauds partisans et des adversaires convaincus. Le traitement intra-utérin a ordinairement consisté en dilatation, suivie, soit de tamponnement, soit de curettage, soit même de tentatives de cathétérisme des trompes. On a prétendu pouvoir ainsi amener l'évacuation de pyosalpinx par les voies naturelles. Les données anatomiques et anatomo-pathologiques ne permettent guère de croire à ce résultat du traitement intra-utérin et les collections suppurées intra-tubaires ne sont justiciables que de l'ablation. Il est cependant des cas où le traitement utérin peut, en améliorant l'endométrite, retentir indirectement sur les lésions annexielles. Ce sont ceux dans lesquels la tuméfaction n'est pas, à proprement parler, formée par les annexes enflammées mais est constituée par des exsudats péritonéaux péri-utérins, qui se traduisent cliniquement par un empâtement diffus des culs-de-sac, sans qu'on puisse percevoir une tumeur nette, bien limitée. A des malades atteintes de lésions de cet ordre convient parfaitement la dilatation utérine suivie d'un drainage prolongé de la cavité ; à la suite de ce drainage on peut voir l'utérus se décongestionner, revenir sur lui-même et les lésions péri-utérines rétrocéder peu à peu.

Tout récemment, Aulhorn dit s'être très bien trouvé du traitement intra-utérin même dans les pyosalpinx. Avec une seringue d'une capacité de 2 centimètres cubes et demi et une canule plate, légèrement recourbée, pourvue de plusieurs orifices latéraux, il fait dans la cavité utérine une injection sous une pression modérée. Le liquide doit avoir des propriétés bactéricides, spécialement antigonococciques, et en même temps ne doit pas, au contact du péritoine, déterminer une irritation grave telle que celle que produit le nitrate d'argent. Le liquide choisi fut l'argentamine (solution de phosphate d'argent dans de la diamine éthylique) en solution à 2 p. 100.

Au début on n'injecte que 1 centimètre cube et demi de la solution, l'injection déterminant des douleurs assez vives sous forme de crampes ; après quelques injections, l'indolence est complète, et l'on injecte tout le contenu de la seringue en poussant assez fort de manière à faire pénétrer le liquide dans les trompes. Les résultats furent excellents : 82 p. 100 des malades furent complètement débarrassées de tous les troubles dont elles se plaignaient en un laps de temps assez court, quatre à cinq semaines [1].

Quel que soit le traitement employé, même en laissant de côté les cas de lésions tuberculeuses où l'opération est toujours indiquée, l'intervention chirurgicale reste de mise, toutes les fois qu'il existe un état grave menaçant la vie, que des poussées aiguës surviennent au cours d'une lésion chronique, que les méthodes conservatrices ont échoué et qu'il n'y a pas de modifications, ni dans les symptômes objectifs, ni dans les symptômes subjectifs. Il y a aussi lieu de tenir compte des conditions sociales de la malade, de la vie qu'elle mène. Aussi, malgré les nombreuses tentatives, faites dans ces dernières années, pour élargir le domaine des traitements non opératoires, croyons-nous que, dans nombre de cas, on sera encore obligé de recourir au traitement sanglant, à l'ablation des organes malades. Quand la nécessité d'une ablation bilatérale s'impose, il est indiqué d'enlever en même temps l'utérus, inutile et trop souvent cause de douleurs et d'écoulements variés.

L'opération n'est cependant pas nécessairement mutilante et, dans un certain nombre de cas, le chirurgien a le devoir de tenter de conserver tout ou partie des annexes malades. Nous avons vu que l'on avait, à sa disposition un certain nombre d'opérations conservatrices [2] (libération simple des adhérences, suivie ou non de salpingopexie, expression des trompes, salpingostomie, ignipuncture et résection partielle de l'ovaire).

Ces diverses opérations conservatrices peuvent donner des succès et l'on a vu des grossesses se développer après elles; mais le nombre de celles-ci n'est pas aussi grand qu'on pourrait le croire a priori. Si elles sont fréquentes après les libérations d'annexes, les ignipunctures et les résections partielles d'ovaire, elles sont exceptionnelles après les salpingostomies.

Aussi dans les oblitérations du pavillon tubaire sommes-nous tenté de pratiquer systématiquement l'ablation de l'organe malade, enlevant toujours simultanément l'utérus lorsque les lésions sont bilatérales. La conservation d'un utérus sans ovaire n'a aucune utilité, elle n'a que des inconvénients; elle laisse dans le ventre une surface saignante, une corne quelquefois infectée, un organe dévié; l'utérus gros et malade est le point de départ d'écoulements variés, d'une sensation de poids, de malaises pelviens : sa conservation n'est pour la malade qu'une cause d'accidents ou tout au moins de gêne.

Dans ces derniers temps nous avons, à l'exemple de Beuttner, combiné à l'ablation de pyosalpinx la résection en coin de l'utérus avec conservation d'un ou des deux ovaires [3]. Les résultats immédiats ont été bons; mais nos observations sont encore trop récentes pour que nous puissions formuler une opinion définitive sur la valeur de ce procédé.

---

[1] AULHORN, Die Behandlung entzündlicher Adnexerkrankungen mit intra-uterinen Injectionen. *Arch. f. Gyn.*, Berlin, 1910, t. XC, p. 213.

[2] Voir p. 356.

[3] Voir plus haut, p. 322.

CHAPITRE II

TRAITEMENT DES LÉSIONS NÉOPLASIQUES DE L'UTÉRUS ET DES ANNEXES

Sommaire : Fibromes utérins (Indications générales du traitement ; T. palliatif médical, chirurgical ; T. radical, myomectomie vaginale, abdominale, hystérectomie vaginale, abdominale). — Fibromes et grossesse. — Tumeurs malignes de l'utérus (sarcome, cancer ; T. radical et T. palliatif). — Cancer du col et grossesse. — Tumeurs de l'ovaire.

§ 1. — Traitement des fibromes utérins.

Les fibromes utérins (corps fibreux, myomes, fibromyomes, etc.) sont des tumeurs dont la structure rappelle celle du tissu utérin. Ce sont des néoplasmes bénins, en ce sens qu'à l'inverse des cancers ils ne se généralisent jamais et ne se propagent pas aux ganglions ; ce sont cependant des tumeurs pour lesquelles l'indication d'une opération se pose assez souvent à cause des accidents qu'elles déterminent, même en l'absence de toute dégénérescence secondaire. Ces accidents sont d'ordres divers ; les uns sont, pour ainsi dire, directement en rapport avec le fibrome, telles les hémorragies qui les accompagnent si fréquemment et qui sont même à peu près constantes, lorsque la tumeur fait saillie dans la cavité utérine ; d'autres sont la conséquence de lésions inflammatoires secondaires, en particulier du côté des annexes ; d'autres enfin résultent simplement de l'accroissement progressif de la tumeur, du volume énorme qu'elle prend et de la gêne qu'elle apporte au fonctionnement des divers organes intra-abdominaux.

Ces quelques considérations nous expliquent pourquoi il y a des fibromes qu'il faut opérer et d'autres que l'on peut abandonner à eux-mêmes. Quelques partisans de l'intervention dans tous les cas invoquent, à l'appui de leur opinion, la bénignité de l'opération précoce, la transformation sarcomateuse possible de la tumeur, la gravité extrême de l'hystérectomie tardive. Il est certain que l'on hésitait autrefois beaucoup trop à opérer les fibromes et qu'il est abusif de chercher à tout prix à attendre la ménopause, comptant sur son influence régressive sur les myomes. L'opération est souvent nécessaire alors même que les règles ont cessé de paraître.

Mais entre ces opinions exagérées, il y a un juste milieu. Aujourd'hui, le plus grand nombre des chirurgiens, tout en considérant l'opération comme indiquée dans un très grand nombre de cas, pense que les fibromes stationnaires, ne s'accompagnant ni d'hémorragies, ni de douleurs, ni de phénomènes de compression, peuvent être soumis à un traitement purement palliatif, tout en étant surveillés de manière à être toujours prêt à intervenir au cas où surviendrait un changement dans l'évolution de la tumeur.

I. — Traitement palliatif.

T. palliatif médical. — Une série de moyens ont été conseillés pour éviter l'opération. Le séjour au lit pendant les hémorragies, l'abandon du corset serrant la taillle, le port d'une ceinture hypogastrique, les injections vaginales chaudes à 48°-50°, sont autant de moyens qui, en diminuant la congestion du bassin, ont leur utilité.

Il en est de même de certains médicaments. L'extrait fluide d'hydrastis canadensis, 25 gouttes deux ou trois fois par jour, le viburnum prunifolium, la piscidia erythrina, l'hamamelis virginica, la stypticine, l'iodipine, la salypirine et surtout l'ergot, dont l'emploi systématique a été préconisé par Hildebrandt.

L'ergotine peut être donnée par la bouche ou par le rectum, à la dose de o cmc. 20 à o cmc. 5o par jour. Le plus souvent on la prescrit par voie souscutanée.

Pozzi conseille d'utiliser la formule suivante : ergotine 5 grammes, hydrate de chloral 1 gramme, eau distillée 100 grammes. On injecte chaque jour 12 gouttes de cette solution, ce qui fait environ o cmc. 25. Les injections doivent être faites, avec toutes les précautions d'asepsie indispensables, dans les masses musculaires de la fesse ou de l'épaule. On a, par ce moyen, une action sur les hémorragies, on n'observe pas d'accidents d'intoxication, mais les douleurs et les abcès sont assez fréquents. Le traitement est long et pénible, il ne donne guère de guérisons.

L'opothérapie thyroïdienne, 6 tablettes contenant chacune o cmc. 25 de thyroïdine par jour, a été conseillée (Jouin).

Les eaux minérales chlorurées sodiques (Salies-de-Béarn, Briscous-Biarritz, Salins du Jura, Kreuznach, etc.) ont une action quelquefois réelle sur les hémorragies; elles ont surtout l'avantage de stimuler la nutrition générale.

L'électricité a joui, il y a une vingtaine d'années, d'une vogue exagérée, en particulier à la suite des travaux d'Apostoli. Elle semble agir surtout sur les fibromes interstitiels, qui participent encore à la vie de l'utérus. Elle agit essentiellement sur les hémorragies, accessoirement sur les douleurs; son influence sur le volume des tumeurs est moins certaine. Si nous ajoutons que son action n'est pas toujours aussi innocente qu'on pourrait être tenté de le croire a priori, que des malades sont mortes à la suite de péritonite, de perforation du rectum, de la vessie, on comprendra que nous soyons très réservé sur son emploi et que nous n'ayons tendance à y recourir que sur des femmes rebelles à tout traitement opératoire, aux approches de la ménopause et atteintes de fibromes interstitiels de moyen volume, gênant surtout par les hémorragies ou les douleurs qu'ils déterminent.

Dans ces derniers temps on a eu recours aux rayons X pour détruire les ovaires et déterminer ainsi une ménopause artificielle. Krönig a obtenu l'aménorrhée dans 6o p. 100 des cas, l'oligoménorrhée dans 3o p. 100. On peut ainsi limiter les indications de l'intervention pour myomes hémorragiques, recourant au traitement par les rayons X, chez les malades saignées à blanc, obèses ou atteintes de catarrhe des bronches; en un mot chez toutes celles où l'opération présente une gravité particulière. On arrivera certainement ainsi à abaisser le taux de la mortalité des interventions radicales, excluant de l'opération les cas les plus graves [1].

T. palliatif chirurgical. — Une série de moyens chirurgicaux destinés à éviter l'opération radicale ont été successivement conseillés : La dilatation hémostatique du col, le curettage et les cautérisations intra-utérines, l'atmokausis, les ligatures atrophiantes, la castration ovarienne, le refoulement dans l'abdomen d'une tumeur enclavée dans le pelvis et déterminant des accidents de compression. Tous ces moyens pouvaient être tentés à une époque où l'ablation des fibromes présentait une gravité considérable; ils n'ont plus leur raison d'être aujourd'hui. Si l'on se résout à une intervention sanglante, c'est à l'opération radicale, guère plus grave que ces interventions en apparence minimes, et seule réellement curative, que l'on doit avoir recours.

II. — TRAITEMENT RADICAL.

Les fibromes utérins se présentant en chirurgie dans des conditions très différentes, on conçoit que les opérations, dirigées directement contre eux, soient de même très diverses.

Pour les polypes saillants dans la cavité vaginale, la *polypectomie vaginale* est l'opération de choix.

Lorsque le fibrome fait simplement saillie dans la cavité utérine, il y a lieu

---

[1] KRÖNIG et GAUSS, Wie weit wird durch Röntgenbehandlung unsere operative Therapie bei Uterusblutungen und Myomen beeinflust? *Münch. med. Woch.*, 1910, p. 1529.

de pratiquer la *myomectomie transvagino-utérine*, après hystérotomie préliminaire [1].

Dans tous ces cas il n'y a pas de discussion sur le choix du procédé. Pour
les autres variétés de fibromes, les avis sont, au contraire, partagés : les
uns veulent que l'on soit conservateur et que l'on fasse des *myomectomies
intra-péritonéales*; les autres, tout en étant radicaux, ne s'accordent pas
entre eux sur la voie à suivre et font soit l'*hystérectomie vaginale*, soit
l'*hystérectomie abdominale*.

Myomectomie abdominale. — Quand, après ouverture du ventre, on constate la présence d'une tumeur unique, pédiculée, la myomectomie est évidemment l'opération de choix. On est de même autorisé à la pratiquer dans
les cas de tumeur unique, sessile, mais franchement saillante à la face
externe de l'utérus.

Y a-t-il lieu d'y recourir pour les fibromes interstitiels et surtout
pour les fibromes multiples. Martin, en Allemagne, Kelly, en Amérique,
Tuffier, en France, se sont faits les défenseurs de cette opération. Il est
évidemment très tentant de borner l'opération à l'incision de la coque des
fibromes et à leur énucléation ; c'est le traitement conservateur par excellence. La femme reste réglée, elle peut avoir des enfants. Sur 109 opérations, Témoin[2] a vu 5 grossesses à évolution favorable; Engström, sur 180
cas, relève 9 grossesses. Mais ce sont là des séries particulièrement heu-
reuses. Winter, réunissant 129 résultats éloignés de myomectomie, ne trouve
que 3 grossesses, et encore sur ces 3 grossesses une s'est terminée par un
avortement au troisième mois[3]. Schauta n'a pas vu une seule grossesse
chez 39 opérées. Graf, sur 30 myomectomies, n'a vu qu'une grossesse, qui
s'est terminée par un avortement au troisième mois[4].

L'argument tiré de la possibilité de grossesses consécutives, tout en conservant une certaine valeur, en a donc une moindre qu'on aurait pu le supposer a priori.

D'autre part, tout en s'étant considérablement abaissée depuis 1890, époque
où Martin relevait 18 morts sur 96 opérations, la mortalité moyenne de la
myomectomie abdominale reste plus considérable que celle des autres opérations dirigées contre les myomes. Elle serait, d'après Winter, de 44 sur
451 opérations, soit 9,8 p. 100. Il est vrai que nous trouvons des statistiques
plus favorables, que Témoin n'a que 5 morts sur 109 opérations, 4,1 p. 100.

---

[1] Voir pour ces opérations plus haut, p. 188 et suivantes.
[2] Cité par TUFFIER et DE ROUVILLE, Rapport au *XVe Congrès international de médecine.*
Lisbonne, 1906.
[3] WINTER, Die wissenschaftlichen Gundlagen der conservativen Myomoperation.
Zeitschr. f. Geb. u. Gyn., Stuttgart, 1904, t. LI, p. 105.
[4] RAOUL GRAF, Zur Frage der konservativen Myomoperationen. *Zeitsch. f. Geb. u.
Gyn.*, Stuttgart, 1906, t. LVI, p. 103.

Il nous semble toutefois établi que la myomectomie, qui n'est applicable qu'aux fibromes faciles à enlever, sans adhérences, sans lésions des annexes, est incontestablement d'un pronostic plus sérieux que l'hystérectomie.

Si nous ajoutons que beaucoup de femmes se plaignent, après elle, de troubles persistants, qu'un certain nombre ne peuvent reprendre leur travail, que l'on n'est jamais sûr d'avoir enlevé tous les noyaux fibromateux, que quelquefois même on a vu des récidives nécessitant une nouvelle opération, on comprendra que nous ne lui trouvions que des indications relativement limitées : femme jeune, ayant un vif désir d'avoir des enfants, ne présentant qu'un seul ou tout au moins qu'un petit nombre de myomes, sans lésions inflammatoires du côté des annexes.

Hystérectomie vaginale. — L'hystérectomie vaginale, qui a été appliquée par Segond à des tumeurs volumineuses remontant jusqu'à l'ombilic, a vu, à la suite des perfectionnements apportés à l'hystérectomie abdominale, son domaine se restreindre progressivement. Personnellement nous n'y avons presque jamais recours. On a invoqué en sa faveur sa gravité moindre. C'est là une erreur. La mortalité de l'opération abdominale dans les fibromes de petit ou de moyen volume est aujourd'hui à peu près nulle. Ce qui fait que, dans les statistiques d'hystérectomies abdominales, on relève toujours un certain nombre de morts, c'est que cette opération est la seule applicable aux tumeurs énormes, souvent accompagnées de lésions rénales ou de dégénérescence cardiaque, tumeurs que les partisans les plus absolus de la voie vaginale sont eux-mêmes obligés d'opérer par le ventre. Même chargées de ces mauvais cas, les statistiques de l'hystérectomie abdominale sont meilleures que celles de l'hystérectomie vaginale.

Nous n'en voulons pour preuve que la comparaison des statistiques des trois partisans les plus convaincus de l'hystérectomie vaginale en France : de Segond, 66 cas, 7 morts ; de Bouilly, 109 cas, 8 morts ; de Richelot, 139 cas, 5 morts, soit au total 314 opérations avec 20 morts, 6,36 p. 100 de mortalité, et de notre statistique d'opérations abdominales, qui ne donne qu'une mortalité moyenne de 4,1 p. 100, 11 morts sur 268 opérations.

L'hystérectomie vaginale reste néanmoins indiquée pour les tumeurs petites ou moyennes, bas situées, chez des femmes présentant une surcharge adipeuse de la paroi abdominale et ayant en même temps un vagin ample et une vulve dilatée ou dilatable.

Hystérectomie abdominale. — L'hystérectomie abdominale semble l'opération indiquée dans l'immense majorité des myomes. La seule question qui se pose est celle de savoir s'il vaut mieux recourir à la totale ou à la subtotale. Un des arguments les plus invoqués en faveur de la totale est la possibilité du développement d'un cancer secondaire du col laissé en place.

Botzony en a réuni 27 cas ; il est juste d'ajouter qu'après hystérectomie totale on a déjà publié des cas de cancers secondaires du vagin.

Comme de plus, l'hystérectomie totale est certainement plus grave que la subtotale ; elle est de 6,6 p. 100 sur 499 cas dans la totale, de 2,61 p. 100 sur 724 cas, dans la subtotale d'après Botzony ; l'ablation subtotale de l'utérus est pour nous l'opération de choix, nous ne pratiquons la totale que dans les cas où le col est atteint de lésions inflammatoires chroniques. D'une manière générale, il est admis que la conservation d'un ou des deux ovaires est utile pour prévenir les accidents de ménopause artificielle.

§ 2. — **Fibromes et grossesse.**

Il est actuellement difficile de poser les indications précises du traitement dans les cas de myomes compliqués de grossesse, l'accord étant loin d'être fait sur l'influence réciproque des myomes et de la grossesse.

Tout est encore discuté : influence des myomes sur la conception, sur l'évolution de la grossesse, sur sa terminaison.

Alors que Hofmeier, Pinard et d'autres ne voient pas dans le myome une cause de stérilité, Olshausen écrit que les femmes porteuses de myomes sont stériles dans 30 p. 100, Winckel dans 41,6 p. 100 des cas. La coïncidence du fibrome et de la stérilité nous semble indéniable et nous ne sommes guère tenté d'accepter l'opinion de Pinard, qui dit que la femme n'est pas stérile parce qu'elle a un myome, mais qu'elle a un myome parce que l'utérus n'a pas rempli régulièrement sa fonction, qui est la gestation.

Les opinions diffèrent de même pour l'action des fibromes sur l'évolution de la grossesse. Jamain, dans sa thèse inspirée par Pinard, écrit que les fibromes, dans la grande majorité des cas, ne gênent en rien la grossesse [1].

Et cependant Pinard relève 20 avortements ou accouchements avant terme sur 84 grossesses dans des utérus fibromateux, Anton Garkisch 86 avortements sur 232 grossesses [2].

Mêmes désaccords au point de vue du mode de présentation quand la grossesse arrive à terme.

> P. C. = 90 p. 100 (Pinard); 54 (Olshausen); 51 (Lefour)
> P. S. = 7,8 p. 100 (Pinard); 24 (Olshausen); 32 (Lefour)
> P. Tr. = 0,9 p. 100 (Pinard); 19 (Olshausen); 17 (Lefour).

---

[1] JAMAIN, *Fibromes utérins et puerpéralité*. Th. de Paris, G. Steinheil, 1906-1907, n° 371. Consulter les discussions de la *Société d'obstétrique, de gynécologie et de pédiatrie*, Paris, 1900, et de l'*American gynecological Society* de 1908.

[2] ANTON GARKISCH, *Klin. und anatom. Beitr. z. Lehre v. Uterusmyom*, Berlin, 1910.

Sur un seul point les opinions concordent : la fréquence relative à l'insertion vicieuse du placenta.

En présence de ces divergences, on comprend que les indications de l'intervention opératoire aient été très diversement envisagées. Il semble toutefois que l'accord tende à se faire pour en limiter l'étendue et que, d'une manière générale, l'opération soit rejetée.

Cependant lorsqu'il y a des accidents graves : hémorragie, torsion du pédicule, etc., ou lorsque la tumeur prend un développement rapide, qu'il existe des douleurs vives, le chirurgien est autorisé à intervenir.

S'il peut faire une myomectomie sans ouvrir la cavité utérine, il la fera avec l'espérance de voir la grossesse continuer son évolution. Mais pour peu que les myomes soient volumineux, développés dans le segment inférieur ou saillant dans la cavité utérine, une opération plus radicale s'impose. Si le fœtus n'est pas encore viable, c'est à l'hystérectomie qu'on aura recours.

Si le fœtus est viable, l'opération de choix nous semble être la césarienne, immédiatement suivie d'hystérectomie.

En dehors de l'existence d'accidents, doit-on, dans tous les cas, attendre le travail et procéder à l'accouchement par les voies naturelles. Pour se faire une idée de ce que donne cette ligne de conduite, nous avons la statistique de Pinard, publiée par Jamain, où l'on trouve 158 résultats indiqués :

Sur ces 158 femmes, nous trouvons 23 enfants morts avant, pendant ou immédiatement après l'accouchement, 1 accouchement à 5 mois, 2 à 7, 5 à 8 mois, 3 à 8 mois et demi, 41 pendant le neuvième mois, 15 près du terme; 68 seulement sont arrivés jusqu'au terme. Les fibromes ont donc, quoiqu'on en ait dit, une influence néfaste sur le développement normal du fœtus ; elle serait encore plus grande si l'on n'envisageait que les fibromes réellement graves, car dans cette statistique figurent un grand nombre de cas où il n'y avait, comme fibrome, qu'une tumeur petite ou moyenne, développée sur le corps utérin et ne semblant devoir gêner en rien le développement de l'utérus et le travail de l'accouchement. Aussi, croyons-nous qu'il y a lieu d'établir des distinctions entre les cas. Si pour les fibromes non enclavés il y a lieu d'attendre le terme et de chercher à obtenir l'expulsion par les voies naturelles ; en présence de fibromes développés sur le segment inférieur, surtout s'il y a des tumeurs multiples, nous n'hésitons pas à opérer avant le travail, faisant une césarienne suivie d'hystérectomie. L'opération entre les mains d'un chirurgien expérimenté ne nous semble guère plus grave que la somme des risques immédiats et de ceux d'une ablation secondaire des fibromes, et les chances d'avoir un enfant vivant sont peut-être plus considérables.

Après l'accouchement, une intervention rapide n'est indiquée que s'il y a des accidents de gangrène, de suppuration, de septicémie. En dehors de ces cas, on attendra toujours la fin de la période d'involution de l'utérus avant de prendre une décision, posant alors les indications opératoires comme dans les cas ordinaires, en dehors de toute modification apportée par la gravidité.

§ 3. — **Tumeurs malignes de l'utérus.**

L'existence reconnue d'un *sarcome de l'utérus* constitue l'indication d'une ablation immédiate totale de l'organe. Cette opération peut donner des guérisons véritables. Gessner, dans sa statistique qui porte sur 61 cas, note les résultats suivants :

26 sarcomes de la muqueuse, 10 récidives, 5 au bout de 2, 3, 5, 6 et 7 mois, 4 après un an, 1 après 2 ans. 16 cas ont été revus bien portants, 4 après 1 à 2 ans, 5 après 2 à 3 ans, 1 après 3 ans, 1 après 5 ans, 2 après 6 ans, 3 après 4 ans, 1 après 5 ans, 2 après 7 ans, 2 après 11 ans.

35 sarcomes de la paroi, 14 récidives entre 1 mois et 4 ans. 21 malades ont été revues sans récidive, 11 après 2 ans, 2 après 3 ans, 3 après 4 ans, 1 après 5 ans, 2 après 7 ans, 2 après 9 ans.

L'opération radicale du *cancer de l'utérus* donne de même des guérisons prolongées, ainsi que nous l'avons indiqué lorsque nous avons étudié la colpo-hystérectomie abdominale [1].

On peut donc conclure que le traitement des tumeurs malignes de l'utérus est essentiellement opératoire et que toutes les fois que l'ablation totale des parties envahies semble possible, c'est à elle que l'on doit avoir recours ; nous ne reviendrons pas sur les indications de l'opération dite radicale, les ayant longuement exposées lorsque nous avons traité la question de l'hystérectomie abdominale [2], et nous ne nous occuperons ici que des *cas uniquement justiciables d'un traitement palliatif.*

Quelques gynécologues [3] ont préconisé l'*hystérectomie vaginale* contre les cancers qui, tout en ayant dépassé les limites assignées à l'opération radicale, ne sont néanmoins pas encore trop avancés (D. de Ott, Bouilly). L'ablation de l'utérus supprimerait les hémorragies et les écoulements ; la récidive se faisant au-dessus du dôme vaginal mettrait un temps assez long avant de s'ulcérer. Nous avons autrefois suivi cette pratique ; les résultats, que nous avons obtenus, ne nous ont pas paru supérieurs à ceux du simple curettage. Aussi avons-nous rapidement abandonné cette opération, qui comporte un pronostic immédiat sérieux.

Le meilleur des palliatifs est le *curettage* suivi d'une cautérisation

---

[1] Voir plus haut, p. 344
[2] Voir plus haut, p. 332.
[3] Sur cette question du traitement palliatif on trouvera les documents réunis dans J. RÉCAMIER, *Traitement du cancer utérin inopérable.* Paris, G. Steinheil, 1905.

ignée. C'est le traitement par excellence des hémorragies et des écoulements ichoreux, si pénibles pour les malades. Le curettage est fait aussi complet que possible et suivi d'une *cautérisation* énergique avec le thermocautère. Celui-ci est promené successivement sur tous les points de la cavité ; les débris flottants de col sont excisés, la cavité régularisée. On termine l'opération en faisant un grand lavage avec une solution de sublimé, en asséchant les parties et en tamponnant avec de la gaze ou de l'ouate iodoformée.

Les résultats sont excellents, la mortalité immédiate nulle ; on est quelquefois étonné de voir, par la suite, comment se réparent les parties.

Le curettage peut dans certains cas être répété avec avantage plusieurs fois au cours de la maladie.

Son utilité est, de même, bien établie dans les cancers avec pyométrie consécutive, liée le plus souvent à des cancers de l'isthme, dont les sécrétions intra-utérines s'évacuent mal par suite du bourgeonnement de la partie inférieure, intra-cervicale de la tumeur, qui oblitère le canal cervical. Cette complication ne disparaît que lorsqu'une ouverture large permet l'évacuation régulière et le lavage de la cavité utérine. La fièvre, les douleurs à caractère expulsif, les évacuations intermittentes de pus et quelquefois de gaz cessent lorsqu'on a créé un tunnel mettant l'intérieur de l'utérus en communication large avec le vagin.

Les cautérisations chimiques avec le chlorure de zinc, le carbure de calcium, etc., nous ont paru inférieures au curettage ; leur emploi est souvent très douloureux et il est impossible de limiter leur action.

On a conseillé, contre les épithéliomas du col à forme nodulaire, inopérables, sans bourgeons cancéreux saignants et parfois sans ulcération, de faire des injections interstitielles avec du bleu de méthylène à 2 p. 1.000 (Moselig-Moorhoff), avec de l'alcool absolu (Schultz). Ces injections paraissent agir en provoquant la nécrose de certains points de la tumeur et en déterminant à sa périphérie la production de tissu fibreux, qui retarde le développement du néoplasme. Nous n'avons pas d'expérience de ces traitements, leur ayant toujours préféré l'amputation conoïde du col au thermocautère.

Les ligatures atrophiantes, que nous avons expérimentées, ne nous ont donné que des arrêts très temporaires des sécrétions, nous ne croyons pas devoir les recommander. Les applications de rayons X, et surtout la radiumthérapie déterminent quelquefois la production d'une cicatrice superficielle, mais au-dessous les lésions progressent et l'amélioration minime est, en somme, moindre que celle qui suit le curettage.

En dehors du curettage, suivi de cautérisations ignées, nous croyons ne devoir conseiller comme traitement local que l'usage d'injections antiseptiques (permanganate de potasse, eau oxygénée, liqueur de Labarraque) et de pansements vaginaux. Ces derniers sont particulièrement utiles lorsqu'il existe de petites hémorragies répétées ; de simples tamponnements iodoformés suffisent pour les arrêter.

Lorsque le néoplasme a envahi le rectum, qu'il existe une large fistule avec écoulement incessant de matières par le vagin ou lorsque le bourgeonnement cancéreux dans l'intestin gène notablement son évacuation, on peut soulager les malades en pratiquant la *colostomie iliaque.* Pauchet a fait avec succès une exclusion bilatérale de l'intestin chez une femme dont l'iléon s'était fistulisé au niveau d'une récidive consécutive à une hystérectomie vaginale. Dans tous ces cas d'envahissement secondaire de l'intestin, c'est la lésion intestinale qui commande l'intervention et l'on se comporte comme s'il n'y avait pas de cancer utérin.

Quand la vessie est envahie et qu'une fistule vésico-vaginale s'est formée, l'écoulement continu des urines amène rapidement des érythèmes très douloureux et, si l'on n'y prend garde, une eschare au sacrum. Il n'y a pas alors de traitement opératoire à conseiller ; il faut se contenter de coucher les malades sur un matelas en caoutchouc perforé et de faire des lavages vaginaux répétés avec une solution de bicarbonate de soude à 1 p. 1000 ou à 1 p. 500, de manière à diminuer l'irritation causée par le passage des urines et à calmer les érythèmes douloureux. Les applications larges de pommade à l'oxyde de zinc au quart, en protégeant la peau, rendent aussi des services.

Les cystites, les eschares formées sont traitées par les moyens habituels.

Aux périodes terminales, le traitement se bornera à soutenir les malades, à *calmer les douleurs* et quelquefois à intervenir contre l'anurie consécutive à la compression des uretères. On a conseillé, contre les douleurs parfois intolérables, la section des racines postérieures de la moelle au niveau du renflement lombaire, de manière à anesthésier les membres inférieurs, les fesses et le bassin (J.-L. Faure), le décollement du rectum avec section des branches sympathiques présacrées (Jaboulay), la distension des filets de ce plexus sympathique sacré par l'injection, entre la face postérieure du rectum et la face antérieure du sacrum, de sérum artificiel (Jaboulay), la dilatation ano-rectale qui agirait indirectement sur les douleurs utérines (Poncet).

A tous ces traitements opératoires de la douleur nous préférons le simple emploi des narcotiques, en particulier des injections sous-cutanées de morphine, d'héroïne, qu'il ne faut pas hésiter à donner à des doses suffisantes pour provoquer le sommeil. Les suppositoires à l'extrait thébaïque, l'antipyrine, etc., rendent aussi des services. Les injections épidurales, dont la technique est beaucoup plus compliquée que ces petits moyens, ne semblent pas leur être supérieures au point de vue du résultat.

L'urémie lente, caractérisée par l'oligurie, les troubles gastriques, les modifications du caractère, s'améliore temporairement à la suite de l'administration de purgatifs salins, de lavements huileux, d'injections sous-cutanées de sérum artificiel, de caféine, de pilocarpine, du régime lacté.

Contre l'anurie précoce, par compression des uretères, on a pratiqué des opérations, urétéro-néostomie lombaire (Le Dentu), néphrostomie (Legueu, Chavannaz, Poncet, Jayle), et l'on a obtenu des urines. Il faut bien savoir que cette anurie est souvent rémittente et qu'après plusieurs jours, sous l'influence des diurétiques et des injections de sérum, on peut voir la sécrétion reparaître et l'état de la malade s'améliorer. Aussi ne sommes-nous guère tenté de conseiller ces opérations, souvent inutiles et qui, même en cas de succès, n'aboutissent qu'à prolonger pendant un temps assez court une existence misérable.

§ 4. — Cancer utérin et grossesse.

En présence d'un cancer utérin compliqué de grossesse [1], les indications thérapeutiques sont commandées par le degré d'*opérabilité de la mère* et par l'état de *viabilité du fœtus*.

Une première question doit être tranchée tout d'abord. Le cancer est-il ou non opérable ?

Cancer opérable. — L'évolution du cancer, au cours de la gravidité, étant extrêmement rapide, il ne faut jamais attendre pour prendre une décision ; ce serait sacrifier probablement la vie de la mère, tout en ne conservant que des chances limitées de sauver l'enfant.

Pendant les 4 premiers mois, l'opération, qui réunit le plus de suffrages, est l'hystérectomie vaginale en général très simple, l'utérus se laissant abaisser à la vulve avec la plus grande facilité par suite du relâchement de ses moyens de fixité consécutif à la grossesse. L'utérus peut en général être enlevé en bloc avec l'œuf qu'il contient. A une période plus avancée de la grossesse, du 5e au 7e mois, on a fait l'hystérectomie abdominale totale, l'amputation supra-vaginale suivie de l'extirpation du col par le vagin (Zweifel), l'avortement provoqué suivi de l'hystérectomie vaginale une fois l'involution effectuée. Aujourd'hui la tendance générale est encore, dans ce cas, de faire l'hystérectomie vaginale, fendant l'utérus, une fois le col libéré du vagin et du paramètre, procédant à l'extraction du fœtus, puis terminant comme à l'ordinaire.

A partir du 8e mois, la question de l'enfant intervient. Il faut amener un

---

[1] Cullen, *Cancer of the uterus*, N.-Y., 1900. — Oui, *Ann. de gynéc.*, Paris, 1907, p. 193. — Sarvey, *Handb. d. Gyn.* de Veit, Wiesbaden, 1899, t. III, 2e partie, p. 489.

enfant vivant et faire une opération radicale pour la mère. On fera alors une opération césarienne suivie d'une hystérectomie totale suivant les règles habituelles.

Au moment de l'accouchement, on ne peut espérer une dilatation suffisante du col que si le cancer est limité, les parties envahies étant inextensibles.

Si, au contraire, le cancer est étendu, on pratique l'opération césarienne puis l'hystérectomie.

Immédiatement *après l'accouchement* et sans attendre l'involution de l'utérus, on fera l'hystérectomie vaginale ; la dilatation du vagin rend à ce moment l'opération très facile d'autant que l'utérus se laisse abaisser autant qu'on le désire.

Malgré la rapidité de l'évolution du cancer de l'utérus gravide, ces opérations ont donné de véritables survies. Olshausen, qui a fait 25 hystérectomies vaginales avec 25 succès, avait pu suivre, au moment de la publication de son mémoire, 9 malades pendant un temps assez long, 1 était morte au bout de 6 mois ; chez 4 il avait constaté une récidive au bout de 5, 6 mois et demi, 7 mois, 3 ans et demi ; 4 étaient bien portantes après 2 ans et demi, 5 ans trois quarts, 6 ans et demi, 7 ans et demi.

Cancer inopérable. — Lorsque le cancer est inopérable, l'enfant passe au premier plan ; on se bornera donc à un traitement symptomatique. Si la mère succombe et si l'enfant est viable, on fait une césarienne immédiate. Au moment du terme, dès que le travail est commencé, on a fait le curettage des végétations cancéreuses, l'incision du col en étoile et l'on a extrait l'enfant soit avec le forceps, soit en faisant la version. La mortalité fœtale est de 7 morts sur 29 cas, soit 25 p. 100, en réalité elle est encore plus considérable puisqu'à ces 29 cas on devrait en réalité en ajouter 10 dans lesquels on a pratiqué la perforation, si bien que l'extraction par les voies naturelles donne en réalité une mortalité de 43,57 p. 100. Aussi nous semble-t-il préférable de pratiquer l'opération césarienne, qu'on fait suivre immédiatement d'un Porro, ayant soin de ne pas couper l'utérus trop près du cancer, à cause de l'infiltration inflammatoire du tissu utérin qui existe souvent dans son voisinage. Cette façon de se comporter est moins grave que la césarienne conservatrice, qui, dans les cas de cancer, est souvent suivie d'accidents septiques. La mortalité fœtale reste considérable, d'environ 27 p. 100 ; elle est cependant moindre que celle de l'extraction par les voies naturelles ; les résultats seraient encore meilleurs si l'opération n'avait pas été souvent pratiquée trop tard, alors que l'enfant avait déjà succombé au cours d'un travail prolongé (Oui).

§ 5. — **Tumeurs de l'ovaire**.

Pendant la période de début de la chirurgie abdominale on se borna à enlever les kystes de l'ovaire lorsque, par leurs dimensions considérables, ils portaient atteinte à la santé générale. Dès 1883, Spencer Wells déclarait avoir de plus en plus tendance à enlever les tumeurs ovariennes dès qu'elles étaient diagnostiquées. Aujourd'hui la règle est absolue : *toute tumeur ovarienne reconnue doit être immédiatement extirpée.*

L'opération faite au début est moins grave, elle met la malade à l'abri des divers accidents qui peuvent survenir, inflammation et rupture du kyste, torsion de son pédicule. Enfin elle prévient la dégénérescence maligne assez fréquente, puisque Cohn, sur 658 kystes enlevés par Schröder, on a trouvé 100 dégénérés.

La malignité des tumeurs ne constitue pas une contre-indication à l'intervention.

A cet égard nous devons faire une mention spéciale pour les kystes papillaires, dont l'ablation, même quand ils sont accompagnés d'ascite et de greffes péritonéales, peut être suivie de récidive si tardive que ce répit équivaut presque à la guérison, 5, 10 et même 20 ans de survie (Pozzi [1]).

L'âge ne constitue pas une contre-indication : on a obtenu des guérisons chez des enfants de 1 an et chez des vieilles ayant dépassé 80 ans.

La seule question discutée est celle de savoir si, quand on se trouve en présence d'une tumeur ovarienne unilatérale, il y a lieu d'enlever préventivement l'ovaire du côté opposé [2]. Cette opinion est soutenue par un certain nombre de gynécologues. Personnellement, nous enlevons l'ovaire sain, toutes les fois que cet organe a terminé ses fonctions ; au contraire, chez les femmes jeunes, nous conservons toujours les organes sains, ce qui nous a permis de voir, dans un certain nombre de cas, évoluer sans incidents des grossesses, au grand contentement de nos anciennes opérées.

§ 6. — **Tumeurs de l'ovaire et grossesse**.

Audebert, réunissant 241 ovariotomies pratiquées au cours de la grossesse, trouve 5 morts, 2,1 p. 100 ; dans 79 p. 100 des cas, la grossesse a continué sans incidents [3]. Il résulte nettement de ces faits que toute tumeur

---

[1] Pozzi, *Revue de gynécologie et de chirurgie abdominale.* Paris, 1904, p. 407.

[2] D. v. Velitz, Ueber die Dauererfolge der Ovariotomie. *Arch. f. Gyn.*, Berlin, 1906, t. LXXIX, p. 533.

[3] Audebert, *Société d'obstétrique, gynécologie et pédiatrie*, Paris, 10 octobre 1904.

ovarique, constatée au cours de la grossesse, doit être opérée. Y a-t-il intérêt à retarder l'opération jusqu'à ce que la grossesse soit arrivée au sixième ou au septième mois, de manière à augmenter les chances de viabilité du fœtus? Nous ne le croyons pas et, avec Pozzi, nous pensons que tout retard apporté à l'intervention fait courir un risque nouveau, à la fois à la mère et à l'enfant. L'indication est donc d'opérer dès que le diagnostic est posé.

Il y a simplement lieu de prendre certaines précautions au cours de l'intervention, de faire une incision assez longue pour extraire facilement le kyste dont on a réduit préalablement le volume par une ponction, d'amener prudemment la tumeur au dehors et d'éviter toute traction du pédicule. Après l'opération il est bon de suivre la pratique de Pinard et de faire systématiquement des injections de morphine pour empêcher la production de contractions utérines.

Au moment du travail, il n'y a lieu d'intervenir que si la tumeur, par suite de son siège pelvien, met obstacle à l'engagement et à l'expulsion du fœtus. On essaiera le refoulement avec les doigts introduits dans le rectum, évitant cependant les pressions trop violentes, qui peuvent déterminer la rupture d'une poche kystique. En cas d'insuccès on ouvrira le ventre et l'on enlèvera la tumeur, pratiquant, si cette ablation est impossible, l'opération césarienne.

CHAPITRE III

DÉPLACEMENTS DE L'UTÉRUS

SOMMAIRE : Traitement des prolapsus génitaux. Moyens de fixité de l'utérus. Lésions anatomo-pathologiques des prolapsus. T. prophylactique ; T. médical (massage, pessaires, injections de paraffine, de quinine). T. opératoire. — Traitement de l'entérocèle vaginale. — Traitement des déviations utérines (mobilité exagérée, antéflexion, rétrodéviations, rétroflexion de l'utérus gravide). — Inversion utérine (puerpérale, polypeuse).

Dans ce chapitre, nous étudierons successivement le traitement des prolapsus et celui des déviations proprement dites.

§ 1. — Traitement des prolapsus génitaux.

Avant d'aborder l'étude de la thérapeutique des prolapsus génitaux, il nous paraît utile de rappeler en deux mots la disposition des moyens de fixité de l'utérus et du vagin. Ce court aperçu anatomique nous permettra de mieux préciser la pathogénie des prolapsus et de poser d'une manière rationnelle les indications du traitement à leur opposer.

Les organes pelviens de la femme sont maintenus dans leur position normale par plusieurs ordres de moyens, les uns de suspension, les autres de soutien.

En tête des moyens de suspension on trouve généralement mentionnés les *replis péritonéaux*, qui de l'utérus se rendent aux parois de l'excavation pelvienne, ligaments larges, ligaments ronds, ligaments utéro-sacrés. Si ces ligaments n'étaient formés que par des replis péritonéaux, ils ne compteraient que pour bien peu de chose. Même renforcés comme ils le sont par des *faisceaux fibreux* ou *musculaires* émanés de l'utérus (ligaments ronds, ligaments utéro-sacrés, ligaments partis des bords du côté utérin et se rendant au pubis en cheminant en dehors des ligaments pubo-vésicaux qu'ils renforcent), ils ne constituent que de faibles moyens de fixité et ne figurent que des cordelettes mollement tendues. Au-dessous on trouve la gaine de l'utérine et l'aponévrose sacro-recto-génitale. On admet généralement aujourd'hui, avec Farabeuf, que l'une et l'autre ne sont que des dépendances d'une formation fibreuse péri-vasculaire, très inégale dans son

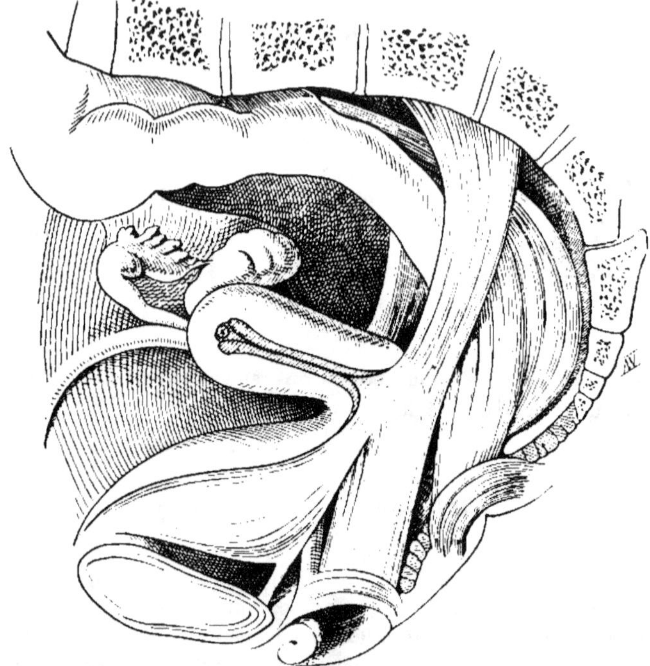

Fig. 360. — Moyens de suspension et ligaments de l'utérus (d'après Farabeuf).

développement, annexée aux branches intra-pelviennes de l'iliaque interne et désignée sous le nom de *gaine hypogastrique*. Son rôle est des plus manifestes au niveau des bords du vagin, où l'on voit une gaine résistante accompagner les vaisseaux et constituer le moyen le plus efficace de fixité de ce conduit.

Les moyens de **soutien** sont disposés sur plusieurs plans en partant du périnée.

Nous trouvons tout d'abord le corps périnéal, constitué essentiellement par le segment antérieur du sphincter anal, le transverse superficiel, le constricteur de la vulve.

Immédiatement au-dessous est une sorte de diaphragme, en partie fibreux, en partie musculaire, qui se détache de l'ogive pubienne en arrière des ischio-caverneux et se fixe solidement au vagin en arrière et latéralement, en un point correspondant à l'hymen. En avant, ce diaphragme est moins bien développé et se laisse facilement perforer par le doigt au niveau des parties latérales de l'urèthre.

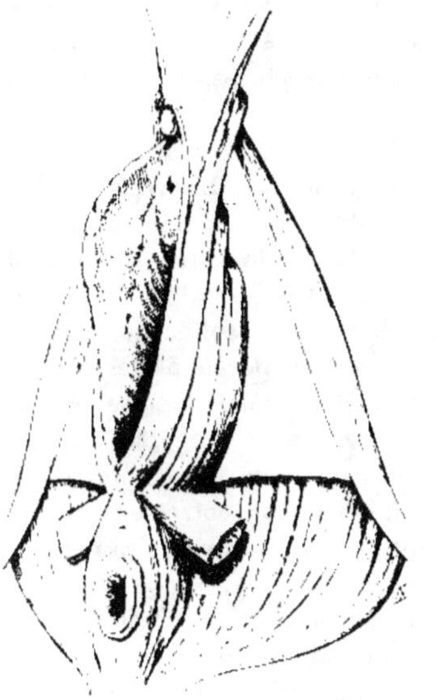

Plus profondément on trouve en avant, partant de la face interne du pubis, les ligaments pubo-vésicaux, latéralement et en arrière les fibres des releveurs qui sanglent latéralement le vagin et vont au repli préanal, sur les parties latérales de l'anus, enfin en arrière de celui-ci, constituant un diaphragme infundibuliforme sur lequel reposent les viscères pelviens.

Ces divers moyens de fixité ont une importance inégale et la section des moyens de suspension facilite beaucoup moins la descente de l'utérus qu'un débridement vulvo-vaginal. C'est du reste un fait d'observation courante pour tous les gynécologues que la facilité avec laquelle on amène le col à la vulve, toutes les fois qu'il est indiqué de le faire.

On est donc amené à admettre que, dans les prolapsus génitaux, la lésion primordiale est représentée par l'insuffisance du périnée. En fait, cette insuffisance périnéale ne fait pour ainsi dire jamais défaut, sans que cependant elle soit en relation directe avec la déchirure du périnée. On voit couramment des périnées déchirés jusqu'à l'anus sans la moindre descente des organes génitaux. La déchirure favorise le prolapsus, elle ne suffit pas à le produire : il faut en même temps qu'il y ait insuffisance de la sangle des releveurs et déchéance générale des tissus fibreux du bassin.

En pratique plusieurs cas peuvent se présenter. Tantôt il existe une déchirure évidente remontant à un accouchement plus ou moins ancien et intéressant le corps périnéal sur une plus ou moins grande étendue. — Tantôt l'insuffisance est encore d'origine obstétricale, mais la région périnéale est en apparence intacte. L'appareil musculaire n'en est pas moins

FIG. 361. — Moyens de soutien de l'utérus. On voit au-dessous de l'aponévrose moyenne les muscles qui vont par leur convergence former le corps périnéal; en arrière on voit émerger de sa face supérieure les fibres du releveur.

gravement lésé ; il s'agit probablement dans ces cas de déchirures musculaires sous-cutanées et la palpation du périnée le montre relâché, aminci et réduit pour ainsi dire au plan tégumentaire. — Tantôt enfin, cette atrophie de la musculature du périnée est indépendante de tout traumatisme ; on se trouve alors en présence de malades dont tout le système musculaire paraît frappé de déchéance, dont la paroi abdominale est affaiblie et qui, outre leur prolapsus génital, sont souvent atteintes de ptoses, rénale, intestinale, de hernies, etc.

Quelle que soit d'ailleurs sa cause, l'insuffisance du périnée ouvre la porte aux lésions proprement dites du prolapsus. Le vagin subit une éversion progressive à travers la vulve béante. Ordinairement il y a d'abord prolapsus de la paroi vaginale antérieure, colpocèle antérieure, puis de la paroi vaginale postérieure, colpocèle postérieure. La colpocèle antérieure s'accompagne toujours de cystocèle, à cause de la solidarité anatomique des parois vésicales et vaginales. Par contre la colpocèle postérieure existe le plus souvent sans rectocèle concomitante. Le vagin, en se déplissant, s'agrandit et prend des dimensions manifestement exagérées. En même temps l'utérus s'abaisse progressivement, paraît à la vulve et, dans les cas extrêmes, peut faire entièrement issue à l'extérieur, entraînant avec lui le vagin retourné. Il va de soi qu'un prolapsus aussi marqué ne va pas sans un relâchement extrême de tout l'appareil ligamentaire.

L'abaissement de l'utérus ne constitue pas la seule lésion de cet organe. Abstraction faite de la métrite, en particulier de la métrite cervicale, qui fait rarement défaut, il existe souvent une lésion beaucoup plus caractéristique : l'hypertrophie du col, spécialement l'hypertrophie de sa portion sus-vaginale, depuis longtemps signalée par Huguier, qui eut le tort de la considérer comme primitive et comme cause du prolapsus.

De plus l'utérus abaissé est en général basculé en arrière, par suite de l'entraînement du col en avant et en bas sous la traction de la paroi vaginale antérieure.

Dans ces dernières années, Marion et son élève Rousseaux ont insisté sur l'importance de la profondeur anormale, primitive, congénitale, ou secondaire à une chute de l'utérus, du cul-de-sac de Douglas [1].

Comme on le voit, les lésions du prolapsus sont multiples et le plus souvent liées les unes aux autres ; il est illogique de les dissocier au point de vue thérapeutique, même quand elles paraissent isolées. Cet isolement n'est en effet qu'apparent, et un examen clinique approfondi permet toujours de constater la complexité des lésions.

Ces quelques notions pathogéniques indispensables posées, nous pou-

---

[1] Rousseaux, *Du traitement de certains prolapsus utérins par l'oblitération du cul-de-sac de Douglas*. Th. de Paris, 1908-1909, n° 7.

vons aborder l'étude des différents modes de traitement proposés contre les prolapsus génitaux [1].

TRAITEMENT PROPHYLACTIQUE ET TRAITEMENT MÉDICAL

Le traitement *prophylactique* ne paraît pas avoir une grande importance. On a dit qu'il était utile de réparer les déchirures périnéales, de favoriser l'involution utérine et ligamentaire, de manière à ce que les parties reprennent leur volume et leur tonicité. Il est donc bon de recommander aux jeunes accouchées de garder le repos pendant trois semaines, d'éviter les fatigues prématurées, les efforts, de porter une ceinture abdominale. Mais, nous le répétons, il ne faut pas s'illusionner sur l'importance de ces moyens prophylactiques.

Le *traitement médical* soulage dans une certaine mesure mais ne guérit pas. Il est évident que, dans les cas de prolapsus restés depuis longtemps au dehors et ulcérés, la réduction méthodique, en commençant par les parties les plus voisines de la vulve, suivie de pansements antiseptiques, rend des services.

C'est même, dans de pareils cas, un traitement nécessaire avant toute intervention opératoire.

La position genu-pectorale, la columnisation du vagin, l'usage d'injections astringentes ont été conseillés. Leur efficacité est douteuse.

Le massage, consistant principalement en mouvements d'élévation de l'utérus, combiné à la gymnastique suédoise, aurait donné quelques succès.

Les pessaires peuvent, pendant un temps, soulager les malades, mais ils n'entravent pas les progrès de l'infirmité ; on est amené à augmenter progressivement leur volume ; et l'on arrive finalement à une période où le pessaire ne peut plus être supporté, soit qu'il ait provoqué des ulcérations ou des douleurs, soit, ce qui est le cas le plus fréquent, qu'il ne puisse plus tenir en place et qu'il soit devenu inutile. Le pessaire n'est, en effet, utilisable que dans les cas où il existe encore un plancher résistant. Dans les autres cas le pessaire simple est insuffisant et si, pour des raisons spéciales, on est amené à recourir à ce moyen de contention, on est obligé de se servir de pessaires soutenus par une tige saillante entre les jambes et maintenus par une sorte de bandage en T [2] (hystérophores).

Citons enfin, comme intermédiaires entre le traitement médical et les

---

[1] Nous laisserons de côté le traitement des prolapsus symptomatiques d'une tumeur de l'utérus et de ses annexes ; le prolapsus, n'étant alors qu'une lésion secondaire, guérit à la suite de l'ablation de la tumeur primitive. (CH. DE PIERREPONT. *Les Prolapsus génitaux symptomatiques.* Th. de Paris, 1903-1904, n° 511.)

[2] Voir p. 49.

opérations proprement dites, les injections de paraffine le long des parois vaginales, vantées par Pankow, Douglas et W. Stone [1], et les injections de quinine, que fait Inglis Parsons [2] dans la base des ligaments larges, dans l'espoir de provoquer une sclérose curatrice du paramétrium.

En résumé, on ne peut guère compter sur le traitement médical. Il importe donc de le laisser de côté dans l'immense majorité des cas. On ne l'emploiera que lorsque la malade se refusera formellement à une intervention ou lorsque, pour une raison quelconque, l'opération sera contre-indiquée. On aura alors recours aux pessaires ou aux hystérophores si les pessaires se montrent insuffisants.

TRAITEMENT OPÉRATOIRE

Le traitement opératoire doit toujours être précédé d'un examen soigné de la malade ; celui-ci permettra immédiatement de distinguer des prolapsus la *hernie vaginale* qui peut être pédiculée ou non pédiculée et comporte des indications opératoires spéciales.

Les opérations dirigées contre les prolapsus génitaux sont très nombreuses.

Les unes sont pratiquées par l'abdomen et ont pour but de raffermir les moyens de suspension des diverses parties constituantes du prolapsus. Quelques chirurgiens se sont adressés à la vessie, dont le déplacement est ordinairement très marqué dans les prolapsus génitaux, et ont pratiqué des cystopexies. D'autres ont fixé le vagin par en haut. Le plus grand nombre a cherché à agir sur l'utérus, tantôt indirectement en l'attirant par l'intermédiaire des ligaments ronds raccourcis par la voie inguinale ou en raccourcissant les ligaments utéro-sacrés, tantôt directement en le fixant à la paroi abdominale antérieure suivant un quelconque des procédés d'hystéropexie. Quelques-uns ont été plus loin ; ils ont commencé par une hystérectomie, puis ont fixé le moignon soit à la paroi abdominale antérieure, soit aux moignons des ligaments larges (trachélopexie ligamentaire de Jacobs).

Dans une autre série de cas, les gynécologues ont exclusivement opéré par le bas, se bornant à soutenir l'utérus en rétrécissant le vagin par le placement d'une série de bagues métalliques sous-muqueuses, ou en constituant une sangle plus ou moins épaisse, faisant une épisiorraphie, un cloisonnement du vagin ou même une colpectomie totale sans ablation de l'utérus.

Les résultats éloignés de ces diverses opérations ont, en général, été médiocres. Comme nous l'avons vu, *les lésions des prolapsus génitaux sont multiples, le traitement doit être complexe.*

---

[1] Douglas et Stone, *Brit. med. J.*, 1903, t. II, p. 79.
[2] Inglis Parsons, *Congrès international des sciences médic.*, Paris, 1900.

Il faut : 1° diminuer les parties hypertrophiées (col et vagin) ; 2° reconstituer le soutien périnéal insuffisant, n'oubliant pas le rôle important du plancher musculaire formé par les releveurs ; 3° redresser l'utérus rétrodévié.

On remplira ces diverses indications de la manière suivante :

Par une amputation du col, une résection plus ou moins étendue des parois vaginales, on réduira les parties hypertrophiées ; puis on reconstituera le périnée par un quelconque des procédés actuellement connus, particulièrement par le procédé du dédoublement avec suture des releveurs [1], et l'on terminera l'opération, s'il y a rétrodéviation, par une hystéropexie indirecte [2]. Celle-ci, donnant à l'utérus une direction presque perpendiculaire à celle du vagin, supprime la tendance de l'utérus à s'invaginer et augmente par là même les chances de cure définitive.

L'hystérectomie n'est indiquée que s'il existe en même temps une lésion grave de l'utérus ; il est alors nécessaire de ne pas se borner à l'ablation de l'organe et de l'associer à une opération plastique périnéo-vaginale.

Lors de prolapsus invétérés, quand le vagin est entièrement évaginé, hypertrophié, escharifié, ulcéré, il est nécessaire de faire précéder l'opération d'un traitement préliminaire, de réduire le prolapsus, de faire des pansements et de maintenir la malade au lit. L'hyperémie, les œdèmes, les pseudo-hypertrophies disparaissent si bien que l'opération devient plus simple.

Dans les cas rebelles, accompagnés de déchirure complète des tissus, on est quelquefois obligé de se contenter d'un simple traitement palliatif, purement médical.

TRAITEMENT DE L'ENTÉROCÈLE VAGINALE

L'*entérocèle vaginale* se forme dans l'espace compris entre l'utérus et le rectum ; arrêtée en bas par le périnée, elle presse contre le vagin et pousse en avant la paroi postérieure de celui-ci (A. Cooper). Tantôt c'est une simple exagération du cul-de-sac de Douglas, qui vient faire saillie dans le vagin et même hors de la vulve ; tantôt c'est une tumeur pédiculée de la paroi postérieure du vagin, une véritable hernie [3].

Lorsqu'il s'agit d'une hernie pédiculée, le procédé le plus rationnel est l'ouverture large du sac, son excision au niveau du collet, la résection des parties exubérantes du vagin, puis la suture.

Lors de protrusion de toute la paroi postérieure du vagin, refoulée en

---

[1] On a conseillé, dans les cas de hernie du Douglas, d'ouvrir, au cours du dédoublement, le cul-de-sac péritonéal et de le supprimer partiellement (Frank, Freund, Stratz).

[2] Voir, pour la technique de ces diverses opérations, p. 146.

[3] BERGER, Hernies vaginales. *Congrès français de Chirurgie*, Paris, 1896, t. X, p. 34.

avant, par l'intestin qui distend le cul-de-sac de Douglas anormalement
développé, nous serions tenté de combiner à une colporraphie postérieure
large l'hystéropexie abdominale, suivie de l'oblitération par voie abdominale
du cul-de-sac recto-utérin [1].

§ 2. — Traitement des déviations utérines.

L'importance accordée aux déviations utérines a été très variable. Pendant longtemps on les a à peu près complètement méconnues ; on ne voyait
que des catarrhes, des engorgements utérins ; puis, par suite d'une sorte
de réaction, on a décrit les déviations comme des maladies essentielles, et
on leur a attribué un grand nombre de troubles relevant de causes différentes, en particulier d'états inflammatoires de l'utérus ou des annexes. En
fait, les déviations utérines ne donnent que rarement lieu à des troubles
pathologiques lorsqu'elles existent à l'état isolé ; certaines dysménorrhées
semblent cependant liées à une antéflexion exagérée de l'utérus ; de plus les
déviations peuvent contribuer à entretenir ou à aggraver des états inflammatoires de l'utérus et sont quelquefois une cause de stérilité. Il est donc
indiqué de les traiter.

Normalement l'utérus est en antéversion légère avec antéflexion modérée.

Cette disposition peut être exagérée et l'on peut observer des antéversions
et des antéflexions pathologiques. Le plus souvent ce sont des rétrodéviations, rétroversions ou rétroflexions, que l'on a à traiter. Enfin quelquefois
il y a laxité extrême des ligaments, l'utérus oscille dans le bassin, se présentant tantôt en antéversion, tantôt en rétroversion.

Dans tous les cas, on devra s'assurer qu'il n'existe ni insuffisance périnéale, ni métrite, ni inflammation des annexes, ces lésions devant évidemment être l'objet d'un traitement spécial.

MOBILITÉ EXAGÉRÉE DE L'UTÉRUS

Chez certaines femmes on observe, comme nous venons de le dire, tantôt
de l'antéversion, tantôt de la rétroversion de l'utérus, le plus souvent de la
rétroversion, la pression des organes intra-abdominaux tendant à faire
basculer l'organe en arrière. Ces femmes, qui se plaignent surtout de
phénomènes nerveux réflexes, neurasthénie, douleurs variées, fatigue
pendant la marche, ont presque toujours en même temps des troubles
gastriques, de la constipation. Lorsqu'on les examine avec soin, on constate

[1] Voir plus haut, p. 375.

souvent qu'elles ont de l'entéroptose, une dislocation verticale de l'estomac, un rein mobile, etc.

L'indication est de faire porter une ceinture, pressant de bas en haut sur la région hypogastrique. Si le ventre est développé ou relâché, *a fortiori* s'il existe de l'entéroptose, on conseillera la sangle, modifiant toutefois le modèle courant en y adjoignant des goussets pour loger les crêtes iliaques assez saillantes chez ces femmes souvent assez maigres. Des corsets relevant le bas-ventre ou même des ceintures avec pelotes pneumatiques, telles que celles de Enriquez, rendent des services. Enfin on placera un pessaire de Hodge ou un de ses dérivés.

Un traitement général, destiné à fortifier la femme, à calmer son système nerveux ne doit jamais être négligé.

ANTÉFLEXION

L'antéflexion pathologique peut être congénitale ou acquise :

Congénitale elle résulte d'un arrêt de développement et est habituellement associée à d'autres malformations du col, qui est conique, rétréci, effacé au niveau de sa lèvre antérieure, et du vagin, dont la paroi antérieure est trop courte.

Acquise, elle ne s'accompagne pas de déformation du col autre que celle qui peut résulter d'un état inflammatoire concomitant.

Elle se traduit essentiellement par de la dysménorrhée et par une stérilité relative.

On peut lui opposer toute une série d'opérations, destinées à agir à la fois sur le col et sur la déviation [1]. La dilatation simple de l'utérus avec des laminaires suffit le plus souvent pour améliorer notablement l'état de la malade.

RÉTRODÉVIATIONS

Les rétrodéviations sont fréquentes et se distinguent en fixes et en mobiles.

Beaucoup de rétrodéviations *fixes* doivent être respectées ; elles appartiennent à la classe des lésions que Pozzi appelle lésions de guérison [2]. En dehors de poussées inflammatoires nouvelles, il n'y a guère de douleurs. Ce sont donc les lésions inflammatoires concomitantes qu'il y a surtout lieu de traiter. Les divers petits moyens que l'on a à sa disposition : les injections chaudes, le massage, les cures hydrominérales, etc., peuvent rendre des services.

---

[1] Voir p. 179.

[2] Pozzi, Des indications du traitement opératoire dans les rétrodéviations de l'utérus. *Revue de gynécologie*, Paris, 1897, p. 387.

En cas d'insuccès, chez les femmes ayant atteint le voisinage de la ménopause, on n'hésitera pas à faire une castration totale ; chez les femmes plus jeunes on cherchera à être conservateur, agissant sur le col, curettant le corps et reconstituant le périnée, s'il y a lieu, n'hésitant pas à profiter de l'anesthésie pour ouvrir le ventre, libérer l'utérus et le maintenir en bonne position en recourant à l'un quelconque des procédés que nous avons décrits.

La rétrodéviation *mobile*, dont quelques auteurs ont à tort nié l'importance pathologique[1], a fait l'objet de nombreuses tentatives opératoires, hystéropexie, raccourcissement inguinal ou intra-abdominal des ligaments ronds, vagino-fixation, etc.[2] Quand la rétrodéviation est associée à une autre lésion, insuffisance périnéale, lésion du col, etc., motivant une intervention opératoire, on traitera du même coup la déviation par une opération sanglante qui permet d'obtenir immédiatement la guérison. On sera de même autorisé à intervenir chirurgicalement sur les femmes qui ont besoin d'être guéries rapidement pour gagner leur vie.

Lorsqu'au contraire la femme se trouve dans des conditions lui permettant de se soigner pendant un temps prolongé, qu'elle n'est pas exposée à

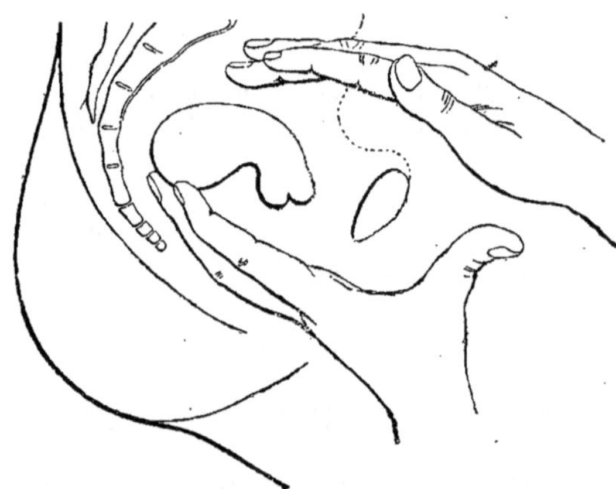

FIG. 362. — Soulèvement du corps de l'utérus avec deux doigts placés dans le cul-de-sac postérieur, la main abdominale suit le déplacement. (Schultze.)

des fatigues immédiates, la question du traitement orthopédique se pose. Il semble qu'actuellement une réaction se dessine contre l'abus des interventions sanglantes qui a eu lieu il y a une dizaine d'années.

[1] RICHELOT, Il faut redresser les rétroversions. *Congrès français de Chirurgie*, Paris, 1905, p. 306.
[2] Voir ces diverses opérations.

Schultze [1], qui a toujours préconisé le traitement orthopédique, conseille de faire le redressement de la manière suivante :

Pour réduire l'organe, dans les cas de rétrodéviations mobiles, il soulève le corps de l'utérus à l'aide de deux doigts introduits soit dans le vagin, soit dans le rectum, exécutant la manœuvre sous le contrôle constant de l'autre main, qui suit l'organe à travers la paroi abdominale (fig. 362). Quand le corps de la matrice a été remonté jusqu'au détroit supérieur, résultat qu'il n'est pas souvent facile d'obtenir, malgré des pressions sur le col

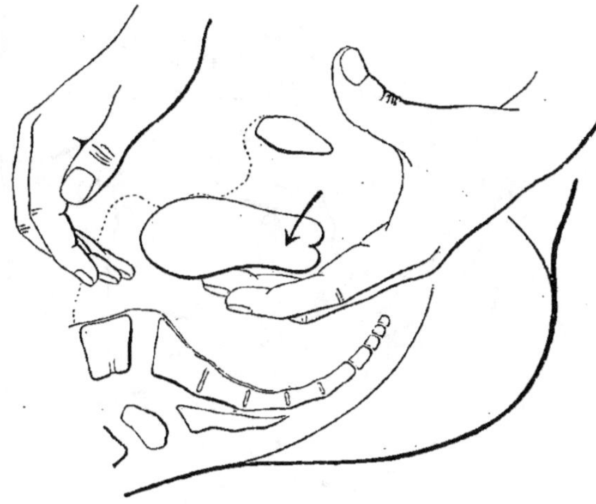

Fig. 363. — Après avoir exercé sur le col une pression dans le sens de la flèche de manière à aider au redressement, la main hypogastrique va accrocher le fond de l'utérus. (Schultze.)

exercées dans la direction de la flèche (fig. 363), les extrémités des doigts de la main hypogastrique reçoivent le fond de l'utérus et l'amènent, très prudemment, plus en avant, de façon à le conduire peu à peu dans sa situation normale, en arrière de la symphyse. Pendant ce temps, les doigts qui sont dans le vagin, se plaçant comme il est indiqué figure 364, reconnaissent si la partie supérieure du col a conservé sa souplesse, sa flexibilité normale. Il faut alors assurer la contention de l'organe redressé, sans quoi le déplacement se reproduirait. On y arrive en appliquant un pessaire, qui, tendant le cul-de-sac postérieur du vagin et le refoulant en haut, attire le col dans cette direction.

[1] Schultze, Zur Therapie hartnäckiger Retroflexion der Gebärmutter. *Samml. klin. Vortr.*, 1891, n° 24.

On utilisera les pessaires de Hodge, ou mieux ceux de Schultze, de Smith, de Thomas [1], jamais on n'emploiera les pessaires intra-utérins, qui exposent à des accidents. Lorsqu'un simple pessaire vaginal n'arrive pas à maintenir un utérus en place, c'est qu'il existe des adhérences périmétriques ; l'opération sanglante reprend alors ses droits.

Pozzi en France, Küstner en Allemagne [2], se sont faits les défenseurs du traitement non sanglant. Après une réduction bimanuelle de la déviation, ils maintiennent l'utérus avec un pessaire. Celui-ci ne doit pas être consi-

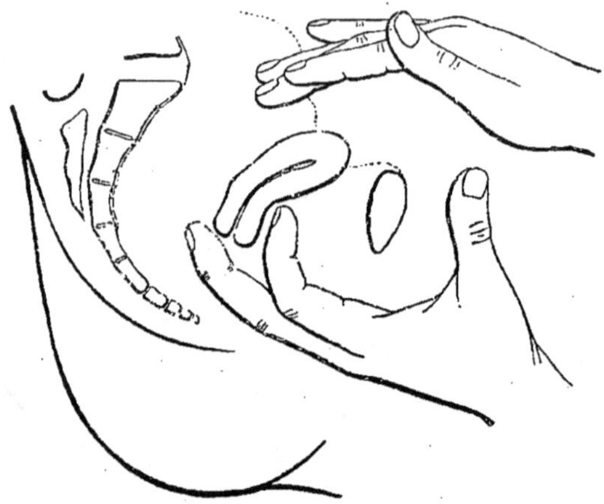

FIG. 364. — L'utérus redressé, les doigts vaginaux explorent la souplesse de la partie supérieure du col. (Schultze.)

déré comme un simple palliatif, il doit permettre la consolidation des moyens de fixité de l'organe. Son emploi est nécessaire pendant un temps plus ou moins long, de quelques mois à quelques années ; finalement on obtient la guérison et l'on peut retirer le pessaire. Ce traitement orthopédique donnerait, au dire de Küstner, des résultats supérieurs à ceux du traitement opératoire.

RÉTROFLEXION DE L'UTÉRUS GRAVIDE

La rétroflexion se redresse souvent d'elle-même au cours de la grossesse ; mais le fait n'est pas constant, et lorsque la déviation persiste, vers le quatrième mois surviennent des accidents du côté de la vessie, accidents qui,

[1] Voir plus haut, p. 49.
[2] Küstner, *Handb. d. Gyn. de Veit*, 1907, t. I, p. 132.

abandonnés à eux-mêmes, aboutissent le plus souvent à la rétention d'urine et à cette forme grave de cystite gangréneuse qu'ont bien étudiée, en France, Pinard et Varnier [1].

Il y a donc nécessité absolue de réduire la déviation à ce moment. C'est en général très facile et, dans tous les cas que nous avons observés, nous avons pu y arriver en refoulant simplement le fond de l'utérus avec l'extrémité de deux doigts engagés dans le vagin et raclant la concavité sacrée de bas en haut. Ce qui importe, c'est de ne pas agir sur l'angle de flexion mais de commencer la réduction en appuyant sur la partie la plus postérieure du fond de l'utérus. L'organe redressé reste en place lorsque la réduction a été faite vers le quatrième mois, au moment où apparaissent les troubles vésicaux. L'utérus est alors d'un volume tel qu'il ne peut retomber dans l'excavation.

Dans les cas exceptionnels où, par suite de l'existence d'adhérences, la réduction manuelle est impossible, on est autorisé à ouvrir le ventre, à détruire les adhérences et à redresser l'utérus [2]. Quelques gynécologues y ajoutent une fixation antérieure de l'organe ou la pose d'un pessaire ; ces manœuvres ne sont discutables que si la grossesse est très jeune ; lorsqu'elle arrive au voisinage du quatrième mois, elles sont inutiles et l'on peut se contenter du simple redressement utérin, comme nous venons de l'indiquer à propos du redressement manuel de l'utérus au moment où surviennent les troubles vésicaux.

INVERSION UTÉRINE

L'inversion utérine peut résulter de la présence d'un polype fibreux ou succéder à l'accouchement.

Inversion puerpérale. — Quelle que soit la forme ou l'ancienneté de l'inversion, le chirurgien doit tout d'abord chercher à obtenir la réduction par des moyens simples. Si le placenta est resté adhérent au fond de l'utérus inversé, on commence par le décoller, puis on procède à la réduction.

Celle-ci est obtenue le plus souvent par le *taxis manuel*. Le col étant solidement fixé par des pinces qu'on confie à un aide, qui exerce sur lui une traction soutenue, l'opérateur, avec la main gauche déprimant la paroi abdominale, immobilise l'entonnoir utérin ; avec la droite, introduite dans le vagin, il comprime le corps utérin, l'assouplit, puis cherche à le réduire,

---

[1] PINARD et VARNIER, *Ann. de gynéc.*, Paris, 1886, t. II, p. 338, et 1889, t. I, pp. 85 et 338.

[2] FRANKESTEIN, *Deutsch. med. Woch.*, Leipzig, 1910, p. 1038. — MAISS, *Monatschr. f. Geb. u. Gyn.*, Berlin, 1910, t. I, p. 773. — CRISTOFOLETTI, *Gyn. Rundschau*, 1910, p. 446.

cherchant le point par lequel la réduction se fait le plus facilement. En général les pressions sur le fond, qui y creusent un godet, sont inefficaces et l'on réussit mieux en commençant par les parties voisines du pédicule. Pinard insiste sur deux points : 1° ne commencer le taxis qu'après avoir rentré l'utérus dans le vagin ; 2° n'exercer des pressions que dans l'intervalle des contractions lorsqu'on opère la réduction immédiatement après l'accouchement.

Les *méthodes lentes* remplacent l'action manuelle par une pression continue exercée pendant plusieurs jours : 1° par un tamponnement ; 2° par des instruments agissant sur le fond de l'utérus au moyen d'une tige rigide, l'agent de la pression étant représenté par un bandage en caoutchouc, repositors des Anglais; 3° par des pressions avec des pessaires à air et à eau, le colpeurynter de Braun, le ballon de Champetier qui a donné un certain nombre de succès [1].

Ces méthodes ont comme inconvénient leur longueur, les douleurs qu'elles déterminent, les accidents auxquels elles exposent, fièvre, pelvipéritonite, etc.

Quel que soit le procédé employé, une fois la réduction obtenue, on donne un peu d'ergotine et l'on tamponne la cavité utérine avec de la gaze iodoformée.

Si l'on échoue, ou si l'utérus semble menacé de gangrène, on recourt à la réduction par la *méthode sanglante*, opérant soit par la voie abdominale, soit mieux par la voie vaginale [2]. L'hystérectomie vaginale [3] n'est indiquée que s'il existe des hémorragies graves mettant immédiatement la vie en péril ou si l'organe inversé présente des signes manifestes de gangrène. Les procédés anciens d'ablation de la partie inversée à l'aide de l'écraseur, du serre-nœud, de la ligature élastique, qui avaient pour but d'oblitérer les artères et le péritoine avant la chute de l'organe, sont aujourd'hui abandonnés.

Inversion polypeuse. — La première indication à remplir est d'enlever le myome ; comme il arrive assez souvent qu'on ne sait pas exactement où finit la tumeur et où commence le tissu propre de l'utérus, il est bon de ne pas faire d'emblée une section au ras de ce qui semble être l'insertion du polype. S'amarrant avec des pinces sur la partie saillante de ce dernier, on le fendra verticalement, à petits coups, jusqu'au moment où l'on arrivera à la partie profonde de sa coque; rien ne sera plus simple alors que de l'énucléer. Dans un certain nombre de cas, dès que l'on a enlevé la tumeur qui attire le fond de l'utérus, celui-ci se réduit de lui-même. S'il n'en est pas

---

[1] PINARD, *Ann. de gynécol.*, Paris, 1901, t. II, p. 241, et 1906, p. 257.
[2] Voir pp. 213 et 379.
[3] Voir p. 251.

ainsi, on procède à la réduction comme dans l'inversion puerpérale. Comme dans ces cas il s'agit ordinairement de femmes ayant déjà atteint un certain âge, que l'utérus contient assez souvent d'autres noyaux fibromateux, on élargira les indications de l'opération radicale et l'on se résoudra plus facilement que dans l'inversion puerpérale à pratiquer l'hystérectomie vaginale.

CHAPITRE IV

GROSSESSE EXTRA-UTÉRINE

Sommaire : Indications générales du traitement de la grossessse extra-utérine. — T. de la grossesse pendant les cinq premiers mois, en l'absence d'accidents; T. de l'inondation péritonéale, de l'hématocèle enkystée intra ou sous-péritonéale. — T. de la grossesse ayant passé le cinquième mois, des vieux kystes fœtaux.

Au cours de son évolution, la grossesse extra-utérine peut se compliquer d'accidents multiples. A la première période, ce qu'il faut craindre surtout c'est l'hémorragie, qui peut être d'une extrême abondance, constituant une véritable inondation péritonéale, mettant immédiatement la vie en danger, ou qui est plus modérée, aboutissant à la formation de collections sanguines dans le cul-de-sac recto-utérin, hématocèles rétro-utérines, plus exceptionnellement à des épanchements sous-péritonéaux, hématocèles intra-ligamentaires. A une période plus avancée, lorsqu'elle arrive près du terme, la grossesse extra-utérine peut encore être le point de départ d'accidents. Enfin, même après la mort et la résorption partielle du fœtus, le lithopédion, sac contenant simplement le squelette, peut, par suite du développement d'adhérences, occasionner des troubles abdominaux. A toutes les périodes, du reste, l'infection est possible, le sac peut suppurer et l'on a vu, après de longues années de silence, un lithopédion s'enflammer, suppurer et s'ouvrir dans la vessie ou dans le rectum.

Aussi, en présence d'une grossesse extra-utérine, est-il nécessaire d'agir activement[1].

Autrefois, on cherchait à obtenir la mort du fœtus, soit indirectement en modifiant la santé de la mère par une cure de faim, par des saignées, par l'administration de strychnine à doses légèrement toxiques, soit directement

---

[1] Runge, Beitr. z. Aetiol., Sympt. u. Therapie der Extrauteringravidität. *Arch. f. Gyn.*, 1903, t. LXX, fasc. 3. — Segond, Traitement des grossesses extra-utérines. *Congrès français d'obstétrique, de gynécologie et de pædiatrie*, 2ᵉ session, Marseille, 1898, et *Revue de gynécol.*, Paris, 1898, p. 801. — O. Küstner, Ueber Extrauterinschwangerschaft. *Sammlung klin. Vortr.*, Leipzig, 1899, nᵒ 244.

en provoquant la mort de l'œuf par des ponctions, des applications électriques, des injections de morphine.

Aujourd'hui le traitement de la grossesse extra-utérine est exclusivement chirurgical.

Toute grossesse extra-utérine diagnostiquée doit être opérée. Il y a des années que Martin a montré qu'avec l'expectation on obtient 16,9 p. 100 de guérison, avec l'opération 76,7 p. 100. Nous pourrions ajouter que, si l'intervention est précoce, le pourcentage des cas de guérison est encore beaucoup plus considérable. Küstner sur 107 cas consécutifs n'a que 2 morts, 1 de péritonite, chez une malade atteinte de cirrhose hépatique, l'opération avait été laborieuse, l'autre chez une femme anémiée par des hémorragies antérieures extrêmement abondantes. Strauch (de Moscou) a opéré 91 grossesses tubaires consécutives sans un seul insuccès.

Au point de vue des indications à remplir, il est nécessaire de distinguer les grossesses observées pendant les cinq premiers mois, celles observées après le cinquième mois.

1° Grossesse observée au cours des cinq premiers mois. — S'il n'y a *pas d'accidents*, quelques gynécologues veulent que l'on s'en tienne à l'expectation, se tenant prêt à intervenir à la moindre menace. C'est une conduite qui est discutable si l'œuf est mort, s'il y a eu expulsion d'une caduque, mais que l'on ne peut, sous aucun prétexte, admettre si la grossesse continue à évoluer.

Le plus souvent on pratique, par l'abdomen, l'ablation de la trompe gravide ; dans quelques cas cependant l'intervention a été essentiellement conservatrice, et des chirurgiens ont enlevé avec succès une môle tubaire après incision de la trompe, puis ont suturé l'incision, ce qui ne semble guère applicable qu'aux môles en régression [1]. La castration totale, conseillée pour mettre à l'abri des récidives, nous semble contre-indiquée [2] ; nous avons vu plusieurs de nos opérées mener à bien une série de grossesses normales après ablation d'une trompe gravide et n'admettons dès lors la castration totale que lorsqu'il existe, en même temps qu'une grossesse tubaire, une annexite du côté opposé ou une tumeur utérine, en un mot des lésions motivant par elles-mêmes une ablation.

Dans les cas rares de grossesse tubo-interstitielle, on a pratiqué l'hystérectomie, l'ouverture intra-utérine du sac avec une sonde poussée par le col dilaté (H. Kelly), pratique qui sera, croyons-nous, peu suivie. En pareil cas, nous serions tenté de faire, en même temps que l'ablation de la trompe, l'excision en coin de l'utérus, suivie de suture.

---

[1] Muret, *Rev. de gynéc.* Paris, 1898, p. 195.

[2] Sens, *Étude critique de 89 observations de récidive de grossesse ectopique.* Th. de Paris, 1901, n° 202.

En présence d'une *inondation péritonéale*, l'opération immédiate est indiquée. On a objecté à cette manière de faire le danger de choc et les erreurs possibles de diagnostic. Ces objections n'ont pas de valeur. Avec les injections larges de sérum, au besoin intra-veineuses, nous ne craignons plus le choc dans ces cas ; quant aux erreurs de diagnostic, celles que l'on peut faire, occlusion intestinale, torsion du pédicule d'une tumeur etc., commandent l'ouverture immédiate du ventre et ne contre-indiquent par conséquent en rien l'opération.

Les faits sont là du reste qui imposent l'opération immédiate. L'expectation est suivie de mort dans 86 p. 100 des, cas alors que l'opération donne 85 p. 100 de guérisons[1].

Lorsqu'il y a épanchement de sang limité, *hématocèle*, l'opération est de même indiquée. Elle sera faite par l'abdomen s'il existe des poussées successives, indiquant que l'hémostase n'est pas réalisée, parce qu'il est alors indiqué non seulement d'évacuer les caillots, mais encore d'aller au point qui saigne et de le lier ; on fera donc la cœliotomie et l'on enlèvera la trompe saignante, refermant complètement le ventre et y abandonnant sans drainage le sang qui n'a pas été évacué au cours de l'intervention. En pareils cas, la simple incision vaginale, qui expose à la continuation de l'hémorragie, doit être rejetée.

Au contraire, lorsque l'hématocèle est bien enkystée, lorsqu'en particulier elle est infectée, la colpotomie est indiquée. Exceptionnellement, dans certains cas d'hématocèle sous-péritonéo-pelvienne[2] ou d'hématocèle inguinale, on a eu recours, pour évacuer le foyer, à une incision ischio-rectale (Lejars) ou à une incision inguinale sous-péritonéale (Pozzi). L'indication est, du reste, toujours la même, aller à l'endroit où pointe la collection, l'inciser et la drainer.

2º Grossesse ayant passé le cinquième mois. — Lorsque le *fœtus* a passé 35 à 36 semaines, qu'il est *viable*, tout le monde est d'accord : il faut opérer immédiatement sans attendre le faux travail, car à ce moment l'enfant meurt rapidement et les douleurs usent les forces de la mère, qui se trouve alors dans de moins bonnes conditions opératoires[3].

Si le fœtus est *vivant*, mais n'est *pas encore viable*, les avis sont partagés. Les uns veulent qu'on ne tienne compte que de la mère et qu'on intervienne, se fondant sur ce que des accidents peuvent survenir et aussi sur ce fait

[1] CESTAN, *Des hémorragies intra-péritonéales et de l'hématocèle pelvienne.* Th. de Paris, G. Steinheil, 1894.

[2] J. VOIGT, Intraligamentär entwickelte Ovarialgravidität mit Hämatombildung im Ligamentum latum. *Zeitschr. f. Geb. u. Gyn.*, Stuttgart, 1908, t. LXIII, p. 630.

[3] ORILLARD, *De l'intervention chirurgicale dans la grossesse extra-utérine lorsque l'enfant est viable.* Th. de Paris, G. Steinheil, 1894. — ESPENMULLER, *Beitr. z. Geb. u. Gyn.*, Leipzig, 1899 ; t. II, p. 155.

que le fœtus est fréquemment voué à la mort ou, s'il arrive à terme, à des malformations. Les autres trouvent qu'il y a là une véritable exagération dans les indications opératoires et qu'il faut attendre, donner au fœtus le temps de se développer, exerçant cependant une surveillance continue et se tenant toujours prêt à opérer s'il survient la moindre complication, si la mère éprouve des souffrances ou si elle s'affaiblit.

L'opération est décidée. Par quelle voie faut-il intervenir ? Quelques gynécologues, particulièrement en Allemagne, ont opéré par le vagin. Cette voie est dangereuse si le placenta est inséré dans le pelvis ; l'extraction de l'enfant est pénible ; et l'on a de grosses difficultés à arrêter l'hémorragie si elle se produit.

Il faut opérer par l'abdomen, ouvrir le sac en un point où il est mince, extraire l'enfant par les pieds et lier le cordon. Ceci fait, la ligne de conduite à tenir vis-à-vis du sac varie suivant les opérateurs. Les uns, craignant une suppuration prolongée, les éventrations consécutives, trouvant de plus que le sac friable est difficile à fixer, veulent que l'on enlève immédiatement sac et placenta. Les autres, désireux d'éviter les hémorragies qui suivent parfois le décollement immédiat du placenta, conseillent de marsupialiser le sac et d'attendre l'élimination spontanée du placenta. C'est la conduite préconisée autrefois par Baudelocque, soutenue récemment par Pinard, qui, sur 17 cas ainsi traités, a obtenu 16 guérisons.

Nous pensons qu'il y a lieu d'établir des distinctions entre les cas. Lorsque le fœtus est libre dans la cavité péritonéale ou lorsqu'au cours des premières manœuvres exécutées il s'est produit un décollement partiel du placenta, une hémorragie par lésion de ce dernier, l'ablation est nécessaire. Lorsque l'énucléation semble facile, qu'il n'y a pas d'insertion du placenta sur l'intestin, que, par conséquent, l'hémostase soit de la trompe, soit de l'épiploon est aisément réalisable, l'ablation est discutable ; personnellement nous la conseillons, parce que c'est un moyen d'abréger considérablement la durée du traitement. Lorsqu'au contraire le placenta est inséré, ne fût-ce que partiellement, sur des anses intestinales, il n'y a pas d'hésitation à avoir, il faut le laisser en place.

Si le fœtus est *mort*, l'indication d'une opération immédiate se présente quand il y a des accidents, hémorragie, péritonite, etc. En l'absence d'accidents, il y a avantage, quand la mort est récente, à attendre quelque temps, la circulation interkystoplacentaire diminuant progressivement. Il est toutefois prudent de ne pas attendre trop longtemps et d'opérer avant six semaines, à cause de la congestion qui accompagne le retour des règles.

L'intervention est encore indiquée à une période tardive, et il n'y a pas lieu d'attendre la transformation en lithopédion.

Enfin lorsqu'on se trouve en présence d'un vieux kyste fœtal, toléré sans accidents, a fortiori suppuré, il y a encore lieu d'opérer. Le kyste fœtal sera enlevé comme un kyste quelconque ; le kyste suppuré sera ouvert au point saillant et l'on videra l'ossuaire, faisant ensuite le drainage de la poche.

Dans un seul cas, la règle, qui veut que l'on incise au point saillant, ne doit pas être suivie, c'est lorsque le kyste pointe dans le rectum ; alors même qu'il existe un début de fistulisation dans l'intestin, il est préférable de faire une large colpotomie postérieure de manière à être à même de drainer et de faire des lavages répétés de la poche, cherchant à obtenir la guérison de la fistule rectale. Quant aux kystes ouverts dans la vessie, ils peuvent guérir par simple évacuation à travers l'urètre dilaté si le fœtus n'a pas atteint le cinquième mois ; si, au contraire, le fœtus est plus vieux, il faut recourir à une intervention plus complexe, soit par la voie endovésicale, soit par la voie intra-péritonéale.

CHAPITRE V

TROUBLES DE LA MENSTRUATION, STÉRILITÉ

———

§ 1. — Troubles de la menstruation.

On désigne sous le nom de menstruation un écoulement de sang de l'utérus, se faisant à des époques déterminées pendant la période d'activité sexuelle de la femme, qui normalement s'étend de 13, 15 ans à 45, 5o ans.

Cet écoulement peut manquer, aménorrhée, être trop abondant, ménorragie, se faire difficilement, dysménorrhée; enfin sa cessation peut s'accompagner d'une série d'accidents, au moment de ce qu'on appelle l'âge critique, de la ménopause.

De là une série de troubles, que le gynécologue est appelé à traiter.

I. — Aménorrhée.

L'aménorrhée peut être *primitive*, les règles n'apparaissent pas à l'âge habituel ; elle résulte alors d'un simple retard dans l'établissement de la menstruation, d'un arrêt de développement des organes reproducteurs, ou d'une atrésie siégeant en un point variable du canal génital et empêchant l'écoulement du sang à l'extérieur. Dans ce dernier cas il n'y a pas, à proprement parler, aménorrhée, il y a rétention menstruelle.

En présence d'une aménorrhée primitive, le premier point est de savoir s'il y a un arrêt de développement ou une atrésie. Un examen génital chez une jeune fille vierge étant toujours chose délicate, on peut, en l'absence de molimen menstruel, temporiser, dans l'espoir qu'il s'agit simplement d'un retard dans l'apparition des règles, traitant l'anémie si elle existe, faisant mener une vie au grand air et luttant contre la constipation, qui, au dire de Kelly, est souvent associée à l'aménorrhée. Si, au contraire, la jeune fille souffre périodiquement, il y a probablement rétention menstruelle, il faut faire immédiatement un examen génital et traiter les imperforations, hyménéales ou vaginales, dès qu'on les a constatées. Lorsque cet examen montre qu'on se trouve en présence d'un arrêt de développement de l'utérus, on est à peu près désarmé. Aussi, lorsque les douleurs ovariennes sont excessives et que rien n'arrive à les soulager, on est autorisé à pratiquer une castration ovarienne. Étant donnée l'action des rayons X sur les ovaires, on pourrait peut-être tenter un traitement radiothérapique. Nous ne savons pas s'il a déjà été essayé ; en tout cas, il nous semble qu'il y a des tentatives à faire de ce côté.

S'il n'existe aucune douleur, aucun trouble autre que l'absence de règles, on se contente d'un traitement général, de manière à détourner l'attention de la malade de ses organes pelviens.

L'aménorrhée *secondaire* ou suppression des règles peut reconnaître des causes variées. La première idée qui doit venir au gynécologue, quelle que soit la situation sociale de la malade, est qu'il se trouve en présence d'une grossesse. C'est seulement après avoir écarté l'existence de celle-ci, qu'il recherchera les autres causes d'aménorrhée pour les traiter.

Les atrésies cicatricielles sont exceptionnelles : le plus souvent il s'agit d'un trouble constitutionnel (chlorose, tuberculose, maladies aiguës ou chroniques, obésité, etc.), ou fonctionnel (frayeur, changement de climat ou de régime, épuisement nerveux, etc.). Le traitement consiste dans le traitement de la maladie causale. Les emménagogues (rue, sabine, apiol, etc.) n'ont pas une action bien démontrée. On a préconisé les purgatifs salins et les drastiques, le permanganate de potasse, l'électricité (courants faradiques, courants continus, bains statiques avec étincelles tirées de la région lombaire).

A l'aménorrhée est quelquefois associée la *menstruation supplémentaire*, vicariante ou ectopique, un écoulement sanguin périodique se faisant par le nez, l'estomac, l'intestin, etc. Cette menstruation supplémentaire est quelquefois une cause de soulagement pour les malades et l'on doit la respecter ; exceptionnellement elle prend une abondance telle qu'elle met la vie en danger et peut conduire à faire, pour l'arrêter, l'ablation des ovaires (Webster, Fischel).

II. — MÉNORRAGIES ET MÉTRORRAGIES.

Les *ménorragies* ne sont que l'exagération du flux menstruel normal ; les *métrorragies* sont les hémorragies qui se produisent dans l'intervalle des règles. Quelquefois en rapport avec des maladies générales agissant par

altération du sang (hémophilie, scorbut, ictère grave, empoisonnement phos-
phoré, états cachectiques, début de certaines pyrexies), le plus souvent en
rapport avec une lésion locale portant ordinairement sur l'utérus, ces hémorragies comportent surtout un traitement indirect, celui de leur cause. Nous
ferons une mention spéciale pour certaines ménorragies des jeunes filles,
qui semblent surtout d'origine fonctionnelle et paraissent liées à des troubles
vaso-moteurs, déterminés par un relâchement des tissus à la suite de leur
développement rapide au moment de la puberté. Elles sont alors surtout
justiciables d'un traitement général.

Comme hémostatiques utérins, on a conseillé le repos au lit, les injections
vaginales chaudes, à 48°-50°, l'ergotine par la voie stomacale ou par la voie
sous-cutanée [1], l'hydrastis canadensis [2], la stypticine [3], l'adrénaline [4], le
chlorure de calcium [5], les applications électriques, le tamponnement vaginal
ou utérin.

III. — DYSMÉNORRHÉE.

Il est très fréquent de voir les femmes se plaindre de ressentir un peu de
douleur dans le bassin, le dos, les cuisses, d'une légère excitabilité nerveuse au moment des règles ; on ne dit cependant qu'il y a *dysménorrhée*
que dans les cas où l'augmentation de ces troubles devient pathologique.
Les douleurs peuvent quelquefois être telles que les malades se tordent sur
leur lit, sont couvertes de sueur, qu'elles ont les extrémités froides et que
quelquefois même elles perdent connaissance ; souvent il y a des nausées et
des vomissements.

Il est difficile de poser des indications thérapeutiques précises pour le
traitement de la dysménorrhée, ce qui tint à ce que les causes de cette maladie sont encore mal connues. Dans certains cas de grosses lésions (inflammations pelviennes, myomes, rétroflexions), un traitement causal s'impose.
Malheureusement, dans le plus grand nombre des cas, la cause n'apparaît
pas nettement. On a décrit des dysménorrhées mécaniques, une coudure du
canal cervical, un rétrécissement d'un des orifices du col, un caillot ou une
membrane faisant obstacle à l'écoulement sanguin ; cette théorie est aujourd'hui discutée. Ce qui est admis généralement, c'est que, dans la dysménorrhée, il y a un état spasmodique de l'utérus, dont la cause reste mal
déterminée.

[1] Ergot de seigle, 10 à 60 centigrammes par jour, en pilules ou en cachets ; ergotine
Yvon un demi-centimètre cube en injection sous-cutanée matin et soir.
[2] Extrait fluide d'hydrastis, d'hamamelis, de viburnum, de chaque 10 grammes ; prendre
3 fois par jour XX gouttes de cette solution dans un peu d'eau.
[3] 4 à 6 tablettes ou capsules par jour, chacune contenant 5 centigr. de stypticine.
[4] 50 centigr. à 1 gramme de la solution au millième, en injection sous-cutanée.
[5] 4 grammes par jour dans une potion de 150 centimètres cubes à prendre par cuillerée à soupe toutes les deux heures.

Au moment de l'apparition des douleurs, on préconise des calmants (phénacétine, pyramidon, chloral, valérianate d'ammoniaque, antipyrine, etc.), des applications de sacs d'eau chaude sur la paroi abdominale, des bains de pieds sinapisés.

En dehors des règles, on cherchera à remonter l'état général par le repos, en particulier après le repas de midi, par une alimentation substantielle, par la vie calme au grand air, par la régularisation des garde-robes.

La dilatation utérine rend quelquefois des services ; le curettage, suivi d'applications d'iode, d'acide phénique et de glycérine, etc., a été conseillé. Fleiss a dit que les badigeonnages de certains points de la muqueuse nasale avec une solution forte de cocaïne arrêtait les douleurs et a décrit dans le nez des points sexuels. Kolischer a obtenu des effets analogues en cocaïnisant d'autres muqueuses : celle du col utérin, celle du rectum, si bien qu'il semble qu'il ne s'agit là que de simples phénomènes de suggestion. L'ingestion de préparations ovariennes est préconisée par Gibbons.

Dans les cas incurables, on a été jusqu'à conseiller l'ovariectomie ; on n'y est autorisé que si la continuité des douleurs porte atteinte à l'état général. Encore n'est-on pas certain de voir tous les troubles cesser à la suite de cette mutilation.

IV. — TROUBLES DE LA MÉNOPAUSE.

Au moment de la ménopause et encore plus après la ménopause artificielle qui suit la castration bilatérale, on voit quelquefois se développer une série de troubles pénibles, d'autant plus qu'ils persistent, chez certaines malades, pendant plusieurs années ; ce sont des bouffées de chaleur, de l'insomnie, de la céphalée, des migraines, une asthénie neuro-musculaire ou psychique, quelquefois de l'obésité.

Les promenades à pied, au grand air, les courses en automobile, l'absence d'excitation physique excessive et d'émotions morales, un régime contre l'obésité, un bon entretien de la peau et un fonctionnement régulier de l'intestin constituent les bases générales du traitement.

Contre les bouffées de chaleur et les transpirations nocturnes on se trouvera souvent bien des bains chauds à 40°. L'opothérapie ovarienne est très recommandée. Comme l'ingestion d'ovaire cru de mouton répugne souvent aux malades, on lui a substitué l'ovarine, poudre d'ovaire desséché, ou l'ocréine, corps jaunes desséchés, se fondant sur ce que le corps jaune est la partie active de l'ovaire [1].

Par ces divers moyens on arrive à obtenir une amélioration notable dans l'état des malades.

[1] On donne par jour deux ovaires de mouton, ou 10 à 30 centigrammes d'ovarine un quart d'heure avant le repas.

§ 2. — **Stérilité.**

Le nombre des ménages stériles est à peu près le même dans les différents pays, il oscille entre 11 et 13 p. 100 [1]. Autrefois on avait tendance à
imputer presqu'exclusivement à la femme la cause de la stérilité ; on sait
aujourd'hui que, dans environ 46 p. 100 des cas, la stérilité est sous la
dépendance directe du mari, exceptionnellement par suite d'impuissance,
ordinairement par azoospermie ; que, dans 12 à 13 p. 100 des cas, elle résulte
indirectement du mari qui a transmis à sa femme une gonorrhée l'ayant
rendue stérile, si bien que, dans 59 p. 100 des cas, le coupable est le mari
(Sänger). C'est là un premier point que l'on doit toujours avoir présent à
l'esprit lorsqu'une femme vient consulter parce qu'elle est désireuse d'avoir
des enfants. *Le traitement de la stérilité chez la femme ne doit jamais être
entrepris qu'après l'examen du mari au point de vue de sa faculté générative.*

Une fois le pouvoir fécondant du mari établi, il faut, pour traiter effica-
cement la stérilité, commencer par en déterminer la cause.

L'interrogatoire, particulièrement l'*étude de la physionomie de la menstruation*, donne déjà, comme le fait remarquer Pinard, des renseignements
importants.

Une femme réglée en temps voulu, de 12 à 15 ans, et dont la menstruation a, depuis son apparition, toujours été douloureuse, en particulier dans
les premières 24 heures, a probablement un utérus fléchi, avec rétrécissement plus ou moins considérable du canal.

Une femme réglée tardivement de 16 à 20 ans, irrégulièrement, perdant
peu, se plaignant de douleurs localisées au niveau d'un des ovaires, est une
femme chez laquelle l'évolution ovulaire est difficile et imparfaite. Souvent
c'est une femme maigre présentant, dans ses antécédents héréditaires, du
rhumatisme, de la goutte, de l'arthritisme, dans ses antécédents personnels
de l'urticaire, de l'herpès, des migraines, etc.

Une femme, tout d'abord réglée normalement, mais perdant de moins en
moins, ayant des retards de plus en plus grands, souvent atteinte d'embonpoint précoce et exagéré, est une femme chez laquelle les œufs ne mûris-
sent plus.

Une femme dont les règles, normales au début, deviennent de plus
en plus fréquentes et abondantes, qui perd des caillots, a le plus souvent un
utérus fibromateux.

---

[1] Consulter sur cette question MATTHEWS DUNCAN, *Sterility in women*, London, 1884.
— H. KISCH, *Causes et traitement de la stérilité chez la femme*, trad. franç., Paris, G.
Steinheil, 1888. — F. SCHENK, *Die Pathologie und Therapie der Unfruchtbarkeit des Wei-
bes*, Berlin, 1903. — PINARD, Stérilité. *Rev. de gynéc.*, Paris, 1906, p. 387.

L'interrogatoire terminé, il y a lieu de procéder à l'*examen direct* dans le but de rechercher s'il existe soit une obstruction empêchant la progression de l'ovule vers l'utérus ou l'ascension des spermatozoïdes, soit un état pathologique de l'endomètre empêchant la fixation de l'ovule fertilisé. Dans des cas exceptionnels, malgré tout ce que cela peut présenter d'inattendu, on constatera que la femme est vierge. Le toucher, combiné au palper, fera constater les vices de conformation, les déviations utérines, l'existence de fausses routes vaginales [1], etc. L'examen au speculum montrera au niveau du col un bouchon épais, opaque ou jaunâtre, etc.

Les données acquises de cette manière, on pourra poser, en connaissance de cause, les indications du traitement.

Les métrites, les fibromes utérins, les déviations utérines, les sténoses ou les états inflammatoires du col seront traités par les moyens habituels. Dans les flexions utérines, la dilatation et le redressement avec des laminaires, suivis de cathétérismes dilatateurs répétés avec des bougies d'Hegar, rendent des services indiscutables.

Lors d'ovulation imparfaite, Pinard recommande le régime lacté absolu suivi à plusieurs reprises pendant un ou deux mois. On voit l'obésité disparaître, les règles devenir normales et la fécondation ne tarde pas à s'effectuer.

Dans les cas de règles irrégulières d'emblée, peu abondantes, avec utérus infantile (col de volume exagéré avec corps très petit), il faut avoir de la patience, s'abstenir de toute intervention chirurgicale et se contenter de favoriser le développement général de l'organisme par l'exercice, une hygiène convenable et des cures thermales.

L'électricité statique rendrait quelquefois des services chez des femmes dont l'utérus est normal et dont les règles ont cessé tout à coup.

Le repos génital temporaire et les injections vaginales alcalines sont des adjuvants utiles du traitement chez certaines femmes nerveuses et à milieu alcalin acide.

---

[1] On désigne sous ce nom une profondeur exagérée du cul-de-sac vaginal postérieur.

CINQUIÈME PARTIE

OPÉRATIONS SUR L'APPAREIL URINAIRE

CHAPITRE PREMIER

EXAMEN CLINIQUE DE L'APPAREIL URINAIRE DE LA FEMME

Sommaire : Interrogatoire, fréquence et douleur des mictions. — Examen des urines. — Examen de l'urètre (méat, glandes de Skene, canal). — Examen de la vessie (percussion, palpation, cathétérisme, cystoscopie). — Examen des uretères (toucher vaginal). — Examen des reins. — Séparation intra-vésicale des urines. — Cathétérisme des uretères.

1° Interrogatoire. — Lorsque l'on se trouve en présence d'une femme se plaignant de troubles urinaires, on doit commencer par écouter le récit de la malade et tirer ainsi une indication de l'affection pour laquelle elle vient consulter. Dès que l'on a une idée de la nature des troubles qu'elle éprouve, il faut procéder à son interrogatoire, en dirigeant les questions de manière à arriver rapidement au diagnostic.

1° On commence par s'enquérir de l'*état des mictions*, de leur *fréquence* et de la *douleur* qui les accompagne.

a) *Fréquence.* — La femme a-t-elle souvent besoin d'uriner ? La fréquence est-elle continue pendant les 24 heures, ou seulement diurne ? ou nocturne ?

Si la fréquence empêche la femme de dormir, c'est qu'il existe une inflammation de la vessie, qu'il y a une cystite.

Si la fréquence cesse dans la position couchée et qu'elle n'existe que pendant la station debout ou pendant la marche, c'est que les symptômes vésicaux ont pour origine une lésion de voisinage. Il s'agit alors presque toujours d'une affection utérine, le plus souvent d'un utérus trop lourd pour ses moyens de suspension, soit qu'il ait augmenté de poids par suite d'une hypertrophie scléreuse d'origine inflammatoire, soit que ses moyens de soutien aient disparu, comme cela arrive dans les déchirures périnéales avec prolapsus.

b) *Douleur*. — A quel moment la femme souffre-t-elle?

Avant? pendant? ou après la miction ?

La douleur pendant la miction est l'indice d'une inflammation urétrale.

La douleur après la miction indique une inflammation vésicale.

2° Quelques questions permettent enfin de se faire rapidement une idée de l'*état général* de la femme et du fonctionnement de ses divers appareils.

2° Examen des urines. — Après l'interrogatoire de la malade, il y a lieu de procéder à l'examen des urines.

Pour faire cet examen chez l'homme, on le fait uriner dans plusieurs verres ; le premier verre, contenant les sécrétions du canal, indique jusqu'à un certain point l'état de l'urètre antérieur, le second marque plutôt l'état de l'urètre postérieur et de la vessie.

Cette séparation est moins importante chez la femme, car l'urètre est court, les sécrétions moins abondantes. Cependant elle a son importance ; aussi fera-t-on uriner la malade dans deux et même trois verres : le premier indiquera l'état de l'urètre ; les deux autres, celui de la vessie, surtout le troisième, qui est obtenu par l'expression de la vessie contractée sur le col vésical.

Je n'insisterai pas ici sur les caractères de la pyurie, sur ceux des hématuries, sur les conditions dans lesquelles ces phénomènes s'observent et sur leur valeur séméiologique; cela m'entraînerait dans des considérations trop longues et qui ne présentent rien de spécial à l'appareil urinaire de la femme.

3° Examen de l'urètre. — Pour faire cet examen, on commence par placer la femme en position du speculum.

a) On inspecte le *méat* en écartant avec précaution les grandes et les petites lèvres, se rendant ainsi compte des lésions de la muqueuse, voyant si elle est boursouflée, rouge et enflammée. On découvre ainsi parfois une petite tumeur rougeâtre s'insérant immédiatement en arrière du méat; c'est un polype de l'urètre, qui explique immédiatement les petites hématuries dont se plaint la malade.

Plus rarement, on constate que la muqueuse urétrale fait hernie sur tout le pourtour du méat : il s'agit alors d'un prolapsus de la muqueuse.

D'autres fois on se trouve en présence d'un épaississement dur et circulaire du méat, qui est l'indice d'une néoplasie maligne de l'urètre.

Enfin parfois on constate que l'orifice urétral est extrêmement dilaté, sans autre signe d'inflammation ; on peut alors conclure que la femme utilise son urètre pour un tout autre usage que l'évacuation de ses urines, ce cas n'étant pas aussi rare qu'on pourrait le supposer tout d'abord.

Les gynécologues américains insistent sur la nécessité de toujours rechercher, lors d'uréthrite, l'état des canaux, dits glandes de Skene, dont on peut

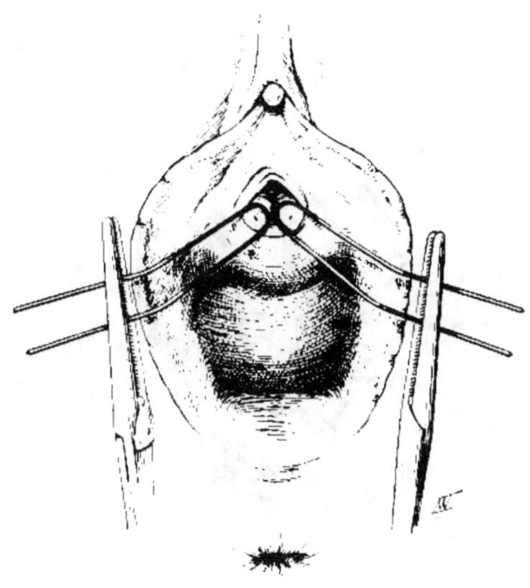

Fig. 365. — Glandes de Skene (Kelly).

facilement voir l'orifice en écartant, comme le conseille Kelly, le méat avec deux épingles à cheveux coudées à angle droit (fig. 365).

b) On examine ensuite le *canal de l'urètre*. Ici encore la simple *inspection* donne, dans quelques cas, des notions importantes pour le diagnostic, lorsque, par exemple, il existe un certain degré de prolapsus de la paroi urétro-vaginale, de l'urétrocèle. Il est facile de reconnaître, en examinant la paroi antérieure du vagin, ce qui correspond à l'urètre et ce qui correspond à la vessie. La portion urétrale, saillante en dos d'âne, à plis réguliers, est séparée de la portion vésicale plus étalée par un sillon transversal constant.

D'une manière générale, la simple inspection est toutefois insuffisante pour faire le diagnostic des maladies de l'urètre : il faut recourir à d'autres moyens et, tout d'abord, à la *palpation*. L'index étant introduit dans le vagin, la face palmaire appliquée contre la paroi inférieure de l'urètre, arrive à sentir le canal urétral et parfois à faire sourdre une goutte de pus à l'orifice du méat. On arrive ainsi à faire l'examen des sécrétions urétrales et à se rendre compte en même temps des modifications du canal, qui peut être épaissi, tendu, douloureux, comme dans les inflammations, ou, au con-

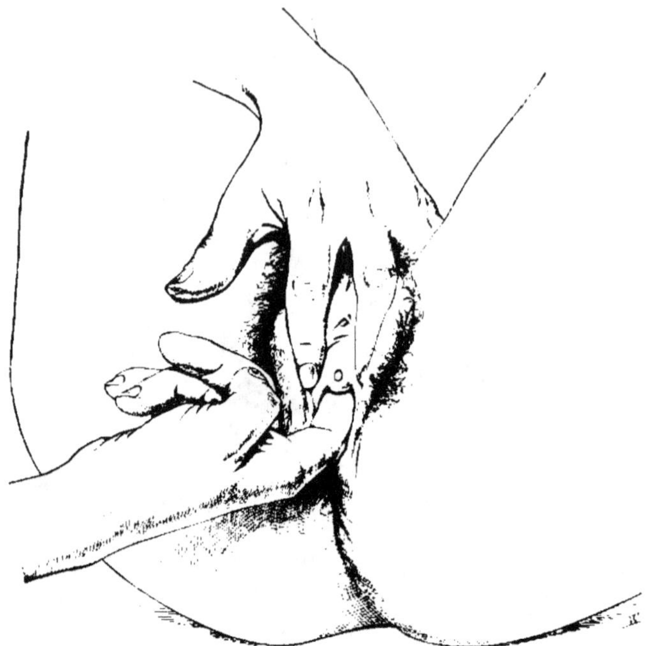

Fig. 366. — Examen des sécrétions urétrales.

traire, dur, donnant la sensation d'une corde rigide, nodulaire, comme dans les néoplasmes. Enfin, dans certains cas, on trouve de la rénitence ou de la fluctuation ; on a affaire à un abcès sous-urétral.

c) Cette palpation extérieure du canal terminée, on fait le *cathétérisme exploraleur* avec l'explorateur à boule olivaire, que l'on introduit doucement jusque dans la vessie. On peut ainsi constater le degré de sensibilité du canal et ses dimensions.

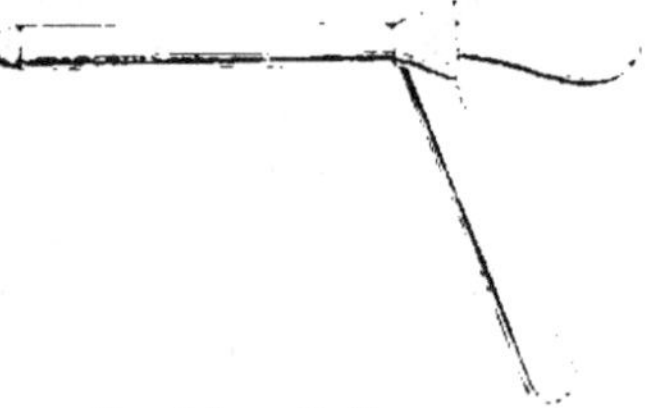

Fig. 367. — Urétroscope

d) L'examen à l'*urétroscope* sera souvent fort utile. Pour le pratiquer il suffit de prendre un tube métallique creux de 8 à 10 millimètres de dia-

mètre, muni d'un mandrin destiné à empêcher les lésions de la muqueuse urétrale pendant la pénétration de l'instrument. On l'introduit jusque dans la vessie ; puis, après avoir retiré le mandrin, on le ramène peu à peu vers le méat, pendant qu'à l'aide d'un miroir on projette dans sa cavité un faisceau de lumière. On voit ainsi le col vésical, puis toute l'étendue de l'urètre, qui d'abord revêt la forme d'un tube aplati, pour prendre ensuite l'aspect d'une fente transversale, enfin celui d'une fente verticale au niveau du méat. On peut ainsi distinguer, sur toutes les parties de la muqueuse urétrale, les végétations, les ulcérations et les orifices des glandes de l'urètre.

4° **Examen de la vessie.** — *a*) Il se fera tout d'abord par la *palpation abdominale* ; dans certains cas de rétention vésicale, la vessie forme une tumeur saillante dans l'abdomen, variété de tumeur à laquelle il faut toujours penser lorsqu'on se trouve en présence d'une masse arrondie, mate, fluctuante, située immédiatement au-dessus du pubis. Avant toute autre recherche, il convient, en pareil cas, de faire le cathétérisme évacuateur de la vessie. La palpation abdominale permet encore d'étudier l'état de la sensibilité vésicale et de rechercher la douleur à la pression. En pressant la vessie doucement, lentement, on réveille quelquefois de la douleur ; en lâchant brusquement le contact de la main avec la paroi, on provoque aussi souvent de la douleur, lorsqu'il existe un état inflammatoire.

b) *Le toucher vaginal*, en même temps qu'il fait constater, dans certains cas, l'existence d'épaississements, d'indurations, de tumeurs, permet de réveiller la douleur de la paroi inférieure. de la vessie, surtout si on le combine avec le palper abdominal.

Ce palper bimanuel constitue un excellent mode d'exploration de la vessie, surtout si l'on a préalablement mis la femme en position élevée du bassin, de manière à dégager l'excavation, en faisant tomber vers le diaphragme les viscères abdominaux, ce qui facilite beaucoup les recherches.

c) On place ensuite une *valve contre la fourchette*, de manière à la déprimer, et l'on regarde la paroi vaginale antérieure, se rendant ainsi compte des prolapsus de la paroi vésico-vaginale (cystocèles) et des fistules vésico-vaginales.

d) *Par le cathétérisme avec l'explorateur à boule*, on précise les dimensions en profondeur de la vessie et l'on constate la sensibilité de sa paroi postérieure ; à l'état normal, aucune douleur ne doit être réveillée ; s'il existe de la sensibilité, c'est que la vessie est enflammée.

e) Prenant ensuite une *sonde*, on l'introduit dans la vessie et l'on évacue ce réservoir. Ceci fait, avec une seringue on injecte une solution boriquée tiède lentement et progressivement, et l'on continue jusqu'à ce que la malade éprouve le besoin d'uriner.

Si la vessie est saine, on fait facilement pénétrer 150 à 200 centimètres cubes sans provoquer la moindre sensation. Si, au contraire, la malade ressent le besoin d'uriner à 25, 3o ou 60 centimètres cubes, c'est que la capacité physiologique de la vessie est diminuée, la capacité anatomique pouvant être conservée.

f) Enfin, par la *cystoscopie* on peut prendre une connaissance complète de la muqueuse vésicale. Cet examen, ordinairement pratiqué, comme chez l'homme, avec le cystoscope à prisme [1], peut être fait chez la femme avec un simple urétroscope. Pour distendre la vessie il suffit d'éle-

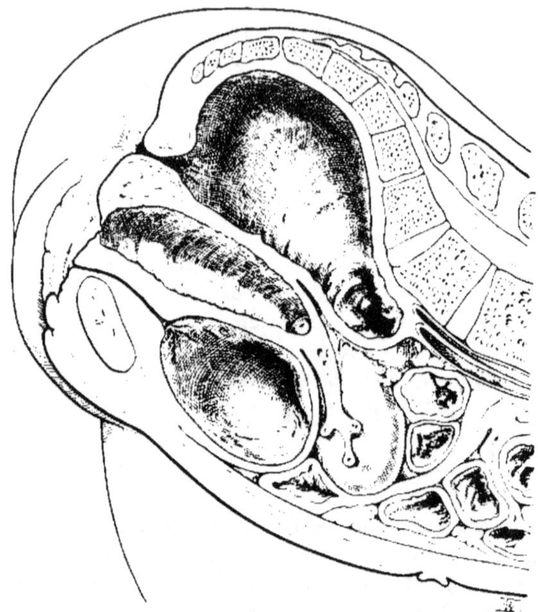

Fig. 368. — Dilatation de la vessie, du vagin et du rectum en position génu-pectorale. (d'après Kelly.)

ver fortement la région pelvienne de manière que le contenu de l'abdomen tombe vers le diaphragme ; l'air se précipite dans le réservoir urinaire, dès qu'un tube urétroscopique le met en communication avec l'atmosphère. Les chirurgiens américains placent la malade dans la position génu-pectorale, lui recommandant de mettre au contact de la table non les coudes mais la poitrine, cambrant légèrement le dos et prenant la précaution

[1] Voir Hartmann, *Chirurgie de l'appareil génito-urinaire de l'homme*, Paris, G. Steinheil, 1904.

d'enlever tous les liens qui pourraient comprimer la partie supérieure de l'abdomen (fig. 368).

On peut aussi, comme nous l'avons fait, mettre la femme en position élevée du bassin, sur un plan incliné, la calant à l'aide d'épaulières (fig. 369).

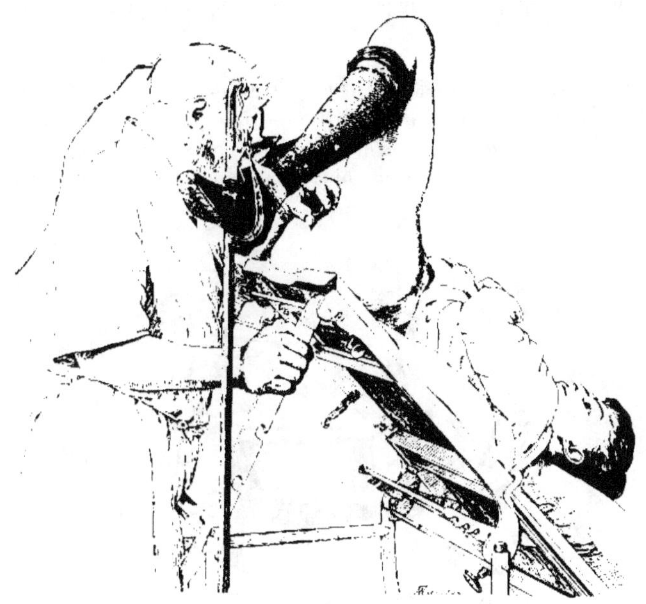

Fig. 369. — Examen de l'intérieur de la vessie en position élevée du bassin.

Après cocaïnisation de l'urètre, si le méat n'atteint pas 1 centimètre de diamètre, on le dilate avec le dilatateur conique de Kelly ou avec des bougies d'Hegar. On engage alors le speculum suivant la direction de l'urètre, l'inclinant d'abord

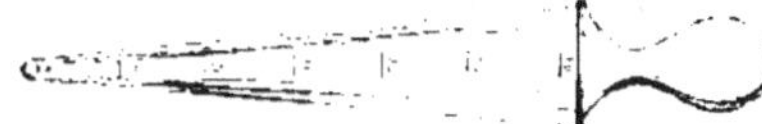

Fig. 370. — Dilatateur conique de Kelly.

un peu vers le sacrum puis contournant la symphyse. Dès que l'on enlève le mandrin obturateur, l'air ballonne la vessie.

Une fois la vessie remplie et l'urétroscope mis en place, on éclaire, avec un miroir frontal pourvu d'une lampe électrique, la vessie, dont on examine successivement les diverses parties.

Lorsqu'elle est saine, la muqueuse paraît lisse, pâle ou avec quelques vaisseaux. L'examen avec le cystoscope de Nitze donne toujours l'impression de vaisseaux plus volumineux et plus rouges que l'examen urétroscopique direct, parce que, dans ce dernier mode d'exploration, la vessie se trouve décongestionnée par le fait de la position élevée du bassin. Avec le tube urétroscopique, on inspecte successivement le trigone et les divers segments de la vessie.

5° **Examen des uretères**. — a) *Le palper abdominal* permet quelquefois de déterminer de la douleur au niveau du trajet de l'uretère.

b) *Le toucher vaginal* donne des indications plus précises. Quand on introduit le doigt dans le vagin en suivant la ligne médiane et qu'on va jus-

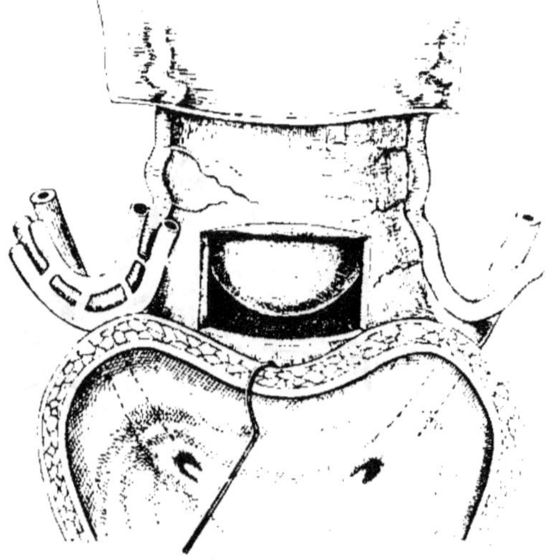

Fig. 371. — Rapports des uretères avec le vagin. (VARIATIONS.)

qu'au col utérin, on ne sent pas l'uretère, mais, lorsque le doigt, étant dans le cul-de-sac vaginal antérieur, est tourné latéralement, on sent en avant du col, décrivant autour du cul-de-sac vaginal antérieur un trajet arciforme et s'arrêtant à une petite distance de la ligne médiane, un cordon petit, dur, qui est l'uretère. Normalement il est assez difficilement perçu. Lorsqu'on trouve par le toucher vaginal un cordon gros et dur contournant la voûte vaginale et situé en dehors de la ligne médiane, on peut être sûr que l'on a affaire à un uretère malade.

6° **Examen des reins**. — L'examen des reins ne présente rien de particulier chez la femme ; le palper bimanuel est pratiqué comme chez l'homme [1].

Pour apprécier leur valeur fonctionnelle, on peut recourir soit au cathétérisme urétéral, soit à la séparation intra-vésicale, si simple dans sa tech-

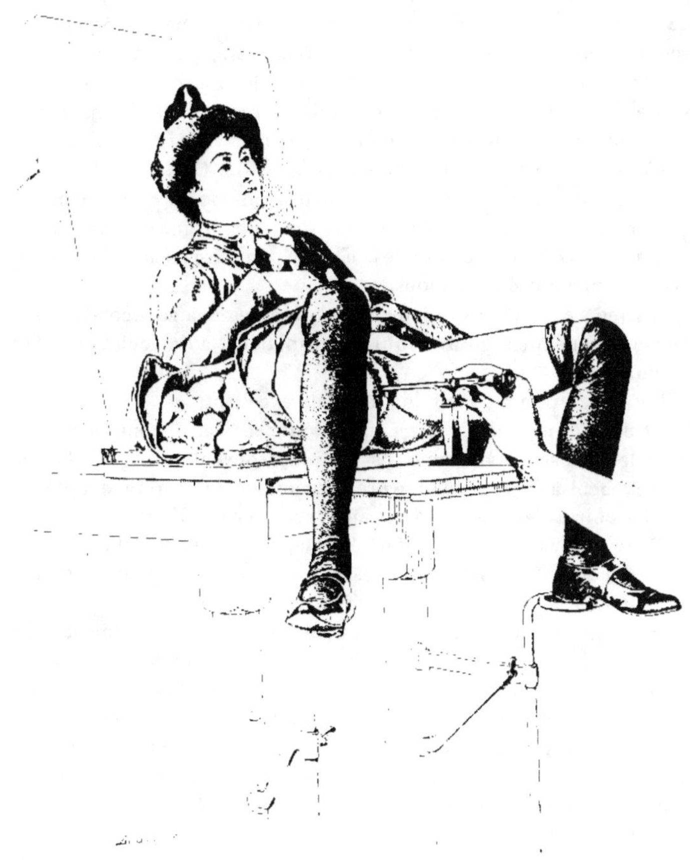

Fig. 372. — Séparateur de Luys mis en place.

nique que tout médecin peut la pratiquer sans éducation préalable avec l'instrument construit par M. Gentile pour notre ancien assistant, le docteur Luys.

Cet appareil développe, au contact de la paroi inférieure de la vessie, une

[1] Voir HARTMANN, *Chirurgie des organes génito-urinaires de l'homme.*

cloison en caoutchouc qui sépare le réservoir urinaire en deux parties. Il se compose de trois parties réunies ensemble : deux sondes métalliques et une pièce intermédiaire constituée par une lame métallique dans la concavité de laquelle peut se tendre et se détendre une chaîne analogue à celle de la scie à chaîne. Toute cette pièce est recouverte par une chemise en caoutchouc ; lorsque la chaîne est tendue, il s'élève entre les deux sondes une véritable cloison, tandis qu'au contraire, lorsqu'elle est détendue, l'élasticité du caoutchouc applique la chaîne sur la concavité de la cloison métallique.

L'appareil est introduit fermé dans la vessie. On fait saillir la cloison de caoutchouc, et, appliquant l'instrument contre la paroi inférieure de la vessie, on crée de cette manière un bas-fond, où l'urine de chaque rein vient s'accumuler de chaque côté de la cloison pour être ensuite évacuée au dehors par chacune des deux sondes.

L'urine s'écoule naturellement, et toutes les 20 à 25 secondes on voit apparaître les quelques gouttes qui correspondent à l'éjaculation intermittente des uretères.

Cet appareil m'a donné des résultats excellents.

Le cathétérisme de l'uretère, que l'on peut faire, comme chez l'homme, avec le cystoscope à prisme, est le plus souvent pratiqué chez la femme directement à travers un tube urétroscopique. Sa technique a été bien réglée par les chirurgiens américains, en particulier par Kelly.

Pour éviter que la dilatation vésicale, au moment de l'entrée de l'air, se fasse du côté de la base de la vessie, on recommande, avant d'introduire le tube urétroscopique, d'entr'ouvrir le vagin, de manière à ce qu'il se remplisse d'air, ce qui refoule vers la paroi abdominale la cloison vésico-vaginale. Dans ces conditions, lorsqu'on introduit l'urétroscope, cette cloison s'élève bien un peu vers le vagin, mais rarement au-dessus de l'horizontale, ce qui met les orifices urétéraux au niveau du speculum.

Pour les voir, on ramène à soi le tube urétroscopique jusqu'à ce que la muqueuse de l'orifice profond de l'urètre apparaisse au niveau de son extrémité interne. Le manche de l'instrument est alors élevé et le speculum directement enfoncé dans la vessie à une profondeur d'environ 3 centimètres. Abaissant ce manche de manière à amener le bout de l'urétroscope sur le même plan que la base de la vessie, on incline progressivement l'instrument latéralement jusqu'à ce que l'on voie l'orifice urétéral, qui apparaît ordinairement lorsqu'on a parcouru un arc de 15° à 30° à partir de la ligne médiane.

Dans quelques cas, par suite de l'inflammation de la muqueuse vésicale, l'orifice urétéral n'apparaît pas nettement, on se guide alors sur l'écoulement d'urine à son niveau et l'on se sert d'un fin stylet métallique (ureteral searcher) pour le trouver.

CHAPITRE II

CHIRURGIE DE L'URÈTRE

Sommaire : Opérations pratiquées sur l'urètre (cathétérisme, dilatation, urétrotomie interne, urétrotomie externe, urétrectomie, opérations contre l'incontinence d'urine). — Traitement des maladies de l'urètre (plaies, corps étrangers, calculs, inflammations, abcès sous-urétraux, urétrocèle, prolapsus de la muqueuse, tumeurs).

§ 1. — Opérations pratiquées sur l'urètre.

Cathétérisme. — Le cathétérisme de l'urètre est des plus simples, étant donnée la brièveté et la direction presque rectiligne de ce canal chez la femme. La seule précaution à prendre est de n'agir que sous le couvert de l'asepsie la plus stricte. Il faut ne se servir que d'instruments stérilisés, bien nettoyer le méat et ne faire le cathétérisme que sous le contrôle de la vue.

Le méat se trouve normalement au-dessus du tubercule limitant en avant la colonne antérieure du vagin. Au-dessus de ce repère constant se trouve l'orifice externe de l'urètre. Il suffit, pour faire le cathétérisme, d'y engager le bec de la sonde, puis d'abaisser légèrement son pavillon, tout en le poussant en avant. Avant que l'extrémité de la sonde pénètre dans la vessie, il est bon d'obturer son pavillon avec la pulpe du pouce, pour empêcher l'urine de s'écouler ailleurs que dans le vase destiné à la recevoir.

Les quelques difficultés, que l'on peut exceptionnellement rencontrer, tiennent soit à ce que le méat est dissimulé par des excroissances péri-urétrales ou par la saillie recourbée du tubercule antérieur du vagin normalement sous-jacent à cet orifice, soit à ce que le canal éprouve une déviation, en avant, du fait de la grossesse ou d'une tumeur utérine, en arrière, du fait de l'existence d'une dilatation de sa paroi inférieure, d'une urétrocèle. Il suffit d'être prévenu de ces complications pour être à même de les éviter.

Dilatation de l'urètre. — Le méat est la partie la moins dilatable de l'urètre ; aussi, quand il est petit et rigide, est-il prudent, avant de commencer la dilatation, de faire de petits débridements latéraux.

Lorsque l'on veut obtenir une dilatation modérée, par exemple, dans les cas où l'on veut faire une cystoscopie, une séparation d'urine, il suffit de passer dans l'urètre quelques bougies d'Hegar ou quelques Béniqués droits.

Lorsque l'on se propose de faire une dilatation large, on peut encore se

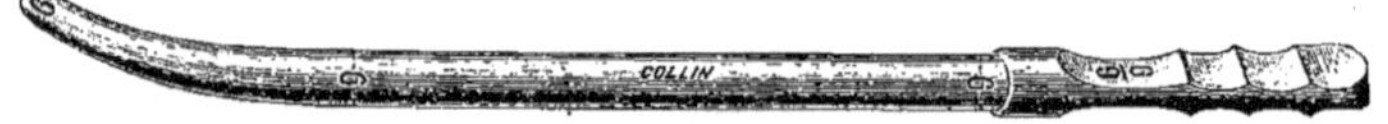

Fig. 373. — Bougies de Hegar à double graduation.

contenter des bougies d'Hegar, prenant des numéros de calibre graduellement croissant, jusqu'à ce que l'on ait obtenu l'élargissement désiré.

On s'est encore servi, pour dilater l'urètre et le col vésical, d'instruments spéciaux, du dilatateur gouttière de Tripier, du dilatateur à mandrins de Guyon-Duplay[1], du dilatateur conique de Kelly, etc. L'important est de toujours agir avec lenteur, de ne jamais brusquer la dilatation et de ne pas dépasser

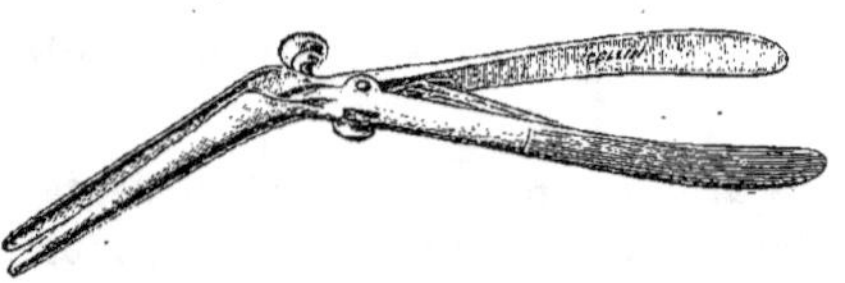

Fig. 374. — Dilatateur gouttière de Tripier.

un calibre de 20 millimètres de diamètre. On évitera ainsi les quelques rares accidents signalés, rupture, déchirure du canal, hémorragies, infiltration et surtout incontinence d'urine.

Ces dilatations larges ont été conseillées dans le traitement de certaines cystites douloureuses[1]. Elles ont été surtout pratiquées comme opération préliminaire à une exploration digitale, à une extraction de corps étrangers, à un curettage de la vessie.

Urétrotomie interne. — L'urétrotomie interne ne présente que de

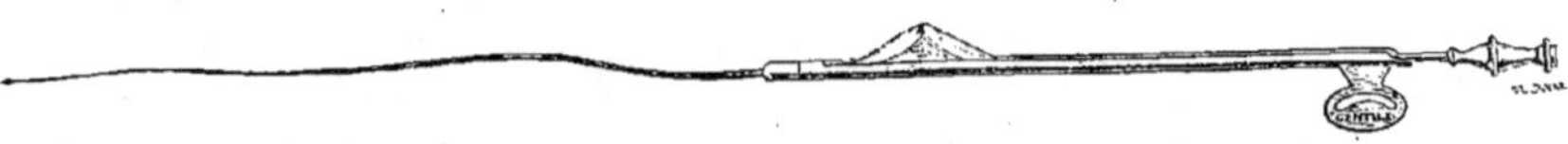

Fig. 375. — Urétrotome droit de Pasteau.

rares indications chez la femme. On la fait sur la paroi supérieure avec

[1] HARTMANN, *Des cystites douloureuses et de leur traitement.* Th. de Paris, G. Steinheil, 1887.

l'urétrotome de Maisonneuve ou mieux avec un urétrotome droit. L'opération et le traitement consécutif donnent lieu aux mêmes considérations que chez l'homme[1].

Urétrotomie externe. — L'urétrotomie externe peut être très simplement exécutée chez la femme en incisant directement la cloison urétro-vaginale. On peut aussi la pratiquer, comme le conseille Legueu, *par la voie sous-symphysaire*, qui met sûrement à l'abri de la fistule.

Après avoir étalé le vestibule vulvaire en écartant les petites lèvres, on fait au-dessus du méat, entre celui-ci et le clitoris, une incision courbe à concavité inférieure. Avec le bistouri, les ciseaux ou le doigt, on décolle l'urètre de la symphyse, s'arrêtant latéralement au niveau des corps caverneux qu'il faut ménager, sectionnant et liant, s'il y a lieu, les vaisseaux qui se rendent à l'urètre. Celui-ci est incisé au niveau de sa face supérieure sur une sonde cannelée.

On termine l'opération en suturant l'urètre après pose d'une sonde à demeure, et en comblant la plaie sous-symphysaire par des catguts perdus, qui relèvent le méat vers le clitoris et redonnent au canal sa courbure normale. Quelques points superficiels au crin réunissent les bords de l'incision vestibulaire.

Urétrectomie. — Legueu et Duval recommandent de même la voie sous-symphysaire et l'incision préliminaire, de l'urètre sur sa paroi supérieure de manière à juger, dès le début, de l'étendue des lésions à enlever. Ceci fait, on libère la paroi inférieure du canal jusqu'au delà du point où doit porter la section. Avant de pratiquer cette dernière, on place deux points para-urétraux, un de chaque côté, sur le canal pour empêcher sa rétraction vers la vessie. L'urètre est sectionné en avant de ces fils et fixé dans l'angle postérieur de la plaie vaginale. Celle-ci est reconstituée par suture en avant du nouveau méat.

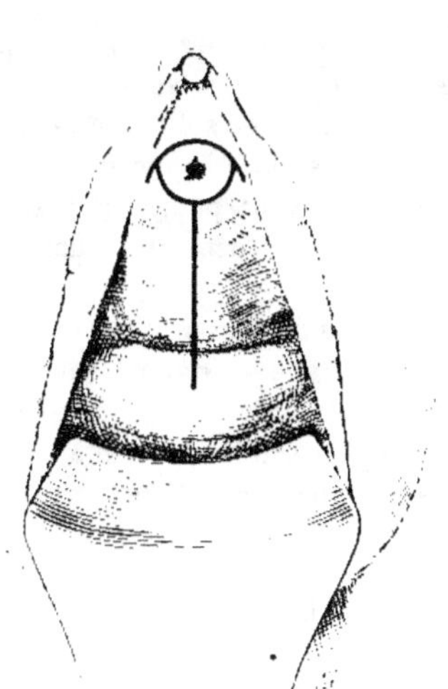

Fig. 375. — Tracé de l'incision pour l'urétrectomie.

[1] Voir HARTMANN. *Chirurgie des organes génito-urinaires de l'homme*. Paris, G. Steinheil, 1901.

Quand il est nécessaire d'extirper tout l'urètre, le jour obtenu par la simple incision sous-symphysaire n'est pas suffisant ; Zweifel l'a, en pareil cas, combinée à la symphyséotomie. Mac Gill commence par une taille sus-pubienne, puis enlève par le vagin la tumeur, qu'un aide refoule en bas avec deux doigts introduits dans la vessie.

Le résultat fonctionnel des extirpations partielles est excellent ; au contraire, les ablations totales, intéressant le sphincter vésical, sont suivies d'incontinence. Aussi certains chirurgiens ont-ils refermé complètement la plaie urétro-vésicale et établi, séance tenante, un méat hypogastrique, sur lequel un appareil collecteur des urines est facile à appliquer (Mac Gill, Zweifel, Battle).

Ces urétrectomies étant pratiquées pour des néoplasmes [1] en général malins, il y a lieu le plus souvent de leur adjoindre, dans la même séance, l'extirpation des ganglions inguinaux.

Opérations pratiquées contre l'incontinence d'urine. — Un grand nombre d'opérations ont été conseillées contre l'incontinence urinaire d'origine urétrale [2].

Les unes ont pour but de rétrécir le canal. On y arrive très simplement en pratiquant une *colporraphie antérieure* sous-urétro-vésicale [3], reconstituant, à la partie inférieure de l'urètre, une colonne solide en même temps que l'on resserre les tissus péri-urétraux. Associée à une périnéorraphie, cette colporraphie antérieure suffit le plus souvent pour guérir les incontinences incomplètes des femmes atteintes de prolapsus et de laxité exagérée des tissus pelviens.

Gersuny a cherché à obtenir le même résultat en pratiquant autour du col une série d'*injections de paraffine* [4]. Avec une seringue, dont le corps de pompe est chauffé par une circulation d'eau chaude, il injecte, après anesthésie locale, 2 centimètres cubes environ de paraffine fusible à 55°, au voisinage du col, circonscrivant celui-ci avec une série de petites masses de paraffine.

Pawlick a fait une opération déplaçant et allongeant l'urètre ; Duret, nous-même, avons rétréci l'urètre et remonté le méat vers le clitoris. Gersuny a tordu l'urètre après l'avoir disséqué. Pousson a combiné la torsion

[1] Nous avons eu l'occasion de faire avec un succès durable la résection de la partie terminale de l'urètre pour un cas, jusqu'ici unique, de rétrécissement tuberculeux, rappelant par son aspect celui des rétrécissements de même nature du rectum (HARTMANN, La tuberculose hypertrophique et sténosante de l'urètre chez la femme. *Ann. de gynéc.*, Paris, 1907, p. 1).

[2] COTTARD (H.), *Du traitement opératoire de l'incontinence d'urine chez la femme.* Th. de Paris, G. Steinheil, 1906-1907, n° 63.

[3] Cette colporraphie sous-urétrale peut être faite par avivement ou par dédoublement.

[4] GERSUNY, Paraffineinspritzung bei Incontinentia Urinæ. *Centr.-Bl. f. Gyn.*, 1900, p. 1281. — STEIN, *Paraffin-injektionen, Theorie und Praxis*, Stuttgart, 1904.

au relèvement du méat. Fritsch fait une incision sous-pubienne, décolle

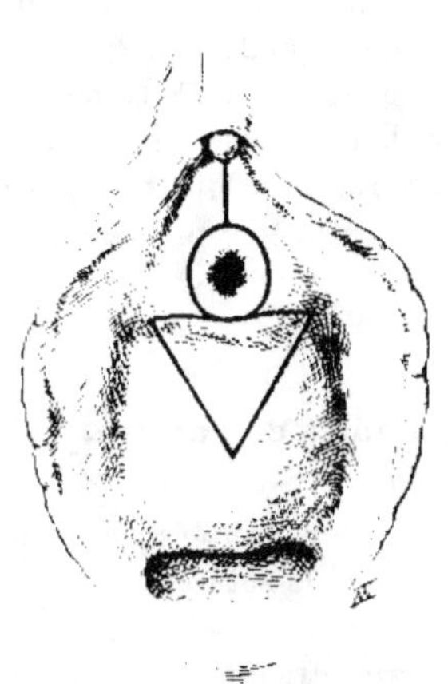

Fig. 377. — Opération pour incontinence d'urine. Tracé de l'incision.

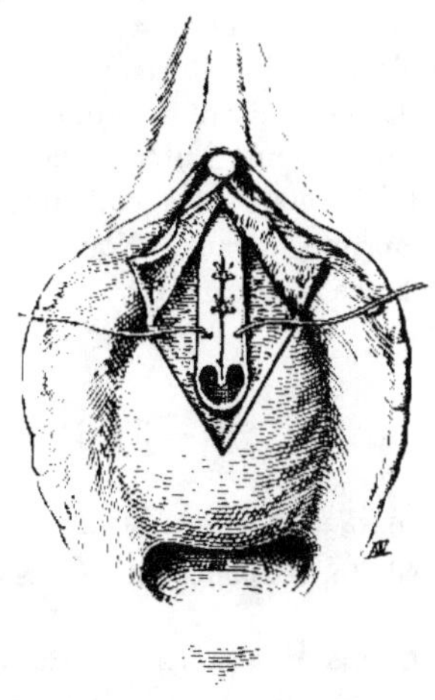

Fig. 378. — L'urètre a été disséqué ; un pli est fait sur sa paroi supérieure.

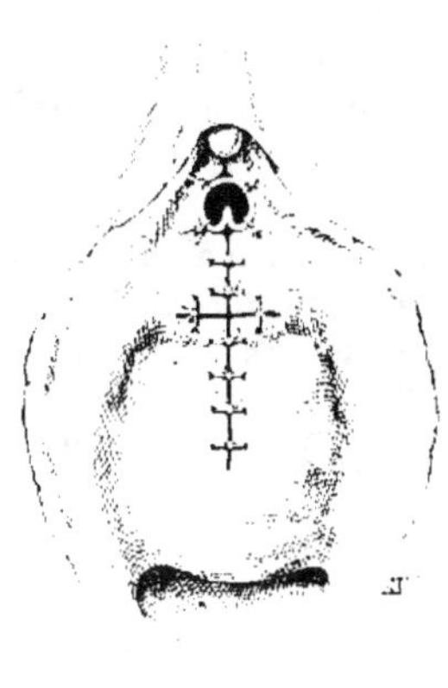

Fig. 379. — L'urètre plissé a été tordu d'une demi-circonférence, puis remonté au-dessous du clitoris.

l'urètre et la vessie de la symphyse, excise une longue bande longitudinale de la paroi supérieure du canal et du col, puis réunit la plaie urétrale par un surjet.

Le procédé qui nous semble le meilleur, est celui décrit par Albarran ; c'est une combinaison rationnelle des diverses opérations pratiquées antérieurement :

Une incision longitudinale part du clitoris et se dédouble au niveau du méat qu'elle encercle ; en ce point une incision transversale, tangente à la première, permet de dessiner deux lambeaux latéraux de forme triangulaire, à sommet postérieur (fig. 377). Les deux lambeaux triangulaires étant disséqués et relevés, l'urètre apparaît constituant le fond de la plaie ; on le dissèque à petits coups, lui conservant sa tunique musculaire et dégageant en bas la paroi vaginale jusqu'un peu au delà du col vésical. Il est alors facile d'abaisser le canal et de faire sur sa paroi supérieure un pli longitudinal, qui rétrécit sa lumière (fig. 378).

Cet urètre rétréci par formation d'un pli longitudinal supérieur est tordu d'une demi-circonférence et attiré en haut ; on fixe le méat immédiatement au-dessous du clitoris, puis on suture la plaie vaginale (fig. 379).

Dans des cas d'incontinence rebelle, Hofmeier[1] a, après colpotomie antérieure, basculé l'utérus dans l'épaisseur de la cloison urétro-vésico-vaginale, de manière à constituer ainsi une sorte de pelote sous-urétrale qui comprime le canal. Nous avons eu recours au même procédé et nous en sommes bien trouvé[2].

§ 2. — Traitement des maladies de l'urètre.

Plaies de l'urètre. — Les plaies récentes sont traitées par la suture immédiate, les plaies anciennes par l'avivement et la suture.

Corps étrangers et calculs. — Si le corps étranger ou le calcul est près du méat, visible et facilement accessible, il suffit de dilater l'entrée de l'urètre pour faire sortir le calcul par pression d'arrière en avant. S'il est plus en arrière, on l'extrait avec une curette ou mieux avec une pince guidée à travers l'urétroscope, ramenant, après l'avoir saisi, à la fois le calcul, la pince et le tube urétroscopique. Si le désenclavement est impossible, on fait une urétrotomie externe.

Dans un certain nombre de cas, le calcul est logé dans un diverticule de l'urètre, il faut alors, par une incision vaginale, enlever le calcul, exciser la poche, puis terminer par une suture à deux plans.

Urétrite. — Au début, lorsqu'il existe une inflammation aiguë non seulement de l'urètre mais de toute la région vulvaire, il faut donner de grands bains, faire des injections vaginales de permanganate, des applications de compresses imbibées dans la même solution et prescrire des boissons abondantes. Au bout de quelques jours on fait prendre des balsamiques puis, s'il y a lieu, on recourt aux lavages de l'urètre. Ceux-ci peuvent être faits avec

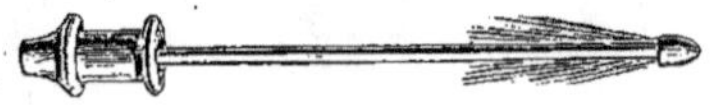

FIG. 380. — Canule à jet récurrent.

ou sans sonde. Lorsqu'on se sert d'une sonde, comme l'urètre est court, à peu près rectiligne, on peut se servir de sondes droites à jet récurrent, qu'on introduit jusqu'au niveau du col ; le liquide revient au méat en lavant le canal d'arrière en avant (fig. 380).

Souvent la réinoculation a lieu par suite de l'existence d'une série d'autres

---

[1] HOFMEIER, *Ann. de gynécol.*, Paris, 1906, p. 701.
[2] Voir, pour la technique de cette opération, plus haut, colpocœliotomie, p. 211.

foyers infectieux siégeant dans le vagin, le col utérin, les glandes de Bartholin et surtout dans ces petits conduits décrits par Skene au-dessous du méat.

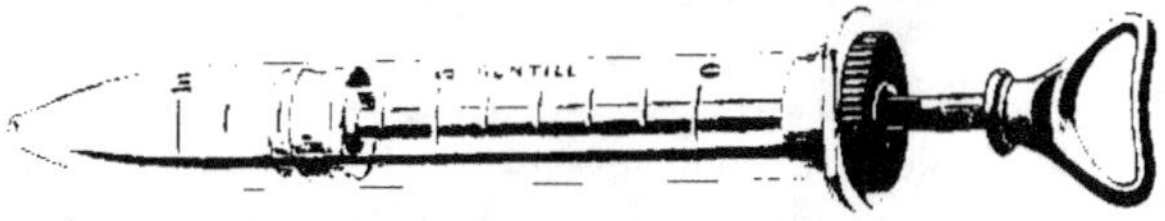

Fig. 381. — Seringue stérilisable.

Il est nécessaire de laver ces derniers d'une manière spéciale, y injectant avec de fines canules quelques gouttes d'une solution de permanganate de potasse à 1 p. 300, les vidant par pression puis recommençant l'injection.

Fig. 382.   Fig. 383.

Canules fines pour injections de canaux para-urétraux.

L'acide phénique en solution concentrée, le nitrate d'argent, etc., ont été préconisés. On a encore recommandé, pour tarir la suppuration de ces diverticules, de fendre la paroi muqueuse qui les sépare du canal, ou de les détruire en y insinuant une fine pointe de galvano-cautère.

A une période plus tardive on a conseillé les lavages de l'urètre avec une solution d'oxycyanure de mercure, les badigeonnages du canal à l'ichtyol pur.

Il est important de continuer le traitement pendant la durée des règles et de poursuivre l'infection dans toutes ses localisations ne se bornant pas à l'urètre, l'auto-inoculation étant très fréquente.

Une variété d'urétrite, surtout observée chez la femme et rebelle aux traitements habituels, est l'*urétrite proliférante*, qui peut occasionner de petites urétrorragies et quelquefois de la rétention partielle d'urine. Si les lésions sont limitées à la partie terminale du canal, on peut obtenir d'un coup la guérison en faisant une résection partielle de l'urètre ; si elles s'étendent jusqu'au col vésical, la résection de l'urètre n'est plus de mise, elle entraînerait une incontinence ; Legueu conseille, en pareil cas, de détruire les végétations après avoir pratiqué une urétrotomie externe sous-symphysaire. Nous nous sommes bien trouvé de la simple destruction au galvano-cautère, faite en plusieurs séances, avançant peu à peu dans la profondeur, après anesthésie locale et à travers le tube urétroscopique.

L'*urétrite scléreuse* est exceptionnelle ; on la traite par le massage et la dilatation faite avec des Béniqués droits et poussée assez loin, jusqu'aux nᵒˢ 55 et 60. Si elle échoue, on peut recourir à l'urétrotomie interne, ou même à l'urétrotomie externe par la voie sous-symphysaire, enlevant les callosités et laissant sans la réunir la paroi muqueuse supérieure, de manière à ajouter ainsi une pièce à l'urètre (Legueu).

Abcès sous-urétraux. — Les abcès sous-urétraux [1], qui s'ouvrent souvent dans l'urètre, peuvent être suivis de fistules urétro-vestibulaires ou urétro-vaginales ; on les traite par l'incision vaginale large, le curettage et le tamponnement. Si l'intervention est suivie d'une fistule, on ferme celle-ci secondairement par une petite opération.

Urétrocèle. — Quelquefois confondue avec la cystocèle, l'urétrocèle s'en distingue facilement par ce fait que la tuméfaction siège au niveau de l'urètre, en avant d'un sillon transversal constamment visible sur la paroi vaginale et correspondant profondément au col vésical. L'introduction d'une sonde recourbée dans le canal montre, du reste, qu'il s'agit bien d'une poche répondant à l'urètre.

Pour l'opérer on fend sur un cathéter cannelé toute l'épaisseur de la poche ; on excise en forme de côte de melon sa paroi inférieure et l'on suture ensuite les parties.

Prolapsus de la muqueuse urétrale. — Le traitement consiste dans l'excision suivie de suture. Fendant sur la ligne médiane, en avant et en arrière, le prolapsus, on place au niveau du sommet de chacune de ces incisions angulaires deux catguts affrontant la muqueuse de l'urètre à celle de la face externe du méat ; puis on excise successivement chacune des moitiés droite et gauche, suturant les muqueuses à mesure qu'avance la section, faisant une opération en tous points comparable à celle de Whitehead pour le prolapsus hémorroïdaire de l'anus.

Chez l'enfant Stoeckel se contente, après avoir attiré le prolapsus, de le lier avec une soie fine sur une sonde de Nélaton ; la guérison s'obtient rapidement après nécrose et détachement du cylindre muqueux étranglé.

Tumeurs. — Les petites *excroissances* (polypes muqueux, angiomes papillaires, caroncules), que l'on observe assez fréquemment au niveau du méat, sont excisées d'un coup de ciseaux courbes ; puis leur surface d'implantation est cautérisée au nitrate d'argent ; si elle est assez large, on place un point de suture au catgut. Les *fibromes* [2] et les *myomes* sont extirpés par

[1] HARTMANN et REYMOND, Abcès de la cloison urétro-vaginale. Suppuration de canaux accessoires de l'urètre. *Assoc. franç. d'urologie,* Paris, 1897, p. 56.
[2] J. BAURY, *Les fibro-myomes péri-urétraux chez la femme.* Th. de Paris, 1895-1896, n° 103.

énucléation. En présence d'un *cancer de l'urètre*[1], il y a lieu de faire l'urétrectomie. Un point particulier mérite une mention, l'existence possible de *tumeurs malignes péri-urétrales*. Il semble qu'en présence de ces dernières on puisse épargner l'urètre, sans grands inconvénients au point de vue de la récidive. Dans tous les cas, il y a lieu d'enlever, en même temps que la tumeur, les ganglions inguinaux.

[1] PERCY, Primary carcinoma of the uretra in the female. *Am. J. of obstetr.*, New-York, avril 1903, t. I, p. 457. — YASUZO KARAKI, Ueber primäres Karzinom der weiblichen Harnröhre. *Zeitsch. f. Geb. u. Gyn.*, Stuttgart, 1907, t. LXI, p. 151.

CHAPITRE III

CHIRURGIE DE LA VESSIE

----

§ 1. — Opérations pratiquées sur la vessie.

Cystotomie. — La vessie peut être ouverte chez la femme par diverses voies : au-dessus du pubis, c'est la *taille hypogastrique*, qui ne présente rien de particulier et s'exécute comme chez l'homme ; au-dessous du pubis, c'est l'ancienne *taille vestibulaire* de Lisfranc ; par le vagin, c'est la *colpocystotomie*.

TAILLE VESTIBULAIRE

La taille vestibulaire, proposée et pratiquée dès 1823 par Lisfranc, a été reprise, dans ces dernières années, par Legueu sous le nom de *taille sous-symphysaire*. Les premiers temps de l'opération sont identiques à ceux de l'urétrotomie externe sous-symphysaire [1].

La face supérieure de l'urètre étant dégagée, le doigt effondre les tissus fibreux rétro-pubiens, s'aidant au besoin du bistouri, dont on a soin de diriger la pointe en haut pour ne pas léser le canal. Dès que l'on est arrivé au niveau de la vessie, le décollement est des plus faciles.

On peut alors inciser la vessie ou le col. En principe il vaut mieux respecter ce dernier. On fera donc, entre deux veines ascendantes de la face antérieure de la vessie, une incision verticale de sa paroi et l'on placera sur chaque lèvre un fil suspenseur, de manière à pouvoir explorer l'intérieur du réservoir urinaire.

[1] Voir plus haut, p. 448.

L'opération terminée, on referme la plaie vésicale à un ou deux plans; on suture les parties molles du vestibule à l'aide de quelques points séparés au catgut, laissant un petit drain médian qu'on enlève très rapidement. Sonde à demeure.

Ce procédé de taille est particulièrement applicable aux cas où la voie vaginale ne peut être utilisée par suite de la persistance de l'hymen.

COLPO-CYSTOTOMIE

La malade est placée dans la position habituelle des opérations vagino périnéales : la vessie est lavée, puis moyennement distendue par l'injection de 150 à 200 centimètres cubes de solution d'acide borique tiède.

Un aide abaisse la paroi postérieure du vagin avec une valve ; avec un cathéter cannelé ordinaire ou mieux avec un cathéter spécial à manche coudé vers le haut, à cannelure perforée dans une étendue de 4 centimètres au niveau de sa partie convexe intravésicale, il déprime la cloison vésico-vaginale fig. 384). Ce cathéter doit être maintenu exactement dans le plan médian, afin de ménager à coup sûr les uretères. Le chirurgien, sur l'index gauche maintenu dans la cannelure dont il a préalablement reconnu les deux bords, ponctionne le vagin à 1 centimètre

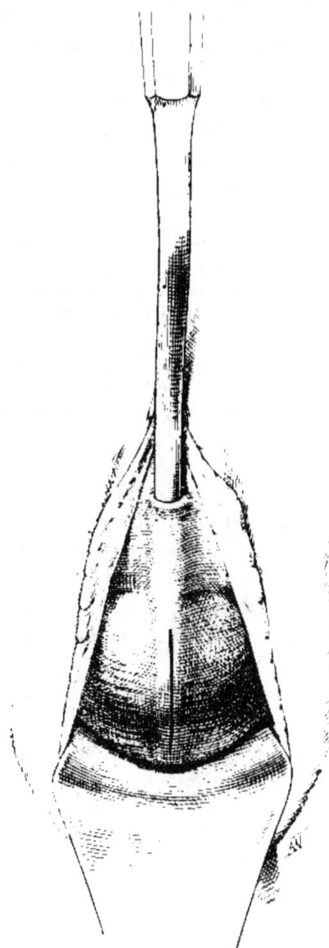

Fig. 385. — Colpocystotomie. Le cathéter fait saillir la cloison vésico-vaginale. Tracé de l'incision commençant en avant un peu en arrière du sillon transversal qui marque la situation du col vésical.

Fig. 384. — Cathéter pour taille vaginale. (HART-MANN.)

en arrière du col vésical ; grâce à la perforation de la cannelure, il peut
enfoncer le bistouri de 1 centimètre et demi à 2 centimètres et inciser toute
l'épaisseur de la cloison vésico-vaginale par une sorte de transfixion ; on est
sûr d'éviter ainsi tout glissement et d'avoir une section de la muqueuse
vésicale correspondant très exactement à celle de la muqueuse vaginale.

L'intervention intra-vésicale (extraction d'un calcul, d'un corps étranger, etc.) terminée, on suture à deux plans l'incision faite à la cloison et
l'on met une sonde à demeure, qu'on laisse 10 à 12 jours.

Rochet [1], craignant la formation consécutive d'une fistule, fait, à 1 centimètre en
arrière du méat, une incision transversale de 3 cm. 5 environ, n'intéressant que la
muqueuse vaginale. Puis il décolle, avec la sonde cannelée ou l'extrémité de ciseaux
mousses, la muqueuse vaginale de l'urètre et de la vessie ; il incise alors cette dernière.
Kelly [2] place la malade en position genu-pectorale, ponctionne la vessie avec un
bistouri coudé à angle droit, à 1 centimètre et demi du col utérin, puis ramène le
bistouri sur la ligne médiane dans la direction de l'urètre jusqu'à ce qu'il juge les
dimensions de l'incision suffisantes.

Colpo-cystostomie. — Lorsque l'on se propose de maintenir permanente
l'incision faite à la cloison vésico-vaginale, désirant fistuliser la vessie,
comme on le fait dans certaines cystites chroniques rebelles, il est bon de
prolonger l'incision assez loin en arrière, jusqu'au voisinage du col utérin
pour éviter la persistance d'un cul-de-sac à ce niveau, puis, comme la plaie
a une tendance spontanée à se fermer rapidement, de l'ourler en attirant
la muqueuse vésicale et en la suturant à la vaginale.

Ce n'est malheureusement pas toujours possible, par suite de la friabilité
de la muqueuse et de son adhérence aux couches sous-jacentes, résultant
de phénomènes inflammatoires. On est réduit alors à se contenter du
passage d'un gros drain à travers la vessie, de l'urètre à la fistule, réunissant par un fil ses deux extrémités. Au bout de quelques jours on peut
enlever le drain, la fistule est constituée. Si ultérieurement elle a tendance
à se rétrécir, on l'agrandit avec le thermo-cautère.

Il est bon de faire des lavages boriqués du vagin, afin d'y empêcher la
stagnation, la décomposition de l'urine et la formation de concrétions phosphatiques. Pour peu qu'il y ait des détritus fibrineux oblitérant de temps à
autre la fistule, il est, de même, utile de faire avec douceur des injections
vésicales, qui, passant par l'urètre, ressortent par la fistule.

Lithotritie. — La lithotritie chez la femme est plus difficile que chez
l'homme, ce qui tient à l'absence de bas-fond et à ce que les fragments

[1] Rochet, *Lyon médical*, 11 juillet 1909, t. CXIII, p. 57.
[2] H.-A. Kelly, *Americ. J. of obstetrics*, New-York, 1901, t. II, p. 23.

calculeux, au lieu de se réunir en un point, toujours le même, se disséminent dans toute l'étendue de la vessie. Aussi est-il nécessaire de suivre le conseil donné par Guyon [1] et de se créer un champ opératoire en déprimant, avec le talon du lithotriteur, la paroi vésico-vaginale, en un point plus ou moins voisin du col, pour y amener le calcul, le saisir et le broyer.

Curettage de la vessie. — Le curettage de la vessie a été pratiqué chez la femme par l'urètre [2]. Après anesthésie et lavage de la vessie, on introduit à travers l'urètre une curette longue et tranchante, puis sur le doigt vaginal, servant d'appui, on curette toute la paroi inférieure de la vessie. Pour le reste de la vessie, le curettage est toujours moins parfait, la paroi fuyant sous la pression de la curette et risquant d'être perforée si l'on met une certaine force. L'important, du reste, est de bien curetter la région du col vésical.

Une fois le curettage terminé, on refait un grand lavage de la vessie (sublimé à 1 p. 1.000, nitrate d'argent à 1 p. 500, créosote à 1 p. 100 et même teinture d'iode pure). Une grosse sonde de Pezzer est laissée à demeure et sert à instiller chaque jour, le matin, du nitrate d'argent à 1 p. 50, le soir, du goménol à 1 p. 20.

§ 2. — Traitement des maladies de la vessie.

Corps étrangers et calculs. — Les corps étrangers sont assez fréquemment observés dans la vessie de la femme. Dans un grand nombre de cas, il est possible de les extraire par les voies naturelles. Cette extraction est facilitée par l'emploi d'instruments spéciaux, crochet mousse enroulé et

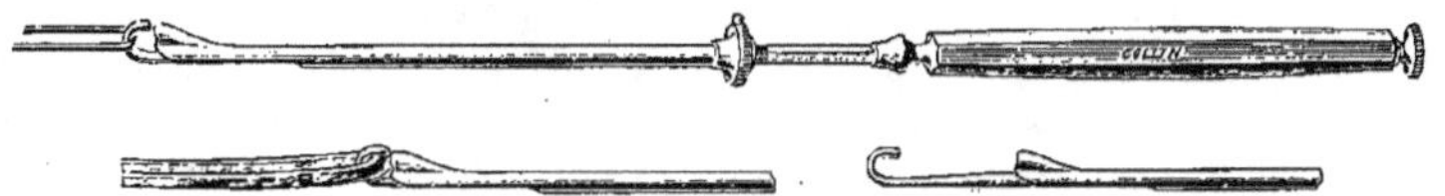

FIG. 386. — Crochet à recouvrement.

crochet à recouvrement de Collin, imaginés pour amener au dehors les épingles à cheveux, un des corps étrangers les plus fréquents de la vessie féminine. Il est, en général, facile de saisir l'épingle, mais il est souvent difficile de l'extraire. L'épingle a été introduite par son extrémité arrondie ;

[1] GUYON, *Annales de gynécologie*, Paris. 1891, t. I, p. 241.
[2] COURSIER, *Traitement des cystites chroniques rebelles chez la femme*. Th. de Paris, G. Steinheil, 1894.

une fois entrée dans la vessie, elle s'arc-boute par ses pointes contre le col, ou prend une direction transversale ; aussi ne suffit-il pas de l'attirer après l'avoir saisie, on s'exposerait à produire des lésions de la paroi vésicale. Il faut toujours agir avec la plus grande douceur. Le mieux est de déterminer

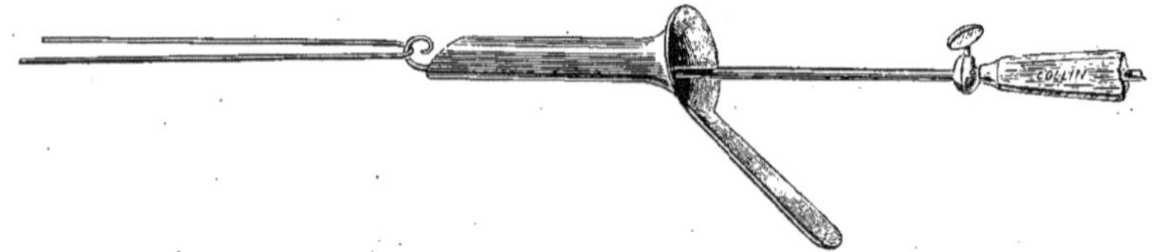

Fig. 387. — Aiguille saisie avec le crochet mousse enroulé
à travers le tube urétroscopique.

la situation et la direction du corps étranger avec le tube urétroscopique, puis, sous le contrôle de la vue, de l'amener en bonne position et de l'extraire.

Si l'on échoue, on dilate le col vésical et avec le doigt on fait exécuter à l'épingle une version, l'amenant par sa convexité vers le col et l'enlevant alors avec la plus grande facilité.

Lorsque le corps étranger est incrusté, on commence par broyer avec un lithotriteur les incrustations phosphatiques qui l'entourent.

Si l'on ne peut extraire le corps étranger par l'urètre, on a recours à un quelconque des procédés de taille vésicale que nous avons décrits, en particulier à la colpocystotomie, qui, peu recommandable pour l'ablation des néoplasmes, est excellente pour l'extraction des calculs et des corps étrangers.

Cystites. — Les indications générales du traitement sont les mêmes que chez l'homme. Il y a lieu toutefois, en présence d'une cystite chez la femme, de ne pas borner son examen à l'appareil urinaire, mais de toujours rechercher s'il n'existe pas concomitamment une affection de l'appareil génital qui pourrait causer ou entretenir l'inflammation de la vessie. Cette question des rapports existant entre les maladies de l'appareil génital et celles de l'appareil urinaire de la femme, est encore mal connue et demande de nouveaux travaux pour être élucidée.

Le traitement *prophylactique* est des plus importants ; on voit encore trop de cystites consécutives au cathétérisme. Il faut éviter les sondages inutiles, n'hésitant cependant pas à prendre la sonde dès qu'on sent la vessie distendue au-dessus du pubis. L'important alors est de suivre les règles de l'asepsie la plus stricte.

Le sondage, ordinairement pratiqué par l'infirmière, réclame des soins aussi grands qu'une réelle opération, si l'on veut éviter le développement d'une cystite. Celle-ci peut se développer même en l'absence de sondage, après les opérations étendues pour cancer par exemple. Dans ces cas, comme dans ceux où l'on est obligé de recourir au cathétérisme, il est bon de donner préventivement un peu d'urotropine.

Les cystites gangréneuses, que l'on a surtout observées au cours de la rétroflexion de l'utérus gravide [1] et après des colpohystérectomies pour cancer, peuvent être prévenues par un traitement approprié, le redressement de l'utérus gravide au quatrième mois, la péritonisation des parties dénudées de la vessie après ablation du cancer (Krönig).

Pour certaines *cystites rebelles*, la colpocystostomie, couramment pratiquée en Amérique, rend de réels services, en assurant le drainage et l'évacuation continue de la vessie. La fistule ne doit être fermée que lorsque la vessie est guérie, lorsque le pus a disparu de l'urine et que la pression de l'explorateur à boule sur la paroi interne de la vessie ne détermine plus de douleur [2].

Prolapsus de la muqueuse vésicale. — Le prolapsus de la muqueuse vésicale à travers le méat a été rarement observé [3]; il se distingue du prolapsus de la muqueuse urétrale par l'absence d'orifice en son centre et par son indépendance complète du canal dans toute sa hauteur. Le traitement consiste dans l'excision de la masse prolabée après cystotomie hypogastrique, de manière à bien voir ce qu'on enlève et à ne pas s'exposer à la lésion d'un uretère.

---

[1] PINARD et VARNIER, *Annales de gynécologie*, Paris, 1887, t. I, p. 85.

[2] HARTMANN, *Des cystites douloureuses et de leur traitement*. Th. de Paris, G. Steinheil, 1887.

[3] VARY, *Hernies de la vessie à travers l'urètre*. Th. de Bordeaux, 1894-1895, n° 82. — VILLAR, *Arch. provinc. de Chir.*, Paris, 1905, p. 373.

CHAPITRE IV

TRAITEMENT DES FISTULES URINAIRES

§ 1. — Fistules vésico-vaginales.

Les fistules vésico vaginales succèdent à des causes très diverses. Elles étaient autrefois fréquemment observées à la suite des accouchements laborieux.

A la suite de la compression prolongée exercée par la tête fœtale, les tissus s'escharifiaient, il en résultait des pertes de substance parfois considérables, compliquées de la présence de cicatrices vicieuses et même d'adhérences aux os voisins, à l'ogive pubienne en particulier. De là, comme nous le verrons, des lésions multiples dont la guérison est quelquefois des plus difficiles, ces lésions pouvant porter non seulement sur la cloison vésico-vaginale, mais encore sur le col utérin, sur les autres parties du vagin, sur l'urètre. Aujourd'hui, avec les progrès de l'obstétrique, le nombre de ces fistules a considérablement diminué ; par contre, les fistules opératoires ont augmenté de fréquence. On en voit à la suite de l'hystérectomie vaginale, de l'hystérectomie totale, en particulier de la colpo-hystérectomie pour cancer, et même de certaines interventions obstétricales, telles que la symphyséotomie et la césarienne vaginale.

Le traitement des fistules vésico-vaginales reste donc une question d'actualité. De nombreux procédés sont journellement publiés, dont quelques-uns ne sont du reste que des rééditions de méthodes anciennes. Il est important de connaître les principaux, la variabilité des lésions en face desquelles on se trouve, obligeant le chirurgien à connaître des procédés divers, lui permettant d'agir différemment suivant les cas en présence desquels il se trouve.

I. — Traitement prophylactique.

Le *traitement prophylactique* consiste dans la réunion des plaies vésicales au moment de leur production. Une plaie non suturée peut quelquefois guérir spontanément à la suite de la simple mise d'une sonde à demeure, il ne faut pas y compter et l'on doit toujours chercher à obtenir la réunion immédiate des lésions opératoires de la vessie. Pour obtenir cette réunion, on évitera de placer des points perforants, en particulier des points avec un fil non résorbable tel que la soie. C'est s'exposer à la migration du fil dans la vessie et à la formation autour de lui d'un calcul secondaire. On fera, au catgut, une suture à étages et l'on placera ensuite une sonde à demeure. Toutes les fois que cela sera possible, en particulier, à la suite des lésions vésicales consécutives aux colpohystérectomies, au lieu de laisser la ligne de réunion au contact de la plaie vaginale et de placer un drain ou un tamponnement, on cherchera à recouvrir la ligne de suture avec le péritoine vésico-utérin abaissé, c'est le meilleur moyen d'obtenir une réunion par première intention.

Ce traitement prophylactique n'est évidemment pas applicable aux fistules obstétricales, qui succèdent à la chute d'une eschare et ne peuvent par conséquent être immédiatement suturées. On a conseillé de chercher à en obtenir l'obturation par des cautérisations, en particulier par des attouchements avec le crayon de nitrate d'argent ou avec le thermocautère. L'efficacité de ce moyen ne semble pas établie. Peut-être, lorsqu'il est suivi de succès, s'agit-il simplement d'une de ces guérisons spontanées qu'on observe dans un certain nombre de cas. C'est l'opinion de quelques gynécologues, qui vont même jusqu'à dire que ces cautérisations sont nuisibles, parce que, si l'on n'obtient pas la guérison, elles n'aboutissent qu'à la création de tissu cicatriciel, dont la présence rend les interventions ultérieures plus douteuses et plus difficiles (Stoeckel).

On a conseillé aussi, pour favoriser la guérison spontanée des fistules vésico-vaginales, de placer la malade dans certaines positions, dans le décubitus ventral, dans le décubitus latéral du côté opposé à la fistule. Tous ces moyens sont aujourd'hui abandonnés.

On se borne à l'ablation des corps étrangers s'il y en a, aux irrigations vaginales, aux bains de siège et à la sonde à demeure.

Comme ces guérisons spontanées mettent un certain temps à se produire, on n'opérera pas immédiatement les fistules vésico-vaginales, d'autant qu'après l'accouchement les tissus sont plus friables, plus vasculaires et que, dans les fistules consécutives à une intervention chirurgicale, il existe souvent une suppuration voisine, qui peut être une cause d'échec pour la suture. Il faut attendre que la fistule ne diminue plus spontanément, que les tissus aient repris leur aspect normal, qu'il n'y ait plus de sécrétions pathologiques dans le voisinage.

On ne pourra donc pas opérer avant la sixième ou la dixième semaine ; en général, du reste, les malades ne se décident que tardivement à l'opération ; et lorsqu'elles se présentent au chirurgien il n'y a pas à se poser cette question de date, que nous venons de discuter.

Si une tentative opératoire a échoué, il est bon d'attendre deux à trois mois avant de recommencer à intervenir.

II. — TRAITEMENT PRÉ-OPÉRATOIRE.

Le premier point est de traiter le vagin et la vessie. S'il existe des incrustations calcaires, des surfaces ulcérées et granuleuses, il faut commencer par en obtenir la disparition, modifiant l'alcalinité des urines, faisant des injections répétées de solutions boriquées chaudes, abstergeant le vagin et la vulve avec des tampons de coton montés sur des pinces, faisant des applications de nitrate d'argent sur les surfaces ulcérées. Si, en même temps que la communication avec la vessie, existe une fistule recto-vaginale, on oblitère d'abord cette dernière, de manière à éviter les causes d'infection venue de l'intestin.

Quand le vagin est rétréci par des brides cicatricielles, on commence par le dilater graduellement, faisant des tamponnements répétés avec de la gaze aseptique ou y introduisant des boules en aluminium de calibre graduellement croissant. On continue la dilatation jusqu'à ce qu'on ne trouve plus aucune bride saillante dans la cavité vaginale. Les tractus cicatriciels résistants doivent être sectionnés à ciel ouvert, et avec prudence, surtout ceux qui avoisinent le rectum ou le cul-de-sac postérieur.

Cette dilatation préalable, bien étudiée par les gynécologues américains, Sims, Bozeman, encore pratiquée par quelques opérateurs, est rejetée par le plus grand nombre. Il est certain qu'elle donne du jour et qu'elle amène le relâchement en même temps que la libération des bords de la fistule, en faisant cesser la rétraction des adhérences cicatricielles qui les tirent dans des sens opposés. Mais elle a l'inconvénient d'être pénible, douloureuse, de demander des semaines, d'entraîner une macération vaginale nuisible. Elle n'améliore en rien les résultats. Personnellement nous n'y avons jamais eu recours.

Au contraire, il n'y a pas de discussion sur la nécessité de traiter les lésions qui peuvent exister du côté de l'appareil urinaire, de faire cesser la purulence des urines, cause d'échec pour la réunion, et de dilater les rétrécissements de l'urètre s'ils existent.

Les préparatifs immédiats de l'opération ne présentent rien de particulier ; on donne un bain, un purgatif, on rase la vulve la veille, puis, une fois la malade endormie, on procède à un dernier nettoyage du vagin.

III. — OPÉRATION.

Technique générale. — On a beaucoup discuté sur la position dans laquelle on doit opérer. Les chirurgiens américains recourent à la position latérale ou à la genu-pectorale. Nous leur préférons la *position dorso-sacrée*. Le point important est de *bien exposer la fistule* : on y arrive en se servant d'écarteurs variés, en abaissant, quand c'est possible, le col uté-

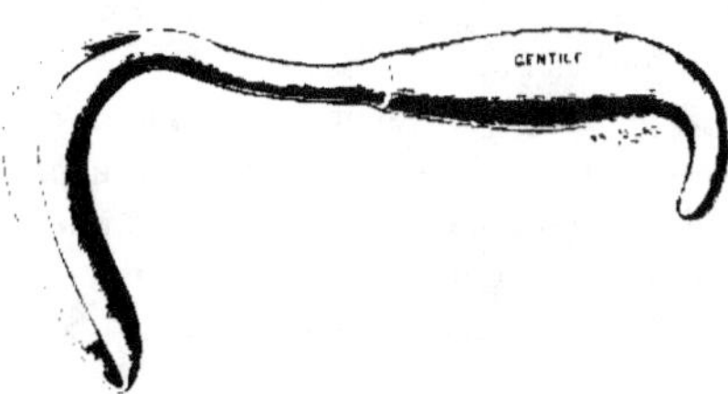

Fig. 388. — Valve vaginale.

rin à la vulve et en tendant les parois vaginales tout autour de l'orifice fistuleux avec de fines pinces de Museux (fig. 389).

Si la fistule est inaccessible par suite de l'existence de brides cicatricielles, il ne faut pas hésiter à les inciser, pratiquant, si c'est nécessaire, un débridement de la vulve ou même l'incision paravaginale de Schuchardt[1].

Avant de tracer la surface d'avivement, il est bon de regarder une dernière fois dans quel sens se fait le plus facilement et sans tension le rapprochement des parties. Ceci fait et sans se presser, sans déchirer les parties en les tirant trop violemment, on commence l'*avivement*. Il faut bien tendre les parties à couper et avoir un bistouri extrêmement tranchant. Les bistouris spéciaux, boutonnés, coudés sur le manche,

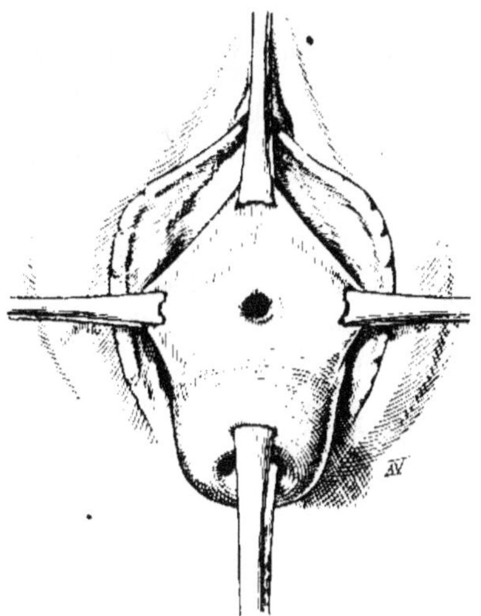

Fig. 389. — Fistule vésico-vaginale bien exposée par abaissement du col et traction sur les parois vaginales.

---

[1] Voir plus haut, p. 99 et p. 253. Michaux a conseillé, pour les fistules très haut placées, de faire une incision ischio-rectale parallèle et à un bon travers de doigt du sillon

dont on se servait autrefois, sont inutiles et peu pratiques. Un simple bistouri droit, à manche un peu long, suffit. L'hémorragie veineuse, qui se produit à ce moment, est sans importance, la pose des sutures suffira pour l'arrêter ; au contraire s'il existe un jet artériel, il est bon de placer sur le vaisseau qui donne un fin catgut ; on a vu des hémorragies graves survenir à la suite de l'omission de cette petite précaution.

Pour la *réunion* nous employons, lorsque nous faisons une suture à plusieurs plans, le catgut pour les points profonds, le crin de Florence ou le fil d'argent pour les fils saillant dans le vagin. Pour les sutures à un seul plan nous nous servons uniquement de fils non résorbables.

Ces quelques considérations sur la technique générale des opérations de fistules montrent que les progrès récents ont été surtout réalisés par un retour à la simplicité ; l'instrumentation compliquée, que l'on trouve encore chez les fabricants, est inutile et l'on se contente actuellement de l'arsenal courant, sans employer à aucun moment d'instruments spéciaux.

Avivement simple. — L'avivement simple est le procédé le plus communément employé. Il doit être large, dépasser 1 centimètre, comprendre

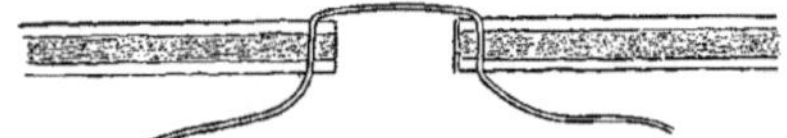

Fig. 390. — Avivement trop peu étendu, portant sur la muqueuse vésicale, fils perforants. Trois fautes.

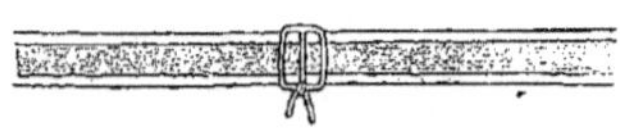

Fig. 391. — Insuccès probable par suite de la brièveté de la surface d'avivement; incrustation possible de la portion intra-vésicale des fils.

la muqueuse vaginale et toute l'épaisseur de la cloison, à l'exception de la muqueuse vésicale.

Avec le bistouri, on incise superficiellement le vagin tout autour de la

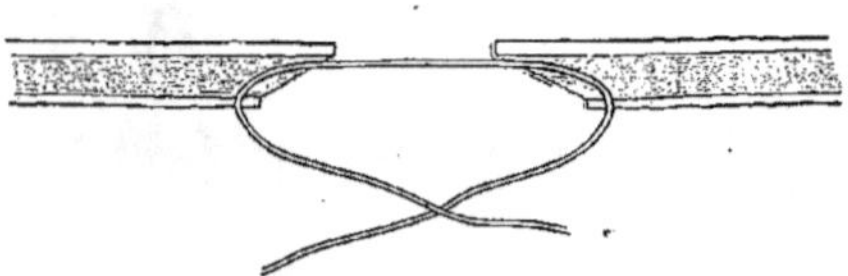

Fig. 392. — Avivement vaginal large, fils coaptant une grande étendue de tissus, et passant sous la muqueuse vésicale.

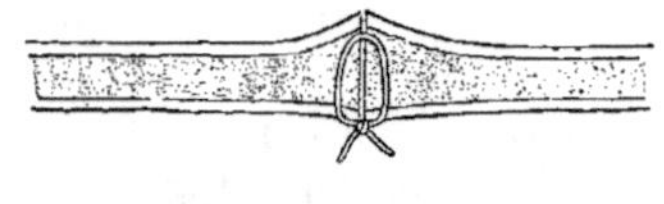

Fig. 393. — Les parties sont bien et largement coaptées; les fils ne perforent pas la vessie.

fistule. Ceci fait, on saisit le lambeau à enlever avec une pince à dents de

inter-fessier. Cette incision commence en arrière à la hauteur de l'anus et se dirige en avant sur une longueur de 10 centimètres environ, jusqu'au point de croisement de l'arcade ischio-pubienne par la grande lèvre. Avec les doigts on décolle la graisse ischio-rectale et on la refoule contre la tubérosité ischiatique. Le vagin refoulé avec le doigt est ponctionné à 3 ou 4 centimètres du col, puis l'incision agrandie avec les ciseaux (MICHAUX, *Congrès français de chirurgie*, 1892, p. 717).

souris et on l'excise avec le bistouri, prenant soin de couper nettement et obliquement les tissus jusqu'au fond de la fistule. Cet avivement doit être complet. S'il persiste des parcelles non dénudées, il faut les attirer et les exciser secondairement avec de fins ciseaux courbes.

L'avivement doit de plus être régulièrement oblique du vagin vers la

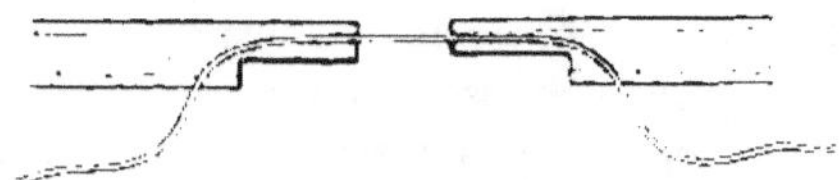

Fig. 394. — Avivement en escalier (mauvais).

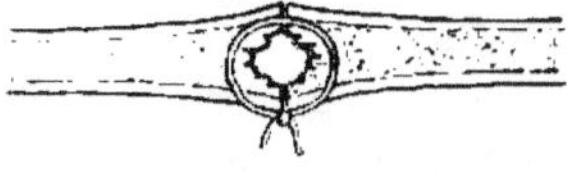

Fig. 395. — Après cet avivement, les parties se coaptent mal.

vessie. Un avivement en escalier se prête mal à l'affrontement complet des surfaces (fig. 394 et 395). Pendant tout ce temps de l'avivement, un aide avec un jet d'eau salé débarrasse le champ opératoire du sang qui s'y trouve. L'avivement terminé, une compression temporaire avec un tampon de gaze stérilisée suffit pour arrêter le suintement sanguin.

Il ne reste plus qu'à réunir les parties avivées. Les fils doivent passer sous toute la surface d'avivement, prendre des surfaces larges et symétriques, ne pas être trop multipliés et laisser entre eux des intervalles de 1/2 à 1 centimètre. Il faut les serrer assez pour bien mettre au contact les parties mais éviter la constriction des tissus de manière à ne pas les mortifier.

Nous nous servons, pour les passer, d'aiguilles à courbure assez forte, tenues avec le porte-aiguille, nous aidant quelquefois du tenaculum pour fixer les tissus pendant que nous passons l'aiguille. Il est bon de commencer par passer la suture moyenne, perforant la muqueuse vaginale à 3 millimètres environ du bord de l'avivement, la faisant apparaître juste au-dessous

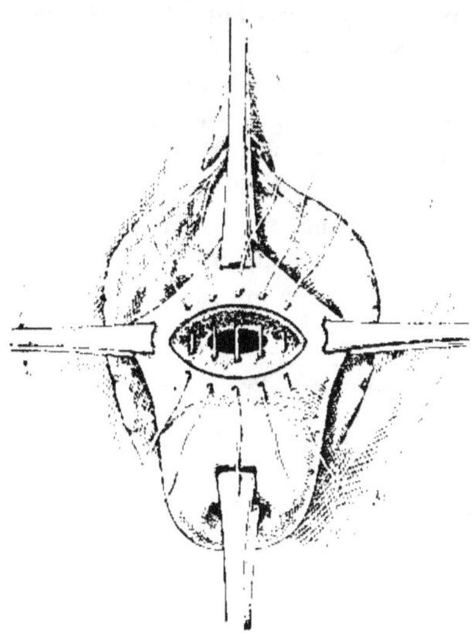

Fig. 396. — Suture après avivement.

de la muqueuse vésicale puis chargeant la lèvre du côté opposé.

Les deux chefs du fil sont saisis avec une pince à pression ; on place ensuite les autres fils, ne commençant à les serrer que lorsqu'ils sont tous placés. Cette réunion de la surface avivée est faite dans le sens le plus favo-

rable au rapprochement des parties, suivant une ligne oblique, courbe, en
U ; le seul point qui importe est d'éviter les lignes de sutures se croisant
en H, en Y, etc., le point de croisement de deux lignes de sutures constituant toujours un point faible.

Si la fistule siège près du col de la vessie, il faut penser aux uretères,
s'assurer, avant de commencer l'opération, qu'ils ne s'ouvrent pas sur ses
bords, au besoin les disséquer un peu pour les retourner vers la vessie et
avoir soin, au moment du passage des fils à leur niveau, de ne pas charger
trop de tissus pour être sûr de ne pas les oblitérer. Quand les surfaces
avivées ne se laissent pas rapprocher, il est nécessaire de mobiliser les parties fixées. Dans un cas où la fistule adhérait par une de ses extrémités au
pubis, Kelly s'est contenté d'introduire un ténotome à travers la vulve à
3 centimètres environ du point fixé et, par la voie sous-cutanée, a libéré
l'adhérence osseuse.

Le plus souvent, on se borne à continuer l'avivement par une incision
plus ou moins longue dont on décolle les lèvres ; d'autres fois, on a fait,
au niveau de la cicatrice, un débridement latéral, ou bien on a combiné ces deux procédés, décollant un lambeau, puis faisant parallèlement à
lui une incision de manière à mobiliser les tissus. Enfin on a modifié secondairement la surface d'avivement, ajoutant aux extrémités de l'avivement
primitif deux avivements secondaires et commençant par suturer ces derniers de manière à rapprocher les parties à leur niveau et à avoir au centre,
au niveau de la fistule, des parties coaptables sans tiraillements.

L'opération terminée, on tamponne mollement le vagin avec de la gaze
iodoformée et l'on place une sonde à demeure. Le mieux est de se servir de
la sonde en forme de pastille de De Pezzer, qu'on introduit très facilement

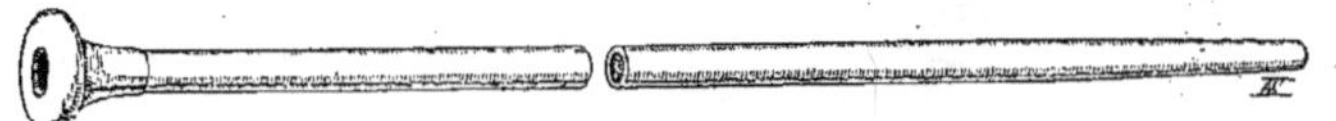

FIG. 397. — Sonde de Pezzer.

dans l'urètre féminin et qui reste en bonne position sans avoir besoin d'être
fixée. Si l'on n'a pas ce modèle de sonde à sa disposition, on peut se contenter d'un simple tube de caoutchouc qu'on introduit, après injection de
solution boriquée dans la vessie jusqu'à ce que du liquide sorte par son
extrémité ; le tube à ce moment fait exactement saillie au-dessus du sphincter ; il suffit de le fixer au méat par un point de suture pour le maintenir en
bonne position. On laisse la sonde à demeure pendant environ une semaine,
faisant prendre à la malade 1 gr. 5o d'urotropine par jour et même lavant
quotidiennement la vessie avec une solution faible de nitrate d'argent
(1 p. 1000), si les urines sont purulentes.

Les fils sont enlevés progressivement du dixième au quinzième jour sous le contrôle de la vue, après avoir déprimé la fourchette avec une valve de Sims. Si on ne les voit pas bien, on promène doucement le doigt sur la ligne de suture, ce qui permet de préciser immédiatement leur situation.

Dédoublement. — L'avivement par dédoublement peut être exécuté de deux manières différentes, soit en partant de l'orifice fistuleux, soit en partant d'une incision encerclant la fistule et passant à 1 centimètre et demi environ en dehors d'elle.

1° *Dédoublement en partant de la fistule.* — Décrit par Gerdy en 1841,

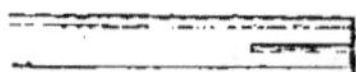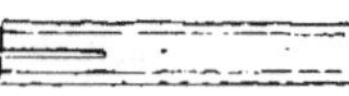

Fig. 398. — Avivement par dédoublement en partant de la fistule.

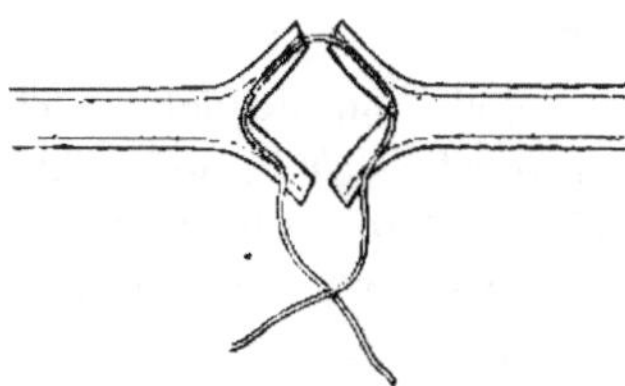

Fig. 399. — Suture après dédoublement.

puis abandonné en faveur de l'avivement,

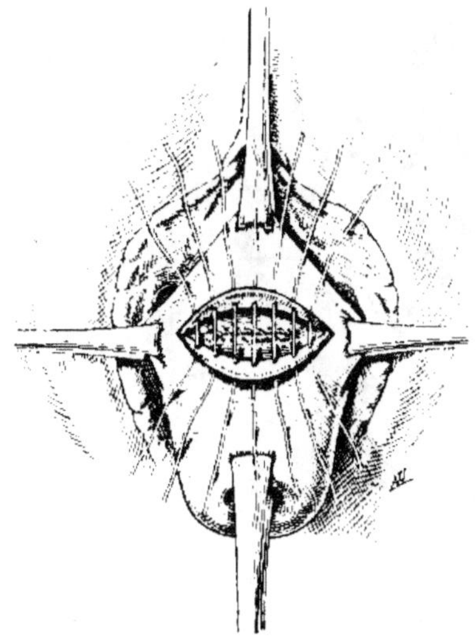

Fig. 400. — Suture après dédoublement partant de la fistule ; la muqueuse vésicale est réunie ; les fils vaginaux sont placés, mais non serrés.

ce procédé a été repris en 1864 par Duboué, puis en 1896 par Phénoménoff, par Ricard[1] et par d'autres. Sur tout le pourtour de l'orifice fistuleux, à l'union de la muqueuse vaginale et de la muqueuse vésicale, sur le tissu cicatriciel, on fait une incision qu'on prolonge de chaque côté sur la muqueuse vaginale. Il est alors facile de dédoubler chacune des lèvres, clivant les parois, vésicale et vaginale, sur une étendue variable de 1 à 3 centimètres (fig. 398 et 399).

Ce dédoublement terminé, on voit au fond de la plaie la vessie libérée, flasque et flottante autour de l'orifice fistuleux. On ferme celui-ci avec un catgut fin non perforant placé en bourse ou en surjet, puis par-dessus on suture les lambeaux vaginaux, ayant soin de les traverser à leur base, au niveau de l'angle dièdre résultant du dédoublement (fig. 400).

---

[1] RICARD, *Congrès français de chirurgie*, Paris, 1896, p. 927.

2° *Dédoublement en partant d'une incision à distance de la fistule.* — Braquehaye [1] fait, à une petite distance de la fistule, une incision qui l'en-

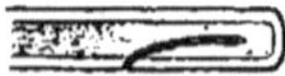

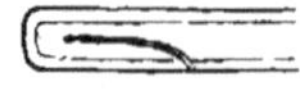

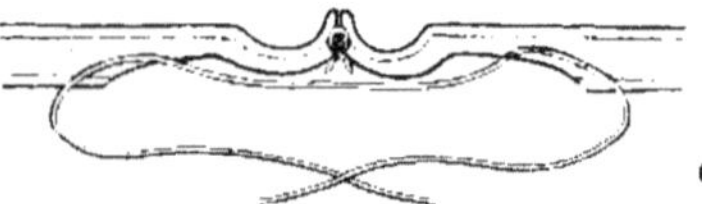

Fig. 401. — Dédoublement par une incision faite à distance.

Fig. 402. — Suture de la muqueuse vésicale rebroussée. Placement des fils vaginaux.

cercle, puis dédouble la cloison vésico-vaginale en se dirigeant de l'incision vers l'orifice fistuleux (fig. 401).

Il fait une incision circulaire passant à 7 millimètres au dessus, à 12 au-dessous de la fistule, puis dissèque l'îlot de muqueuse vaginale ainsi cir-

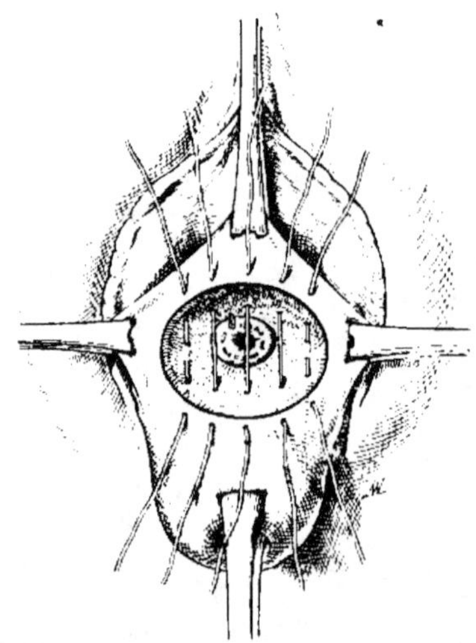

Fig. 403. — Suture après dédoublement par une incision à distance; la collerette muqueuse est rebroussée vers la vessie par un catgut en bourse; les fils vaginaux sont placés, mais non serrés. Lorsqu'ils seront serrés, la ligne de réunion vaginale sera postérieure par rapport à la suture vésicale, par suite de l'asymétrie de l'incision primitive.

conscrit jusqu'à 2 ou 3 millimètres du rebord de la fistule. On a ainsi une collerette de muqueuse adhérente à la fistule elle-même par un pédicule circulaire. Cette collerette est rebroussée dans l'orifice fistuleux, de façon

[1] Braquehaye. *Congrès français de chirurgie*, Paris, 1899, p. 659, et *Bull. et Mém. de la soc. de chir.*, Paris, 1900, p. 988.

que sa face muqueuse regarde la cavité vésicale, sa face cruentée le vagin. On la suture à elle-même avec un fin catgut. Puis on place les fils vaginaux, enfouissant la collerette primitivement suturée (fig. 402 et 403).

La fermeture est d'autant plus étanche que l'incision circulaire primitive ne passe pas à égale distance des bords de la fistule et que, par suite, les deux lignes de suture ne se correspondent pas.

Nous avons trouvé ce procédé très pratique pour fermer les fistules situées au fond d'un infundibulum, et avons ainsi guéri avec la plus grande facilité des fistules consécutives à des hystérectomies vaginales que quelques-uns de nos collègues avaient vainement tenté de fermer par d'autres procédés. L'incision étant faite en avant de la fistule qui occupe le fond de l'entonnoir cicatriciel répondant au cul-de-sac vaginal, l'opération est conduite très simplement.

Traitement des fistules situées contre le col utérin. — Au contact d'un col rigide dont les tissus ne peuvent être affrontés comme ceux du

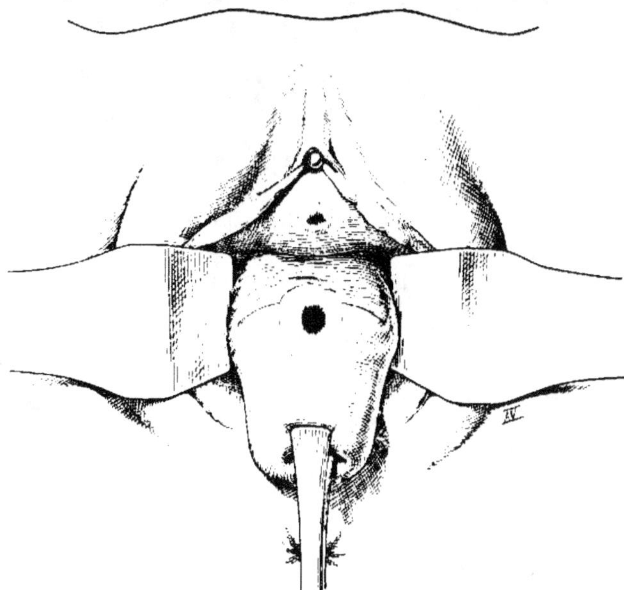

Fig. 404. — Avivement d'une fistule contre le col utérin.

vagin, constituées quelquefois par un trajet assez long, ce qui expose, après avivement vaginal simple, à laisser au-dessus de la suture un trajet, cause d'échec, ces fistules demandent un traitement spécial.

Sur une incision ovalaire encerclant la fistule on branche, au niveau de la jonction du vagin et du col, une incision transversale, puis on dédouble la

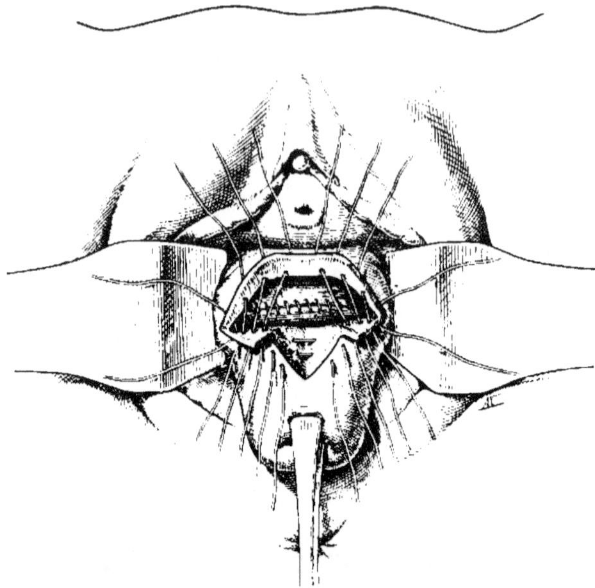

Fig. 405. — Suture après excision du trajet fistuleux.

cloison vésico-utérine jusqu'à ce qu'on ait dépassé les limites supérieures de la fistule. On excise alors complètement le trajet. On suture séparément la brèche vésicale et la brèche utérine, et l'on termine en refermant le vagin (fig. 404 et 405).

Opérations en plusieurs temps. — Il arrive de temps en temps qu'on échoue dans le traitement d'une fistule vésico-vaginale. Fritsch conseille alors de faire la ligne d'avivement de la seconde opération perpendiculaire à celle de l'opération antérieure et de nouer les fils de manière à ce que les deux côtés de l'ancienne cicatrice ne se correspondent pas (fig. 406).

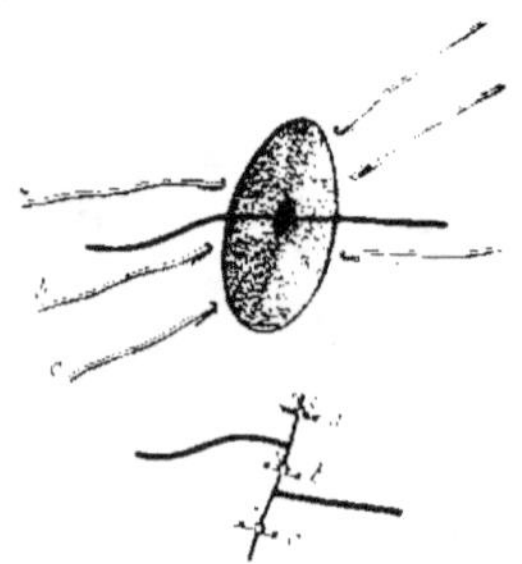

Fig. 406. — Avivement et suture d'une fistule sur une cicatrice d'opération antérieure.

L'opération en plusieurs temps peut aussi être faite de propos délibéré. C'est ainsi qu'en présence de fistules très irrégulières il y a souvent avantage à ne pas chercher à obtenir d'emblée la fermeture de toute la fistule, à se borner, comme Fritsch, à suturer un de ses prolongements et à ne fermer le reste qu'un mois après, prenant soin de

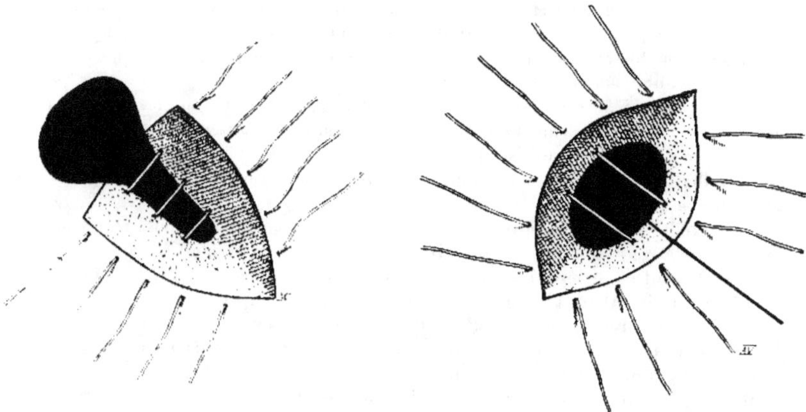

Fig. 407. — Oblitération partielle d'un prolongement de fistule.

Fig. 408. — Le prolongement fermé, avivement et suture de ce qui reste de fistule.

faire cette deuxième suture dans un sens perpendiculaire à la direction de la partie déjà réunie (fig. 406 et 407).

Procédés spéciaux applicables aux larges pertes de substances. — Lorsque la fistule est très large et qu'il y a en même temps des cicatrices étendues de la paroi vaginale, les procédés que nous venons de décrire sont insuffisants. Il est impossible d'amener au contact les bords de la perte de substance, ou, si l'on y arrive, le plus souvent les fils coupent et la plaie se rouvre avant que la réunion soit effectuée.

Lambeaux. — Dans un cas de large fistule occupant presque toute l'étendue de la cloison vésico-vaginale, A. Martin[1] a fait sur la muqueuse vaginale, à une certaine distance de la fistule et parallèlement à elle, des incisions qui lui ont permis de libérer le vagin en se dirigeant vers la fistule ; les deux lambeaux ainsi taillés furent retournés vers la vessie puis suturés, les plaies vaginales étant réunies ensuite comme dans une colporraphie.

Trendelenburg[2] sutura aux bords, latéraux et inférieur, de la fistule un lambeau en fer à cheval détaché par trois de ses côtés de la paroi postérieure du vagin. Dans un deuxième temps, quatre semaines plus tard, il coupa le pédicule du lambeau et le fixa à la partie postérieure de la fistule avivée

Odenthal a taillé deux lambeaux latéraux ayant leur charnière au niveau de la fistule ; il les a retournés vers la vessie puis les a suturés[3].

[1] A. Martin, *Zeitsch. f. Geb. u. Gyn.*, 1891, n° 19, p. 391. — Rydygier avait déjà eu recours à la taille de lambeaux vaginaux au voisinage de la fistule (Rydygier, *Berl. klin. Woch.*, 1887, n° 31).

[2] Trendelenburg, *Samml. klin. Woch.*, 1890, n° 355.

[3] Odenthal, *Centr.-Bl. f. Gyn.*, 17 août 1901, p. 945.

Fritsch conseille d'opérer de la manière suivante : il avive le bord fixe de la fistule puis mobilise la lèvre mobile, en y taillant un lambeau plus large que l'orifice à combler et aussi épais que possible. Ce lambeau est attiré sur la surface à recouvrir. Il est fixé par un premier rang de catguts fins réunissant sa face profonde ; les points superficiels ne doivent exercer aucune traction et ne sont placés que lorsque le lambeau n'a aucune tendance à se déplacer.

Mobilisation de la vessie. — Décrite et exécutée par Jobert sous le nom d'autoplastie vésicale par glissement ou par locomotion, la mobilisation de la vessie a, dans ces dernières années, été utilisée par un certain nombre de chirurgiens.

E.-C. Dudley, dans un cas, mobilisa la muqueuse vésicale en arrière de la fistule, puis la sutura à la partie antérieure avivée sur sa face vaginale.

Mackenrodt[1] fait sur la paroi vaginale une longue incision médiane s'étendant en avant et en arrière de la fistule, puis il dédouble la cloison vésico-vaginale, latéralement et d'avant en arrière, poussant au besoin le décollement de la vessie jusqu'au pli vésico-utérin. Ayant ainsi mis à nu toute la base de la vessie, il peut mobiliser celle-ci et en suturer la perte de substance. La plaie vaginale est ensuite refermée dans la mesure du possible, on abaisse l'utérus et même, si c'est nécessaire, on se sert de ce dernier pour obturer la perforation.

Kelly[2] a de même eu recours à la mobilisation de la vessie, faisant en arrière de la

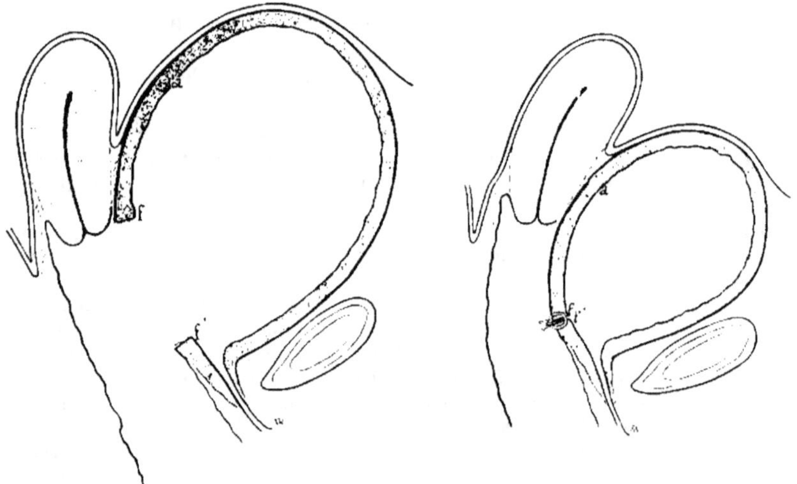

Fig. 409. — Mobilisation de la vessie. Par une incision on dédouble la cloison vésico-utérine sur la longueur *af*.

Fig. 410. — La vessie mobilisée a bouché la perte de substance ; *f* est venu au contact de *f'*.

fistule une incision en forme de croissant et décollant les parties en avant du vagin et du col utérin.

[1] MACKENRODT, *Centr.-Bl. f. Gyn.*, Leipzig, 1894, n° 8, p. 180.
[2] HOWARD A. KELLY, *John Hopkins Hospital Bulletin*, Baltimore, février 1896.

Le danger de ces procédés de mobilisation vésicale est la possibilité de la lésion des uretères, parfois déplacés par suite des rétractions cicatricielles.

Utilisation de l'utérus. — Freund[1] s'est servi, pour obturer de larges fistules, du corps utérin basculé dans le vagin après colpotomie postérieure.

Occlusion avec la lèvre antérieure du col. — Wolkowitsch, Küstner ont détaché le col et abaissé l'utérus, puis, après excision de l'anneau cicatriciel encerclant la fistule, ont obturé cette dernière avec le col avivé.

Occlusion avec la lèvre postérieure du col. — Dans certaines fistules empiétant sur le col, la lèvre antérieure de celui-ci peut manquer complètement, on a alors suturé la lèvre postérieure du col aux bords de l'orifice fistuleux. La menstruation se fait par la vessie mais il n'en résulte aucun inconvénient.

Occlusion avec le péritoine vésico-utérin. — Bumm, Döderlein ont fait l'hystérectomie, puis ont utilisé le péritoine vésico-utérin pour fermer la fistule. Bardescu a de même abaissé le péritoine vésico-utérin mais sans pratiquer l'hystérectomie préliminaire, se contentant, pour le chercher, d'une colpotomie antérieure.

Autocystoplastie et colpocystoplastie. — Mettant à profit ce fait que souvent la muqueuse de la paroi antéro-supérieure de la vessie fait hernie dans le vagin à travers la fistule, Witzel[2] s'est contenté d'aviver le bouchon de muqueuse vésicale herniée et de le suturer aux lèvres de la fistule avivée.

Cette opération avait l'inconvénient de fixer définitivement un état anormal, le prolapsus à travers la fistule, de cloisonner la vessie et d'exposer à des lésions urétérales, aussi Witzel l'a-t-il abandonnée pour faire une opération en quelque sorte inverse. Par une taille sus-pubienne il va à travers la fistule saisir la paroi postérieure du vagin, l'attire dans la vessie, l'avive et la fixe aux bords de la fistule. Dans un deuxième temps, et après cicatrisation parfaite, il sépare la portion de vagin fixée dans la vessie du reste du conduit qu'il reconstitue par suture.

Taille sus-pubienne. — Trendelenburg[3] fait, en position élevée du bassin, une taille sus-pubienne transversale et par cette voie avive, puis suture la fistule avec des fils portant une aiguille à chaque bout, de manière à ce que les deux extrémités puissent être reportées dans le vagin et nouées de ce côté.

Colpocleisis. — Après le colpocleisis simple ou occlusion du vagin[4], il se produit, dans le cul-de-sac vaginal devenu un diverticule de la vessie, une stagnation, avec décomposition de l'urine, qui aboutit à la formation de calculs phosphatiques dont les dimensions peuvent devenir très considérables. Les douleurs obligent alors à détruire la cloison formée et à remettre les choses dans l'état antérieur. Aussi, avec les perfectionnements apportées à la technique de l'opération des fistules vésico-vaginales, a-t-on aujourd'hui à peu près complètement abandonné ce mode de traitement indirect.

Il y a cependant des cas où l'urètre a été détruit en même temps que la cloison vésico-vaginale et où les tentatives de restauration sont constamment suivies d'insuccès. Fritsch conseille de combiner alors une fistule recto-vaginale au colpocleisis.

Le point important est qu'il n'y ait pas de stagnation urinaire dans le vagin. Pour l'éviter on fait la fistule recto-vaginale le plus bas possible, immédiatement au-dessus du sphincter et l'on incise transversalement les parties, ce qui a l'avantage de déterminer la production d'un pli de muqueuse rectale faisant valvule. On excise ensuite

---

[1] W.-A. Freund, *Samml. klin. Vortr.*, 1895, n° 118.

[2] Witzel, *Ann. de Gynéc.*, Paris, 1901, t. I, p. 285.

[3] Trendelenburg, Ueber Blasenscheidenfisteloperationen und über Beckenhochlagerung bei Operationen in der Bauchhöhle. *Samml. klin. Vortr.*, Leipzig, 1890, n° 355.

[4] A. Le Double, *Du Kleisis génital et principalement de l'occlusion vaginale et vulvaire dans les fistules uro-génitales.* Th. de Paris, 1876.

sur le vagin une bague de muqueuse et l'on ferme par une suture sagittale. Il faut diminuer le plus possible la capacité du vagin et incliner obliquement l'avivement, de manière à ce qu'il aboutisse exactement à la fistule recto-vaginale et à ce qu'il n'y ait pas de cul-de-sac au-dessous de celle-ci.

Chénieux a combiné, dans certaines fistules urétro-vésico-vaginales, l'*épisiorraphie* avec le méat hypogastrique[1].

§ 2. — Fistules vésico-utérines.

Les fistules vésico-utérines ont été traitées soit par l'oblitération directe, soit par l'oblitération indirecte.

Oblitération directe. — Par une incision transversale, on amorce le décollement du col utérin et de la vessie. On continue la séparation jusqu'à ce qu'on ait largement dépassé l'orifice fistuleux. Celui-ci est avivé du côté de la vessie, puis suturé.

Le trajet fistuleux utérin est excisé puis suturé. Ceci fait, le col est fixé de nouveau à la voûte vaginale[2].

Dittel, puis Forgue ont eu recours à la voie transpéritonéale[3]. Après incision du cul-de-sac vésico-utérin empiétant sur la face antérieure des ligaments larges, on décolle prudemment la vessie du col utérin et l'on arrive, à la suite de ce clivage, à dédoubler la fistule, dont on avive les bords, excisant les masses fibreuses qui peuvent s'y rencontrer. L'orifice fistuleux étant suturé successivement du côté vésical et du côté utérin, on reconstitue le péritoine vésico-utérin.

Oblitération indirecte. — L'oblitération indirecte est obtenue très simplement par l'avivement et la suture des lèvres du col (hystérocléisis). Les règles se font alors par la vessie.

§ 3. — Fistules urétro-vaginales et destruction de l'urètre.

Pour les petites fistules, le traitement est le même que celui des fistules vésico-vaginales courantes ; mais lorsqu'il y a destruction à peu près complète du canal, il est nécessaire de recourir à une opération autoplastique[4],

---

[1] CHÉNIEUX, *Revue de gynécologie et de chirurgie abdominale*, Paris, 1906, p. 21.
[2] HERFF, *Zeitsch. f. Geb. u. Gyn.*, Stuttgart, 1891, t. XXII, p. 1.
[3] FORGUE, *Revue de gynécologie et de chirurgie abdominale*, Paris, 1906, p. 503.
[4] DELBECQUE, *De la restauration de l'urètre chez la femme*. Th. de Paris, 1892, n° 263.
— COTTARD, *Traitement opératoire de l'incontinence d'urine chez la femme*. Th. de Paris, G. Steinheil, 1906-1907, n° 63.

taillant des lambeaux aux dépens du vagin ou de la vulve. Dans quelques cas on a pu utiliser des lambeaux constitués par une partie persistante de la cloison urétro-vaginale.

Nous ne pouvons décrire ici tous les procédés employés ; ils varient à l'infini.

Fritsch fait, de chaque côté de la gouttière urétrale, une incision, isole l'urètre du vagin, l'enroule sur lui-même, puis le recouvre avec la paroi vaginale libérée.

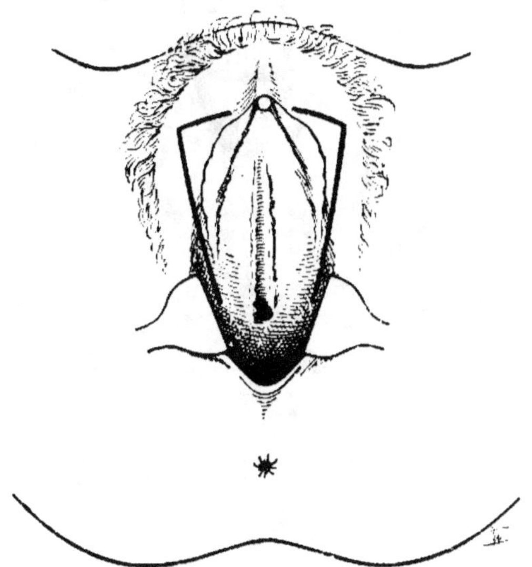

Fig. 411. — Taille de lambeaux vulvo-vaginaux.

Péan taillait deux lambeaux vulvo-vaginaux et les rabattait vers la ligne médiane pour les suturer l'un à l'autre, reconstituant ainsi un canal urétral ; il dessinait ensuite, de chaque côté, un lambeau assez grand pour recouvrir à la fois la face saignante des lambeaux précédents et la perte de substance qu'ils avaient laissée. Dans ce but, il disséquait largement de dedans en dehors les téguments du vagin et de la vulve, jusqu'à ce qu'il fût possible de les amener au contact par glissement et de suturer l'un à l'autre leurs bords internes. Grâce à la laxité des tissus de cette région, ce deuxième temps était facilement exécuté. Il suturait ces deux lambeaux un peu en dehors de la ligne médiane de manière à empêcher la superposition des deux plans de suture. L'opération était terminée par la réunion l'un à l'autre des bords antérieurs des lambeaux entourant le nouveau méat (fig. 411, 412, 413).

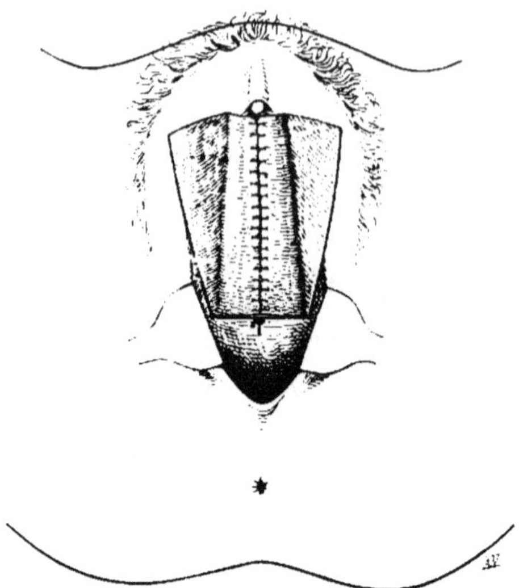

Fig. 412. — Les lambeaux sont rabattus pour former un canal.

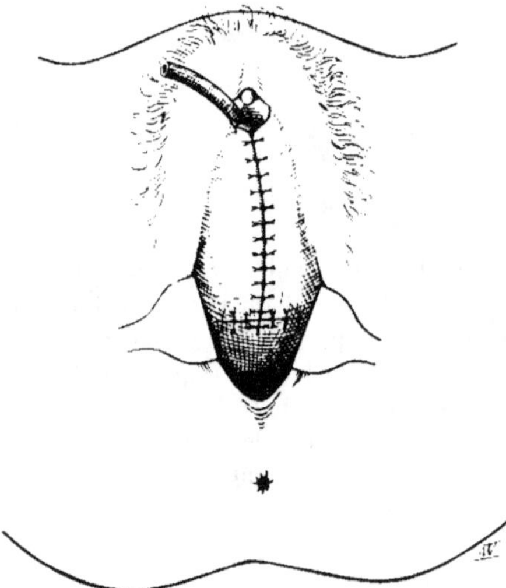

Fig. 413. — Les surfaces cruentées sont recouvertes par glissement
des parties latérales.

D'autres ont commencé par constituer un canal au niveau du vestibule, puis ont fixé au bord postérieur de ce nouvel urètre un lambeau taillé aux dépens de la cloison vésico-vaginale et attiré par glissement.

Noble a ingénieusement modifié ce temps de l'opération en disséquant une large languette de tissus sur la paroi antérieure du vagin, ayant son sommet profondément, sa base au niveau de l'orifice vésico-urétral. Avec une pince introduite à travers le canal qu'il vient de faire, il attire ce lambeau et le fixe avec de la soie fine au niveau du nouveau méat (fig. 414).

Comme la pose d'une sonde à demeure et le cathétérisme sont souvent une cause d'échec pour la réunion, Fritsch conseille de ponctionner

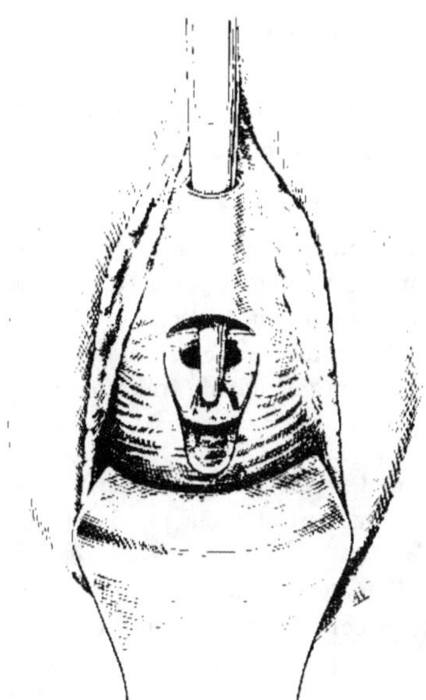

Fig. 414. — Fermeture de l'orifice urétro-vésical

la vessie et de fixer dans la perforation une petite sonde, jusqu'à ce que la cicatrisation des lambeaux ait été obtenue.

Quel que soit le procédé employé, on ne peut guère compter obtenir une continence complète des urines ; on peut remédier à cette infirmité en faisant porter un pessaire avec coussinet sous-urétral, qui amène l'accolement des parois du nouvel urètre et empêche l'écoulement des urines.

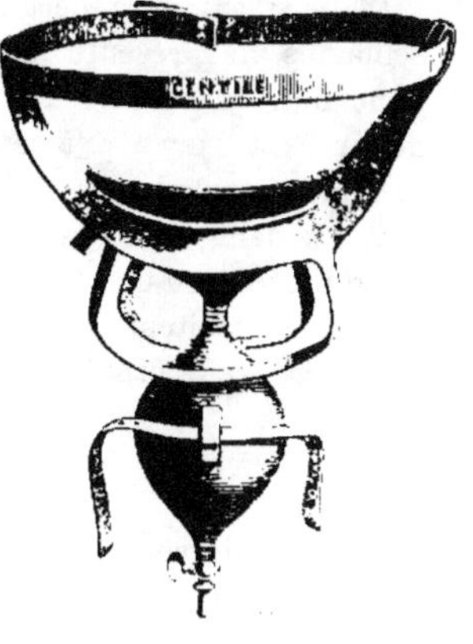

Fig. 415. — Urinal.

Dans les cas inopérables, la malade est condamnée au port d'un urinal ou à un colpocléisis avec fistule rectale ou cystostomie hypogastrique.

§ 4. — Fistules de l'uretère.

Les fistules de l'uretère sont le résultat de lésions traumatiques produites soit au cours de l'accouchement, soit plus souvent aujourd'hui à la suite d'opérations gynécologiques.

Traitement prophylactique. — Une connaissance exacte du trajet de l'uretère et l'emploi de procédés opératoires bien conçus permettent d'éviter la lésion de l'uretère. Si, cependant, au cours d'une opération, on détermine une lésion de ce conduit, il est indiqué de la traiter immédiatement.

Nous renvoyons, pour l'étude de ces divers moyens de traitement, à un ouvrage antérieur [1].

Traitement curatif. — Les fistules de l'uretère peuvent guérir spontanément ; c'est ainsi que quelques-unes sont entretenues par la présence d'une ligature à leur niveau et se ferment dès que celle-ci est enlevée. Cette cicatrisation ne s'obtient cependant que dans les cas de perte de substance latérale n'intéressant qu'une partie de la circonférence du conduit.

D'une manière générale, une fistule qui persiste depuis plus de six semaines, ne présente plus guère d'espoir de guérison spontanée. Il y a donc lieu de recourir dès ce moment à une intervention chirurgicale auparavant il n'y a qu'à assurer une asepsie aussi complète que possible de la région où s'ouvre la fistule et à soigner, s'il y a lieu, la cystite concomitante, le danger étant surtout la pyélo-néphrite consécutive.

En présence d'une fistule de l'uretère, le chirurgien possède une série de moyens de traitement, qu'on peut classer sous trois chefs : 1° occlusion plastique ; 2° greffe urétérale ; 3° néphrectomie.

I. — Occlusion plastique.

Les premières tentatives d'occlusion plastique furent suivies d'insuccès et il faut arriver jusqu'au travail de Landau pour voir guérir des fistules urétérales à la suite d'une simple plastie vaginale.

Landau distingue les cas où le bout vésical de l'uretère est perméable et ceux où il est imperméable.

Si le bout vésical est perméable, on doit introduire un cathéter qui, d'une part, monte vers le rein, qui, d'autre part, ressort par la vessie et l'urètre. Sur ce cathéter laissé en place, on fait un avivement ovalaire du vagin et de l'uretère et l'on réunit par quelques points de suture.

[1] Hartmann, *Chirurgie des organes génito-urinaires de l'homme*, Paris, G. Steinheil, 1904.

Si le bout vésical est imperméable, on fait dans sa direction une incision qui pénètre jusque dans la vessie. De chaque côté de cette incision on excise une certaine quantité de muqueuse vésicale et vaginale, créant ainsi une fistule vésico-vaginale, en forme d'ellipse très allongée, dans laquelle s'ouvre l'uretère, au niveau de son angle supéro-externe. La plaie est ensuite réunie.

Pozzi [1], dans un cas de fistule latérale de l'uretère, a employé le procédé du dédoublement. Après avoir placé un cathéter urétéral, il fit au niveau de la fistule une incision transversale, sur les extrémités de laquelle il brancha deux incisions longitudinales donnant à l'ensemble la forme d'une H renversée (⊐). Après avoir taillé par dédoublement les deux lambeaux ainsi circonscrits, il les amena au contact l'un de l'autre et les sutura sans la moindre difficulté.

Mackenrodt [2], dont le procédé a donné un certain nombre de succès, circonscrit l'orifice fistuleux par une incision circulaire et dissèque l'extrémité du bout supérieur de l'uretère ainsi garni d'une sorte de collerette. Il perfore ensuite la vessie, de manière à y introduire la collerette urétérale qu'il fixe à la muqueuse vésicale, puis il ferme la plaie vaginale par une suture à deux étages.

Sellheim, dans un cas de fistule bilatérale où les deux orifices se trouvaient au fond d'un entonnoir, a fait une fistule vésico-vaginale à son niveau ; puis, dans une deuxième opération, il a suturé cette fistule aux bords d'un lambeau relevé. Les orifices fistuleux s'ouvraient alors dans un petit diverticule vaginal en communication avec la vessie. Segond a opéré d'une manière analogue, fixant au bord avivé de la fistule vaginale un lambeau taillé sur le bas-fond de la vessie.

II. — Greffe urétérale.

La greffe urétérale tend, depuis quelques années, à se substituer aux opérations plastiques. De nombreux procédés ont été préconisés [3].

L'opération de Mackenrodt, que nous avons décrite à propos des plasties, est en quelque sorte déjà un intermédiaire entre les plasties et les greffes vaginales.

D'autres opérations de greffes vaginales ont encore été pratiquées ; aujourd'hui cependant, on tend à abandonner toutes ces opérations par voie vaginale et à recourir dans tous les cas à l'urétéro-cysto-néostomie par voie abdominale. Cette dernière opération a été faite quelquefois par voie extra-péritonéale, mais, dans le plus grand nombre des cas, c'est à la voie intra-péritonéale qu'on a eu recours.

---

[1] Pozzi, *Bull. et Mém. de la Soc. de Chir.*, Paris, 1887, t. XIII, p. 114.
[2] Mackenrodt, *Zeitsch. f. Geb. u. Gyn.*, Stuttgart, 1894, t. XXX, p. 310.
[3] Lutaud, *Urétéro-cysto-néostomie*. Th. de Paris, 1907.

Après cœliotomie médiane, on va à la recherche de l'uretère, qu'on reconnaît en général facilement au niveau du détroit supérieur puis qu'on suit de

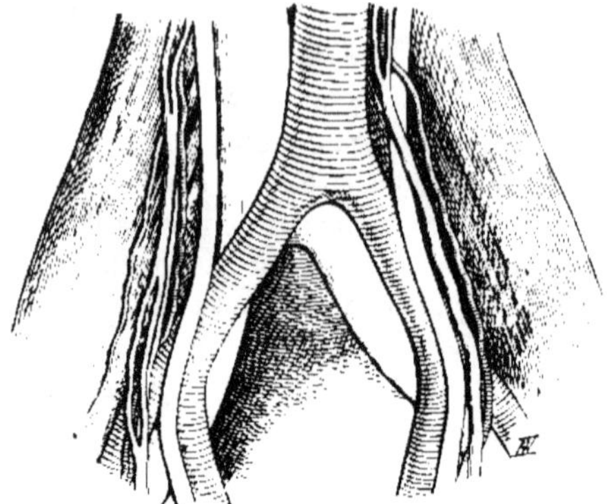

Fig. 416. — Rapports de l'uretère au niveau du détroit supérieur.

haut en bas. On incise le péritoine au-devant de lui, on le dissèque de manière à le mobiliser, on le sectionne au-dessus de la fistule et on l'implante ensuite dans la vessie refoulée par une sonde métallique.

On fait sur la vessie une incision d'un centimètre et demi et on y engage les extrémités d'un catgut qui, conduites par une aiguille, traversent sa paroi de dedans en dehors (fig. 417). L'anse de ce catgut, ayant été

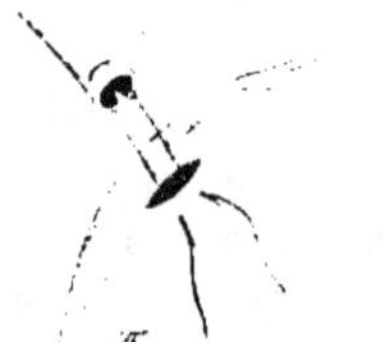

Fig. 417. — Une anse de catgut charge l'uretère et va l'entraîner dans la boutonnière vésicale.

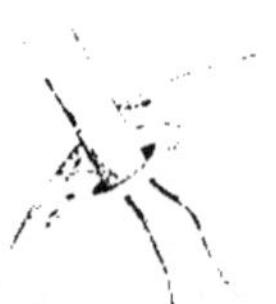

Fig. 418. — L'uretère entraîné dans la vessie va y être fixé; il suffira de nouer les chefs du catgut.

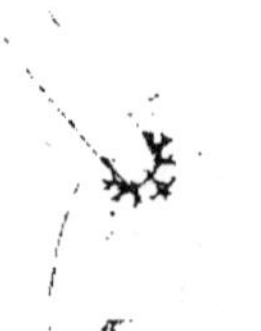

Fig. 419. — La paroi vésicale est suturée autour de l'uretère invaginé.

passée à travers l'uretère à une certaine distance de sa section, lorsqu'on tire sur ses chefs, on invagine l'uretère dans la vessie (fig. 418). Pour assurer un libre écoulement de l'urine, on a préalablement fait une entaille sur la paroi de l'uretère opposée à celle qui porte l'anse de catgut. La vessie est ensuite refermée par deux plans de sutures (fig. 419).

Récemment, Ricard a opéré d'une manière un peu différente; il retourne, après l'avoir fendue, l'extrémité de l'uretère comme une manche d'habit et fixe la muqueuse ainsi retournée à l'adventice par deux points de catgut fin (fig. 420 et 421). Il ouvre la vessie au bistouri et dans la petite incision ainsi faite pousse 1 centimètre et demi à 2 centimètres d'uretère dans sa cavité. L'uretère, dont l'extré-

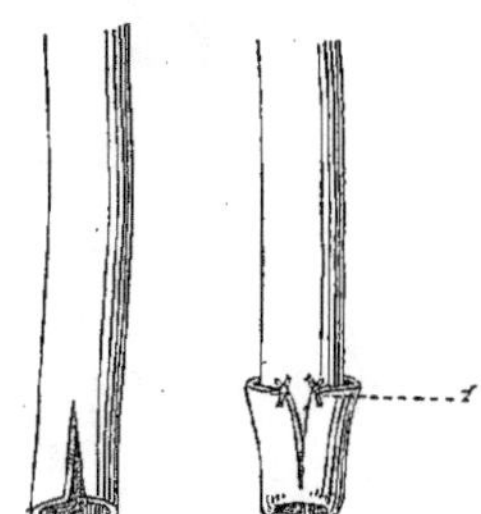

FIG. 420.   FIG. 421.
Uretère fendu.   Uretère
                 retourné.

mité est libre comme un battant de cloche, est fixé par une couronne de sutures au catgut qui prennent toutes les parois de la vessie à l'exception de la muqueuse d'une part, les tuniques externe et musculeuse de l'uretère d'autre part. Un second étage de sutures, également au catgut, est disposé au-dessus du premier, affrontant sur une hauteur de plus d'un centimètre vessie et uretère (fig. 422).

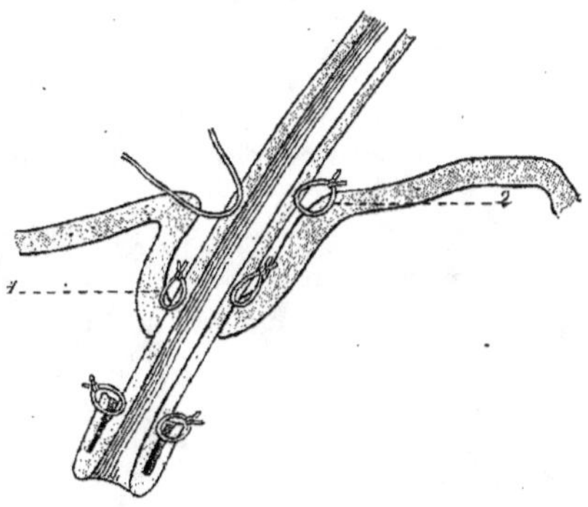

FIG. 422. — Vue en coupe de l'uretère invaginé.

Payne [1] fend l'extrémité inférieure de l'uretère sur une longueur de plusieurs millimètres; il en résulte deux valves, qu'il fixe de chaque côté de l'incision vésicale.

Dans tous les cas, pour éviter les tractions de la vessie sur l'uretère greffé, il est bon de la fixer au péritoine pelvien par une suture solide, l'amenant au-devant de l'uretère.

III. — Néphrectomie.

La néphrectomie est indiquée lorsque le rein correspondant à l'uretère fistuleux est malade, qu'il existe des signes de pyélo-néphrite. Elle ne peut toutefois être pratiquée que si un examen préalable du fonctionnement de l'autre rein a montré que ce dernier était sain.

[1] Payne, *J. of the Am. med. Assoc.*, Chicago, 1908, p. 1321.

TABLE DES MATIÈRES

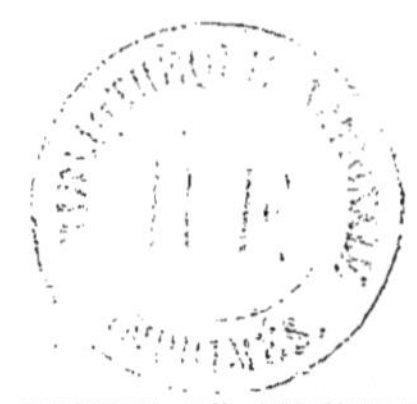

PREMIÈRE PARTIE

MOYENS DE DIAGNOSTIC ET DE TRAITEMENT EMPLOYÉS EN GYNÉCOLOGIE

CHAPITRE PREMIER. — L'EXAMEN CLINIQUE EN GYNÉCOLOGIE.

CHAPITRE III. — LES AGENTS PHYSIQUES EN GYNÉCOLOGIE.

DEUXIÈME PARTIE

CHAPITRE PREMIER. — Chirurgie de la vulve.

CHAPITRE II. — Chirurgie du vagin.

TROISIÈME PARTIE

OPÉRATIONS PAR LA VOIE ABDOMINALE

CHAPITRE III. — Hystérectomie abdominale.

CHAPITRE IV. — Opérations sur les trompes et les ovaires.

CHAPITRE V. — Opérations abdominales contre les déplacements
et les déviations de l'utérus.

QUATRIÈME PARTIE

INDICATIONS THÉRAPEUTIQUES DANS LES MALADIES DE L'APPAREIL GÉNITAL
DE LA FEMME

CHAPITRE PREMIER. — Traitement des lésions inflammatoires de l'utérus
et des annexes.

CHAPITRE II. — Traitement des lésions néoplasiques de l'utérus
et des annexes.

CINQUIÈME PARTIE

OPÉRATIONS SUR L'APPAREIL URINAIRE

CHAPITRE PREMIER. — EXAMEN CLINIQUE DE L'APPAREIL URINAIRE DE LA FEMME.

CHAPITRE II. — CHIRURGIE DE L'URÈTRE.

CHAPITRE III. — CHIRURGIE DE LA VESSIE.

CHAPITRE IV. — TRAITEMENT DES FISTULES URINAIRES.

TABLE DES MATIÈRES

PAR ORDRE ALPHABÉTIQUE

2472. — Tours, Imprimerie E. Arrault et Cie.

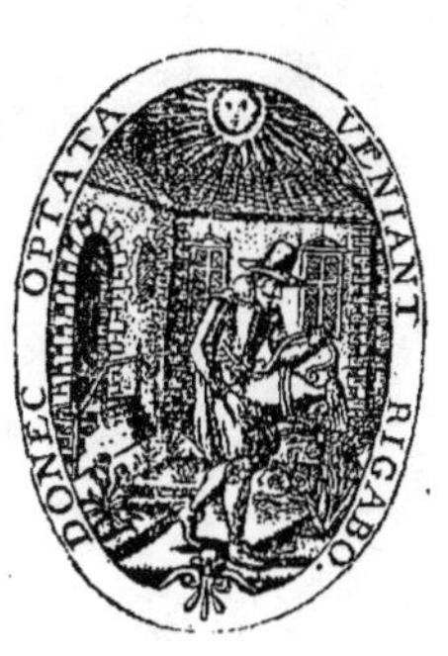

TOURS, IMPRIMERIE E. ARRAULT ET Cie